AF501612

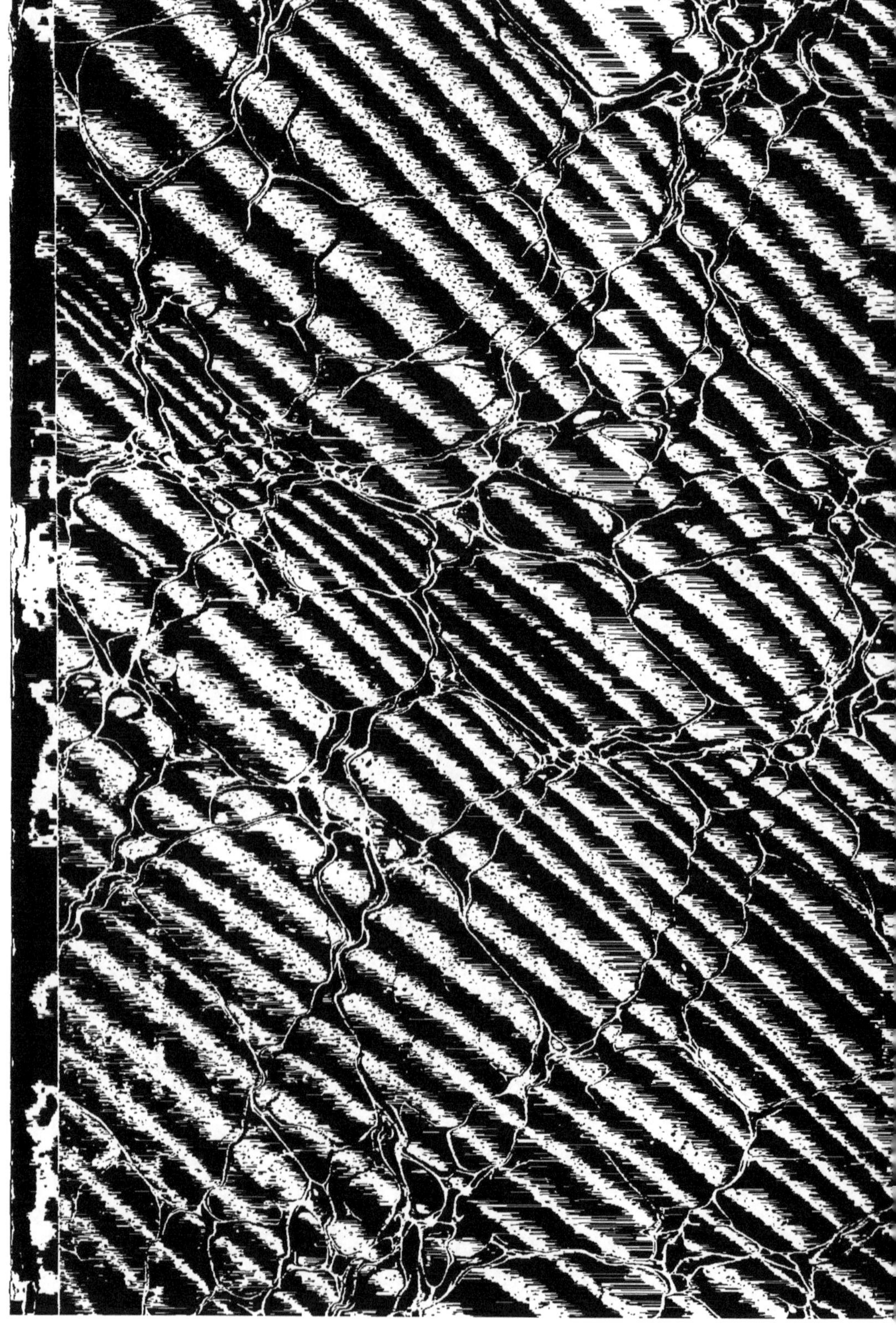

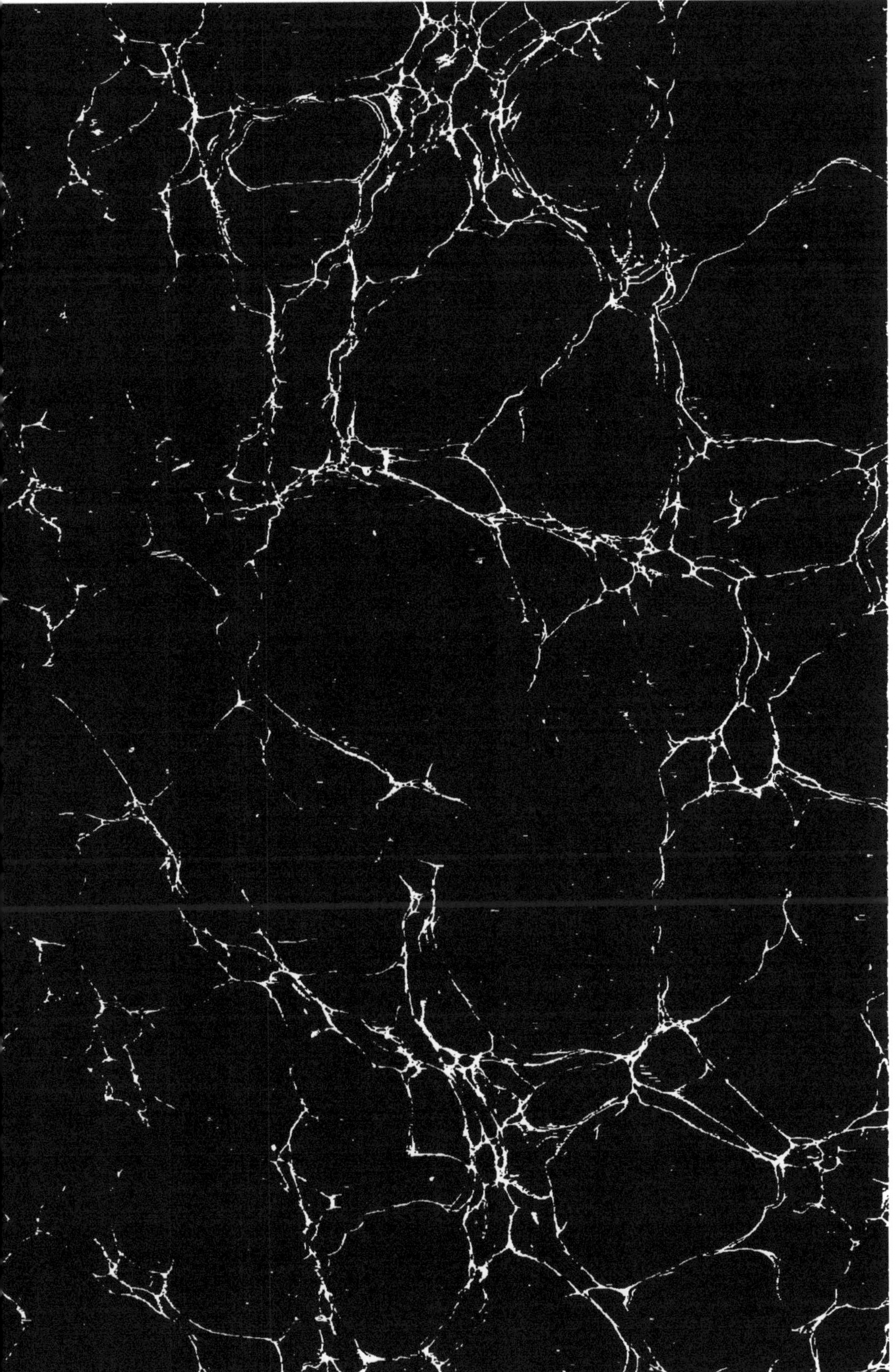

TRAITÉ COMPLET

DE

MAGNÉTISME ANIMAL

COURS EN DOUZE LEÇONS.

AVIS DE L'ÉDITEUR.

La *première édition* de cet ouvrage parut en 1834, sous le titre de *Cours de magnétisme animal en sept leçons;* elle était la reproduction fidèle des cours que M. Du Potet faisait à cette époque à l'Athénée central de Paris.

La *deuxième édition* fut publiée en 1840 à Besançon ; elle n'était que la réimpression de la première, mais on avait ajouté à la fin de l'ouvrage le rapport entier de M. Husson, présenté à l'Académie de médecine en 1831.

Cette *troisième édition* a été revue, corrigée et augmentée d'un grand nombre de matériaux importants, dont voici les principaux :

1° Le fluide et l'âme ;

2° Le Rapport complet de M. Husson en 1825 ;

3° Le Rapport entier de M. Husson en 1831 ;

4° Le somnambulisme puységurique ;

5° La voyante de Prevorst ;

6° Les phénomènes produits par la magnétisation ;

7° Le somnambulisme spontané ;

8° Les guérisons opérées par le magnétisme ;

9° Les propositions de Mesmer ;

10° Les auteurs modernes qui ont réuni en corps de doctrine les opinions de leur temps sur le magnétisme ;

11° Les Bohèmes ;

12° Le catéchisme magnétique de Puységur ;

13° Un modèle d'un traitement magnétique, accompagné de somnambulisme ;

14° La magnétisation intermédiaire;

15° Les procédés magnétiques de M. Du Potet;

16° Les manifestations spirituelles en France;

17° Les manifestations spirituelles aux États-Unis d'Amérique;

18° Les hallucinations, les apparitions fausses et vraies;

19° L'insensibilité magnétique, opérations pratiquées à Cherbourg, à Poitiers, à Calcutta et à Madras;

20° La magie dans l'Inde.

Aujourd'hui, nous pouvons dire, d'après ces additions, que cette *troisième édition* est un livre nouveau et complet, car il renferme tout ce qui s'est fait en magnétisme jusqu'à ce jour.

Paris, le 1er janvier 1856.

G. B.

AVANT-PROPOS

DE LA PREMIÈRE ÉDITION.

« Le bien est dans le monde contre le mal, et la vie contre la mort : — l'un est le remède de l'autre. »

« Que prétendez-vous nous apprendre, s'écrieront-ils, peut-être? nous savions, nous faisions déjà une partie de ces choses, et la nature même nous les avait dites longtemps avant vous. Quand l'un de nos semblables souffre, la pitié ne nous force-t-elle pas à embrasser, serrer nos amis, pour les consoler ou soulager leurs maux? N'avons-nous pas cent fois pressé avec délices leurs cœurs contre notre cœur? Quiconque veut faire du bien ne s'approche-t-il pas de ses semblables, et qui veut leur nuire ne craint-il pas leur approche? Non, vous n'avez rien inventé, et votre art était déjà presque tout entier dans nos cœurs. »

J'offre ces leçons aux hommes éclairés qui, aimant la vérité pour elle-même, ne veulent ni souffrir qu'elle soit déguisée, ni se donner aux yeux des ignorants le facile, mais ridicule mérite d'être placés par leur savoir au-dessus des notions ordinaires.

Je ne viens pas dire à mes lecteurs de croire parce que je crois, je viens les prier de ne pas opposer légèrement et sans examen des dénégations hasardées à des assertions appuyées sur des faits et sur des témoignages irrécusables.

Je veux, en publiant ces leçons, rendre un éclatant hommage à la vérité, donner à mes élèves les moyens de me seconder, détruire les objections de ceux qui m'attaquent, fournir de nouvelles armes à ceux qui me défendent, et éclairer les personnes qui, trop confiantes dans les bienfaits du magnétisme et du somnambulisme, s'y livrent sans discernement et sans réserve.

A l'imitation de Mesmer, de Puységur et de Deleuze, je me suis proposé enfin d'ouvrir à l'art de guérir des routes nouvelles, et je ne sache pas qu'il y ait au monde de plus noble but que celui de travailler au soulagement de l'humanité.

Du Potet.

COURS

DE

MAGNÉTISME ANIMAL.

PREMIÈRE LEÇON.

INTRODUCTION. — HISTORIQUE DU MAGNÉTISME. — MESMER, PUYSÉGUR.

> Le bien est dans le monde contre le mal, et la vie contre la mort ; — l'un est le remède de l'autre.
>
> « Que prétendez-vous nous apprendre? s'écrieront-ils peut-être ; nous savions, nous faisions déjà une partie de ces choses, et la nature même nous les avait dites longtemps avant vous. Quand l'un de nos semblables souffre, la pitié ne nous force-t-elle pas à embrasser, serrer nos amis, pour les consoler ou soulager leurs maux? N'avons-nous pas cent fois pressé avec délices leurs cœurs contre notre cœur? Quiconque veut faire du bien ne s'approche-t-il pas de ses semblables, et qui veut leur nuire ne craint-il pas leur approche? Non, vous n'avez rien inventé, et votre art était déjà presque tout entier dans nos cœurs. »

MESSIEURS,

Pénétré des bienfaits qui doivent résulter pour le genre humain de la découverte du magnétisme animal, je me suis décidé à venir vous en entretenir. Ce n'est pas sans quelque crainte toutefois, car les phénomènes magnétiques que j'ai à vous faire connaître sont si étonnants, qu'ils pourront souvent vous paraître exagérés : mais plus ils vous paraîtront extraordinaires, plus ils mériteront de fixer votre attention, s'ils sont vrais. Il y aurait dès lors, de ma part, faiblesse coupable à ne pas les proclamer hautement.

Je viens donc joindre ma voix à celle des hommes généreux qui n'ont pas craint de braver le ridicule que l'irréflexion ou l'envie déversent toujours sur les novateurs, et comme eux, révélant une vérité utile, je viens remplir un devoir que les amis de l'humanité sauront apprécier.

Je vous prie, Messieurs, avant de regarder comme fabuleux les faits étonnants dont j'aurai à vous entretenir, de les étudier, de les analyser, et de ne porter un jugement qu'après un rigoureux et consciencieux examen.

Il n'est aucun de vous qui, lorsqu'il sera convaincu de la vertu curative du magnétisme dans nos maladies, ne veuille essayer sur un parent, sur un ami, sur un malheureux, le pouvoir de faire le bien que nous a départi la nature.

Ce dernier motif serait donc suffisant pour vous déterminer à un sérieux examen ; mais il en est une foule d'autres que nous vous ferons connaître et que vous n'apprécierez pas moins.

Si nous avons reconnu que le magnétisme peut faire le bien, nous avons également reconnu que, semblable à tous les autres agents de la nature, il peut aussi faire du mal; vous devez donc apprendre à le bien connaître, afin de vous mettre en garde contre les accidents qu'il peut produire.

Je n'ai pas lieu de croire, Messieurs, que vous serez disposés à porter un jugement précipité sur la doctrine que je viens vous exposer. Dans le cas, peu probable, où quelques-uns pourraient l'être, je les prierais de vouloir bien se rappeler que nous ne connaissons pas les bornes du possible, et qu'il s'agit, dans cette question, bien moins encore de faits passés que de faits à venir; car, à chaque instant, nous pouvons en faire naître de nouveaux. Quels ne seraient donc pas vos regrets si un jour vous acquerriez la certitude que ce que vous auriez rejeté comme n'existant pas, *existait* cependant, et pouvait exercer une grande nfluence sur notre destinée?

Mais je viens appeler votre attention sur des faits plutôt que sur des doctrines : vous entendrez leur langage. Vous n'aurez pas, comme certains corps savants, de vieilles erreurs à surmonter, des préjugés à vaincre ; vous êtes riches d'avenir, et, pour acquérir une vérité nouvelle, quelques heures d'attention ne vous effraieront pas.

Je chercherai à m'entourer de tous les témoignages que j'aurai pu recueillir ; et lorsque je ne serai pas assez heureux pour vous citer des noms connus de vous, des noms qui font autorité dans les sciences, ma tâche deviendra moins difficile, car je vous inspirerai plus de confiance.

J'espère donc bientôt pouvoir vous faire partager la conviction que j'ai que nous possédons en nous une force qui n'a pas encore été appréciée, et que cette force est peut-être le meilleur remède applicable à la plupart de nos maux. Alors même que mes efforts n'auraient d'autre résultat que de faire pénétrer le doute dans votre esprit, je m'estimerai encore heureux, car il vous serait difficile de rester longtemps dans l'incertitude : vous ne tarderiez pas à vouloir, que dis-je? à être forcés à un examen sérieux, et le résultat de cet examen, je n'en doute pas, sera tout en ma faveur.

Riche de faits acquis par un travail assidu, pendant nombre d'années, le magnétisme ayant été presque mon unique étude, je vous ferai part du fruit de mes longues recherches, et je vous indiquerai, pour arriver à une conviction, une route plus courte peut-être que vous ne la trouveriez ailleurs.

Lorsque je vous aurai fait connaître la conduite de tous les corps savants à l'égard du magnétisme, vous vous direz que c'est à vous, qui examinez avant de juger, plutôt qu'à ceux qui jugent sans examen, qu'il appartient de prononcer sur cette question. Vous reconnaîtrez que rarement une génération profite d'une découverte faite par elle, et que presque toujours celle qui la suit est appelée à en jouir.

Si vous vous rappelez combien d'obstacles ont eu à surmonter la circulation, l'inoculation, l'émétique, vous ne trouverez pas surprenant que, pour le magnétisme, l'esprit de parti ait suivi sa marche accoutumée, et que nous ayons eu à subir nous-même cette dure loi.

Le temps de la justice viendra pour le magnétisme, comme il est venu pour tant d'autres découvertes méconnues ou discréditées à leur origine; cette science qui trouve aujourd'hui tant de détracteurs sera réhabilitée, et les attaques de ceux qui ont cherché à l'étouffer ne resteront plus que comme des monuments attestant les passions des hommes et leur aveuglement.

Mais si, dans l'examen que je sollicite et que vous allez faire, vous veniez à découvrir que ce que nous vous donnons pour une vérité n'est qu'une erreur de notre esprit, il serait de votre devoir de nous réfuter et de prémunir le public contre une doctrine d'autant plus dangereuse qu'elle préoccupe aujourd'hui tous les esprits.

Mais nous sommes loin de redouter cette dernière supposition : les faits ont parlé, nous les avons examinés attentivement; ils nous sont trop bien prouvés pour que nous ayons à redouter rien de semblable. D'un autre côté, s'il vous est démontré que nous avons tous, sans exception, la faculté de développer des effets magnétiques, vous prendrez de plus en plus confiance en nos paroles, et quelles que soient nos assertions, vous vous garderez de les rejeter avant de les avoir vérifiées.

Déjà, Messieurs, cet examen se fait partout. Il n'est pas, sachez-le bien, un seul point de l'Europe où le magnétisme ne soit étudié et exercé par des hommes fort habiles, et dont le défaut n'est pas sûrement d'être crédules. Si l'utilité de cette science n'est pas encore généralement comprise, du moins son existence n'est point mise en doute.

Ce ne sont donc plus quelques enthousiastes qui donnent des théories et qui racontent des faits ; ce sont des savants d'un ordre élevé, des médecins célèbres, dont on peut citer les noms, qui pratiquent aujourd'hui le magnétisme sur les divers points du globe.

Frappé de ce mouvement général des esprits, M. Husson demandait, dès 1826, à l'Académie de médecine de Paris, si elle n'accorderait pas quelque attention à un ensemble de phénomènes qui avaient fixé à un si haut point l'intérêt et les recherches des peuples que nous avons l'orgueil de croire en arrière de nous, sous le rapport de la civilisation et sous celui de la science.

M. Husson demandait aussi à l'Académie de médecine, si elle souffrirait plus longtemps que le magnétisme fût pratiqué sous ses yeux par des gens entièrement étrangers à la science, par des femmes que l'on promène clandestinement dans Paris, et qui semblent faire mystère de leur existence ?

M. Husson aurait pu donner bien d'autres motifs à l'examen qu'il provoquait ; je tâcherai de suppléer ici à ce qu'il n'a point dit ou n'a pas cru devoir dire.

Je vous ferai connaître l'état du magnétisme en France, ses partisans et ses détracteurs ; je vous signalerai ensuite les abus qu'a introduits parmi nous la pratique du magnétisme et du somnambulisme mal dirigés, ainsi que la fausse route où sont entrés quelquefois ses prôneurs.

Je ne marcherai qu'appuyé sur des faits hautement avoués par ceux mêmes qui les ont produits, afin que votre raison puisse constamment vous éclairer sur ce que vous devez croire ou rejeter.

Plusieurs cours ont déjà été faits sur le sujet dont je viens vous entretenir ; nous devons l'histoire du magnétisme aux savantes conférences du docteur Bertrand, qui en a développé les principaux phénomènes et leur a donné ainsi une certaine publicité. Son exemple a produit de bons effets ; plusieurs médecins, dont nous citerons les noms ailleurs, ont recherché comme lui la vérité, et ont déposé leurs convictions dans des ouvrages qui sont généralement estimés. Plus tard, un autre médecin de la Faculté de Paris, sans doute plus hardi que ses confrères, a provoqué l'Académie de médecine, et l'a, pour ainsi dire, forcée à faire une démarche dont cependant elle redoutait les suites. Vous savez combien les discussions qui s'élevèrent à ce sujet furent longues et orageuses ; combien de médecins se prononcèrent pour ou contre l'examen de la question, et vous savez que le résultat de cette lutte fut qu'à une majorité de 35 voix contre 25, une commission de 11 membres serait nommée.

Moi-même je ne suis pas resté inactif au milieu de ces grands débats ; j'ai constamment, comme vous le verrez bientôt, sollicité les membres de l'Académie de médecine et des sciences, d'être témoins de faits que j'offrais de leur montrer, pour former leur opinion. Plusieurs savants distingués ont répondu à mon appel, et je puis me rendre le témoignage d'avoir contribué pour quelque chose au succès que les partisans du magnétisme ont obtenu.

Plus tard j'ai développé mes opinions sur le magnétisme dans un cours public, qui a été suivi par un grand nombre de jeunes médecins. Plusieurs d'entre eux ont magnétisé, et obtenu des effets magnétiques remarquables. J'ai des rapports écrits qui ne laissent aucun doute sur cet heureux résultat. Constamment à la tête des magnétiseurs, je leur ai appris à ne pas reculer devant une démonstration publique en présence d'incrédules. Ils avaient banni ces derniers de leurs expériences, je les appelés aux miennes. Les magnétiseurs expérimentaient dans l'ombre, j'ai, moi, expérimenté au grand jour; ils ne magnétisaient que des femmes faibles ou des hommes malades, j'ai magnétisé des hommes robustes, et j'ai prouvé qu'ils n'étaient pas moins susceptibles que les premiers des effets magnétiques.

Les magnétiseurs s'adressaient timidement aux médecins et leur demandaient humblement quelques-uns de leurs malades pour les traiter par le magnétisme; moi, je suis allé les provoquer jusque dans leurs sanctuaires, et je n'ai pas eu à me repentir de mon audace.

Au récit de mes expériences dans les hôpitaux, un grand nombre de jeunes gens m'imitèrent et obtinrent des phénomènes dignes de fixer l'attention des médecins qui en ont été les témoins : l'*Hôtel Dieu*, la *Salpêtrière* et la *Charité* seraient là pour appuyer de leur témoignage mon assertion.

Je pourrais encore rappeler à votre mémoire une foule de faits magnétiques consignés depuis quelques années dans des ouvrages estimés; je pourrais vous citer des recherches faites sur le même sujet par les docteurs Rostan et Georget. A des témoignages si respectables, je pourrais joindre celui de beaucoup de jeunes professeurs de médecine qui ont pris dans leurs cours la défense du magnétisme. Plusieurs thèses ont été soutenues sans trop de blâme, mais le temps n'était pas encore venu pour la Faculté d'accorder quelques encouragements à ce qui est vrai, mais qui est trop en dehors des études classiques.

J'aurais trop à faire si je voulais vous citer tous les témoignages que nous avons en notre faveur; ceux dont je viens de parler sont, j'ose le dire, plus que suffisants pour établir que le magnétisme existe réellement.

Comment se fait-il donc que le public montre encore tant de tiédeur pour une vérité qui a trouvé des défenseurs si nombreux et si éclairés? A quoi attribuer, dans un siècle de lumières, tant d'indifférence pour une découverte destinée à étendre si prodigieusement le cercle des connaissances humaines?

Et vous, Messieurs, redouteriez-vous encore le ridicule

qui s'attache si mal à propos à ceux qui étudient et qui pratiquent le magnétisme? S'il en était ainsi, vous ne resteriez pas longtemps sous l'influence de cette crainte; j'aurai bientôt à vous citer des noms auxquels vous ne craindriez pas d'associer les vôtres.

Et après tout, le ridicule ou la honte ne pourrait retomber que sur ceux qui nient ou qui calomnient sans preuves! Demandez-leur, quand ils vous affirment effrontément que le magnétisme n'existe pas, s'ils ont vu des faits, s'ils ont expérimenté. Ils vous répondront qu'ils n'ont rien observé, rien vu; car il est au-dessous d'eux d'étudier ce qu'ils appellent une jonglerie.

Des témoins de tous les rangs et de toutes les conditions viennent-ils en foule dire au public: « Nous avons examiné, » nous avons vu, » on leur répond hardiment: « Vous » n'avez pas examiné, vous n'avez pas vu; on vous a trompés! » Les malades se présentent-ils eux-mêmes, avec des signes certains d'une guérison complète, on les regarde, on sourit; on leur dit aussitôt: « Vous n'aviez point de mal; » votre imagination vous a guéris (1)! »

Messieurs, serait-ce par cette assurance de langage, et à l'aide de si grossiers moyens, que l'on espérait vous détourner de l'étude du magnétisme? Je suis loin de le penser: vous avez une autre méthode, et surtout une autre logique. Vous comprendrez qu'entre des gens qui disent: « Nous avons » vu, nous avons fait, » et d'autres qui répondent: « Ce que » vous prétendez avoir vu ou fait est impossible; vous êtes les » jouets d'une illusion; » vous comprendrez, dis-je, que les

(1) Quelquefois même on trouve plus commode de substituer à la calomnie un mensonge formel: c'est ainsi que M. Récamier crut devoir annoncer un jour, en pleine Académie, que la fille Samson, que j'avais déclaré avoir guérie par le magnétisme était morte à l'Hôtel-Dieu! Malheureusement pour le détracteur du magnétisme, la fille Samson a affirmé et publié depuis qu'elle se portait fort bien.

seconds doivent inspirer plus de défiance que les premiers; et vous ferez justice d'un pareil système, car il ne peut être que celui des sots ou des gens de mauvaise foi.

Vous vous graverez dans la mémoire ces paroles de Montaigne :

« Condamner comme impossibles des choses peu vrai» semblables témoignées par des gens dignes de foi, c'est » se faire fort, par une téméraire présomption, de savoir » jusqu'où va la possibilité. »

Avant de vous parler, Messieurs, de l'état actuel du magnétisme en France, je dois remonter à son apparition parmi nous, et vous faire le récit des événements qui l'ont accompagné et suivi : je serai très court, car il n'entre pas dans mon plan de vous entretenir d'une foule de particularités que vous pouvez lire dans les divers ouvrages qui traitent de l'histoire du magnétisme dans les premiers temps.

Je n'observerai pas, non plus, rigoureusement l'ordre des dates, parce qu'il me faudrait pour cela un temps qui sera plus utilement employé à vous entretenir d'expériences et de résultats.

Mesmer (Frédéric-Antoine) naquit d'honnêtes, mais pauvres parents, le 23 mai 1744, à Weiler, près de Stein, sur le Rhin ; son père était garde forestier du prince archevêque de Constance.

Il passa son enfance à la campagne, presque toujours abandonné à lui-même. Dès ce moment, on remarqua en lui un goût très prononcé pour tout ce qui était recherches naturelles, ainsi que son zèle infatigable pour connaître la source et l'embouchure du plus petit ruisseau.

A seize ans, ses parents, qui l'avaient destiné à la cléricature, l'envoyèrent à Dillingen, chez les jésuites, pour y faire ses études de théologie; il rencontra là un homme d'un grand mérite, qui le prit sous sa protection et le fit avancer rapidement. Mais bientôt il abandonna la théologie et les jésuites poûr s'occuper de médecine.

Porté par son génie à s'éloigner de la route tracée, reconnaissant le peu de certitude de l'art de guérir, il voulait l'établir sur des bases plus vraies. Le besoin de connaître la vérité se faisait sentir vivement à son esprit; il la cherchait avec ardeur, et je ne saurais mieux vous en donner une juste idée qu'en vous citant ce qu'il écrivait lui-même, dans le moment où il était le plus absorbé par une grande pensée:

« Le système qui m'a conduit à la découverte du magné-
» tisme animal, dit-il, n'avait pas été l'ouvrage d'un jour.
» Les réflexions s'étaient successivement accumulées dans
» mon esprit. Je ne devais qu'à la constance le courage
» nécessaire pour attaquer les préjugés de la raison et de la
» philosophie, sans être à mes propres yeux coupable de
» témérité.

» Le froid accueil que l'on fit aux premières notions dont
» je hasardai la publicité m'étonna comme si je ne l'avais
» point prévu. La dérision surtout me parut excessivement
» déplacée de la part des savants, et particulièrement de
» celle des médecins, puisque mon système, dénué de toutes
» preuves, aurait encore été aussi raisonnable que ceux
» qu'ils honorent tous les jours du nom de principes.

» Ce mauvais succès me porta à discuter de nouveau mes
» opinions. Loin de perdre à cet examen, elles en sortirent
» revétues des couleurs de l'évidence. En effet, tout me
» disait qu'il existait nécessairement, dans les sciences, des
» principes négligés ou non aperçus, autres que ceux que
» nous admettions. Tant que les principes des sciences,
» me répétais-je à chaque instant, seront faux ou incertains,
» les efforts des plus beaux génies seront infructueux pour
» le bonheur ou l'instruction de leurs semblables.

» Je comparais les médecins à des voyageurs hors de
» leur route, qui s'égarent de plus en plus, en courant tou-

» jours devant eux, au lieu de revenir sur leurs pas pour se » reconnaître.

» Une ardeur brûlante s'empara de mes sens ; je ne cher- » chais plus la vérité avec amour, je la cherchais avec » inquiétude : la campagne, les forêts, les solitudes les plus » retirées, eurent seules des attraits pour moi ; je m'y sentais » plus près de la nature.

» Toutes les autres occupations me devinrent impor- » tunes : les moments que je leur donnais me paraissaient » autant de vols faits à la vérité.

» Insensiblement le calme revint dans mon esprit. La » vérité, que j'avais poursuivie si ardemment, ne me laissa » plus de doute sur mon existence ; elle était obscurcie, » mais je voyais distinctement la trace qui menait à elle, et » je ne m'en écartais plus. C'est ainsi que j'acquis la faculté » de la soumettre à l'expérience (1). »

Vous dire, Messieurs, comment Mesmer parvint à reconnaître l'existence de l'agent dont nous poursuivons l'étude, cela nous paraît difficile. Fut-ce par la force seule de son génie, comme il semble le faire pressentir, ou avait-il lu les auteurs qui, longtemps avant lui, avaient traité cette matière ? C'est ce qu'il nous importe peu de savoir : quoi qu'il en soit, Mesmer mérite toute notre reconnaissance pour avoir rappelé les esprits vers l'étude du magnétisme.

Cependant sa doctrine ne fut mise en pratique que vers l'an 1775, époque vers laquelle il publia une partie de son système.

Les principes de Mesmer n'étaient pas, au fond, aussi différents de ceux des autres médecins qu'on pourrait se le figurer.

(1) Mesmer adressa en 1776 un mémoire sur sa découverte à tous les corps savants de l'Europe. Un seul, l'Académie de Berlin, lui fit la grâce de lui répondre, et il résultait de cette réponse très laconique : « qu'il n'était qu'un visionnaire. » (*Mémoires et aphorismes* de Mesmer, nouvelle édition. 1846, 1 vol. grand in-18.)

Mesmer pensait que tous les mouvements internes et externes qui s'opèrent dans notre corps, soit en santé, soit en maladie, ont lieu par l'action des nerfs : or, ce que Mesmer pensait, les autres médecins le pensaient aussi. Mesmer pensait que l'action des nerfs dépendait elle-même de l'action d'un fluide très subtil, les autres médecins le pensaient aussi. Mesmer pensait que ce fluide était lui-même soumis à différents agents dont les uns, comme les corps qui nous environnent, sont en dehors de nous; les autres, comme les différentes affections de notre âme, notre volonté, nos passions, l'organisation de notre machine : or, les autres médecins pensaient également cela.

Mesmer pensait que l'état normal de nos fonctions, duquel dépend la santé, s'entretient par l'action régulière de nos nerfs ; les autres médecins le pensaient aussi.

Mesmer prétendait que la guérison de nos maladies s'opère par des coctions et par des crises ; les autres médecins le prétendaient aussi.

En quoi Mesmer et les médecins de son temps différaient-ils donc? Le voici. Mesmer croyait avoir trouvé le secret de diriger à volonté, et par des moyens faciles, le fluide qui met nos nerfs en action, et par là de leur procurer celle dont ils ont besoin, soit pour la conservation de la santé, soit pour la guérison des maladies. Mesmer croyait connaître mieux que les médecins de son temps et que ceux qui l'avaient précédé la nature du fluide nerveux ; et c'est là ce qu'on lui contestait.

Ses idées ne furent point goûtées : il se trouva repoussé de toutes parts, bien qu'il eût traité par le magnétisme un grand nombre de maladies et qu'il eût obtenu le succès le plus complet.

Après avoir été en butte à plusieurs scènes scandaleuses, il quitta Vienne en 1777, croyant avoir fait assez pour ses ingrats concitoyens, et emportant l'espoir qu'ils lui rendraient un jour plus de justice.

Peu d'années s'étaient écoulées, et déjà ce que l'on appelait la découverte de Mesmer faisait la plus vive sensation chez les peuples voisins. Aussi quand il arriva à Paris, en 1777, précédé de sa réputation, s'y trouva-t-il l'objet de l'attention publique.

Il ne tarda pas à contracter des liaisons avec les médecins les plus distingués de la capitale, notamment avec le docteur Deslon, membre de la Faculté de médecine et premier médecin du comte d'Artois.

De toutes parts, on s'empressa de donner à Mesmer l'assurance qu'il serait plus heureux en France que dans sa patrie, et on l'engagea à présenter son système à l'Académie des sciences.

Mal accueillies de l'Académie des sciences, les idées de Mesmer échouèrent également auprès de la Société de médecine. Cependant la franchise et la bonne foi de ses procédés lui concilièrent un grand nombre de médecins qui se livrèrent avec zèle à la pratique du magnétisme et en publièrent partout les heureux résultats.

Traité sans égard, je dirai presque ignominieusement, par les sociétés savantes, Mesmer était en revanche recherché avec empressement par un grand nombre de personnages distingués. Cet accueil lui donna l'idée d'ouvrir un traitement où les malades accoururent en foule pour se faire traiter par la nouvelle méthode, et les guérisons éclatantes qui s'y firent achevèrent la réputation de Mesmer.

Messieurs, si les premiers propagateurs du magnétisme animal eussent suivi l'exemple d'un ancien philosophe, qui se contenta de marcher devant quelqu'un qui niait le mouvement, s'ils se fussent bornés à produire des faits, au lieu de chercher à les expliquer, il y a longtemps que la cause du magnétisme serait gagnée ; mais ils n'ont pas suivi cette marche, ils se sont trop hâtés de bâtir des systèmes et de les présenter comme renfermant tous les secrets de leur art. Emportés par l'enthousiasme, les partisans de la doctrine magnétique ne surent point mettre de bornes à leur croyance. La guérison de quelques maladies leur fit croire à la possibilité de les guérir toutes. Ils eurent l'imprudence d'écrire qu'il n'y avait qu'une vie, qu'une santé, qu'une maladie, et par conséquent qu'un remède, et que cet unique remède était le magnétisme.

Portant leurs prévisions dans l'avenir, ils crurent devoir prédire que l'agent de Mesmer opérerait un grand changement dans nos mœurs, et une modification complète de notre organisation.

« Nos pères, disaient-ils, ne tomberont plus qu'à l'extré-
» mité de la décrépitude. Il n'y aura plus rien dans les
» hôpitaux qui révolte l'humanité; on parcourra douce-
» ment la carrière de ses jours, et la mort sera moins triste
» parce qu'on y arrivera de la même manière qu'on s'avance
» dans la vie.

» Les peuples sains et robustes pourront écarter les épi-
» démies, les maladies amenées par les cours des siècles, etc.
» Les hommes ne connaîtront nos maux que par l'histoire;
» leurs jours prolongés agrandiront leurs projets et les
» consommeront; ils jouiront de cet âge si vanté, où le
» travail se faisait sans peine, la vie passait sans chagrin et
» la mort approchait sans horreurs. »

Et enfin, Messieurs, ces belles promesses étaient publiées et accompagnées de réflexions non moins étranges.

« Ce que nous venons d'annoncer paraît respirer l'en-
» thousiasme, disaient-ils, mais on saura, un jour, que nous
» avons ménagé la disposition des esprits et que nous
» sommes demeurés au-dessous du sujet que nous avions
» à peindre. »

Vous comprenez, Messieurs, tout ce que de telles assertions avaient alors de révoltant et de chimérique ; et pourtant elles étaient soutenues, appuyées, par des hommes de mérite : tant la passion peut quelquefois nous aveugler et fausser notre jugement !

Ce qui ne vous étonnera pas moins que l'enthousiasme des magnétiseurs, c'est la conduite des corps savants de cette époque, qui ne surent pas mieux que les premiers conserver assez de sang-froid pour prononcer sans passion sur le magnétisme.

Vous savez que des commissions nombreuses furent nommées d'office par Louis XVI pour examiner le système de Mesmer, et que ces commissions furent composées des *Lavoisier*, des *Bailly*, des *Franklin*, des *Jussieu* et d'une foule d'autres savants non moins illustres : on était donc en droit de tout attendre d'un semblable aréopage ; à coup sûr, la lumière devait en sortir, et pourtant cela n'arriva pas.

Mais, Messieurs, il faudrait vous reporter à cette époque, et en feuilleter les archives, pour avoir une idée de l'agitation dans laquelle cette simple question de magnétisme avait jeté la France.

D'un côté, on voyait les corps savants, aveuglés par l'esprit de parti, chercher à proscrire cette découverte ; de l'autre, une partie de la cour et de la ville embrasser avec chaleur la nouvelle doctrine, et prendre fait et cause pour Mesmer, dont le caractère avait su se concilier l'estime générale.

Les uns niaient tous les faits de la magnétisation, ou les expliquaient par des causes erronées que je vous ferai connaître plus tard ; les autres, au contraire, adoptaient tout ce qu'avait dit et écrit leur chef, et par cela même allaient beaucoup trop loin dans leurs croyances.

La guerre était vive des deux côtés : Paris était inondé de brochures (il en a paru plus de cinq cents dans l'espace de dix-huit mois); l'esprit, l'érudition et le sarcasme y brillaient tour à tour. On croirait difficilement aujourd'hui à tant d'irritation, si des témoignages irrécusables n'étaient là pour nous révéler l'acharnement des deux partis.

La querelle s'envenimait de plus en plus, et c'est le moment où les esprits étaient ainsi disposés, que les membres de la commission choisissent pour examiner la question du magnétisme : aussi, Messieurs, je dois le dire avec douleur, leur rapport se trouve partout empreint de leurs préventions, et partout nous voyons les commissaires aux prises avec la vérité, que toujours ils éludent; tous les arguments leur sont bons pour expliquer des faits qui étaient alors inexplicables, et ils ne craignent pas de compromettre une réputation justement acquise, pour laisser à la postérité un monument qui doit signaler un jour les écueils du génie, lorsqu'il est animé par la passion. Cependant, malgré les rapports passionnés des commissaires, les faits se multiplient, ils parlent, et le magnétisme sort triomphant d'une lutte dans laquelle on s'était promis peut-être de l'étouffer.

Cette circonstance nous rappelle que bien des questions importantes ont été décidées sans le concours des savants, et souvent même en opposition formelle avec la vérité. Tout le monde se souvient que les premiers qui prétendirent avoir vu tomber des aérolithes ne purent faire croire à la réalité de leur récit. Mais enfin des faits semblables furent attestés par d'autres témoins, et personne ne conteste aujourd'hui un phénomène alors nié par ce qu'il y avait de plus savant.

Ce qui est arrivé à l'occasion des aérolithes arrivera indubitablement à l'égard du magnétisme animal, et le moment n'en est pas éloigné. Mais continuons notre récit.

A côté de la force se trouve presque toujours l'intolérance : les corps savants, qui pouvaient impunément imposer au public leurs croyances ou leurs opinions, n'ignoraient pas le mal qu'ils pouvaient faire à Mesmer ; aussi commencèrent-ils, longtemps avant de présenter leur rapport, à persécuter les partisans de la nouvelle doctrine, et un grand nombre de médecins furent-ils victimes de leur zèle pour la propagation du magnétisme ; on poussa l'impudeur jusqu'à vouloir les faire mentir à leur propre conscience. Aujourd'hui ces faits nous paraîtraient incroyables, s'ils n'étaient consignés dans une foule de mémoires écrits dans le temps par les médecins persécutés.

Permettez-moi de vous citer un fragment de l'un de ces mémoires, pour donner une idée de l'animosité qui existait alors contre Mesmer et ses partisans.

J'extrais ce passage d'une brochure intitulée : *Rapport au public de quelques abus auxquels le magnétisme a donné lieu*, par M. Donglé, docteur régent (1).

« On dénonce trente docteurs magnétisants, on donne un » *veniat* à chacun en particulier. Ils arrivent presque tous » et sont relégués dans une salle séparée de l'assemblée. » Chacun attendait avec impatience l'appel général, et se » promenait en long et en large avec sa façon de penser et » d'agir. On m'apprend qu'il est question de nous faire » signer une espèce de formulaire. Nous verrons ce qu'il » contient, dis-je alors, et nous signerons, ou nous ne si- » gnerons pas.

» L'appariteur paraît enfin et m'appelle : comme le plus » ancien, j'avais cet honneur-là. J'entre, fort surpris de » n'être suivi d'aucun de mes compagnons. On me fait » asseoir, et M. le doyen commence par demander si j'ai » donné de l'argent pour me faire instruire du magnétisme. » Surpris encore plus de cette question, je répondis, par

(1) Cette brochure a été publiée en 1785.

» respect, que M. Deslong ne prenait point d'argent, qu'il » ne recevait que des médecins pour observer et l'aider; » qu'il était on ne peut plus honnête, modeste et complai- » sant, et que d'ailleurs la Faculté ne l'ignorait pas.

» Je ne fatiguerai point le lecteur par le détail des » autres questions. Je fus interrogé en criminel, et je me » croyais transféré en la grande chambre de la Tour- » nelle. On finit enfin par me présenter une formule à la- » quelle je ne crus pas devoir m'assujettir. Je ne voulus » point signer, et répétai à la Faculté, pour lui prouver mon » zèle et ma soumission, que je n'avais pas encore trouvé » dans cette méthode un degré d'utilité suffisant pour lui » en rendre compte, que j'y avais observé quelques effets » pouvant être attribués à l'action de la chaleur d'un homme » sain sur un infirme; qu'il fallait, pour magnétiser les » malades dans leur lit, beaucoup de courage, de force et » de santé, etc. Je sortis, un autre me succéda. »

Voici quelle était la formule qu'on voulait faire signer à chaque docteur régent :

Aucun docteur ne se déclarera partisan du magnétisme animal, ni par ses écrits ni par sa pratique, sous peine d'être rayé du tableau des docteurs régents.

Cet arrêté est du 27 août 1784.

Vous le voyez, Messieurs, il est aisé de vous démontrer que les corps savants n'ont jamais suivi d'autre système que de combattre aveuglément tout ce qui était vrai, tout ce qui était utile. Je pourrais, à l'appui de cette assertion, vous citer l'exemple si connu de Galilée persécuté pour avoir mis en évidence le vrai système des cieux; celui de Christophe Colomb, annonçant en vain le nouveau monde; celui de Harvey, démontrant pendant trente années la circulation du sang, sans pouvoir y faire croire Plus tard, on a vu combien de temps la Faculté de médecine a condamné la pratique du quinquina, si précieux dans les fièvres intermittentes; celle de l'antimoine, dont on fait un usage si fréquent aujourd'hui. On sait qu'en 1636, après de longues discussions et d'inutiles efforts de la part des partisans du nouveau médicament, la Faculté flétrit et chassa de son sein un célèbre médecin, parce que ce médecin avait, contre sa défense, fait usage de l'émétique réprouvé. N'a-t-on pas, même de notre temps, vu l'*inoculation* proscrite par la Faculté, qui, dans un décret de l'année 1745, la traita de *meurtrière*, de *criminelle* et de *magique* ?

C'est au milieu du XVIIIe siècle que la Faculté parlait ainsi de l'inoculation ! non moins animée, alors, contre les inoculateurs qu'elle ne l'a été depuis contre les magnétiseurs, elle les appelait *bourreaux* et *imposteurs*, et donnait aux inoculés les qualifications de *dupes* et d'*imbéciles*.

Tant de vérités méconnues et persécutées devraient, ce me semble, nous rendre plus circonspects et nous empêcher de nier, sans examen, des faits attestés, quelque étranges qu'ils puissent nous paraître.

Mais ce n'est pas ainsi que nous procédons : « L'expérience des siècles passés est perdue pour nous, ou du moins nous n'en tirons que des instructions stériles et qui ne nous servent plus de rien, quand l'occasion se présente d'en faire usage; car telle est la nature de notre esprit, que les choses qui nous paraissent les plus claires, quand nous les considérons en elles-mêmes et d'une manière générale, nous ne savons plus en faire l'application dans les cas particuliers, quand nous sommes égarés par nos préjugés et nos préventions. »

Je reviens, Messieurs, au jugement inique prononcé par l'ancienne Faculté contre quelques-uns de ses membres, accusés de croire et de pratiquer le magnétisme.

Plusieurs docteurs régents ne se soumirent point au jugement prononcé contre eux : ils ne voulurent point transiger avec leur conscience; ils furent impitoyablement rayés de la liste des docteurs régents, et privés des honneurs et des émoluments qui étaient attachés à leurs fonctions. De ce nombre étaient le docteur Deslon, premier médecin du comte d'Artois, et M. Varnier, autre docteur régent, qui, disait-on, montrait dans sa pratique, dans ses discours et ses écrits, trop d'obstination pour le prétendu magnétisme animal. Ce décret est du 23 avril 1784.

Il donna lieu à un mémoire de M. Varnier qui se rendit appelant. Ce mémoire, rédigé par M. Fournel, avocat, est un monument précieux où la sagesse et la prudence sont mises en opposition avec la sottise et le délire de la Faculté. Ce mémoire est appuyé d'une consultation de dix-sept avocats des plus distingués, qui tous blâment la conduite de la Faculté, surtout lorsqu'elle exigeait le serment de ne jamais croire au magnétisme, et de ne s'en déclarer jamais partisan!

L'acte d'iniquité d'un corps qui devait se respecter contribua beaucoup à augmenter les partisans de la nouvelle doctrine; et ce qui devait encore donner plus de fondement au système de Mesmer, et ébranler le respect que quelques personnes conservaient encore pour la décision des savants qui l'avaient jugé, ce fut la résolution de M. de *Jussieu*, qui ne voulut pas signer le rapport fait par *Mauduyt*, *Andry* et *Caille*, avec lesquels il avait également été chargé de l'examen. M. de Jussieu fit un rapport particulier, dans lequel, sans admettre entièrement le système de Mesmer, il semble pourtant y reconnaître quelque fondement (1).

M. de Jussieu fit un acte de grand courage en se séparant

(1) Mesmer, écrivant à un de ses amis, en 1783, disait : « Mon existence ressemble absolument à celle de tous les hommes, qui en combinant des idées fortes et d'une vaste étendue, sont arrivés à une grande » vérité; ils appartiennent à cette erreur ou à cette vérité; et selon qu'elle » est accueillie ou rejetée, ils vivent admirés ou meurent malheureux. » Mais quoi qu'ils tentent pour recouvrer leur indépendance primitive,

de ses confrères, et ne craignit pas de braver les traits du ridicule qui poursuivait, dans le monde savant, tous les partisans du magnétisme, et peut-être même les menaces du pouvoir.

Partout en France se formaient des sociétés sous le nom de *Sociétés de l'harmonie* : beaucoup de personnes distinguées étaient initiées aux secrets de Mesmer; Lyon, Bordeaux, Rouen, Strasbourg, Nantes, avaient des traitements publics où étaient guéris *gratis* un grand nombre de malades.

La société de la seule ville de Strasbourg comptait cent quatre-vingts membres.

Des procès-verbaux constatant les guérisons qui s'opéraient dans ces traitements étaient imprimés et répandus avec profusion (1).

Malgré les faits éclatants et positifs de l'existence du magnétisme, Mesmer était joué sur la scène; des poëmes burlesques étaient imprimés contre sa doctrine, et des chansons où lui-même était travesti circulaient dans Paris.

Le magnétisme était le sujet de toutes les conversations.

Mesmer, avant de quitter la France, se rendit à Spa, où le dérangement de sa santé le retint quelque temps. Plusieurs malades d'un rang distingué et d'une fortune considérable, avaient suivi Mesmer à Spa pour ne pas interrompre leurs traitements : ces malades partageaient vivement la douleur de celui auquel ils croyaient devoir le

» c'est-à-dire pour séparer leur destinée de celle du système dont ils sont » les auteurs, ils ne font que d'inutiles efforts. Leur travail est celui de » Sysiphe, qui roule malgré lui le rocher qui l'écrase; rien ne peut les » soustraire à la tâche qu'ils se sont imposée. »

(1) Ce qui prouve bien la bonne foi des partisans de Mesmer et la réalité des cures qu'ils opéraient, c'est qu'en même temps qu'ils déposaient chez le notaire les originaux des certificats constatant les guérisons de maladies, ils déposaient également des fonds spécialement destinés à la vérification des faits et à leur réfutation, s'ils étaient tronqués. La médecine ordinaire ne nous a jamais offert de semblables exemples.

soulagement de leurs maux. Attachés au magnétisme, dont ils ressentaient les effets bienfaisants, ils résolurent d'assurer sa propagation en France, en procurant, au moyen d'une souscription, à l'auteur de la découverte, une fortune indépendante qui le mît à même de la répandre de la manière qu'il jugerait le plus convenable.

Cette souscription eut lieu en effet : Mesmer accepta la proposition qui lui fut faite de former des élèves ; et le nombre de souscripteurs, qui devait être de cent, dépassa de beaucoup ce nombre, quoique le prix de chaque souscription fût de cent louis.

Les membres de cette société, instruits de la doctrine de Mesmer, exécutèrent le projet qu'ils avaient formé ; ils répandirent gratuitement la connaissance du magnétisme dans les provinces, et Mesmer quitta la France pour n'y plus revenir.

Vous devez trouver étrange, qu'après avoir fait tant de bruit, il se soit éclipsé tout à coup. Eh ! Messieurs ! vous savez tous qu'une agitation bien autrement grande que celle qu'il avait causée survint en France : on eut alors d'autres intérêts à défendre que ceux de la science ; chacun, dans le tumulte des affaires publiques, songea à soi, et s'occupa peu d'une vérité qui n'était plus rien, en présence des événements majeurs qui captivaient toutes les attentions et changeaient toutes les existences.

Le magnétisme, abandonné comme toutes les sciences libérales, fut oublié avec les membres qui en possédaient la connaissance ; les élèves de Mesmer, tous riches et titrés, furent obligés de s'expatrier pour sauver leur vie, qui n'était plus en sûreté dans leur pays ; ils reportèrent la découverte du magnétisme à son berceau : l'Allemagne, la Hollande profitèrent de ses bienfaits, et quelques-uns des élèves de Mesmer la portèrent même en Amérique.

Aussi pendant un espace de plusieurs années, nous ne

voyons en France nulle trace du magnétisme : seulement quelques individus isolés agissaient dans le silence et faisaient le bien autour d'eux, sans publier le résultat de leur pratique.

Bientôt arrivèrent les Puységur, animés d'une philanthropie que des infortunes personnelles n'avaient point altérée ; ils rapportèrent et entretinrent le feu sacré qu'ils avaient reçu de leur maître Mesmer. Avec eux on vit bientôt s'ouvrir de nouveaux traitements, et malgré les sarcasmes et les railleries des gens qui, sans avoir rien vu, nient tous les faits, ils publièrent de très bons ouvrages, où ils exposèrent une doctrine nouvelle, appuyée par de nouveaux et nombreux faits (1). La découverte du somnambulisme par M. de Puységur prêtait mille charmes à l'étude de la magnétisation ; et la physiologie, et la psychologie s'enrichirent d'une découverte qui fera bientôt votre admiration.

Si l'enthousiasme qui accompagna la seconde apparition du magnétisme parmi nous fut moins grand, il fut aussi plus durable ; on fit moins parade de cette vérité nouvelle, et plus d'hommes s'occupèrent, dans le silence du cabinet, à méditer sur ses résultats.

Quelques hommes osèrent cependant rompre des lances avec les incrédules ; mais n'ayant eux-mêmes aucunes règles pour se conduire, et ne sachant pas d'une manière certaine reconnaître les faits vrais de ceux qui pouvaient n'être que simulés, ils ne purent faire le bien qu'à demi. L'abbé Faria fut un de ces derniers : il ouvrit un cours public de magné-

(1) PUYSÉGUR. *Mémoires pour servir à l'histoire et à l'établissement du magnétisme animal*, 3e édition, 1820. — *Du magnétisme animal considéré dans ses rapports avec diverses branches de la physique.* 1807, 1 vol. in-8. — *Recherches, expériences et observations physiologiques sur l'homme dans l'état de somnambulisme naturel et dans le somnambulisme provoqué par l'acte magnétique.* 1811, 1 vol. in-8., etc., etc.

tisme et attira chez lui beaucoup de savants. Sans juger encore les doctrines de ce magnétiseur, nous devons lui rendre pleine justice; il contribua beaucoup à répandre le magnétisme en France. Doué d'une puissance presque incroyable (si l'on ne savait que cette puissance augmente par l'exercice), il força quelques savants à reconnaître une force qui leur était inconnue : nous étions alors dans un siècle plus positif; et comme, plus que jamais, on reconnaissait qu'il n'y avait point d'effet sans cause, les nouveaux convertis au magnétisme crurent qu'il était de leur dignité de ne pas dédaigner l'étude de cette découverte. Ils s'attachèrent donc et suivirent de plus en plus l'homme à prodiges; ils apprirent eux-mêmes à magnétiser; ils reconnurent bientôt que ces effets magnétiques se produisaient par une cause naturelle, dépendante de notre volonté; que cette faculté était commune à tous, et que l'abbé Faria ne faisait que la mettre en jeu avec plus d'énergie, mais sans privilége spécial.

Des ouvrages majeurs parurent; le nom de leurs auteurs, la réputation dont ils jouissaient dans le monde, fixèrent enfin d'une manière durable l'opinion de beaucoup de gens instruits: non que ces derniers crussent pour cela à tout ce qu'on racontait de la faculté magnétique; mais, prenant en considération le mérite bien connu des gens qui disaient avoir expérimenté, leur bonne foi et leur désintéressement, ils ne pouvaient sans témérité taxer de mensonges des faits si bien attestés. L'incrédulité fléchit devant la vérité; le doute pénétra de toutes parts dans les rangs des corps savants. Chacun fut alors plus soigneux de sa renommée: on n'osa plus écrire contre ce que l'on ne connaissait pas; on abandonna les épithètes peu honorables dont on se servait habituellement pour désigner les personnes qui s'occupaient à répandre la connaissance du magnétisme.

Mais seulement on opposa une force d'inertie désespérante; on se refusait à voir des faits, à les examiner. Il y avait bien çà et là quelques individus qui, à force d'instances, consentaient à voir; mais la majeure partie des savants qui se souvenaient d'avoir été juges dans cette question et de s'être prononcés pour la négative, n'osaient pas courir le risque d'être forcés de donner une rétractation : ils craignaient d'être convaincus et accusés de légèreté.

M. de Puységur leur facilitait pourtant les moyens de revenir de leur première décision.

Voici quel était le langage de cet homme estimable.

« Toute découverte dans les sciences, disait-il, devant, pour être admise, être revêtue de la sanction des savants, c'est à eux seuls qu'il appartient de prononcer, tant sur l'existence que sur l'utilité du magnétisme animal; certain de la réalité des faits que j'ai observés, autant je mets du prix à les en persuader, autant je leur soumets avec docilité tous les aperçus et toutes les conséquences que mon esprit ou mon sentiment en auraient pu tirer. Quelque sévère que soit leur jugement à mon égard, il ne pourra que satisfaire au désir que j'ai de n'admettre que des vérités; mais qu'il n'en soit généralement reconnu qu'autant qu'elles seront sanctionnées par leur lumière et revêtues de leur autorité. L'utilité des sciences et l'estime que je leur porte me feront toujours être flatté des leçons que je recevrai des savants et n'être affligé que de leur indifférence. »

M. de Puységur est mort sans être parvenu à son but; les savants ont gardé le silence.

Les mêmes hommes cependant se sont enquis avec ardeur des phénomènes de la lumière, de ceux de l'électricité, etc., et aujourd'hui même ils recherchent avec empres sement ceux que présente le galvanisme, et ils ferment opiniâtrément les yeux sur les phénomènes qui proviennent de la vie elle-même; ils ont complétement approfondi ou s'occupent d'approfondir la nature de tous ces fluides étrangers à la vitalité, et les effets surprenants du fluide vital leur sont entièrement inconnus : ces effets, si importants à étudier pour parvenir à la connaissance véritable de l'homme, n'ont encore obtenu que leur dédain.

Aussi nous voyons se confirmer ce que je vous disais en commençant, que c'est aux jeunes gens à progager la découverte du magnétisme. Vous verrez qu'au sein même de nos Académies, ce sont les plus jeunes membres qui se sont prononcés pour l'examen, que ce sont eux seuls qui ont expérimenté et reconnu les vieilles erreurs de leurs devanciers, et qui ont osé, secouant le joug d'un préjugé qui pesait sur eux de toute l'autorité de la chose jugée, reconnaître et proclamer hautement la vérité.

Lorsque nous vous aurons convaincus de l'existence du magnétisme animal, nous espérons que vous joindrez votre voix à la nôtre pour en propager la connaissance et l'usage.

Vous accuserez la tiédeur des savants et surtout des médecins, car rien de ce qui intéresse la vie des hommes ne doit leur être indifférent ; vous leur reprocherez de laisser dans l'oubli une vérité aussi importante que l'est celle du magnétisme. Appelés chaque jour à prononcer sur des effets dont la cause leur échappe, chaque jour ils se voient réduits à la nécessité malheureuse de corriger la nature, qu'ils ne connaissent point, par les procédés d'un art que souvent ils ne connaissent pas davantage ; chaque jour ils ont donc des souhaits à former, pour qu'une révolution avantageuse au progrès des sciences développe enfin quelques germes de vérité sur le sol ingrat qu'ils cultivent depuis si longtemps avec tant de constance et si peu de succès (1). Vous vous plaindrez hautement de les voir reculer devant un examen sérieux et attentif.

(1) On lit dans la plupart des livres modernes qu'à l'époque du renouvellement des sciences, la médecine s'est perfectionnée; que les décou-

Vous interrogeant, vous vous demandez sans doute, pourquoi l'Académie de médecine n'a pas encore pris de résolution sur ce sujet, bien qu'un rapport, où tous les intérêts de corps ont été ménagés, lui ait été lu le 28 juin 1831, par M. Husson, nommé rapporteur par la commission du magnétisme.

Vous chercherez les motifs d'un semblable refus d'examen! d'un semblable déni de justice! et votre étonnement sera grand lorsque je vous donnerai connaissance des faits que contient ce rapport : ils sont d'une telle nature, que la commission, composée de onze membres de l'Académie, s'est déclarée convaincue, bien que la plupart des membres de cette commission fussent incrédules avant l'examen.

Vous verrez que l'un des commissaires soumis lui-même à la magnétisation (1) en a éprouvé les effets les plus évidents et les moins contestables, non-seulement dans une séance, mais dans plusieurs, toujours devant ses confrères et dans des circonstances qui n'étaient cependant nullement favorables aux expériences.

Tous ces faits que je vous signalerai ont été consignés dans des procès-verbaux qui furent signés par tous les membres de la commission.

Vous penserez que ce n'est pas remplir son mandat que de taire une vérité qui peut être utile à l'avancement de la science, et à notre bonheur, s'il est vrai toutefois que

vertes immenses qu'on a faites en anatomie, en physique, en chimie, ne permettent pas de révoquer ses progrès en doute; qu'elles ont appris aux praticiens des routes nouvelles; qu'elles lui ont fait voir de nouvelles forces; que l'économie animale est mieux connue, et qu'il est plus aisé d'en rétablir les ressorts lorsqu'ils sont dérangés. Mais si cela est vrai, pourquoi donc, malgré les secours d'une théorie lumineuse, la pratique a-t-elle si peu changé? guérit-on plus sûrement? prévoit-on mieux la terminaison des maladies? DESÈZE, d. m.

(1) C'est moi qui le magnétisais.

l'action magnétique exerce une influence salutaire sur l'économie animale.

Négliger d'approfondir la théorie du magnétisme et les moyens de rendre ses effets plus sensibles, ne point chercher si son influence plus ou moins grande ne pourrait déterminer le siége de nos maux, c'est ressembler aux habitants d'Éphèse. — « Si parmi nous, disaient-ils, quelqu'un veut exceller ou trouver un nouvel art, qu'il soit banni; qu'il aille porter ailleurs sa supériorité et ses lumières. »

Ce langage est dur, mais la conduite des savants et des médecins semble le justifier complétement. Car quels sont les motifs qui pourraient s'opposer à l'adoption du magnétisme? Serait-ce parce qu'on a crié au miracle en apercevant quelques phénomènes étranges?

« Eh! Messieurs, il n'y a rien de merveilleux dans le » magnétisme animal. C'est un agent naturel, encore ina- » perçu, inouï pour plusieurs, et voilà tout. Il n'y a de » merveilles, de miracles que pour les sots. Plus les peuples » sont ignorants, plus il y a de miracles, parce que, » ignorant la plupart des phénomènes de la nature, il y a » un plus grand nombre de faits qui échappent à leurs » connaissances, et leur paraissent étrangers à ses lois: » plus les peuples s'instruisent, plus leurs connaissances » s'étendent, moins il existe de faits qui les surprennent. » Lorsqu'ils en rencontrent de nouveaux, ils ne s'étonnent » plus, ils ne crient pas au miracle, ils ne les nient même » pas, mais ils les étudient et les rapprochent d'autres faits » analogues déjà connus. Ainsi s'accroît par des anneaux » successifs la chaîne des connaissances humaines. Il est à » remarquer que tout ce qui est nouveau et surtout inac- » coutumé, excite en nous le rire, le mépris ou l'étonnement. » Le sage ne doit ni mépriser, ni s'étonner, il doit examiner.

» La plupart des phénomènes de la nature sont tous au » moins aussi surprenants que ceux du magnétisme animal:

» certes la lumière parcourant 4 millions de lieues par » minute, nous donnant la faculté de reconnaître l'existence » d'objets placés à plusieurs milliards de lieues de nous, et » cela dans un instant, faisant pénétrer le spectacle de » l'immensité de la nature entière par une ouverture de la » grandeur d'une tête d'épingle, est un miracle bien autre- » ment surprenant que l'influence d'un individu sur un » autre à la distance de quelques pieds.

» L'attraction régissant l'univers, se faisant sentir sans » intermédiaire à des distances énormes d'un astre à un » autre, maintenant ainsi dans leur cours les globes célestes, » n'est-elle pas encore une merveille bien autrement sur- » prenante? Et cependant qui fait attention à la magie de la » lumière et de l'attraction? A peine quelques hommes s'en » occupent-ils; le reste jouit de leurs bienfaits sans s'en » étonner et même sans y songer. Pourquoi? Parce que ce » sont des choses habituelles. »

Il est téméraire, il est même insensé de vouloir imposer des bornes à la nature, et il n'y a plus aujourd'hui que l'hypocrisie qui se serve de ces moyens pour arrêter l'essor du magnétisme, car rien dans ses effets ne viole les lois de la nature. On a dit et répété que le magnétisme favorisait la superstition. Eh! messieurs, qui ne reconnaît que cette assertion est un mensonge intéressé. Le magnétisme, au contraire, détruit toute espèce de superstition, et c'est un de ses grands bienfaits. Mais que ne dit-on pas d'une chose dont on ne veut pas reconnaître l'utilité?

Vous vous livrerez donc, Messieurs, à l'examen que nous venons vous proposer; vous y apporterez cet esprit de doute qui consiste à ne croire ou à nier que lorsqu'on a examiné, vu, appliqué ses sens. C'est la seule règle, la seule cause de toute connaissance positive et de tout progrès dans les sciences.

Messieurs, la pratique du magnétisme nous dispose à la

philosophie; non à cette philosophie orgueilleuse qui veut dominer l'opinion, mais à cette philosophie douce et tranquille qui rapproche les hommes, qui nous fait voir un frère dans celui qui a besoin de nous; qui, après les devoirs que nous avons à remplir, nous inspire le besoin de consacrer nos moments de loisir à des actes de charité; qui nous éloigne des discussions politiques, nous porte à ne pas nous attacher à des systèmes, mais à rectifier notre jugement par des faits; qui nous démontre la spiritualité de l'âme, la puissance de la volonté, l'usage que nous pouvons faire de cette volonté; qui nous détache des plaisirs frivoles et nous inspire le goût des bonnes mœurs; qui nous montre enfin que les hommes sont fils d'un même père, unis par des relations physiques et morales; qu'ils sont comme les membres d'un même corps, qu'ils sympathisent les uns avec les autres, et qu'ils peuvent tous exercer une influence salutaire sur leurs semblables.

On peut ajouter que l'étude du magnétisme joint à la vérité de l'histoire l'intérêt du roman et le merveilleux de la féerie; qu'il produit les effets les plus curieux, les plus intéressants et les plus utiles; qu'il procure les plus grandes jouissances; qu'il faut même de grands efforts pour ne pas s'exalter au dernier point, à la vue de toutes les merveilles du magnétisme de l'homme.

Il fait voir un nouvel ordre de choses, il vous transporte dans un nouvel univers, répand un nouveau jour sur tous les objets du ressort de la physique, agrandit le domaine de nos connaissances dont on peut dire qu'il est la clef; il manifeste d'une manière éclatante la toute-puissance et les merveilles du souverain Être, et remplit le cœur de l'homme de la plus profonde vénération pour l'ordre, l'harmonie et les rapports qui règnent dans l'univers, d'où dérivent plusieurs lois tant physiques que morales, lois primitives et essentielles qu'on ne peut transgresser sans éprouver les peines attachées à cette transgression. Il procure des plaisirs qui sont autant au-dessus des autres plaisirs que la science du magnétisme est au-dessus des autres sciences : plaisirs si vifs, qu'ils ont fait dire à l'illustre auteur des mémoires de Busancy, qu'ils donnaient trop d'existence.

Avant de terminer cette leçon, je dois vous entretenir des causes particulières qui m'ont engagé à prendre la défense du magnétisme et à m'y dévouer sans réserve.

Il y a trente-cinq ans qu'un étudiant en médecine eut occasion de faire devant une nombreuse assemblée de médecins une série d'expériences dont le résultat a été très connu. Voici le fait :

On parlait un jour devant M. Husson, médecin de l'Hôtel-Dieu, d'expériences magnétiques faites dans le monde sur des malades qu'on prétendait avoir guéris de cette manière. On contestait devant ce savant médecin l'existence du magnétisme, pensant qu'il partageait le doute manifesté par les personnes qui composaient alors sa clinique. Mais M. Husson répondit qu'avant de nier une chose, il fallait avant tout l'examiner, et que si on lui amenait un magnétiseur, il s'empresserait de le mettre à l'épreuve, pour juger si, en effet, le magnétisme existe, ou si ce n'était qu'une jonglerie.

On pensait généralement que la hardiesse des partisans du magnétisme n'irait pas jusqu'à s'exposer à venir, en face d'aussi bons juges, jouer un rôle qui ne pouvait que faire naître le dédain et le ridicule.

Mais contre toute attente, le magnétiseur, prévenu de cette disposition, arriva le lendemain à la visite du professeur ; vous dire comment il fut reçu, vous pouvez le deviner : il n'y eut que M. Husson qui conserva sa gravité.

Bref, une malade fut choisie, non par le magnétiseur, mais par les assistants : on prit une jeune fille extrêmement malade, pensant que si le magnétisme la guérissait, ce ne serait qu'un jeu pour lui de guérir tout l'hôpital. Tous les moyens que fournit la médecine avaient été employés sans succès. *Douze cents sangsues, vingt saignées, autant de vésicatoires, l'eau glacée, les affusions froides, l'opium, le musc, la diète la plus rigoureuse*, etc., etc., rien n'avait pu arrêter des vomissements de sang qui menaçaient les jours de la malade; et réduite au dernier degré de marasme, elle attendait sa fin prochaine. Placée sur un brancard, on la porta dans une chambre séparée, où les expériences devaient commencer. L'étudiant magnétiseur s'approcha d'elle sans cependant la toucher, étendant simplement la main en face de la région épigastrique et la dirigeant sur les principaux viscères des cavités splanchniques; il continua cette manœuvre pendant vingt minutes seulement.

Pendant ce temps aucun changement ne s'était fait apercevoir chez la malade; elle fut reportée à son lit, et chacun pensait qu'elle avait été déplacée inutilement.

Mais, Messieurs, à dater de ce moment, plus de vomissements. Quelle était donc la cause d'un aussi grand changement? La malade suivait son régime habituel, et depuis plus de neuf mois on n'avait rien vu de semblable.

Le magnétisme était encore récusé, car on n'avait pas aperçu de changement apparent pendant son application; dans le doute, les expériences recommencèrent, et l'on vit bientôt naître tous les phénomènes les plus extraordinaires du somnambulisme. L'insensibilité aux moxas, aux piqûres, à l'ammoniaque, et enfin un isolement complet pour tout ce qui n'était pas le magnétiseur. Des faits si étranges, racontés par des médecins qui en avaient été les témoins, attirèrent une affluence considérable. Parmi les curieux, il y en eut plusieurs qui furent mécontents de ces expériences, et qui, quoique convaincus, disaient-ils, de la réalité du magnétisme, jurèrent cependant d'employer leur crédit à en arrêter la propagation. Ils ne se bornèrent pas à cette menace, ils cherchèrent bientôt à faire planer sur l'étudiant en médecine, des soupçons injurieux à son caractère et à sa franchise. Cette conduite répréhensible ne fit qu'enflammer le zèle de l'étudiant pour la vérité. Il se promit, à son tour, d'employer ses facultés et tout son temps à la répandre et de se venger par la publicité, des moyens qui, dans cette circonstance, venaient de lui faire remporter le plus beau triomphe que tout homme généreux puisse envier.

La malade fut guérie, elle sortit de l'Hôtel-Dieu au bout de vingt-sept jours.

Messieurs, la personne qui fit ces expériences vient remplir son vœu; heureuse si elle peut vous déterminer à essayer vous-mêmes le moyen qui lui fit obtenir quelque succès ; vous l'aiderez de cette manière à justifier le magnétisme et les magnétiseurs des calomnies sans nombre qu'on s'est plu à répandre sur eux.

Vous l'aiderez à répandre une vérité consolante et à faire connaître à tous les hommes la richesse inconnue que leur organisation recèle.

Vous nous aiderez à les tirer de cette ignorance profonde où ils sont encore touchant les merveilleuses facultés de l'âme humaine.

Messieurs, dans la prochaine leçon, je vous entretiendrai des faits qui prouvent d'une manière évidente l'existence du principe que l'on appelle *magnétisme animal*.

Vous jugerez de la valeur des grands mots employés par nos adversaires pour servir à expliquer ses effets, *l'imagination, la chaleur animale*, l'imitation, l'éréthisme de la peau, et tout récemment le mot *extase*.

Vous reconnaîtrez que le magnétisme a une manière d'agir qui lui est propre, et se trouve tout à fait indépendante des causes qui lui ont été assignées ;

Qu'il ne faut point de foi pour l'employer ou le recevoir, qu'il n'est le privilége de personne en particulier ;

Que nous le possédons tous, et qu'étant le résultat de notre organisation, la mort seule peut nous en priver.

Lorsque cette vérité vous sera démontrée, nous vous parlerons des phénomènes particuliers qu'il produit sur nous, et notamment du somnambulisme et des facultés que l'on acquiert dans cet état, facultés les plus étranges de toutes.

Nous rechercherons le magnétisme dans l'antiquité, et nous en trouverons de nombreuses traces dans les auteurs anciens et modernes et dans les traditions populaires de tous les pays : les *Oracles*, la *Pythie*, sur son trépied, les *Sibylles*, les *Possédés*, les *Visions*, les *Prédictions*, les *Magiciens*, les sortiléges, les sorts, les charmes, offrent des indices assez évidents pour les hommes qui examinent sans prévention.

Nous vous ferons connaître ensuite les dangers qui résultent d'une application irréfléchie et exercée comme elle l'est maintenant par une foule de personnes qui ne l'ont pas étudiée d'une manière spéciale.

Nous examinerons les doctrines qui ont servi de base au magnétisme, celles surtout qui règnent aujourd'hui, et nous vous tracerons des procédés qui nous semblent plus en harmonie avec l'état actuel de cette science et la seule route à suivre pour arriver à une conviction solide, conviction qui ne doit être basée que sur des faits physiques et purement matériels.

Pour vous faire bien comprendre les procédés enseignés par moi, je magnétiserai devant vous quelques personnes, pour vous montrer comment on peut obtenir la production des phénomènes magnétiques, en vous mettant en évidence cette vérité, que chaque individu porte en soi-même sa vie et sa mort comme la santé et la maladie.

Que tout ce qui se peut connaître de la nature est manifesté en nous.

Et enfin, que l'on peut, en imitant la nature, l'obliger à

faire un effort au delà de ses productions ordinaires en l'aidant par industrie et obtenir ainsi la guérison d'une foule de maladies que la nature seule, ou aidée d'un habile médecin, ne pourrait guérir.

DEUXIÈME LEÇON.

LE FLUIDE ET L'AME. — PREUVES DE L'EXISTENCE DU MAGNÉTISME. — EXPÉRIENCES FAITES A L'HÔTEL-DIEU ET A LA SALPÊTRIÈRE. — RAPPORT DE M. HUSSON, FAIT A L'ACADÉMIE ROYALE DE MÉDECINE EN 1825.

> « O philosophes abusés, naturalistes prétendus perçants, vous ne savez être curieux qu'à demi, vous croyez voir et vous ne voyez rien. Pénétrez plus avant et sans vous arrêter aux écorces superficielles de l'être qui vous détournent des profondes vérités que ce même être physique vous montre autant qu'il le peut, lisez dans l'intérieur.
>
> » En lui est la vie, et la vie est la lumière des hommes. »

> « Quel est donc cet agent qui a tant d'empire sur le corps de l'homme ? Est-il moral ou physique ? Une émanation de notre âme intellectuelle ou un rayon détaché de quelque astre bienfaisant ? Chasse-t-il devant nous la cohorte effrayante des maladies comme une vapeur légère ? Établit-il enfin le règne de la santé sur la terre ? »

MESSIEURS,

Dans ma première leçon, je n'ai fait que parcourir rapidement l'historique de la découverte du magnétisme animal, et que vous indiquer les difficultés qui ont retardé son établissement et son enseignement dans les écoles.

Vous aurez remarqué combien les corps savants avaient mis de partialité dans l'examen qu'ils avaient fait de la découverte de Mesmer. J'aurais pu, m'appuyant d'une foule de témoignages écrits, ne laisser dans vos esprits aucun doute à ce sujet ; mais il ne s'agit plus de discussions sur des faits anciens ; il n'est plus question de savoir si le magnétisme existait du temps de Mesmer ; ce qu'il importe, c'est de connaître s'il existe au temps où nous vivons.

Produit-on sur la nature humaine des effets, en employant des procédés particuliers? l'homme exerce-t-il cette action par l'intermédiaire d'un agent? Quelle est la nature de cet agent?

La cause en a-t-elle toujours existé? et pourrons-nous, par la seule application du principe que nous croyons posséder, guérir quelques maladies?

Telles sont, Messieurs, les questions que nous nous proposons d'examiner : et de leur solution entière doit découler pour nous le doute ou la croyance. Laissant de côté toutes les hypothèses, nous n'allons nous attacher qu'à des faits bien avérés, attestés par des hommes capables de bien observer, et que nous pourrions reproduire, s'il en était besoin.

Je voudrais, Messieurs, adopter la marche que l'on suit pour l'étude des sciences physiques, vous faire connaître les effets les plus simples du magnétisme, avant de vous parler des effets les plus composés. Mais cette méthode ne peut être employée que d'une manière arbitraire; car les phénomènes produits sur la nature vivante diffèrent essentiellement de ceux que l'on observe ailleurs. Vous le savez, Messieurs, les lois physiques sont constantes, invariables; elles ne sont sujettes ni à augmenter ni à diminuer; tandis que les corps vivants, au moral comme au physique, n'offrent presque jamais la même manière d'être, et montrent, au contraire, des modifications infinies.

Je vais cependant procéder de cette manière, et ne m'occuper d'abord que d'une série de phénomènes présentant à peu près les mêmes caractères physiologiques. Je laisserai de côté tous ceux qui m'éloigneraient de cette marche et les reprendrai dans une autre séance; mais, je vous le répète, je vais suivre une méthode factice, je vais employer une règle arbitraire, une règle que n'admet point l'étude pratique, car les effets magnétiques les plus simples se présentent souvent avec les effets les plus extraordinaires.

Quoi qu'il en soit, j'ai la persuasion que le magnétisme, ce principe actif que nous possédons en nous, et qui, lorsque nous le voulons, se manifeste extérieurement par ses effets, a des lois particulières et constantes; seulement, elles sont encore trop ignorées, pour qu'on puisse les établir d'une manière rigoureuse et les suivre toujours dans leurs manifestations.

Messieurs, lorsque l'on sait que l'on possède en soi la faculté magnétique, et que l'on est déterminé à la mettre en jeu, on ne tarde pas à voir naître des effets qui paraissent en être le produit, car l'individu sur lequel vous dirigez votre action éprouve des modifications dans sa manière d'être habituelle. Quelquefois ces changements s'opèrent brusquement, et sont très apercevables, même pour l'observateur le moins attentif; souvent votre action ne se fait sentir qu'à la longue, et il faut, dans ce cas, pour les reconnaître, posséder des connaissances physiologiques (1).

Les phénomènes produits par la magnétisation sont nombreux. Quelques-uns de ses effets peuvent être regardés comme provenant d'agents connus et déjà étudiés. D'autres, au contraire, semblent être le résultat de causes insaisissables, et par là se soustraire à toutes les lois de la nature, telles du moins que nous les avons établies, et nous reporter au temps où tout était merveilleux, où la crédulité n'avait point de limites. Cependant, Messieurs, rassurez-vous, ces phénomènes si extraordinaires pour les personnes qui les considèrent une première fois, cessent bientôt d'être des prodiges pour celui qui a l'habitude de les examiner, et si l'on ne peut encore les soumettre à l'analyse et les expliquer, ce temps arrivera immanquablement.

Cicéron disait, il y a deux mille ans : « Quelque phéno

(1) Les effets magnétiques ne se manifestent pas toujours instantanément parce que nous n'avons pas comme la torpille, un réservoir où le fluide puisse s'accumuler et d'où il puisse être lancé avec abondance.

» mène qui se présente à vous, il est de toute nécessité que » la cause en soit dans la nature; quelque étrange qu'il vous » paraisse, il ne peut être hors de la nature. Cherchez-en » donc la cause, et tâchez de la trouver si vous pouvez; si » vous ne la trouvez pas, tenez pour certain qu'elle n'en » existe pas moins, parce qu'il ne peut rien se faire sans » cause; et toutes ces terreurs ou ces craintes que la nou- » veauté de la chose aurait pu faire naître en vous, repous- » sez-les de votre esprit, en considérant que ces phénomènes » viennent de la nature. »

La cause des effets magnétiques ne peut donc être hors de la nature, c'est aux esprits attentifs qu'il appartient de la rechercher et de la développer.

LE FLUIDE ET L'AME.

Une polémique intéressant la science, s'est ouverte entre plusieurs hommes de mérite, sur cette question. Un fluide, un agent venant de nos organes, peut-il être démontré; son action sur les magnétisés, s'il existe, est-elle la cause réelle des phénomènes; ou plutôt, les phénomènes magnétiques sont-ils déterminés seulement par les facultés de l'âme humaine?

On peut résumer ainsi les opinions contradictoires qui se sont produites dans les livres et dans le *Journal du magnétisme*. Chaque écrivain apporte des preuves, et, après un combat assez long, nul ne peut être vaincu. Le fluide, terrassé, se relève plus fort et plus dispos qu'avant sa chute. L'âme, qui a chancelé un instant, revient dans la lice, comme si nulle blessure ne l'eût atteinte.

On aime à voir cette lutte pacifique, où les armes, quoique courtoises, font jaillir des éclairs. Spectateur intéressé à la victoire des fluidistes, car nous déclarâmes tout d'abord qu'ils seraient vainqueurs, nous n'en rendons pas moins justice à la valeur déployée dans ce champ clos par un terrible adversaire. Nous l'aimions bien, et pourtant nous voulions qu'il succombât. C'est que sa chute doit être avantageuse à notre parti, sa défaite un triomphe pour lui-même; car, en tombant, il aura répandu beaucoup de lumière sur ce qui était plus contestable que le fluide magnétique : il a débrouillé *l'âme*, ce souffle divin qui, en nous, organise la matière, et que l'on représente trônant au milieu de son édifice, non pas comme le chef d'une monarchie entourée d'institutions républicaines, mais d'un brillant cortége, et se servant, pour transmettre ses volontés, ses ordres dans tout le royaume, d'un vaste réseau de voies de communication dont la télégraphie électrique ne peut offrir qu'une bien faible image. Mais l'âme, comme ses messagers, n'a point encore cessé d'être invisible.

M. le docteur Ordinaire a donc raison; ses adversaires n'ont point tort. Pourquoi, alors, cette mêlée, si l'on ne peut s'entendre après comme avant : c'est qu'il ne faut point écouter son sentiment seulement, et dire : ceci est ou n'est pas, en considérant un seul fait, mais voir l'ensemble. Il s'agit de savoir si l'agent magnétique n'emporte point avec lui de quoi satisfaire toutes les opinions par le double effet qu'il produit. En effet, si vous prenez seulement pour étude le sommeil lucide ou somnambulique, vous n'obtenez qu'un résultat plutôt moral que physique; mais si, au contraire, vous étudiez simplement tous les singuliers phénomènes que la magnétisation produit sans amener le sommeil, vous êtes tenté de reconnaître un agent semblable à celui dit *électrique;* car les corps magnétisés accusent la succession rapide ou lente de tous les faits dus à cet agent. En vain vous cherchez en eux les facultés de l'âme : elles n'y sont point alors, et ne peuvent y être.

Faisons quelques expériences.

J'approche mon pied d'un animal endormi, il ne bouge

point; je dirige, par ma volonté, la force magnétique à cette extrémité, elle obéit; et qu'apercevons-nous? Un envahissement gradué de tout le système nerveux de l'animal; il se charge vraiment comme une bouteille de Leyde; et lorsque sa capacité ne peut plus recevoir cet écoulement, il s'agite, se convulse et se réveille. L'ai-je touché? Non. Est-ce mon âme qui a agi? Oui, dites-vous; mais alors pourquoi le temps est-il nécessaire? comment les phénomènes sont-ils gradués, et suivent-ils toujours la même marche, marche en tout identique avec celle produite par des agents physiques purs? L'âme n'est point encore ici, pas plus que dans le courant qui convulse une grenouille soumise au galvanisme.

Si je soumets un être humain, dormant du sommeil naturel, à la même épreuve, l'effet est identique avec celui éprouvé par l'animal.

On peut objecter qu'on ne voit point ce fluide ou cette force; ce n'est pas une raison. Il me suffit de constater la loi d'une circulation certaine, d'en pouvoir graduer les effets. Je n'ai pas besoin d'un autre témoignage que celui qui s'offre à moi; car il vient de la nature elle-même; mon imagination n'y peut rien.

Qu'importe que cet agent soit *capricieux* dans son action, ou qu'il passe d'un corps dans un autre, quittant celui-ci pour affecter celui-là, et qu'il produise, dans certains cas, des effets que je n'ai point d'avance voulus et même soupçonnés? Il n'en devient que plus évident que mon âme y est tout à fait étrangère. L'électricité lancée de l'espace vers la terre, n'est point dirigée par une âme; c'est une force aveugle, mais qui pourtant subit une loi d'affinité: elle est soumise à des attractions et à des répulsions, comme l'est l'agent magnétique.

Le malheur des magnétiseurs, c'est de vouloir et d'avoir voulu, dès le principe, faire de la philosophie transcendante.

A peine Mesmer a-t-il parlé physique magnétique, que nous voyons naître les *martinistes*. Cependant il n'était point encore question de somnambulisme. Puységur arrive; c'est le fluide; Deleuze : c'est déjà quelque chose d'animique ; Billot : de purs esprits; Faria : la seule volonté ; d'Hénin de Cuvilliers : l'imagination ; Bertrand : une épidémie morale ; Chardel : quelque chose entre l'âme et la matière; Rostan : un agent nerveux ; Georget crut y voir d'abord le fluide nerveux, puis quelque chose comme l'âme; pour la commission de l'Académie de médecine (1831), c'est un agent nerveux; enfin d'autres ne virent plus d'agent, plus de force, mais des âmes de morts.

Nous en passons, et des meilleurs !

Oh! oh! messieurs, de grâce, n'allez pas chez les trépassés chercher la chose; mais considérez vos efforts tout humains. Je vous le répète, sans agent vous ne pouvez rien; avec lui-même vous serez impuissants à produire d'autres fruits que ceux de sa nature. Je ris de vos superbes puissances. A vous entendre, on vous croirait capables d'opérer les plus grandes merveilles; en vous voyant agir, on constate votre infériorité relative. C'est que vous quittez le droit chemin, c'est que vous allez chercher cette foudre humaine où elle n'est pas ; votre organisation la produit et la sécrète, il ne vous faut avoir recours à ceux qui ne peuvent vous la donner, parce qu'en mourant ils l'ont perdue pour jamais.

Comment! je communique le calorique de mon sang, et je réchauffe ainsi ceux qui m'approchent, ayant plus froid que moi! et je ne pourrais point de même, me dépouillant de ma richesse nerveuse, enrichir pour un instant l'être moins heureux que moi! lorsque je vois surtout les émissions de ce fluide, tout involontaires, agiter, convulser tout ce qui se trouve dans mon rayon ou mon atmosphère, vous voulez faire intervenir je ne sais plus quelle divinité pour des œuvres si simples : c'est que vous vous croyez des vases d'élection, des esprits d'élite ayant parenté avec un monde invisible d'où vient toute puissance. Prenez garde, bientôt les êtres les plus matériels vous dépasseront de cent coudées, car ils auront trouvé le véritable secret pour agir ; et celui qui, dans un pugilat, terrasse son adversaire et l'assomme, était plus fort que lui. Tout s'agit en cela d'être bien organisé et de savoir porter des coups : en magnétisme, c'est l'emploi de la même force nerveuse par un mécanisme différent.

Mais je m'éloigne de mon sujet ; aussi bien ce n'était pas inutile : il faut ôter toute ressource à son antagoniste, et lui couper les vivres. Revenons au fluide et à l'âme ; il faut avouer que l'on fait cette dernière un peu matière ; voyez comme tous les ressorts s'affaiblissent après des magnétisations successives. L'âme serait donc susceptible d'usure? Elle se complairait sans doute à produire ces soubresauts, ces trismus de muscles, ces convulsions, toutes ces agitations des magnétisés? Non, l'âme n'apparaît point encore dans cet ordre de phénomènes ; c'est la force brute, l'agent simple, celui-là même qui excite en nous les mêmes mouvements lorsque nous sommes malades, et que sa circulation souffre quelque dérangement. Je n'ai pas besoin qu'une somnambule me dise : il est ou il n'est pas ; je m'en rapporte au fait lui-même, qui me démontre rigoureusement son existence. Sans lui, je ne pourrais absolument rien au dehors de moi, et rien au dedans, si les nerfs qui le conduisent ont reçu quelque atteinte. En vain vous m'objecterez la pensée qui produit, même au loin ; ce sera pour moi une émission du même agent, ayant lieu par d'autres voies. Il est alors porté par les milieux, comme le pollen des plantes, qui, séparé de la fleur, porte la fécondation à de grandes distances.

Je dis plus : le même agent existe dans toute l'animalité.

La torpille, chez les poissons; plusieurs espèces de reptiles; quelques oiseaux même nous le montrent. L'homme seul, de tous les êtres, est celui à qui il a été départi avec le plus de libéralité, et bientôt cette vérité sera démontrée.

Pour moi, l'agent magnétique est celui-là même des mouvements, et je ne m'étonne point si dernièrement, à l'Académie, un savant prétendait, avec la seule contraction de quelques-uns de ses muscles, faire mouvoir une aiguille.

Il est l'agent même de toute digestion comme de toute circulation; car c'est ainsi que par lui nous allons chez les autres activer, régulariser ces fonctions.

Je ne doute point qu'il ne s'introduise en nous tous par l'acte respiratoire; mais nous le recevons *cru;* il est alors soumis à la vie, qui en sépare les parties trop grossières avant de l'employer. Sa base est donc une électricité composée, et si l'on n'avait point déjà prouvé que l'électricité, le galvanisme, l'aimant, sont une seule et même chose, cette preuve serait acquise par les effets que nous produisons naturellement; car il est tout cela ensemble, quoique cependant modifié.

Bien mieux, on peut prouver qu'il s'échappe de nous par ondées; chaque acte de volonté agit avec la régularité de coups de piston, soit qu'il soit destiné à des œuvres intérieures, ou qu'il aille au loin se perdre. Notre nature s'en débarrasse le plus qu'elle peut. C'est ainsi que nous voyons dans l'enfance, où il est abondant, cette multiplicité de mouvements, ce besoin irrésistible d'aller et de venir, de parler et de chanter. Plus tard, dans l'âge adulte, n'excite-t-il point tous les désirs, en tourmentant la vie de l'être qui ne veut point obéir; ne produit-il pas, et souvent, un véritable somnambulisme?

C'est lui encore qui détermine la danse de saint Guy, l'épilepsie, l'hystérie, les convulsions, et toute une longue série d'autres désordres où la science officielle s'embrouille à plaisir.

Dans un âge avancé, sa source se tarit; il se montre avec difficulté : c'est alors un privilége de le posséder; il faut pour cela n'avoir point mésusé de la vie. Puis un jour il nous délaisse tout à fait; c'est la fin de la journée, le terme de notre labeur. Souvent encore, en s'enfuyant, il donne des preuves nouvelles de sa puissance : il remue le corps, l'agite en tous sens; mais ce n'est plus alors la volonté qui le meut et lui donne essor; il ne connaît plus de frein; la volonté humaine est sans puissance sur lui, les soupapes qui le retenaient sont brisées; il est semblable au feu souterrain qui remue parfois la terre. La chaleur baissant en laisse voir à peine les effets; le froid est le signal de sa fuite.

C'est lui qui donne à la jeunesse une auréole, en se portant à la face. Il illumine le continent, et c'est ainsi qu'il est facile à l'observateur de reconnaître le vice ou la chasteté ; par l'une il se conserve, par l'autre il est détruit. Puis, comme le flux et le reflux de la mer, il élève ou abaisse nos forces.

Lorsque l'on comprime un des mille canaux où il circule, le membre s'engourdit; si l'on fait plus : une section du nerf, on donne lieu à une paralysie instantanée; la volonté alors perd son empire dans la partie lésée.

Maintenant, que penser de cet agent? *Est-ce un fluide?* Pour moi, la question est résolue affirmativement; à moins que tous les autres fluides ne changent de nom, je lui conserve celui qu'il a reçu à sa naissance.

Plus fluide que la lumière elle-même, il passe au travers de tous les corps, et nous pouvons ajouter qu'il lui faut cette subtilité pour l'usage auquel la nature l'a destiné. L'âme s'en revêt, elle en forme son atmosphère, il donne et subit ses impressions, rien n'arrive à l'âme sans l'affecter, les instruments où il n'est plus deviennent inutiles :

son foyer est le cerveau; lorsqu'il y est abondant, les yeux brillent d'un vif éclat, et je ne m'étonne plus si les anciens peignaient les dieux et les héros autrement que les autres hommes, et les représentaient entourés de rayons lumineux.

Mais c'est trop s'élever, il nous faut redescendre. Ne sent-on pas quand il s'écoule? Il ne faut pour cela que faire quelques expériences; les malades savent parfaitement la main qui en fournit davantage, ils vous en avertissent. Une digestion laborieuse ne diminue-t-elle point la faculté de magnétiser? La crainte, en agissant sur les instruments de transmission, empêche sa sortie, et c'est pour cela que tous les magnétiseurs *irrésolus* ont manqué leurs expériences devant les autorités de la science.

Non, l'âme n'est point dans les faits simples du magnétisme, le sommeil même s'opère sans son concours; c'est le fluide qui monte au cerveau et le comprime doucement. L'opium, le chloroforme, etc., agissent différemment, aussi ne produisent-ils point le même sommeil.

L'âme n'est point non plus dans les faits de guérison; ils sont dus à des opérations de chimie et de physique transcendante. Nous cherchons à vous le démontrer!

L'âme humaine n'est point encore dans les instincts surprenants des dormeurs; car ils sont du domaine de l'animalité. Lui attribuer toutes nos erreurs, toutes ces prophéties démenties, c'est détruire ses attributions d'essence immortelle. Le sommeil lucide est plein de déceptions, il nous trompe et nous aveugle sans raison, parce que nous ne savons voir les choses avec philosophie et distinguer le vrai du faux. Les sens ont plus servi l'étude du magnétisme que toutes les révélations; et, si quelques magnétistes donnent des preuves de folie, ce n'est certes pas l'âme de leurs extatiques qui les trompèrent, mais les créations toutes fantastiques de leur imagination. Le magnétisme perce le voile qui entoure l'âme, il sort alors quelques éclairs qui éblouissent; ces secousses ébranlent le sens moral, mais presque tout ce qui vient de lumière passe au travers de la couche de préjugés et d'ignorance; on nous rend en paroles ce qui n'a point de langage pour se traduire; de là les fausses notions et ces enluminures que l'on retrouve dans tous les écrits.

Est-ce donc ainsi que la science peut se créer et s'établir? Quoi! on voit chaque jour des faits physiques, résultats certains d'un agent, d'une force; les mouvements produits sont identiques avec ceux déterminés par d'autres agents, aussi physiques, et cela ne suffit point pour admettre la cause réelle de leur production! Il faut recourir à l'âme. Les sorciers admettaient le démon. Je n'ose pas dire s'ils furent plus raisonnables; moi-même, plus d'une fois, plein d'enthousiasme à la vue de mes œuvres, j'ai cru à l'intervention des génies, car j'ignorais alors toute l'étendue du pouvoir humain. Séparant avec plus de justesse ce qui est vrai de ce qui est faux, je vais me trouver aujourd'hui en désaccord avec les hommes qui sont sur le même chemin; mon crime sera de les avoir devancés.

O faiblesse de notre vue et de notre entendement! Que voyons-nous, que sentons-nous et qu'expliquons-nous? Presque rien; la nature nous est encore inconnue. Notre enveloppe cache à l'œil les mystères de la vie; un bruit sourd se fait entendre à notre oreille, c'est le cœur qui bat; par ses mouvements redoublés, un liquide épais circule de l'une à l'autre extrémité de notre corps, sans que nous connaissions quel est l'agent moteur. Peut-être est-il bien cet agent magnétique? Nous empruntons à la nature le fer, le soufre, le phosphore, tous les métaux; et, dans cette fournaise intérieure, tout se fond, se volatilise, tandis que les parties les plus grossières, conduites avec sagesse vers des égouts, sont expulsées comme impropres à la vie; des matières fluides sont dirigées jusqu'à la peau, des sels précieux se répandent dans tout le domaine conduits par des millions de canaux, et deviennent bientôt de leur côté des produits composés destinés aux besoins de chaque organe, comme s'il fallait à chacun de ceux-ci un aliment particulier.

Pas un instant d'arrêt dans cette république; Dieu, pour elle, ne fit point de dimanche; le sommeil même n'interrompt rien. Voyez comme, au moindre embarras, tout bouillonne en nous, et comme notre surface exhale des fluides, tantôt âcres et brûlants, tantôt aqueux, huileux, etc., tous ayant une essence odorante, dont nos sens sont frappés. Des fluides plus subtils encore circulent alors en nous-même, et nos membres sont tortillés, déjetés; notre poitrine se gonfle comme un vaste soufflet, notre haleine, chaude et empestée, rend l'air passé sur un brasier où tout se transmue; l'écume arrive à la bouche, les yeux se convulsent; c'est alors que le vertige éclate, comme si la mort était prochaine, la dissolution imminente; il n'en est rien, pourtant; c'est un suprême effort, un travail de géant : Hercule, peut-être, nettoie les écuries d'Augias! — O médecins, qui voulez venir en aide à la nature en travail, j'ai pitié de votre ignorance!

Toutes ces opérations sont pour entretenir la vie, mais lorsqu'il s'agit de préparer les germes qui la transmettent, voyez que de ressorts, que d'appareils fonctionnent, et, lorsque tout est préparé, c'est encore par un suprême effort et au milieu des convulsions, qu'elle extrait de tous ces laboratoires le principe inconnu. L'électricité circule alors par torrents, puis le corps épuisé succombe anéanti. L'âme est là, cette fois, souvent contre son gré.

Le magnétisme s'extrait aussi de la fournaise humaine, il est teint de la vie, et c'est là ce qui lui donne ses grandes vertus; résumé parfait, il est la semence éthérée dont Dieu se servit pour animer le monde, et c'est ainsi que tout ce qu'il produit se ressent de sa céleste origine. A peine introduit dans un corps froid, il le réchauffe, l'anime; les fluides stagnants circulent, et puis, s'accumulant de plus en plus, il vous avertit par de fortes secousses qu'il est temps de cesser vos émissions magnétiques. Si vous continuez, le corps se convulse, tout s'exalte; la vie commence à être opprimée.

Nier ou mettre en doute des résultats si évidents, croire que l'âme humaine est la seule cause de tout ceci, autant vaudrait dire que l'on n'a pas besoin de tourner la manivelle d'une machine électrique pour obtenir l'électricité, ou bien que dans cette opération l'âme du monde est en jeu.

On arrivera un jour à constater en nous l'existence de véritables appareils électriques, puis on s'étonnera d'avoir été si longtemps dans le doute à ce sujet. L'agent que l'on nomme *magnétisme animal* n'est pas autre chose que cette production singulière, résultant de l'air que nous respirons et des matériaux divers qui nous constituent. Une seule contraction de muscle suffit pour le démontrer; les secousses que nous déterminons, les courants qui s'établissent et se font sentir chez les magnétisés, doivent lever les doutes des plus sceptiques. Il s'agit seulement d'observer; mais qui donc observe? On aime mieux entendre les récits d'une lucide que de recueillir le témoignage de ses propres sens; c'est un mauvais système, il conduit aux erreurs; puissé-je déterminer quelques magnétiseurs à suivre le droit chemin.

Doit-on, pour cela, négliger l'étude des facultés de l'âme? Non, sans doute; le magnétisme nous en fournit les moyens, et nous devons profiter de cet avantage. Voir Dieu partout, cela est bien, parce qu'il remplit l'univers; mais l'âme humaine est plus circonscrite; soudée pour un temps à la matière, elle cherche constamment à s'en dégager. Aborder ces questions est chose difficile et périlleuse. M. le docteur

Ordinaire a ses coudées franches; mais moi, la peur me saisit rien que d'y penser.

O hommes distingués, noirs ou blancs de notre globe, si vous savez ce que c'est que l'âme, dites-le. Créez des prix sur ce sujet, encouragez les recherches, ne nous laissez plus dans l'ignorance; car le doute donne encore lieu aux plus grandes disputes. Autrefois, le fanatique sans âme employait le couteau sacré pour convaincre; servez-vous de meilleurs arguments. Prouvez-nous, sans réplique, que l'âme existe, non par la tradition ou la foi, la science récuse les arguments qui viennent de cette source, mais par des œuvres qui lui soient propres, sans qu'elle se soit aidée de la matière. Montrez-nous l'âme dans sa ravissante beauté, nue et dépouillée. On dit que les yeux ne sauraient supporter la clarté qu'elle jette; c'est une erreur: elle doit être plus douce qu'un rayon du soleil, transparente comme le cristal et conservant cependant sa forme humaine. Il me prend parfois l'envie de vous donner mon sentiment sur un sujet si grave; je dois attendre pourtant les hautes révélations de nos grands magnétistes, sachant que le dernier a quelquefois raison..... lorsqu'il n'a pas tort. J'attends.

Je vais vous tracer brièvement les effets qui résultent de la magnétisation.

Quand un homme se soumet à l'action d'un autre homme, quand on lui applique ce qu'on a coutume d'appeler le magnétisme animal, voici ce qu'on observe le plus communément: légers picotements et clignotements des paupières, les battements du cœur augmentent ou se ralentissent, la température du corps varie sensiblement, les pommettes des joues se colorent ou pâlissent; des pandiculations se manifestent, des bâillements ont lieu, on entend parfois des borborygmes; le besoin de se mouvoir se fait sentir, ou bien un état de calme avec un sentiment de bien-être inaccoutumé; il semble au magnétisé que son sang circule avec plus de facilité, il se complaît dans cet état; les inspirations éprouvent des modifications marquées, et souvent, par une anomalie qui paraît bizarre, la circulation augmente de force, tandis que la respiration diminue et que l'ampliation de la poitrine a lieu plus rarement.

Nous avons constaté dans un cas l'énorme changement que je vais citer : le pouls donnait 65 pulsations, et les inspirations étaient de 24 par minute, avant l'opération; après la magnétisation, on comptait de 115 à 120 pulsations, et les inspirations étaient réduites à 12.

On sent quelquefois des picotements dans les membres, un léger fourmillement dans les intestins, d'anciennes douleurs se réveillent; dans certains cas, l'agent magnétique semble ne rien produire, le patient ne sent absolument rien, cependant vous reconnaîtrez plus tard *que l'on ne magnétise jamais sans que des modifications aient lieu dans l'organisation de celui qui s'est soumis à vos expériences.*

Tels sont les effets les plus simples et les plus fréquents, mais dans certaines circonstances, qu'il est impossible de déterminer d'avance, le magnétisé éprouve une série de phénomènes que nous allons parcourir.

Les effets résultant du magnétisme continuant, les paupières sont agitées d'un mouvement convulsif; elles se ferment bientôt, contre la volonté du magnétisé, il veut les ouvrir et ne peut y parvenir : en vain fait-il des efforts, si le magnétiseur persiste dans sa volonté; la clôture des paupières continue pendant un certain temps. Ces symptômes de sommeil sont, dans quelques cas, accompagnés d'un sentiment de plaisir indéfinissable.

Parfois le magnétisé sent ses membres s'engourdir, il éprouve le besoin de dormir, il se sent obligé de changer de place s'il veut s'y soustraire; lorsqu'il reste dans la position qu'il affectait, sa tête devient extrêmement pesante; entraînée par son poids, elle tombe sur sa poitrine; quelquefois, mais plus rarement, elle est portée en arrière, ses paupières sont à demi fermées, le globe de l'œil se meut dans son orbite, on peut en suivre le mouvement : il est porté de bas en haut, s'incline, demeure immobile et convulsé. Les membres du magnétisé fléchissent et deviennent froids, sa respiration se fait entendre, quelquefois des mucosités tombent des commissures des lèvres, le magnétisé dort alors d'un sommeil profond ou léger. Si vous lui parlez dans cet état, vous le voyez faire des efforts pour vous répondre; tantôt il ne peut y parvenir, tantôt aussi il se réveille tout à coup, frotte ses yeux, vous regarde avec étonnement, se rappelle ce que vous avez dit devant lui comme on se rappelle un rêve, il pourra vous raconter les diverses sensations qui l'auront agité. Dans cet état, évitez de le laisser toucher par quelqu'un, car il pourrait, avant ou après son réveil, éprouver des convulsions.

D'autres fois, messieurs, le magnétisé ne peut se réveiller; c'est alors que, pour lui, commence une nouvelle existence, et, pour l'observateur, une suite de phénomènes qui n'intéressent pas moins le physiologiste que le psychologiste. Quelle que soit la cause qui ait produit un semblable effet, nous n'allons considérer que le phénomène en lui-même, et chercher à le constater.

Puisque ces phénomènes sont les premiers qui s'offrirent dès l'origine de la découverte du magnétisme, je dois vous citer les nombreux témoignages qu'ils reçurent de leur existence, vous ne pouvez les récuser. Je vous ai dit, dans la dernière séance, que plusieurs commissions avaient été nommées en 1784 pour examiner le magnétisme. Je vous ai dit que les commissaires avaient déclaré que le magnétisme animal n'existait pas, et cependant ils avaient reconnu et constaté les nombreux effets qui résultaient de l'emploi des procédés qui étaient censés favoriser l'émission du principe magnétique. Vous jugerez bientôt si les causes nouvelles que les commissaires adoptèrent étaient plus propres à rendre raison des phénomènes qu'ils étaient appelés à reconnaître.

Lisons leur déclaration, qui reçut une grande publicité, puisqu'on prétend que le rapport où elle était consignée fut tiré à vingt mille exemplaires.

« Les malades, disent les commissaires, offrent un » tableau très varié par les différents états où ils se trou- » vent; quelques-uns, calmes et tranquilles, n'éprouvent » rien; d'autres toussent, crachent, sentent quelques légères » douleurs, une chaleur locale ou universelle, et ont des » sueurs ; d'autres sont tourmentés et agités par des con- » vulsions. Ces convulsions sont extraordinaires par leur » durée et leur force, dès qu'une convulsion commence, » plusieurs autres se déclarent. Les commissaires en ont vu » durer quatre heures. Rien n'est plus étonnant (ajoutent- » ils) que le spectacle de ces convulsions; quand on ne l'a » pas vu, on ne peut s'en faire une idée, et en le voyant, on » est également surpris et du repos profond d'une partie » de ces malades et de l'agitation qui anime les autres; on » ne peut s'empêcher de reconnaître à ces effets *constants* » une grande puissance qui agite les malades, qui les maî- » trise, et dont celui qui magnétise semble être le déposi- » taire. »

Quels hommes attestèrent ces faits, messieurs? les Lavoisier, les Bailly, les Franklin, les Bory, etc., et trente autres savants qu'il est inutile de vous nommer, tous gens dont la réputation était à l'abri du moindre soupçon et connus par une renommée plus qu'européenne.

Comme je vous le disais tout à l'heure, ces témoignages, qui seraient suffisants pour établir la réalité des effets que Mesmer produisait, nous sont inutiles aujourd'hui; il ne s'agit plus de faits passés. Je vous les rappelle seulement pour vous faire remarquer l'identité qui existe entre eux et ceux que nous produisons maintenant, afin que, lorsque nous expliquerons les derniers, ceux-là se trouvent tout naturellement éclaircis.

Reprenons notre exposé des effets du magnétisme.

L'individu que vous avez magnétisé, ou, si vous l'aimez mieux, l'être devant lequel vous avez étendu simplement les mains et fait des passes, avec l'intention d'agir sur lui magnétiquement, est tombé dans un état particulier, il dort (1) : j'emploie ce mot parce qu'il a été consacré par le temps, mais ce n'est pas un véritable sommeil, il vous entend, ne peut quelquefois vous répondre que par signes ; ses mâchoires sont fortement serrées, il éprouve de la difficulté à les ouvrir ; sa peau conserve parfois sa sensibilité habituelle, dans certains cas elle est même augmentée, mais souvent aussi elle est entièrement éteinte ; on peut impunément piquer le dormeur, le pincer, lui faire même des brûlures, il ne se réveille point et la sensibilité ne se montre nulle part.

L'ammoniaque concentrée, portée par la respiration dans les voies aériennes, ne détermine aucuns changements, et

(1) Extrait d'une conversation de M. de Puységur avec M. de Pontleroy, officier général mis en état de somnambulisme :

« Pourquoi, me demanda-t-il, désignez-vous ainsi l'état où je suis? Le mot *somnambulisme* porte avec lui l'idée de sommeil, et certainement je ne dors pas... Il faudrait, ajouta-t-il, trouver un mot composé qui exprimât les diverses sensations que j'éprouve. D'abord un état de calme et de bonheur qui se sent mieux qu'il ne peut se rendre ; ensuite, un oubli total de toute affection étrangère à mon bien-être ; troisièmement, un *rapport intime* avec vous ; en quatrième lieu, une *connaissance parfaite* de moi-même. A l'aide du grec ou du latin, vous pourriez composer un mot ; mais, ajoutait-il, tous les mots possibles ne vous donneraient jamais qu'un bien faible aperçu de tout ce que j'éprouve. Il faut être dans l'état où je suis pour pouvoir l'apprendre. »

« C'est plus qu'entendre, c'est plus que voir, mais je ne connais aucun mot qui puisse expliquer cette perception. »

(Un autre somnambule).

ce qui, dans l'état habituel, pourrait donner la mort, reste sans effet dans cette espèce de somnambulisme.

Le patient est néanmoins dans un état où la vitalité se montre d'une manière remarquable, mais seulement dans quelques parties de l'organe de l'intelligence ; mais cet isolement si extraordinaire, si incompréhensible, par un mystère qui vous sera expliqué bientôt, n'existe que pour tout ce qui n'est pas le magnétiseur, car ce dernier est vivement senti, le contact le plus léger de sa part est perceptible au somnambule, et c'est souvent la seule voie de communication qu'il ait avec les corps extérieurs.

Si la sensibilité est éteinte, l'ouïe ne semble pas moins dépourvue d'action. Aucun bruit ne peut se faire entendre ; la voix, la chute ou l'agitation des corps sonores ne communiquent aucun son aux nerfs acoustiques ; ils semblent être dans un état complet de paralysie ; des coups de pistolet tirés à l'orifice du conduit auditif, tout en meurtrissant les chairs, laissent croire encore à la privation de ce sens. Mais cet état existe seulement pour tout ce qui n'est pas le magnétiseur, car ce dernier peut faire entendre les moindres modulations de sa voix ; sa parole arrive de loin et se fait comprendre à des distances où une personne dans l'état naturel n'entendrait rien et ne pourrait même voir le mouvement des lèvres.

L'odorat n'existe également que pour les choses que le magnétiseur présente lui-même à percevoir ; de l'agaric brûlé dans les fosses nasales d'un somnambule, tombé dans l'état que nous venons de décrire, n'a pas été senti, et les membranes muqueuses qui tapissent ces parties ont été altérées dans leur structure, sans communiquer au cerveau la moindre perception.

Je sens, messieurs, qu'avant d'entrer plus avant dans la description des faits, il est besoin de vous donner l'assurance que les phénomènes que je viens de vous exposer ont été vérifiés, car ils sortent tellement de l'ordre des choses habituelles de la vie, que vous pourriez me prendre pour un rêveur, si je ne les appuyais à l'instant de preuves authentiques.

Vous savez déjà que de nombreuses expériences sur le magnétisme furent faites par moi à l'Hôtel-Dieu de Paris en 1820. Vous savez que le somnambulisme s'offrit à notre observation, et qu'un grand nombre de médecins incrédules, attirés par la nouveauté du spectacle, furent témoins et demandèrent à s'assurer par eux-mêmes de la vérité de ce que je leur annonçais. Je les laissai faire tout ce qu'ils voulurent, car pour des phénomènes extraordinaires, on ne doit croire que le témoignage de ses sens. La présence de beaucoup de monde n'empêcha point la production du somnambulisme, et une fois cet état produit, les assistants mirent tout en usage pour constater la non-sensibilité des magnétisés. On commença par leur passer des barbes de plume très légères sur les lèvres et sur les ailes du nez; puis on leur pinça la peau, de telle sorte que des ecchymoses en étaient les suites ; puis on introduisit de la fumée dans les fosses nasales; on mit dans un bain de moutarde fortement sinapisé, et dont l'eau était à un très haut degré de chaleur, les pieds d'une somnambule.

Aucun de ces moyens ne détermina le plus léger changement, pas la plus légère marque de souffrance ; le pouls, interrogé, n'offrait aucune altération. Mais au moment du réveil, toutes les douleurs qui devaient être la suite immédiate de ces expériences furent vivement senties, et les malades s'indignèrent du traitement qu'on leur avait fait subir.

Rappelez-vous ce que je vous ai dit tout à l'heure, que ces expériences étaient faites par des incrédules et non par moi.

Toutes les personnes qui en furent témoins les trouvèrent concluantes; j'ai leur témoignage écrit.

Quelques-uns des médecins qui assistèrent à ces expériences apprirent de moi le moyen de faire naître des phénomènes magnétiques, et ils ne tardèrent pas à en produire de semblables à ceux qu'ils avaient vus. Mais avec eux naquit chez le magnétiseur le désir d'explorer et de pousser plus avant leurs recherches, sans attendre ce que le hasard viendrait offrir. Ils voulurent obtenir des preuves de l'extinction de la sensibilité; ils cherchèrent donc des moyens qui dussent, par leur nature, ne laisser aucun doute dans leurs esprits.

Ici, messieurs, vous allez entendre les observateurs eux-mêmes; ce n'est plus moi, et le blâme ou la louange, si vous en accordez, ne m'appartiennent pas.

Voici le texte d'un procès-verbal rédigé en présence des faits, par le docteur Roboam, qui était alors attaché à l'Hôtel-Dieu de Paris. « Je soussigné, certifie que le 6 janvier 1821, M. Récamier, à sa visite, m'a prié de mettre dans le sommeil magnétique le nommé *Starin*, couché au n° 8 de la salle Sainte-Madeleine; il l'a menacé auparavant de l'application d'un moxa, s'il se laissait endormir; contre la volonté du malade, moi, Roboam, l'ai fait passer dans le sommeil magnétique, pendant lequel M. Récamier a lui-même appliqué un moxa sur la partie antérieure un peu externe et supérieure de la cuisse droite, lequel a produit une eschare de 17 lignes de longueur et de 11 lignes de largeur; que Starin n'a pas donné la plus légère marque de sensibilité, soit par cris, mouvements, ou variations du pouls; qu'il n'a ressenti les douleurs résultant de l'application du moxa que lorsque je l'eus fait sortir du sommeil magnétique. Étaient présents à cette séance, madame Sainte-Monique, mère de la salle, MM. Gibert, La Peyre, Bergeret, Carquet, Truche, etc., etc. »

Voici encore un autre procès-verbal du même médecin.

« Je soussigné, certifie que le 8 janvier 1821, à la prière

de M. Récamier, j'ai mis dans le sommeil magnétique la nommée Le Roy (Lise), couchée au n° 22 de la salle Sainte-Agnès; il l'avait auparavant menacée de l'application d'un moxa, si elle se laissait endormir. Contre la volonté de la malade, moi, Roboam, l'ai fait passer dans le sommeil magnétique, pendant lequel M. Gibert a brûlé de l'agaric à l'ouverture des fosses nasales, et cette fumée désagréable n'a rien produit de remarquable; qu'ensuite M. Récamier a appliqué *lui-même*, sur la région épigastrique, un moxa qui a produit une eschare de 15 lignes de longueur sur 9 lignes de largeur; que pendant son application, la malade n'a pas témoigné la plus légère souffrance, soit par cris, mouvements, ou variation du pouls; qu'elle est restée dans un état d'insensibilité parfaite; que, sortie du sommeil, elle a témoigné beaucoup de douleur.

» Étaient présents à cette séance MM. Gibert, Créqui, etc.

» *Signé :* ROBOAM, docteur médecin. »

S'il vous restait quelque doute sur l'authenticité du fait, j'ai ici le discours de M. Récamier à l'Académie de médecine, qui justifie complétement la relation que je viens de vous faire d'un phénomène jusqu'ici sans exemple.

Voici, messieurs, d'autres expériences qui feront naître bien des réflexions dans vos esprits.

Quelques chirurgiens de l'Hôtel-Dieu changèrent de résidence. Un d'entre eux, M. Margue, fut placé dans le vaste hospice de la Salpétrière. Là M. Margue s'occupa du magnétisme, et bientôt encore le somnambulisme se développa, non sur une seule malade, mais sur plusieurs. M. Esquirol, alors médecin en chef de cet hospice, ne s'opposa pas d'abord à ces expériences; il souffrit même qu'elles devinssent publiques, la foule des curieux était grande, et les incrédules nombreux.

On répéta sur ces pauvres femmes les expériences de l'Hôtel-Dieu ; puis ensuite, croyant sans doute que, jusqu'à un certain point, on pouvait sentir la douleur sans la manifester, que la brûlure la plus forte pouvait encore se dissimuler, on ne crut mieux faire que de présenter aux somnambules de l'ammoniaque concentrée. A cet effet, on en fut chercher, à la pharmacie de l'hospice, un bocal qui en contenait quatre onces, et on le déposa plusieurs minutes de suite sous le nez de chaque somnambule, en s'assurant toutefois que l'inspiration portait bien dans la poitrine le gaz délétère qui s'échappait du vase. On répéta cette expérience à plusieurs reprises, et jamais il ne fut possible aux observateurs de surprendre la plus légère manifestation de gêne et de douleur.

J'abandonne encore cette expérience à vos réflexions, messieurs ; cependant je dois ajouter à mon récit une circonstance singulière : un médecin, sans doute plus incrédule que les autres médecins présents, voulut s'assurer par lui-même si réellement le bocal contenait bien de l'ammoniaque, et, s'étant approché pour le sentir, faillit payer de sa vie cette imprudente curiosité.

Vous penserez comme moi, messieurs, que ces expériences étaient suffisantes, et ne devaient laisser aucun doute chez ceux qui en étaient les témoins : cependant plusieurs des dormeuses furent encore soumises à de nouvelles épreuves ; on les piqua, à l'improviste, avec de grandes épingles que l'on enfonçait profondément dans leurs membres.

Les somnambules réveillées n'avaient point le moindre soupçon des dangers qu'elles avaient couru, elles sentaient seulement les douleurs résultant des déchirures et des contusions occasionnées par les pincements et les piqûres d'épingle, et jamais il ne leur vint dans l'esprit de les attribuer aux causes qui les avaient fait naître.

J'avoue que je voudrais passer rapidement sur ces expériences, car elles ne peuvent s'excuser que par un très grand désir d'acquérir la preuve d'une vérité longtemps contestée. Malheureusement, nous ne sommes pas encore arrivés au point où les expérimentateurs s'en rapportent à la parole de ceux qui les ont devancés dans l'affirmation des faits; je crains beaucoup que des accidents ne viennent bientôt troubler la sécurité des faiseurs d'expériences, et justifier mes prévisions; car je suis loin de croire que l'on puisse agir ainsi, sans faire courir de grands dangers aux patients. Avant la fin de mes leçons, vous verrez, messieurs, que mes appréhensions n'étaient que trop fondées.

Voilà donc un phénomène bien constant pour un grand nombre de personnes: il est certain que beaucoup de somnambules perdent avec leur état naturel leur sensibilité et la faculté de percevoir physiquement ce qui intéresse leur organisation.

Je vais maintenant vous démontrer qu'il est aussi impossible de les faire entendre que de les faire sentir.

Voici de nouvelles preuves de ces phénomènes.

Tous les moyens avaient été employés à l'Hôtel-Dieu pour faire entendre une somnambule: un bruit aigu et instantané ne put rien produire; on pouvait impunément injurier la somnambule, l'insulter, sans que la plus petite émotion se fît apercevoir sur les traits de la malade, et cette malade était une jeune fille de dix-sept ans de la plus grande timidité.

Écoutez le rapport des témoins (1).

« Catherine Samson endormie au bout de quinze mi-
» nutes, plusieurs des spectateurs essaient de se faire en-
» tendre de la somnambule en criant fortement dans ses
» oreilles, collectivement ou séparément. On frappe à

(1) Du Potet, *Expériences publiques sur le magnétisme animal*, faites à l'Hôtel-Dieu de Paris. 1821, in-8, page 20.

» grands coups de poing sur des meubles, on n'obtient au-
» cun signe d'audition.

» 7 septembre. La somnambule endormie en trois mi-
» nutes, M. Récamier lui lève les paupières, la secoue for-
» tement, la prend par les mains, frappe sur les meubles,
» pince cinq fois la malade, la soulève de son siége et la
» laisse retomber; on n'aperçoit aucun changement, et rien
» qui puisse faire croire que la malade a entendu ou senti.
» Le magnétiseur lui parle, elle l'entend; M. Récamier en-
» trecoupe de ses questions les demandes du magnétiseur,
» la somnambule reste muette pour lui.

» 10 novembre. La malade endormie en une minute, on
» lui passe aussitôt des barbes de plume sur les lèvres et
» sur les ailes du nez, elle ne sent rien; on lui dit alors
» qu'elle s'amuse à tromper, que cette conduite est indigne,
» qu'elle joue la comédie, et qu'on va la mettre à la porte,
» on contrefait la voix du magnétiseur, on ne peut obtenir
» de réponse, aucune altération ne se fait remarquer dans
» ses traits.

» 10 novembre au soir. La malade est magnétisée dans
» son lit. Au bout de quelques minutes elle est endormie, et
» on la laisse toute la nuit en somnambulisme, les per-
» sonnes chargées de la surveiller pendant son sommeil re-
» marquent qu'elle n'exécute pas un mouvement. On lui
» chatouille la plante des pieds, on lui tire et arrache des
» cheveux, mais on ne remarque rien d'apparent. »

Tous ces faits, messieurs, ont été examinés avec la plus scrupuleuse attention, et, si vous en doutiez, MM. Husson, Bricheteau, Delens, et une foule de médecins, pourraient les certifier au besoin. J'ai, au reste, leur témoignage écrit. Les procès-verbaux rédigés par eux-mêmes ont été déposés chez un notaire à Paris. L'expédition en a été insérée dans une brochure qui a reçu la plus grande publicité. Au surplus, jamais aucun désaveu n'est venu contester l'authenticité de ces faits.

Je continue. Voulez-vous de nouvelles preuves de l'extinction de la sensibilité, en voici une que je tire d'une lettre qui m'a été adressée il y a quelques années par un de nos anciens professeurs les plus distingués, non moins versé dans l'étude des phénomènes physiques que dans les sciences métaphysiques, M. Bouillet, ancien professeur de philosophie au collége de Sainte-Barbe, savant auteur de deux dictionnaires très estimés (1).

Il rend compte des observations qu'il avait faites sur une malade somnambule. Sa lettre est du mois de septembre 1823 ; je l'ai aussi publiée.

« Plusieurs personnes (dit M. Bouillet) m'ayant manifesté
» le désir d'être témoins de quelques phénomènes magnéti-
» ques, je fis venir chez moi la somnambule, après avoir réuni
» plus de vingt personnes. Ce fut à peu près une répétition
» des séances les plus orageuses de l'Hôtel-Dieu ; on employa
» tous les moyens de se faire entendre d'elle ou de l'empê-
» cher de m'entendre, on la tourmenta de mille manières
» sans vaincre son insensibilité. Un jeune homme, M. Alexan-
» dre Bautier, présent à cette séance, voulant faire une
» expérience décisive, s'était muni, sans m'en prévenir,
» d'un pistolet, et lui tira à l'oreille au moment où personne
» ne s'y attendait. Tous les assistants, surpris de cette déto-
» nation inattendue, tressaillirent, plusieurs dames poussè-
» rent des cris d'effroi ; pour notre somnambule, elle conti-
» nua paisiblement une phrase qu'elle m'adressait, sans se
» douter de rien. Cependant le coup avait été tiré de si près,
» que le bonnet et la collerette de la pauvre fille avaient été
» brûlés, et qu'il lui était entré dans le cou un grand nom-

(1) Bouillet, *Dictionnaire universel d'histoire et de géographie*, etc, 10e édit., 1 vol. grand in-8. — *Dictionnaire universel des sciences, des lettres et des arts*, 1 vol. grand in-8.

» bre de grains de poudre; au réveil, la sensibilité ayant été » rendue aux parties qui en avaient été momentanément » privées, elle éprouva dans le cou de vives douleurs qui » lui durèrent plus de quinze jours, et découvrit bientôt » avec indignation l'état où on l'avait mise, à mon grand » regret. »

Vous le voyez, messieurs, ce n'est plus sur un fait isolé que vous avez à porter votre attention, mais sur un grand nombre présentant tous les mêmes caractères.

On a répandu le bruit qu'il n'y avait que les personnes placées dans une position malheureuse qui fussent susceptibles de l'état somnambulique. C'est une erreur grave, si ce n'est une imposture manifeste. Les lois de la nature ne font acception de personne. Le magnétisme a produit le somnambulisme chez des individus qui, par leur caractère et leur mérite, ne le cédaient en rien à des hommes dont on vante aujourd'hui les rares capacités. Dans cet état, véritables automates, ils n'avaient de volonté que celle qu'on leur imprimait, de sentiments que ce qu'on leur en accordait. Rien ne les affectait que leur magnétiseur, alors devenu pour eux un centre vers lequel toutes leurs facultés allaient aboutir.

Messieurs, le magnétisme est une découverte si certaine et si grande que je dois, avant d'aller plus loin, vous faire connaître les écrits où se montrent la sagesse et la raison. En voici un qui abrégera ma tâche, car il répond à toutes les objections et contient des allégations bien propres à corroborer tout ce que déjà je vous ai fait connaître. La date de cette pièce est déjà ancienne, mais qu'importe; elle est d'ailleurs trop peu connue du monde magnétique pour être négligée, et n'ai-je pas besoin d'effacer de vos esprits les doutes qui pourraient encore y être restés. Si parfois mon courroux contre les corps savants éclate, ne dois-je pas vous convaincre que la lumière ne leur a jamais manqué, mais seulement la vertu et la bonne foi?

Mon devoir, ainsi que mon intérêt, le désir que j'ai de faire de vous les soutiens du magnétisme, tout me commande de ne rien négliger afin d'arriver à mon but. Je dois donc mettre sous vos yeux des pièces authentiques, afin que, si jamais vous aviez à soutenir une discussion avec des ennemis de la vérité, vous puissiez les accabler de preuves qui justifient de nos efforts et de notre sincérité.

Le magnétisme devait tôt ou tard être porté à l'Académie de médecine, mais son destin était d'en être pour longtemps rejeté.

Voici comment l'affaire s'engagea. Le début est plein d'espérance, hélas! Nous constaterons tout à l'heure un des plus grands dénis de justice dont l'histoire des sciences fasse mention.

Le 11 octobre 1825, M. le docteur Foissac écrivit la lettre suivante à l'Académie de médecine.

A Messieurs les Membres de l'Académie royale de médecine (section de médecine).

MESSIEURS,

Vous connaissez toutes les expériences qui furent faites il y a quarante ans sur le magnétisme animal par les commissaires de la Société royale de médecine; leur rapport, vous le savez, ne fut point favorable au magnétisme; mais un des membres, M. de Jussieu, s'isola de la commission et fit un rapport contradictoire. Depuis, malgré la réprobation dont il était frappé, le magnétisme donna lieu à de laborieuses recherches, à des observations multipliées. Assez récemment encore, des membres de l'Académie actuelle de médecine s'en occupèrent spécialement, et le résultat de leurs expériences fait vivement désirer qu'elles soient continuées avec la même sagesse et la même impartialité.

L'Académie royale de médecine, qui s'occupe avec tant de zèle et d'éclat de tout ce qui est relatif à l'avancement de la science et au soulagement de l'humanité, ne croirait-elle pas qu'il est dans ses attributions de recommencer l'examen du magnétisme animal? Si elle se décide pour l'affirmative, j'ai l'honneur de la prévenir que j'ai actuellement à ma disposition une somnambule, et j'offre à MM. les commissaires qu'il lui plaira nommer de faire sur elle les expériences qu'ils jugeront convenables.

Je suis avec respect, etc.,

FOISSAC, D. M. P.

A la lecture de cette lettre, M. Marc fit sentir la nécessité de procéder à l'examen du magnétisme animal, soit pour en constater la réalité, soit pour en proclamer la fausseté. « Il est d'autant plus urgent, dit-il, de prendre cette décision, que la pratique du magnétisme est depuis longtemps abandonnée à des charlatans, à des gens pour la plupart étrangers à la médecine, et qui en font un objet de lucre et de spéculation. » Il proposa donc de nommer une commission chargée de faire à l'Académie un rapport à ce sujet.

M. Renauldin repoussa la proposition de M. Marc. « Nous ne devons pas, dit-il, nous occuper de *bêtises;* le magnétisme animal est mort et enterré depuis longtemps, et ce n'est pas à l'Académie à l'exhumer. »

Cette assertion ayant excité des réclamations dans l'assemblée, le président annuel de la section, M. Double, fit observer que l'Académie n'étant pas préparée à la proposition qu'on venait de lui faire, il serait peut-être à propos de nommer seulement une commission chargée de faire un rapport sur la question de savoir s'il convenait que l'Académie s'occupât de magnétisme animal. Cette proposition fut adoptée à une immense majorité, et le président désigna MM. Adelon, Pariset, Marc, Husson et Burdin aîné pour faire partie de cette commission. M. Renauldin fut d'abord compris au nombre des commissaires, mais il se récusa en protestant contre la convenance d'une semblable mesure.

Le 13 décembre 1825, la commission fit le rapport suivant à l'Académie royale de médecine par l'organe de M. Husson, dont l'esprit observateur, l'exactitude et le zèle s'étaient fait notablement remarquer vingt-cinq ans auparavant, lorsqu'il s'était agi d'étudier et de naturaliser en France la salutaire pratique de la vaccine.

Rapport de la commission sur la question de l'examen du magnétisme animal, fait à l'Académie royale de médecine, le 13 *décembre* 1825, *par M. Husson, rapporteur.*

MESSIEURS,

Vous avez chargé, dans la séance du 11 octobre dernier, une commission composée de MM. Marc, Adelon, Pariset, Burdin et moi, de vous faire un rapport sur une lettre que M. Foissac, docteur en médecine de la Faculté de Paris, a écrite à la section de médecine pour l'engager à renouveler les expériences faites en 1784 sur le magnétisme animal, et pour mettre à sa disposition, si elle jugeait convenable de les répéter, une somnambule qui servirait aux recherches que des commissaires pris parmi vous croiraient à propos de tenter.

Avant de prendre une détermination sur l'objet de cette lettre, vous avez désiré être éclairés sur la question de savoir s'il était convenable que l'Académie soumît à un nouvel examen une question scientifique jugée et frappée de réprobation, il y a quarante ans, par l'Académie royale des sciences, la Société royale de médecine et la Faculté de médecine, poursuivie depuis cette époque par le ridicule, enfin abandonnée ou plutôt délaissée par plusieurs de ses partisans.

Pour mettre l'Académie à même de prononcer dans cette cause, la commission a cru devoir comparer les renseignements qu'elle a pu recueillir sur les expériences faites par ordre du roi en 1784, avec les ouvrages publiés en dernier lieu sur le magnétisme, avec les expériences dont plusieurs de ses membres et plusieurs d'entre vous ont été les témoins. Elle a établi d'abord que quand bien même les travaux modernes ne seraient que la répétition de ceux qui furent jugés par les corps savants investis en 1784 de la confiance du roi, un nouvel examen pourrait cependant être encore utile, parce que, dans cette affaire du magnétisme animal, on peut, comme dans toutes celles qui sont soumises aux jugements de la faible humanité, en appeler des décisions prises par nos devanciers à un nouvel et plus rigoureux examen. Eh! quelle science plus que la médecine a été aussi sujette à ces variations qui en ont si souvent changé les doctrines! Nous ne pouvons pas ouvrir les fastes de notre art sans être frappés non-seulement de la diversité des opinions qui se sont partagées son domaine, mais encore du peu de solidité de ces jugements, qu'on croyait inattaquables à l'instant où on les portait, et que des jugements nouveaux sont venus réformer. Ainsi, de nos jours, pour ainsi dire, nous avons vu successivement la circulation du sang déclarée impossible; l'inoculation de la petite vérole considérée comme un crime; ces énormes perruques, dont plusieurs d'entre nous ont eu la tête surchargée, être proclamées comme infiniment plus salubres que la chevelure naturelle; et pourtant il a été bien reconnu que le sang circule, nous ne voyons pas qu'on intente de procès aux personnes qui inoculent la petite vérole, et nous avons tous la conviction qu'on peut se très bien porter sans avoir la tête recouverte de l'attirail grotesque qui occupe le tiers au moins de la surface de chacun des portraits qui nous restent de nos anciens maîtres.

Si des opinions nous passons aux jugements, qui n'a encore présent à la pensée la proscription qui frappa toutes les préparations de l'antimoine sous le décanat du fameux Gui Patin? Qui a pu oublier qu'un arrêt du parlement, sollicité par la Faculté de médecine de Paris, défendit l'usage de l'émétique, et que, quelques années après, Louis XIV étant tombé malade et ayant dû sa guérison à ce médicament, l'arrêt du parlement fut révoqué par suite d'un décret de la même Faculté, et l'émétique replacé au rang qu'il tient encore dans la matière médicale? Enfin, ce même parlement n'a-t-il pas défendu en 1763 que l'on pratiquât l'inoculation de la petite vérole dans les villes et faubourgs de son ressort? Et onze ans après, en 1774, à quatre lieues de la salle de ses séances, Louis XVI, ses deux frères Louis XVIII et Charles X, ne se firent-ils pas inoculer à Versailles dans le ressort du parlement de Paris?

Vous voyez donc, messieurs, que le principe de l'autorité de la chose jugée, si respectable dans une autre sphère que la nôtre, peut être abrogé, et que par conséquent, dans cette circonstance d'un nouvel examen du magnétisme, votre sollicitude pour la science ne doit point être enchaînée par un jugement qui aurait été porté précédemment, en admettant même que, comme dans les deux questions précédentes, l'objet à juger fût identiquement semblable avec celui sur lequel il a déjà été prononcé.

Mais aujourd'hui le magnétisme ne se présente plus à votre examen tel qu'il a été soumis à celui des corporations savantes qui l'ont jugé; et sans vouloir rechercher jusqu'à quel point ces jugements ont été précédés d'une étude impartiale des faits, jusqu'à quel point la manière de procéder dans cette étude a été conforme aux principes d'une observation sage et éclairée, la commission s'en rapporte à vous, messieurs, du soin d'établir si l'on doit ajouter une confiance exclusive et irrévocable aux conclusions d'un rapport dans lequel on trouve cet étrange avertissement, ce singulier exposé du plan d'après lequel les commissaires se proposent d'opérer :

« Les malades distingués qui viennent au traitement pour leur santé, disent les commissaires du roi, pourraient être importunés par les questions; le soin de les observer pourrait ou les gêner ou leur déplaire; les commissaires eux-mêmes seraient gênés par leur discrétion. Ils ont donc arrêté que leur assiduité n'étant point nécessaire à ce traitement, il suffisait que quelques-uns d'eux y vinssent de temps en temps pour confirmer les premières observations générales, en faire de nouvelles s'il y avait lieu, et en rendre compte à la commission assemblée. »

Ainsi, on établit en principe que, dans l'examen d'un fait aussi important, les commissaires ne feront point de questions aux personnes soumises aux épreuves; qu'ils ne prendront pas le soin de les observer; qu'ils ne seront pas assidus aux séances dans lesquelles se feront les expériences; qu'ils y viendront de temps en temps, et qu'ils rendront compte de ce qu'ils auront vu isolément à la commission assemblée. Votre commission, messieurs, ne peut s'empêcher de reconnaître que ce n'est pas de cette manière que l'on fait à présent les expériences, que l'on observe les faits nouveaux; et quel que soit l'éclat que la réputation de Franklin, Bailly, Darcet, Lavoisier, réfléchisse encore sur une génération qui n'est plus la leur, quel que soit le respect qui environne leur mémoire, quel qu'ait été l'assentiment général qui, pendant quarante ans, a été accordé à leur rapport, il est certain que le jugement qu'ils ont porté pèche par la base radicale, par une manière peu rigoureuse de procéder dans l'étude de la question qu'ils étaient chargés d'examiner. Et si nous les suivons près des personnes qu'ils magnétisent ou font magnétiser, surtout les commissaires de la Société royale de médecine, nous les voyons dans une disposition peu bienveillante, nous les voyons, malgré toutes les représentations qui leur sont faites, faire des essais, tenter des expériences dans lesquelles ils omettent les conditions morales exigées et annoncées comme indispensables aux succès ; nous voyons enfin l'un de ces derniers, celui qui a été le plus assidu à toutes les expériences, dont nous connaissons tous la probité, l'exactitude, la candeur, M. de Jussieu, se séparer de ses collègues, et publier un rapport particulier, contradictoire, qu'il termine en déclarant « que les expériences qu'il a faites, et dont il a été témoin, prouvent que l'homme produit sur son semblable une action sensible par le frottement, par le contact, et plus rarement par un simple rapprochement à quelque distance; que cette action, attribuée à un fluide universel non démontré, lui semble appartenir à la chaleur animale existante dans les corps; que cette chaleur émane d'eux continuellement, se porte assez loin, et peut passer d'un corps dans un autre; qu'elle est développée, augmentée ou diminuée dans un corps par des causes morales et par des causes physiques; que, jugée par des effets, elle participe de la propriété des remèdes toniques et produit comme eux des effets salutaires ou nuisibles, selon la quantité de chaleur communiquée et selon les circonstances où elle est employée; qu'enfin un usage plus étendu et plus réfléchi de cet agent fera mieux connaître sa véritable action et son degré d'utilité. »

Dans cette position, messieurs, quel est celui des deux rapports qui doit fixer votre indécision? Est-ce celui dans lequel on annonce que l'on ne questionnera pas les malades, que l'on ne s'astreindra pas à les observer exactement, qu'on peut ne point être assidu aux épreuves, ou celui d'un homme laborieux, attentif, scrupuleux, exact, qui a le courage de se détacher de ses collègues, de mépriser le ridicule dont il sait qu'il va être couvert, de braver l'influence du pouvoir et de publier un rapport particulier dont les conclusions sont diamétralement opposées à celles des autres commissaires? Votre commission n'est pas instituée pour se prononcer à cet égard, mais elle trouve dans cette divergence d'opinions un motif nouveau pour prendre en considération la proposition de M. Foissac.

Ainsi, Messieurs, voilà déjà deux raisons pour soumettre le magnétisme à un nouvel examen; l'une, vous l'avez senti, est fondée sur cette vérité, qu'en fait de science un jugement quelconque n'est qu'une chose transitoire; l'autre, que les commissaires chargés par le roi d'examiner le magnétisme animal, ne nous paraissent pas avoir scrupuleusement rempli leur mandat, et que l'un d'eux a fait un rapport contradictoire. Voyons à présent si nous n'en trouverons pas une troisième dans la différence qui existe entre le magnétisme de 1784 et celui sur lequel on veut fixer aujourd'hui l'attention de l'Académie.

Notre devoir n'est pas d'entrer dans des détails sur l'histoire de cette découverte, sur la manière dont elle a été accueillie en Allemagne et en France; nous devons seulement établir que la théorie, les procédés et les résultats qui ont été jugés en 1784 ne sont pas les mêmes que ceux que les magnétiseurs modernes nous annoncent, et sur lesquels ils appellent votre examen. D'abord la théorie de Mesmer, fidèlement exposée par les commissaires et copiée textuellement par eux dans son premier ouvrage, est celle-ci :

« Le magnétisme animal est un fluide universellement répandu. Il est le moyen d'une influence mutuelle entre les corps célestes, la terre et les corps animés. Il est continué de manière à ne souffrir aucun vide. Sa subtilité ne permet aucune comparaison. Il est capable de recevoir, propager, communiquer toutes les impressions du mouvement. Il est susceptible de flux et reflux. Le corps animal éprouve les effets de cet agent; et c'est en s'insinuant dans la substance des nerfs qu'il les affecte immédiatement. On reconnaît particulièrement dans le corps humain des propriétés analogues à celles de l'aimant; on y distingue des pôles également divers et opposés. L'action et la vertu du magnétisme animal peuvent être communiquées d'un corps à d'autres corps animés et inanimés; cette action a lieu à une distance éloignée, sans le secours d'aucun corps intermédiaire : elle est augmentée, réfléchie par les glaces, communiquée, propagée, augmentée par le son; cette vertu peut être accumulée, concentrée, transportée. Quoique ce fluide soit universel, tous les corps animés n'en sont pas également susceptibles. Il en est même, quoiqu'en très petit nombre, qui ont une propriété opposée, que leur seule présence détruit tous les effets de ce fluide dans les autres corps.

» Le magnétisme animal peut guérir immédiatement les maux de nerfs et médiatement les autres; il perfectionne l'action des médicaments; il provoque et dirige les crises salutaires, de manière qu'on peut s'en rendre maître : par son moyen, le médecin connaît l'état de santé de chaque individu, et juge avec certitude l'origine, la nature, et les progrès des maladies les plus compliquées; il en empêche l'accroissement et parvient à leur guérison sans jamais exposer le malade à des effets dangereux ou à des suites fâcheuses, quels que soient l'âge, le tempérament et le sexe : la nature offre dans le magnétisme un moyen universel de guérir et de préserver les hommes. »

Ainsi, Messieurs, cette théorie était liée à un système général du monde. Dans ce système, tous les corps avaient une influence réciproque les uns sur les autres; le moyen de cette influence était un fluide universel qui pénétrait également les astres, les corps animés et la terre, qui ne souffrait aucun vide. Tous les corps avaient des pôles opposés, et les courants rentrants et sortants prenaient une direction différente selon ces pôles, que Mesmer comparait à ceux de l'aimant.

Aujourd'hui les personnes qui ont écrit sur le magnétisme et celles qui le pratiquent n'admettent point l'existence ni l'action de ce fluide universel, ni cette influence mutuelle entre les corps célestes, la terre et les êtres animés, ni ces pôles, ni ces courants opposés. Les uns n'admettent l'existence d'aucun fluide, d'autres établissent que l'agent magnétique qui produit tous les phénomènes dont il a été question, est un fluide qui existe dans tous les individus, mais qui ne se sécrète et n'en émane que d'après la volonté de celui qui veut en imprégner pour ainsi dire un autre individu; que d'après cet acte de sa volonté il met ce fluide en mouvement, le dirige, le fixe à son gré, et l'enveloppe de cette atmosphère; que s'il rencontre dans cet individu les dispositions morales analogues à celles qui l'animent, le même fluide se développe dans l'individu magnétisé; que les deux atmosphères se confondent, et que de là naissent ces rapports qui les identifient l'un avec l'autre, rapports qui font que les sensations du premier se communiquent au second, et qui, selon les magnétiseurs modernes, peuvent expliquer cette clairvoyance que des observateurs assurent avoir vue très fréquemment chez les personnes que le magnétisme a fait tomber en somnambulisme.

Voilà donc une première différence établie, et qui a paru à votre commission d'autant plus digne d'examen, qu'à présent la structure et les fonctions du système nerveux deviennent l'objet de l'étude des physiologistes, et que l'opinion de Reil, d'Autenrieth, et de M. de Humboldt, ainsi que les travaux récents de M. Bogros paraissent donner la certitude, non-seulement de l'existence d'une circulation nerveuse, mais même de l'expansion au dehors de ce fluide circulant, expansion qui a lieu avec une force et une énergie qui forment une sphère d'action qu'on peut comparer à celle où l'on observe l'action des corps électrisés.

Si de la théorie du magnétisme nous passons aux procédés, nous verrons encore une différence totale entre ceux dont se servaient Mesmer, Deslon, et ceux qui sont mis en usage aujourd'hui. Ce seront encore les commissaires du roi qui nousfourniront les renseignements sur les procédés qu'ils ont vu mettre en usage. « Ils ont vu, au milieu d'une grande salle, une caisse circulaire faite de bois de chéne, et élevée d'un pied ou d'un pied et demi, qu'on nomme le *baquet.* Le couvercle de cette caisse est percé d'un nombre de trous d'où sortent des branches de fer coudées et mobiles. Les malades sont placés à plusieurs rangs autour de ce baquet; et chacun a sa branche de fer, laquelle, au moyen du coude, peut être appliquée directement sur la partie du malade. Une corde passée autour de leur corps, les unit les uns les autres ; quelquefois on forme une seconde chaîne en se communiquant par les mains, c'est-à-dire en appliquant le pouce entre le pouce et l'index de son voisin, et en pressant le pouce que l'on tient ainsi. L'impression reçue à la gauche se rend par la droite et circule à la ronde. Un piano est placé dans un coin de la salle, et on y joue différents airs sur des mouvements variés ; l'on y joint quelquefois le son de la voix et le chant. Tous ceux qui magnétisent ont à la main une baguette de fer longue de dix à douze pouces. Cette baguette, qui est le conducteur du magnétisme, le concentre dans sa pointe, et en rend les émanations plus puissantes. Le son du piano est aussi conducteur du magnétisme ; les malades, rangés en très grand nombre et à plusieurs rangs autour du baquet, reçoivent donc à la fois le magnétisme par tous ces moyens, par les branches de fer qui leur transmettent celui du baquet, par la corde enlacée autour du corps, par l'union des pouces, par le son du piano. Les malades sont encore magnétisés directement, au moyen du doigt et de la baguette de fer promenés devant le visage, dessus ou derrière la tête, et sur les parties malades ; mais surtout ils sont magnétisés par l'application des mains et par la pression sur les hypochondres et sur les régions du bas-ventre : application souvent continuée pendant plusieurs heures.

Ainsi, Messieurs, les expériences consistaient alors dans une pression mécanique exercée et répétée sur les lombes et sur le ventre, depuis l'appendice sternale jusqu'au pubis; elles se faisaient alors, ces expériences, dans de grandes réunions, sur un grand nombre de personnes en même temps, en présence d'une foule de témoins; et il était impossible que l'imagination ne fût pas vivement excitée par la vue des appareils, le son de la musique et le spectacle des crises ou plutôt des convulsions, qui ne manquaient jamais de se développer, que l'imitation répétait, et qui avaient souvent des formes tellement effrayantes, que les salles de magnétisme avaient reçu dans le monde le nom d'*enfer à convulsions*.

Aujourd'hui, au contraire, nos magnétiseurs ne cherchent plus de témoins de leurs expériences ; ils n'appellent à leur aide ni l'influence de la musique, ni la puissance de l'imitation ; les magnétisés restent seuls ou dans la compagnie d'un ou deux parents ; on ne les enveloppe plus de cordes, on a entièrement abandonné le baquet ainsi que les branches de fer coudées et mobiles qui en sortaient. Au lieu de la pression qu'on exerçait sur les hypochondres, sur l'abdomen, on se borne à des mouvements qui semblent au premier coup d'œil insignifiants, qui ne produisent aucun effet mécanique ; on promène doucement les mains sur la longueur des bras, des avant-bras, des cuisses et des jambes ; on touche légèrement le front, l'épigastre ; on projette vers ces parties ce que les magnétiseurs appellent leur atmosphère magnétique. Ces espèces d'attouchements n'ont rien qui puisse blesser la décence, puisqu'ils ont lieu par-dessus les habits, et que souvent même il n'est pas nécessaire que le contact ait lieu, car on a vu et l'on voit très fréquemment l'état magnétique obtenu en promenant les mains à une distance de plusieurs pouces du corps du magnétisé, et même de plusieurs pieds, quelquefois même à son insu, par le seul acte de la volonté, par conséquent sans contact.

Ainsi, sous le rapport des procédés nécessaires à la production des effets magnétiques, vous voyez qu'il existe une très grande différence entre le mode suivi autrefois et celui adopté de nos jours.

Mais c'est surtout dans la comparaison des résultats obtenus en 1784, avec ceux que les magnétiseurs modernes disent observer constamment, que votre commission a cru trouver un des plus puissants motifs de votre détermination à soumettre le magnétisme à un nouvel examen. Les commissaires, dont nous empruntons encore les expressions, nous disent « que dans les expériences dont ils ont été les témoins, les malades offrent un tableau très varié par les différents états où ils se trouvent : quelques-uns sont calmes, tranquilles, et n'éprouvent rien ; d'autres toussent, crachent, sentent quelque légère douleur, une chaleur locale ou universelle, et ont des sueurs ; d'autres sont tourmentés et agités par des convulsions. Ces convulsions sont extraordinaires par leur durée et par leur force : dès qu'une convulsion commence, plusieurs autres se déclarent. Les commissaires en ont vu durer plus de trois heures : elles sont accompagnées d'expectorations d'une eau trouble et visqueuse arrachée par la violence des efforts ; on y a vu quelquefois des filets de sang. Elles sont caractérisées par des mouvements précipités, involontaires, de tous les membres du corps entier, par le resserrement de la gorge, par des soubresauts des hypochondres et de l'épigastre, par le trouble et l'égarement des yeux, par des cris perçants, des pleurs, des hoquets et des rires immodérés ; elles sont pré cédées ou suivies d'un état de langueur et de rêverie, d'une sorte d'abattement et même d'assoupissement. Le moindre bruit imprévu cause des tressaillements, et l'on a remarqué que le changement de ton et de mesure dans les airs joués sur le piano influait sur les malades, en sorte qu'un mouvement plus vif les agitait davantage et renouvelait la vivacité de leurs convulsions. Rien n'est plus étonnant que le spectacle de ces convulsions ; quand on ne l'a point vu on ne peut s'en faire une idée, et en le voyant on est également surpris et du repos profond d'une partie de ces malades, et de l'agitation qui anime les autres ; des accidents variés qui se répètent, des sympathies qui s'établissent. On voit des malades se chercher exclusivement, et en se précipitant l'un vers l'autre, se sourire, se parler avec affection, et adoucir mutuellement leurs crises. Tous sont soumis à celui qui magnétise ; ils ont beau être dans un assoupissement apparent, sa voix, un regard, un signe, les en retire. On ne peut s'empêcher de reconnaître à ces effets constants une grande puissance qui agite les malades, qui les maîtrise, et dont celui qui magnétise semble être le dépositaire. Cet état convulsif est appelé improprement *crise* dans la théorie du magnétisme animal. »

Aujourd'hui il n'y a plus de convulsions ; si quelque mouvement nerveux se déclare, on cherche à l'arrêter ; on prend toutes les précautions possibles pour ne point troubler les personnes soumises à l'action du magnétisme animal ; on n'en fait plus un sujet de spectacle. Mais si l'on n'observe plus ces crises, ces cris, ces plaintes, ce spectacle de convulsions, que les commissaires avouent être si extraordinaires, on a, depuis la publication de leur rapport, observé un phénomène que les magnétiseurs disent tenir presque du prodige, votre commission veut parler du somnambulisme produit par l'action magnétique.

C'est M. de Puységur qui l'a observé le premier dans sa terre de Busancy, et qui l'a fait connaître à la fin de 1784, quatre mois après la publication du rapport des commissaires du roi.

Vingt-neuf ans après, en 1813, le respectable M. Deleuze, à la véracité, à la probité, à l'honneur duquel votre commission se plaît à rendre hommage, lui a consacré un chapitre entier dans son *Histoire critique du magnétisme animal*, ouvrage dans lequel l'auteur a exposé avec autant de sagacité que de talent et de méthode, tout ce qu'on recueillait péniblement dans les nombreux écrits publiés sur ce sujet à la fin du siècle dernier.

Plus tard, au mois de mai 1819, un ancien élève, *et un élève distingué*, de l'École polytechnique, qui venait de recevoir le doctorat à la Faculté de médecine de Paris, M. Bertrand, fit, avec un grand éclat, et devant un nombreux auditoire, un cours public sur le magnétisme et le somnambulisme. Il le recommença, avec le même succès, à la fin de cette même année, en 1820 et en 1821 ; puis l'état de sa santé ne lui permettant plus de se livrer à l'enseignement public, il fit paraître, en 1822, son *Traité du somnambulisme*, qui fut le premier ouvrage *ex professo* sur ce sujet, ouvrage dans lequel, outre les expériences propres à l'auteur, on trouve réunis un très grand nombre de faits peu connus sur les possédés, les prétendus inspirés, et les illuminés des différentes sectes. Avant M. Bertrand, notre estimable, laborieux et modeste collègue, M. Georget, avait analysé cet étonnant phénomène d'une manière véritablement philosophique et médicale dans son important ouvrage intitulé : *de la Physiologie du système nerveux*, et c'est dans cet ouvrage, ainsi que dans le traité du docteur Bertrand et dans le travail de M. Deleuze, que vos commissaires ont puisé les notions suivantes sur le somnambulisme.

Si l'on en croit les magnétiseurs modernes, et à cet égard

leur accord est unanime, lorsque le magnétisme produit le somnambulisme, l'être qui se trouve dans cet état acquiert une extension prodigieuse dans la faculté de sentir. Plusieurs de ses organes extérieurs, ordinairement ceux de la vue et de l'ouïe, sont assoupis, et toutes les sensations qui en dépendent s'opèrent intérieurement. Le somnambule a les yeux fermés et il ne voit pas par les yeux, il n'entend point par les oreilles ; mais il voit et entend mieux que l'homme éveillé. Il ne voit et n'entend que ceux avec lesquels il est en rapport, et ne regarde ordinairement que les objets sur lesquels on dirige son attention. Il est soumis à la volonté de son magnétiseur pour tout ce qui ne peut lui nuire, et pour tout ce qui ne contrarie pas en lui les idées de justice et de vérité. Il sent la volonté de son magnétiseur ; il aperçoit le fluide magnétique ; il voit, ou plutôt il sent l'intérieur de son corps et celui des autres ; mais il n'y remarque ordinairement que les parties qui ne sont pas dans l'état naturel, et dont l'harmonie est troublée. Il retrouve dans sa mémoire le souvenir des choses qu'il avait oubliées pendant la veille. Il a des prévisions, des pressentiments qui peuvent être erronés dans plusieurs circonstances, et qui sont limités dans leur étendue. Il s'énonce avec une facilité surprenante ; il n'est point exempt d'une vanité qui naît de la conscience du développement de cette singulière faculté. Il se perfectionne de lui-même, pendant un certain temps, s'il est conduit avec sagesse ; mais il s'égare, s'il est mal dirigé. Lorsqu'il rentre dans l'état naturel, il perd absolument le souvenir de toutes les sensations et de toutes les idées qu'il a eues dans l'état de somnambulisme ; tellement que ces deux états sont aussi étrangers l'un à l'autre que si le somnambule et l'homme éveillé étaient deux êtres différents. Souvent, dans ce singulier état, on est parvenu à paralyser, à fermer entièrement les sens aux impressions extérieures, à tel point qu'un flacon contenant plusieurs onces d'ammoniaque concentrée a pu être tenu sous le nez, pendant 5, 10, 15 minutes et plus, sans produire le moindre effet, sans empêcher aucunement la respiration, sans même provoquer l'éternument ; à tel point que la peau était également d'une insensibilité complète, lorsqu'on la pinçait de manière à la faire devenir noire, lorsqu'on la piquait : bien plus, elle a été absolument insensible à la brûlure du moxa, à la vive irritation déterminée par l'eau chaude très chargée de farine de moutarde, brûlure et irritation qui étaient vivement senties et extrêmement douloureuses lorsque la peau reprenait sa sensibilité normale.

Certes, Messieurs, tous ces phénomènes, s'ils sont réels, méritent bien qu'on en fasse une étude particulière, et c'est précisément parce que votre commission les a trouvés tout à fait extraordinaires, et jusqu'à présent inexpliqués, nous ajoutons même incroyables, quand on n'en a pas été témoin, qu'elle n'a pas balancé à vous les exposer, bien convaincue que, comme elle, vous jugerez convenable de les soumettre à un examen sérieux et réfléchi. Nous ajouterons que les commissaires du roi n'en ayant pas eu connaissance, puisque le somnambulisme ne fut observé qu'après la publication de leur rapport, il devient instant d'étudier cet étonnant phénomène, et d'éclaircir un fait qui unit d'une manière si intime la psychologie et la physiologie ; un fait, en un mot, qui, s'il est exact, peut jeter un si grand jour sur la thérapeutique.

Et s'il est prouvé, comme l'assurent les observateurs modernes, que dans cet état du somnambulisme dont nous venons de vous exposer analytiquement les principaux phénomènes, les personnes magnétisées aient une lucidité qui leur donne des idées positives sur la nature de leurs maladies, sur la nature des affections des personnes avec lesquelles on les met en rapport, et sur le genre de traitement à opposer dans ces deux cas ; s'il est constamment vrai, comme on prétend l'avoir observé en 1820, à l'Hôtel-Dieu de Paris, que pendant ce singulier état, la sensibilité soit tellement assoupie, qu'on puisse impunément cautériser les somnambules ; s'il est également vrai que, comme on assure l'avoir vu à la Salpêtrière en 1821, les somnambules jouissent d'une prévision telle, que des femmes bien reconnues comme épileptiques, et comme telles traitées depuis longtemps, aient pu prévoir, vingt jours d'avance, le jour, l'heure, la minute où l'accès épileptique devait leur arriver, et arrivait en effet ; si, enfin, il est également reconnu par les mêmes magnétiseurs que cette singulière faculté peut être employée avec avantage dans la pratique de la médecine, il n'y a aucune espèce de doute que ce seul point de vue ne mérite l'attention et l'examen de l'Académie.

A ces considérations, toutes prises dans l'intérêt de la science, permettez-nous d'en ajouter une que nous puisons dans l'amour-propre national. Les médecins français doivent-ils rester étrangers aux recherches que font sur le magnétisme les médecins du nord de l'Europe? Votre commission ne le pense pas. Dans presque tous les royaumes de ces contrées le magnétisme est étudié et exercé par des hommes fort habiles, fort peu crédules; et si son utilité n'y est pas généralement reconnue, on assure du moins que sa réalité n'y est pas mise en doute. Ce ne sont plus seulement des écrivains enthousiastes qui donnent des théories ou qui rapportent des faits, ce sont des médecins et des savants d'un ordre distingué.

En Prusse, M. Hufeland, après s'être prononcé contre le magnétisme, s'est rendu à ce qu'il appelle l'évidence, et s'en est déclaré le partisan. On a établi à Berlin une clinique considérable dans laquelle on traite avec succès les malades par cette méthode ; et plusieurs médecins ont aussi des traitements avec l'autorisation du gouvernement : car il n'est permis qu'à des médecins approuvés d'exercer publiquement le magnétisme.

A Francfort, M. le docteur Passavant a donné un ouvrage extrêmement remarquable, non-seulement par l'exposition des faits, mais encore par les conséquences morales et psychologiques qu'il en déduit ; à Groningue, M. le docteur Bosker, qui jouit d'une grande réputation, a traduit en hollandais l'histoire critique du magnétisme de notre honorable compatriote M. Deleuze, et il y a joint un volume d'observations faites au *traitement* qu'il a établi conjointement avec ses confrères. A Stockholm, on soutient pour le grade de docteur en médecine des thèses sur le magnétisme, comme on en soutient dans toutes les Universités sur les diverses parties de la science.

A Pétersbourg, M. le docteur Stoffreghen, premier médecin de l'empereur de Russie, et plusieurs autres médecins, ont également prononcé leur opinion sur l'existence et l'utilité du magnétisme animal. Quelques abus auxquels on a été exposé lorsqu'on en faisait usage sans précaution ont fait suspendre les traitements publics ; mais les médecins y ont recours dans leur pratique particulière lorsqu'ils le jugent utile. Près de Moscou, M. le comte de Panin, ancien ministre de Russie, a établi dans sa terre, sous la direction d'un médecin, un traitement magnétique où se sont opérées, dit-on, plusieurs guérisons importantes.

Resterons-nous en arrière des peuples du Nord, Messieurs ; n'accorderons-nous aucune attention à un ensemble de phénomènes qui a fixé celle de nations que nous avons le noble orgueil de croire en arrière de nous pour la civilisation et pour l'avancement dans les sciences ? Votre commission, Messieurs, vous connaît trop pour le craindre.

Enfin, n'est-il pas déplorable que le magnétisme s'exerce, se pratique, pour ainsi dire, sous vos yeux par des gens tout à fait étrangers à la médecine ; par des femmes qu'on promène clandestinement dans Paris, par des individus qui semblent faire mystère de leur existence? Et l'époque n'est-elle pas arrivée où, selon le vœu exprimé depuis longues années par les personnes honnêtes et par les médecins qui n'ont pas cessé d'étudier et d'observer dans le silence des phénomènes du magnétisme, la médecine française doive enfin, s'affranchissant de la contrainte à laquelle paraissent l'avoir condamnée les jugements de nos devanciers, examiner, juger par elle-même des faits attestés par des personnes à la moralité, à la véracité, à l'indépendance et au talent desquelles tout le mondre s'empresse de rendre hommage?

Nous ajoutons, Messieurs, que, par le mode de votre institution, vous devez connaître de tout ce qui peut avoir rapport à l'examen des remèdes extraordinaires et secrets, et ce qu'on vous annonce du magnétisme ne fût-il qu'une jonglerie imaginée par les charlatans pour tromper la foi publique, il suffit que votre surveillance soit avertie pour que vous ne balanciez pas à remplir un de vos premiers devoirs, à user d'une de vos plus honorables prérogatives, celle qui vous est conférée par l'ordonnance royale de votre création, l'examen de ce moyen qui vous est annoncé comme un moyen de guérison.

En se résumant, Messieurs, la Commission pense,

1° Que le jugement porté en 1784 par les Commissaires chargés par le Roi d'examiner le magnétisme animal, ne doit en aucune manière vous dispenser de l'examiner de nouveau, parce que dans les sciences un jugement quelconque n'est point une chose absolue, irrévocable.

2° Parce que les expériences d'après lesquelles ce jugement a été porté paraissent avoir été faites sans ensemble, sans le concours simultané et nécessaire de tous les Commissaires, et avec des dispositions morales qui devaient, d'après les principes du fait qu'ils étaient chargés d'examiner, les faire complétement échouer.

3° Que le magnétisme jugé ainsi en 1784 diffère entièrement par la théorie, les procédés et les résultats, de celui que des observateurs exacts, probes, attentifs, que des médecins éclairés, laborieux, opiniâtres, ont étudié dans ces dernières années.

4° Qu'il est de l'honneur de la médecine française de ne pas rester en arrière des médecins allemands dans l'étude des phénomènes que les partisans éclairés et impartiaux du magnétisme annoncent être produits par ce nouvel agent.

5° Qu'en considérant le magnétisme comme un remède secret, il est du devoir de l'Académie de l'étudier, de l'expérimenter, afin d'en enlever l'usage et la pratique aux gens tout à fait étrangers à l'art, qui abusent de ce moyen et en font un objet de lucre et de spéculation.

D'après toutes ces considérations, votre Commission est d'avis que la Section doit adopter la proposition de M. Foissac, et charger une Commission spéciale de s'occuper de l'étude et de l'examen du magnétisme animal.

Signé : ADELON, PARISET, MARC, BURDIN *aîné.*
HUSSON, *Rapporteur.*

Réflexions sur ce rapport.

L'affaire était donc sérieusement engagée, un premier pas était fait, on ne pouvait reculer.

Le 10 janvier 1826, la discussion s'ouvrit, M. Desgenettes prit le premier la parole, et combattit les conclusions du rapport. « Le rapport, dit-il, a fait déjà beaucoup de mal en » relevant les espérances du magnétisme, et *a porté le trouble* » *dans la tête de la génération naissante*, à laquelle on veut

» persuader qu'il est désormais inutile de lire et de faire des » recherches; il ne restera plus bientôt qu'à suspendre nos » cours et à fermer nos écoles, en attendant qu'on les dé- » molisse. »

M. Virey approuve la proposition de la commission.

M. Bailly combat le rapport et termine son discours en signalant les dangers du magnétisme. Il craint que, par suite de l'action du magnétisme à distance, quelque grand magnétiseur ne vienne de son grenier de Paris ébranler les trônes de la Chine et du Japon, etc.

M. Orfila votera pour l'adoption du rapport.

M. Double partage les magnétiseurs en deux classes, les *dupes* et les *fripons*. Il votera contre la nomination d'une commission.

M. Laënnec votera contre les conclusions du rapport, parce que dans le magnétisme tout est déception et jonglerie.

M. Chardel appuie les conclusions du rapport.

M. Rochoux votera contre les conclusions du rapport. « Le magnétisme à sa plus simple expression n'offre rien qui mérite examen. »

M. Marc approuve les conclusions du rapport. Il croit qu'une commission ne pourra produire que des résultats utiles pour la science et honorables pour l'Académie.

M. Nacquart s'attache à prouver que le magnétisme ne doit pas être examiné, et demande que la discussion soit ajournée.

M. Itard est pour l'examen; il dit que le magnétisme soit un agent réel ou imaginaire, il faut l'examiner; s'y refuser, c'est méconnaître la voie expérimentale, qui seule conduit à la vérité; c'est donner à croire qu'on ne se détourne de cette voie que par des motifs qu'on interprétera d'une manière très défavorable à l'Académie, et très favorable au contraire pour le magnétisme.

M. Récamier pense comme MM. Desgenettes, Bailly et Double; *il croit qu'il y a une action*, mais il ne pense pas qu'on puisse en tirer parti en médecine. Il vote contre le rapport.

M. Georget approuve les conclusions du rapport. On crie au charlatanisme, dit-il; mais la conduite des magnétiseurs mérite-t-elle un pareil reproche? Un charlatan se cache et fait mystère des moyens qu'il emploie; les magnétiseurs, au contraire, provoquent un examen et répètent sans cesse: Faites comme nous, et vous obtiendrez les mêmes résultats. Parmi ceux qui croient au magnétisme, on ne trouve que des hommes qui ont vu, examiné et expérimenté; parmi leurs adversaires, on ne trouve guère que des gens qui nient ce qu'ils n'ont pas vu, ni voulu voir.

M. Magendie croit à la convenance de l'examen. Mais il votera contre la nomination d'une commission permanente.

M. Guersant vote en faveur du rapport.

M. Gasc a dit : Que verra-t-on dans le magnétisme? des convulsions, des attaques d'hystérie, d'épilepsie chez les femmes, etc.

M. Lerminier vote en faveur du rapport. « Dans ma jeu-
» nesse, dit-il, lorsque je voulus me faire une idée du ma-
» gnétisme animal, mes maîtres me renvoyèrent au juge-
» ment de Bailly et de Thouret. L'opinion de ces grands
» hommes était alors prépondérante, et je l'acceptai; mais
» depuis, de nouveaux phénomènes sont survenus, pour
» lesquels les anciens jugements ne peuvent être invoqués;
» et quand les jeunes gens me demandent ce qu'ils doivent
» penser du magnétisme animal, je ne sais que leur ré-
» pondre. Craignons, en refusant d'examiner, de donner une
» nouvelle preuve de l'aveuglement de l'esprit de corps. »

La discussion aurait encore longtemps continué; mais, sur la proposition de M. Salmade, on adopte la clôture après de vifs débats.

La parole est accordée à M. Husson, rapporteur de la commission, bien que plusieurs membres de l'Académie fussent encore inscrits pour parler. Parmi eux, on voyait les noms de MM. Adelon, Guéneau de Mussy, Ferrus, Capuron, Honoré et Bricheteau.

Messieurs, je devrais ici vous lire le remarquable discours de M. Husson; vous y verriez le bon sens, la raison, la logique invoqués tour à tour pour repousser les arguments employés pour combattre la proposition d'examen; l'Académie fut tenue sous le charme de cette dialectique, de cette éloquence persuasive pendant plus d'une heure et demie.

M. Husson eut cet honneur, et dans ce lieu, la chose est rare; il fut écouté avec recueillement et chaleureusement applaudi.

On vota immédiatement après sur les conclusions du rapport de la commission, par la voie du scrutin secret. En voici le résultat :

Nombre des votants.	60
Pour la proposition.	35
Contre. :	25

En conséquence, l'Académie de médecine adoptait la proposition de nommer une commission permanente pour se livrer à l'étude et à l'examen du magnétisme.

Dans la séance du 28 février 1826, l'Académie s'occupa de former sa commission, et les noms suivants furent proposés : Leroux, Bourdois de la Mothe, Double, Magendie, Guersant, Laënnec, Thillaye, Marc, Itard, Fouquier et Guéneau de Mussy.

Voilà donc une victoire de gagnée; tout à l'heure même nos ennemis paraîtront en vaincus; le magnétisme va sortir triomphant de cette lutte sans égale; la vérité désormais règnera sur les esprits; Mesmer sera réhabilité; le magnétisme va devenir une des branches de la thérapeutique.

Ainsi, vous le pensez, messieurs, mais-je ne dois point encore vous détromper, vous allez prendre connaissance de la pièce la plus importante de ce procès, de celle du moins qui condamne à jamais nos ennemis. La vérité pourtant y est encore voilée; on ne l'aperçoit qu'à demi; mais cette précaution de l'habile rapporteur était nécessaire : à de faibles yeux, on ne doit donner qu'une faible lumière.

Nous allons donc gagner la partie; mais au moment où nous nous apprêterons à recueillir notre gain légitime, nos adversaires brouilleront et déchireront les cartes; ils accableront même de leur dédain et de leur mépris les hommes les plus distingués d'entre eux, ceux qui, par leurs vertus et leur bonne foi, conservent seuls les saines traditions et rendent ainsi les savants respectables. Mais c'est anticiper sur ce qu'il nous reste à dire.

Voici d'abord le rapport des onze membres de l'Académie de médecine; voici l'examen du magnétisme : c'est encore par l'organe de M. Husson que la vérité va s'exprimer.

TROISIÈME LEÇON.

DEUXIÈME RAPPORT FAIT A L'ACADÉMIE ROYALE DE MÉDECINE, LES 21 ET 28 JUIN 1831, SUR LE MAGNÉTISME ANIMAL, AU NOM D'UNE COMMISSION, PAR M. HUSSON, RAPPORTEUR.

MESSIEURS,

Plus de cinq ans se sont écoulés depuis qu'un jeune médecin, M. Foissac, dont nous avons eu de fréquentes occasions de juger le zèle et l'esprit observateur, crut devoir fixer l'attention de la section de médecine sur les phénomènes du magnétisme animal. Il lui rappela que le rapport fait en 1784, par la Société royale de médecine, avait trouvé, parmi les commissaires chargés des expériences, un homme consciencieux et éclairé qui avait publié un rapport contradictoire à celui de ses collègues; que, depuis cette époque, le magnétisme avait été l'objet de nouvelles expériences, de nouvelles recherches; et, si la section le jugeait convenable, il proposait de soumettre à son examen une somnambule qui lui paraissait propre à éclairer une question que plusieurs bons esprits de France et d'Allemagne regardaient loin d'être résolue, bien qu'en 1784 l'Académie des sciences et la Société royale de médecine eussent prononcé leur jugement contre le magnétisme.

Une commission composée de MM. Adelon, Burdin aîné, Marc, Pariset et moi, fut chargée de vous faire un rapport sur la proposition de M. Foissac.

Ce rapport, présenté à la section de médecine dans sa séance du 13 décembre 1825, concluait à ce que le magnétisme fût soumis à un nouvel examen; cette conclusion donna lieu à une discussion animée qui se prolongea pendant trois séances, les 10 et 24 janvier, et 14 février 1826. La commission répondit dans cette dernière séance à toutes les objections dont son rapport avait été l'objet; et dans la même séance, après une mûre délibération, après le mode jusqu'alors inusité en matière de science d'un scrutin individuel, la section arrêta qu'une commission spéciale serait chargée d'examiner de nouveau les phénomènes du magnétisme animal.

Cette nouvelle commission, composée de MM. Bourdois, Double, Itard, Guéneau de Mussy, Guersant, Fouquier, Laënnec, Leroux, Magendie, Marc et Thillaye, fut nommée dans la séance du 28 février 1826. Quelque temps après, M. Laënnec ayant été forcé de quitter Paris pour raison de santé, je fus désigné pour le remplacer, et la commission ainsi constituée s'occupa de remplir la mission dont elle avait été investie.

Son premier soin, avant la retraite de M. Laënnec, fut d'examiner la somnambule qui avait été offerte par M. Foissac.

Diverses expériences furent faites sur elle dans le local de l'Académie; mais, nous devons l'avouer, notre inexpérience, notre impatience, notre défiance trop vivement manifestées peut-être ne nous permirent d'observer que des phénomènes physiologiques assez curieux, que nous vous ferons connaître dans la suite de notre rapport, mais dans lesquels nous n'observâmes aucun phénomène du somnambulisme. Cette somnambule, fatiguée sans doute de notre exigence, cessa à cette époque d'être mise à notre disposition, et nous dûmes chercher dans les hôpitaux des moyens de poursuivre nos expériences.

M. Pariset, médecin de la Salpêtrière, pouvait, plus que qui ce fût, nous aider dans nos recherches; il s'y prêta avec un empressement qui malheureusement n'a point eu de résultat. La commission, qui fondait une grande partie de ses espérances sur les ressources que pouvait lui fournir cet hôpital, soit sous le rapport des individus qu'elle aurait soumis aux expériences, soit sous celui de la présence de M. Magendie, qui avait demandé à les suivre comme commissaire; la commission, disons-nous, se voyant privée des moyens d'instruction qu'elle espérait y trouver, eut recours au zèle de chacun de ses membres.

M. Guersant lui promit le sien dans l'hôpital des Enfants, M. Fouquier dans celui de la Charité, MM. Guéneau et le rapporteur dans l'Hôtel-Dieu, M. Itard dans l'institution des Sourds-Muets; et dès lors, chacun se disposa à faire des essais, dont il devait rendre témoins les autres membres de la commission. Bientôt d'autres et de plus puissants obstacles ne tardèrent pas à arrêter nos travaux; les causes qui ont pu faire naître ces obstacles nous sont inconnues; mais en vertu d'un arrêté du conseil général des hospices, en date du 19 octobre 1825, qui défendait l'usage de tout remède nouveau qui n'aurait pas été approuvé par une commission nommée par le conseil, les expériences magnétiques ne purent être continuées à l'hôpital de la Charité.

Réduite à ses propres ressources, à celles que les relations particulières de chacun de ses membres pouvaient lui offrir, la commission fit un appel à tous les médecins connus pour faire ou avoir fait du magnétisme animal l'objet de leurs recherches. Elle les pria de la rendre témoin de leurs expériences, de lui permettre d'en suivre avec eux la marche, d'en constater les résultats. Nous déclarons que nous avons été on ne peut mieux servis dans nos espérances par différents de nos confrères, et surtout par celui qui, le premier, avait soulevé la question de l'examen du magnétisme, par M. Foissac. Nous ne craignons pas de déclarer ici que c'est à sa constante et persévérante intervention, et au zèle actif de M. Dupotet, que nous devons la majeure partie des matériaux que nous avons pu réunir pour rédiger le rapport que nous présentons. Toutefois, Messieurs, ne croyez pas que votre commission ait dans aucune circonstance confié à d'autre qu'à elle, le soin de la direction des expériences dont elle a été témoin ; que d'autres que le rapporteur aient tenu minute par minute la plume pour la rédaction des procès-verbaux constatant la succession des phénomènes qui se présentaient, et à mesure qu'ils se présentaient. La commission a mis à remplir tous ses devoirs l'exactitude la plus scrupuleuse ; et si elle rend justice à ceux qui l'ont aidée de leur bienveillante coopération, elle doit détruire les plus légers doutes qui pourraient s'élever dans vos esprits sur la part plus ou moins grande que d'autres qu'elle auraient prise dans l'examen de cette question. C'est elle qui a toujours conçu les divers modes d'expérimentation, qui en a tracé le plan, qui en a constamment dirigé le cours, qui en a suivi et écrit la marche ; enfin, en se servant d'auxiliaires plus ou moins zélés et éclairés, elle a toujours été présente, et toujours elle a imprimé sa direction propre à tout ce qui a été fait.

Aussi vous verrez qu'elle n'admet aucune expérience faite en dehors de la commission, même par des membres de l'Académie. Telle confiance que doivent établir entre nous l'esprit de confraternité et l'estime réciproque dont nous sommes tous animés, nous avons senti que dans l'examen d'une question dont la solution est si délicate, nous ne devions nous en rapporter qu'à nous seuls ; et que vous, vous ne pouviez vous en rapporter qu'à notre garantie. Nous avons cru cependant devoir excepter de cette exclusion rigoureuse, un fait très curieux, observé par M. Cloquet ; nous l'avons admis, parce qu'il était déjà, pour ainsi dire, la propriété de l'Académie, la section de chirurgie s'en étant occupée dans deux de ses séances.

Cette réserve que la commission s'est imposée, Messieurs, dans l'usage des différents faits relatifs à la question qu'elle a étudiée avec tant de soin et d'impartialité, nous donnerait le droit d'en demander le retour, si quelques personnes qui n'auraient pas été témoins de nos expériences, voulaient élever des discussions sur leur authenticité. Par la raison que nous n'appelons votre confiance que sur ce que nous avons vu et fait, nous ne pouvons pas admettre que ceux qui en même temps que nous et avec nous, n'auraient ni vu ni fait, pussent attaquer ou révoquer en doute ce que nous avancerons avoir observé : et comme, enfin, nous avons toujours eu la plus grande défiance des annonces qu'on nous faisait des merveilles qui devaient arriver, et que ce sentiment nous a constamment dominés dans toutes nos recherches, nous pensons avoir quelque droit à ce que, si vous ne nous accordez pas votre croyance, vous n'éleviez cependant aucun doute sur les dispositions morales et physiques dans lesquelles nous avons toujours procédé à l'observation des divers phénomènes dont nous avons été témoins.

Ainsi, Messieurs, ce rapport que nous sommes loin de vous présenter comme devant fixer votre opinion sur la question du magnétisme, ne peut, ne doit être considéré que comme la réunion et la classification des faits que nous avons observés jusqu'à présent ; nous vous l'offrons comme une preuve que nous avons cherché à justifier votre confiance ; et tout en regrettant qu'il ne repose pas sur un plus grand nombre d'expériences, nous avons cependant l'espoir que vous l'accueillerez avec indulgence, et que vous en entendrez la lecture avec quelque intérêt. Nous croyons, toutefois, devoir vous prévenir que, ce que nous avons vu dans nos expériences, ne ressemble en aucune manière à tout ce que le rapport de 1784 cite des magnétiseurs de cette époque. Nous n'admettons ni nous ne rejetons l'existence d'un fluide, parce que nous ne l'avons pas constatée ; nous ne parlons ni du baquet, ni de la baguette, ni de la chaîne que l'on établissait en faisant communiquer tous les magnétisés par les mains, ni de l'application des moyens prolongés pendant longtemps, et quelquefois pendant plusieurs heures sur les hypochondres et le ventre, ni du chant, ni de la musique qui accompagnaient les opérations magnétiques, ni de la réunion d'un grand nombre de personnes qui se faisaient magnétiser en présence d'une foule de témoins, parce que toutes nos expériences ont eu lieu dans le calme le plus parfait, dans le silence le plus absolu, sans aucun moyen accessoire, jamais par un contact immédiat, et toujours sur une seule personne à la fois.

Nous ne parlons pas de ce que du temps de Mesmer on appelait si improprement *crise*, et qui consistait en convulsions, en rires quelquefois inextinguibles, en pleurs immodérés, en cris perçants, parce que nous n'avons jamais rencontré ces différents phénomènes.

Sous tous ces rapports, nous ne balançons pas à prononcer qu'il existe une très grande différence entre les faits observés et jugés en 1784, et ceux que nous avons recueillis dans le travail que nous avons l'honneur de vous présenter; que cette différence établit entre les uns et les autres une ligne de démarcation on ne peut plus tranchée, et que, si la raison a fait justice d'une grande partie des premiers, l'esprit de recherches et d'observation doit s'étudier à multiplier et apprécier les seconds.

Il en est du magnétisme, Messieurs, comme de beaucoup d'autres opérations de la nature, c'est-à-dire qu'il est nécessaire que certaines conditions soient réunies pour produire tels et tels effets; c'est une vérité incontestable, et qui, s'il était besoin de preuves pour la constater, se trouverait confirmée par ce qui arrive dans divers phénomènes physiques. Ainsi sans sécheresse dans l'atmosphère, vous ne pourrez développer que faiblement l'électricité; sans la chaleur, vous n'obtiendrez jamais la combinaison du plomb et de l'étain, qui est la soudure commune des plombiers; sans la lumière du soleil vous ne verrez pas s'enflammer spontanément le mélange de parties égales en volume de chlore et d'hydrogène, etc., etc. Que ces conditions soient extérieures ou physiques, comme celles que nous venons de vous citer; qu'elles soient intimes, ou morales, comme celles que les magnétiseurs prétendent être indispensables au développement des phénomènes magnétiques, il suffit qu'elles existent et qu'elles soient exigées par eux, pour que la commission ait dû se faire une obligation de chercher à les réunir, et un devoir de savoir s'y soumettre. Pourtant nous n'avons dû ni voulu nous dépouiller de cette inquiète curiosité qui nous portait en même temps à varier nos expériences et à mettre en défaut, si nous le pouvions, les pratiques et les promesses des magnétiseurs. Sous ce double rapport, nous avons cru devoir nous affranchir de l'obligation qu'ils nous imposent d'avoir une foi robuste et n'être mus que par l'amour du bien. Nous avons cherché tout simplement à être des observateurs curieux, méfiants et exacts.

Nous n'avons pas dû non plus chercher à expliquer ces conditions : c'eût été une question de pure controverse, et pour la solution de laquelle nous n'aurions pas été plus avancés que lorsqu'il s'agit d'expliquer les conditions en vertu desquelles s'exécutent les phénomènes physiologiques, en vertu desquelles aussi, et comment a lieu l'action des médicaments ; ce sont des questions du même genre, et sur lesquelles la science n'a point encore prononcé.

Dans toutes les expériences que nous avons faites, nous avons toujours observé le silence le plus rigoureux, parce que nous avons pensé que dans le développement des phénomènes aussi délicats, l'attention du magnétiseur et du magnétisé ne devait être distraite par rien d'étranger. Nous ne voulions pas, d'ailleurs, mériter le reproche d'avoir nui par des conversations ou par des distractions au succès de l'expérience ; et nous avons toujours eu soin que l'expression de nos physionomies n'inspirât ni gêne au magnétiseur, ni doute au magnétisé ; notre position, nous aimons à le répéter, a été constamment celle d'observateurs curieux et impartiaux. Ces diverses conditions, dont plusieurs avaient été recommandées dans les ouvrages du respectable M. Deleuze, ayant été bien établies, voici ce que nous avons vu :

La personne qui devait être magnétisée a été placée assise, soit sur un fauteuil commode, soit sur un canapé, quelquefois même sur une chaise.

Le magnétiseur, assis sur un siége un peu plus élevé, en

face et à un pied de distance d'elle, paraît se recueillir quelques moments, pendant lesquels il prend ses pouces entre les deux doigts, de manière que l'intérieur de ses pouces touche l'intérieur des siens. Il fixe les yeux sur elle, et reste dans cette position jusqu'à ce qu'il sente qu'il s'est établi une chaleur égale entre ses pouces et les siens. Alors il retire ses mains en les tournant en dehors, les pose sur les épaules où il les laisse environ une minute, et les ramène lentement par une sorte de friction très légère le long des bras jusqu'à l'extrémité des doigts; il recommence cinq ou six fois ce mouvement, que les magnétiseurs appellent *passe*; puis il passe ses mains au-dessus de la tête, les y tient un moment, les descend en passant devant le visage à la distance d'un ou deux pouces, jusqu'à l'épigastre où il s'arrête encore, en appuyant ses doigts sur cette partie ; et il descend lentement le long du corps jusqu'aux pieds. Ces passes se répètent la plus grande partie de la séance ; et lorsqu'il veut la terminer, il les prolonge au delà de l'extrémité des mains et des pieds en secouant ses doigts à chaque fois. Enfin, il fait devant le visage et la poitrine des passes transversales à la distance de 3 à 4 pouces en présentant les deux mains rapprochées, et en les écartant brusquement.

D'autres fois il rapproche les doigts de chaque main, et les présente à 3 ou 4 pouces de distance de la tête ou de l'estomac, en les laissant dans cette position pendant une ou deux minutes ; puis les éloignant et les rapprochant alternativement de ces parties, avec plus ou moins de promptitude, il simule le mouvement tout naturel qu'on exécute, lorsqu'on veut se débarrasser d'un liquide qui aurait humecté l'extrémité des doigts. Ces divers modes ont été suivis dans toutes nos expériences, sans nous attacher à l'un plutôt qu'à l'autre, souvent n'en employant qu'un, quelquefois nous servant de deux, et nous n'avons jamais été dirigés dans le choix que nous en avons fait par l'idée qu'un mode produirait un effet plus prompt et plus marqué que l'autre.

La commission ne suivra pas dans l'énumération des faits qu'elle a observés, l'ordre des temps dans lequel elle les a recueillis ; il lui a paru beaucoup plus convenable et surtout beaucoup plus rationnel de vous les présenter classés selon le degré, plus ou moins prononcé, de l'action magnétique qu'elle a reconnu dans chacun d'eux.

Ainsi nous avons établi les quatre divisions suivantes :

1° Les effets du magnétisme sont nuls chez les personnes bien portantes, et chez quelques malades.

2° Ils sont peu marqués chez d'autres.

3° Ils sont souvent le produit de l'ennui, de la monotonie, de l'imagination.

4° Enfin on les a vus se développer indépendamment de ces dernières causes, très probablement par l'effet du magnétisme seul.

PREMIÈRE DIVISION. — EFFETS NULS.

Le rapporteur de la commission s'est soumis à plusieurs reprises à des expériences magnétiques. Une fois, entre autres, jouissant alors d'une santé parfaite, il a eu la constance de se tenir pendant trois quarts d'heure assis, dans la même position, les yeux fermés, dans une immobilité complète, et il déclare n'avoir ressenti dans cette épreuve aucune espèce d'effets, bien que l'ennui de la position, et le silence absolu qu'il avait recommandé d'observer, eussent été très capables de produire le sommeil. M. de Mussy a subi la même épreuve avec le même résultat. Dans une autre circonstance où le rapporteur était tourmenté par des douleurs rhumatismales très violentes et très opiniâtres, il s'est laissé magnétiser à plusieurs reprises, et jamais il n'a obtenu de ce moyen le plus léger soulagement, quoique bien certainement l'acuité de ses souffrances lui fît désirer vivement de les voir, sinon disparaître, au moins s'adoucir.

Le 11 novembre 1826, notre respectable collègue, M. Bourdois, éprouvait depuis deux mois un malaise qui exigeait de sa part une attention particulière pour sa manière habituelle de vivre. Ce malaise, nous disait-il, n'était pas son état normal, il en connaissait la cause, et pouvait en fixer le point de départ. Dans ces conditions, qui, d'après l'assertion de M. Dupotet, étaient favorables au développement des phénomènes magnétiques, M. Bourdois fut magnétisé par ce même M. Dupotet, en présence de MM. Itard, Marc, Double, Guéneau, et le rapporteur. L'expérience commence à 3 heures 33 minutes; le pouls alors battait 84 fois, nombre qui, au rapport de M. Double et de M. Bourdois, est celui de l'état normal. A 3 heures 41 minutes on cessa l'expérience, et M. Bourdois n'a absolument rien éprouvé. Nous avons seulement noté que le pouls était descendu à 72 pulsations, c'est-à-dire 12 de moins qu'avant l'expérience.

Dans la même séance, notre collègue, M. Itard, atteint depuis huit ans d'un rhumatisme chronique, dont le siége était alors dans l'estomac, et souffrant dans ce même moment d'une crise habituelle attachée à sa maladie (ce sont ses expressions), se fait magnétiser par M. Dupotet. A 3 heures 50 minutes, son pouls bat 60 fois; à 3 heures 57 minutes, il ferme les yeux; à 4 heures 3 minutes, on cesse de le magnétiser. Il nous dit que pendant le temps qu'il a eu les yeux ouverts, il a cru sentir l'impression du trajet des doigts se porter sur ses organes, comme s'ils avaient été frappés d'une bouffée d'air chaud; mais qu'après les avoir fermés, et l'expérience continuant, il n'avait plus éprouvé la même sensation; il ajoute qu'au bout de 5 minutes, il a senti un mal de tête qui occupait tout le front et le fond des orbites, avec un sentiment de sécheresse à la langue, bien que la langue observée par nous fût très humide; enfin il dit que la douleur qu'il éprouvait avant l'expérience et qu'il avait annoncée être dépendante de l'affection dont il se plaignait avait disparu, mais qu'elle était en général très mobile. Nous avons noté que le pouls était monté à 74 pulsations, c'est-à-dire 14 de plus qu'avant l'expérience.

Nous aurions pu très certainement vous rapporter d'autres observations dans lesquelles le magnétisme n'a eu aucune espèce d'action; mais outre l'inconvénient de citer des faits sans aucun résultat, nous avons pensé qu'il vous suffirait d'avoir connaissance de ce que trois membres de la commission avaient expérimenté sur eux-mêmes, pour avoir une certitude plus complète de la vérité de nos recherches.

DEUXIÈME DIVISION. — EFFETS PEU MARQUÉS.

Il ne vous aura pas échappé, Messieurs, que le dernier fait de la série précédente présentait un commencement d'action du magnétisme; nous l'avons placé à la fin de cette action pour servir de chaînon à ceux qui vont suivre.

M. Magnien, docteur en médecine, âgé de cinquante-quatre ans, demeurant rue Saint-Denis, n°..., marchant très difficilement par suite d'une chute faite il y a plusieurs années sur le genou gauche, et très probablement aussi par suite du développement d'un anévrysme du cœur auquel il a succombé au mois de septembre dernier, a été magnétisé par le rapporteur le 18, 19, 20, 21, 22 et 23 août 1826. Le nombre des pulsations a été moindre à la fin des cinq séances qu'au commencement; ainsi il a baissé de 96 à 90, de 96 à 86, de 77 à 71, de 82 à 79, de 80 à 78, et dans la sixième, ce nombre a été le même au commencement qu'à la fin, c'est-à-dire 83. Les inspirations ont été égales, à une seule exception où elles ont été à 20 au commencement, et à 26 à la fin. M. Magnien a constamment éprouvé une sensation de fraîcheur dans toutes les parties vers lesquelles les doigts du magnétiseur ont été dirigés et maintenus longtemps dans la même direction. Ce phénomène ne s'est pas démenti une seule fois.

Notre collègue M. Roux, qui se plaignait d'une affection chronique de l'estomac, a été magnétisé six fois par M. Foissac, les 27, 29 septembre, 1er, 3, 5 et 7 octobre 1827. Il éprouva d'abord une diminution sensible dans le nombre des inspirations et des battements du pouls, ensuite un peu de chaleur à l'estomac, une grande fraîcheur au visage; la sensation d'une vaporisation d'éther même quand on n'exécutait point de passes devant lui, et enfin une disposition marquée au sommeil.

Anne Bourdin, âgée de vingt-cinq ans, demeurant rue du Paon, n° 15, a été magnétisée les 17, 20 et 21 juillet 1826, à l'Hôtel-Dieu, par M. Foissac, en présence du rapporteur. Cette femme disait se plaindre de céphalalgie, et d'une névralgie qui avait son siége dans l'œil gauche. Pendant les trois séances magnétiques, nous avons vu les inspirations s'élever de 16 à 39, de 14 à 20, et les pulsations de 69 à 79, de 60 à 68, de 76 à 95. La tête s'est appesantie pendant ces trois épreuves, cette femme s'est endormie quelques minutes; il ne s'opéra aucun changement dans la névralgie de l'œil, il y a eu de l'amélioration dans la céphalalgie.

Thérèse Tierlin a été magnétisée les 22, 23, 24, 29 et 30 juillet 1826. Elle était entrée à l'Hôtel-Dieu, se plaignant de douleurs dans le ventre et dans la région lombaire. Pendant les cinq séances magnétiques, nous avons vu les inspirations s'élever de 15 à 17, de 18 à 19, de 20 à 25, et s'abaisser de 27 à 24, et les pulsations s'élever de 118 à 125, de 100 à 120, de 100 à 113, de 95 à 98, de 117 à 120. Nous avons remarqué que cette femme semblait avoir peur des mouvements des doigts et des mains du magnétiseur, qu'elle les fuyait en retirant sa tête en arrière, qu'elle les suivait pour ne pas les perdre de vue, comme si elle eût à en redouter un mal quelconque ; elle a été visiblement tourmentée pendant les cinq séances.

Nous avons observé chez elle de fréquents et longs soupirs, quelquefois entrecoupés, le clignotement de l'abaissement des paupières, le frottement des yeux, la déglutition assez fréquente de la salive, mouvement qui, chez d'autres magnétisés, a constamment précédé le sommeil, et enfin la disparition de la douleur de la région lombaire.

La commission, en rapprochant ces différents faits, n'a voulu fixer votre attention que sur la série des phénomènes physiologiques qui se sont développés dans les deux derniers. Elle ne peut attacher aucune importance à cette amélioration partielle survenue dans les symptômes des très insignifiantes maladies de ces deux femmes. Si ces maladies existaient, le temps et le repos ont pu en triompher. Si elles n'existaient pas, comme il arrive trop souvent, la feinte a dû disparaître sans le magnétisme comme avec le magnétisme. Ainsi, Messieurs, nous ne vous les avons présentés que comme les premiers éléments, pour ainsi dire, de l'action magnétique, que vous verrez se prononcer davantage, à mesure que nous parcourrons les autres divisions que nous avons établies.

TROISIÈME DIVISION. — EFFETS OBSERVÉS SOUVENT PRODUITS PAR L'ENNUI, LA MONOTONIE ET L'IMAGINATION.

La commission a eu plusieurs occasions de remarquer que la monotonie des gestes, que le silence religieux observé dans les expériences, que l'ennui occasionné par une position constamment la même, ont produit le sommeil chez plusieurs individus, qui cependant n'étaient pas soumis à l'influence magnétique, mais qui se retrouvaient dans les mêmes circonstances physiques et morales dans lesquelles précédemment on les avait endormis ; dans ces cas il nous a été impossible de ne pas reconnaître la puissance de l'imagination, puissance en vertu de laquelle ces individus croyant être magnétisés, éprouvaient les mêmes effets que s'ils l'avaient été. Nous citerons particulièrement les observations suivantes :

Mademoiselle Lemaître, âgée de vingt-cinq ans, était affectée depuis trois ans d'une amaurose, quand elle entra à l'Hôtel-Dieu. Elle a été magnétisée les 7, 13, 14, 15, 16, 17, 18, 19, 20, 21 et 22 juillet 1826. Nous ne répéterons pas ici les différents phénomènes qui ont marqué le commencement de l'action magnétique, et que nous avons détaillés dans la section précédente, tels que le clignotement, l'abaissement des paupières, le frottement des yeux comme pour se débarrasser d'une sensation incommode, l'inclinaison brusque de la tête et la déglutition de la salive. Ce sont, comme nous vous l'avons dit, des signes que nous avons observés constamment et sur lesquels nous ne reviendrons plus. Nous dirons seulement que nous avons remarqué un commencement de somnolence à la fin de la troisième séance, que cette somnolence a été en croissant jusqu'à la onzième, qu'à dater de la quatrième des mouvements convulsifs des muscles du cou et de la face, des mains, de l'épaule, se sont manifestés, et qu'à la fin de chaque séance nous avons trouvé plus d'accélération dans le pouls qu'au commencement ; mais ce qui doit le plus fixer votre attention, c'est qu'après avoir été magnétisée dix fois, et avoir paru les huit dernières successivement de plus en plus sensible à l'action du magnétisme, M. Dupotet, son magnétiseur, s'assit, d'après l'invitation du rapporteur, à la onzième séance, le 20 juillet, derrière elle, sans faire aucun geste, sans avoir aucune intention de la magnétiser, et qu'elle éprouva une somnolence plus marquée que les jours précédents, mais moins d'agitation et de mouvements convulsifs.

Du reste il ne s'est manifesté aucune amélioration dans l'état de sa vue depuis le commencement des expériences, et elle est sortie de l'Hôtel-Dieu, comme elle y était entrée.

Louise Ganot, domestique, demeurant rue du Battoir, n° 19, entrée à l'Hôtel-Dieu, le 18 juillet 1826, salle Saint-Roch, n° 17, pour y être traitée d'une leucorrhée, a été magnétisée par M. Dupotet, les 21, 22, 23, 24, 25, 26, 27 et 28 juillet 1826 ; elle était, nous a-t-elle dit, sujette à des attaques de nerfs, et en effet, des mouvements convulsifs de la nature de ceux qui caractérisent l'hystérie se sont constamment développés chez elle pendant toutes les séances magnétiques : ainsi les cris plaintifs, la roideur et la torsion des membres supérieurs, la direction de la main vers l'épigastre, le renversement de tout le corps en arrière, de manière à former un arc dont la concavité était dans le dos, quelques minutes de sommeil qui terminaient cette scène, tout dénotait chez cette femme des attaques d'hystérie que l'on aurait pu croire être occasionnées par l'influence magnétique. Nous avons voulu savoir jusqu'à quel point l'imagination pouvait agir sur elle ; et à la sixième séance, le 26 juillet, M. Dupotet qui, jusqu'alors, l'avait magnétisée, se plaça en face d'elle et à deux pieds de distance, sans avoir de contact avec elle, sans exercer aucune manœuvre ; mais ayant la vive intention de produire sur elle quelques phénomènes magnétiques ; l'agitation, les mouvements convulsifs, des soupirs longs et entrecoupés, la roideur des bras, ne tardèrent pas à se manifester comme dans les séances précédentes. Le lendemain 27, nous plaçons M. Dupotet derrière elle, et elle est assise dans le grand fauteuil à joues dont elle s'est servie dans les expériences précédentes. Le magnétiseur se borne à diriger l'extrémité de ses doigts en face de la partie moyenne de son dos, et par conséquent le derrière du fauteuil est interposé entre la magnétisée et le magnétiseur.

Bientôt les mouvements convulsifs des jours précédents se déclarent plus violemment, et souvent elle tourne la tête en arrière. Elle nous dit à son réveil qu'elle a exécuté ce mouvement parce qu'il lui semblait qu'elle était tourmentée par quelque chose qui agissait derrière elle. Enfin, après avoir observé, le 26 et 27 juillet, le développement des phénomènes magnétiques, bien que dans un cas il n'y eût pas eu de manœuvres, mais seulement l'intention, et que dans l'autre ces manœuvres très simples (la direction des doigts) aient eu lieu par derrière et à l'insu de ladite dame Ganot, nous avons voulu expérimenter si les mêmes phénomènes se reproduiraient en l'absence de son magnétiseur. C'est ce qui est arrivé le 28 juillet. Mme Ganot a été mise dans toutes les circonstances semblables à celles des autres épreuves ; même heure de la journée (5 heures et demie du matin), même local, même silence, même fauteuil, mêmes assistants, mêmes préparatifs, tout, en un mot, était comme les six jours précédents ; il ne manquait que le magnétiseur, qui était resté chez lui. Les mêmes mouvements convulsifs se sont déclarés peut-être avec un peu moins de promptitude et de violence, mais toujours avec le même caractère.

Un homme âgé de vingt-sept ans, sujet depuis quinze ans à des attaques d'épilepsie, a été magnétisé 15 fois à l'Hôtel-Dieu, depuis le 27 juin jusqu'au 17 juillet 1826, par le rapporteur de la commission. Le sommeil a commencé à paraître à la 4e séance, le 1er juillet ; il a été plus fort à la 5e, le 2 du même mois. Dans les suivantes il a été assez léger, et on l'interrompait facilement, soit par du bruit, soit par des questions. Le rapporteur eut la précaution, dans les 13e et 14e, de se placer derrière le fauteuil dans lequel il était assis, et là, de faire les passes. A la 15me séance, qui eut lieu le 17 juillet, il continua à le placer, comme il l'avait fait pour la dame Ganot, dans les mêmes circonstances, où il le mettait depuis le commencement des expériences ; il se plaça de même derrière son fauteuil, et les mêmes phénomènes de somnolence se manifestèrent, bien qu'il ne l'ait point magnétisé. Nous avons dû nécessairement conclure de cette série d'expériences que ces deux femmes et que cet épileptique ont éprouvé les mêmes effets lorsqu'ils étaient magnétisés, et lorsqu'ils croyaient l'être; que par conséquent l'imagination a suffi pour produire chez eux des phénomènes qu'avec peu d'attention ou qu'avec de la préoccupation d'esprit on aurait pu attribuer au magnétisme.

QUATRIÈME DIVISION. — EFFETS PRODUITS PAR LE MAGNÉTISME.

Mais nous nous empressons de déclarer qu'il est plusieurs autres cas, et aussi rigoureusement observés, dans lesquels il nous eût été difficile de ne pas admettre le magnétisme comme cause de ces phénomènes. Nous les plaçons dans notre 4e division.

Un enfant de vingt-huit mois, atteint comme son père, dont il sera parlé plus tard, d'attaques d'épilepsie, fut magnétisé chez M. Bourdois, par M. Foissac, le 6 octobre 1827. Presque immédiatement après le commencement des passes, l'enfant se frotta les yeux, fléchit la tête de côté, l'appuya sur un des coussins du canapé sur lequel on l'avait assis, bâilla, s'agita, se gratta la tête et les oreilles, parut combattre le sommeil qui semblait vouloir l'envahir, et bientôt se releva, permettez-nous l'expression, en grognant; le besoin d'uriner le prit, et après qu'il l'eut satisfait, il parut très éveillé. Il fut encore magnétisé; mais comme il ne paraissait pas, cette fois, voisin du sommeil, on cessa l'expérience.

Nous rapprochons de ce fait celui d'un sourd-muet âgé

de dix-huit ans, sujet depuis longtemps à des accès d'épilepsie très fréquents, sur lequel M. Itard voulut essayer l'action du magnétisme ; ce jeune homme a été magnétisé 15 fois par M. Foissac. Nous ne dirons pas ici que les accès épileptiques furent suspendus pendant les séances, et qu'ils ne revinrent qu'au bout de huit mois, retard sans exemple dans l'histoire de sa maladie ; mais nous dirons que les phénomènes appréciables que ce jeune homme éprouva pendant les expériences furent la pesanteur des paupières, un engourdissement général, le besoin de dormir, et quelquefois même des vertiges.

Une action encore plus prononcée a été observée sur un membre de la commission, M. Itard, qui, le 11 novembre 1826, s'était soumis, comme nous l'avons dit, à des expériences, et qui n'en avait ressenti aucun effet. Magnétisé par M. Dupotet, le 27 octobre 1827, il a éprouvé de l'appesantissement sans sommeil, un agacement prononcé des nerfs de la face, des mouvements convulsifs dans les ailes du nez, dans les muscles de la face et des mâchoires, un afflux dans la bouche d'une salive d'un goût métallique, sensation analogue à celle qu'il avait éprouvée par le galvanisme. Les deux premières séances ont provoqué une céphalalgie qui a duré plusieurs heures, et en même temps les douleurs habituelles ont beaucoup diminué. Un an après, M. Itard, qui avait des douleurs dans la tête, fut magnétisé 18 fois par M. Foissac : le magnétisme a provoqué presque constamment un afflux de salive, et deux fois avec une saveur métallique ; on observait peu de mouvements et de contractions musculaires, si ce n'est quelques soubresauts dans les tendons des muscles des avant-bras et des jambes. M. Itard nous a dit que sa céphalalgie avait cessé chaque fois après une séance de 12 à 15 minutes; qu'elle n'existait plus à la 9e, lorsqu'elle fut rappelée par une interruption de trois jours dans le traitement magnétique, et dissipée de nouveau par ce moyen. Il a éprouvé pendant l'expérience la sensation d'un bien-être général, une disposition à un sommeil agréable, de la somnolence accompagnée de rêvasseries vagues et agréables ; sa maladie subit, comme précédemment, une amélioration notable qui ne fut pas de longue durée après la cessation du magnétisme.

Ces trois observations ont paru à votre commission tout à fait dignes de remarque. Les deux individus qui font le sujet des deux premières, l'un cet enfant de vingt-huit mois, l'autre le sourd-muet, ignorent ce qu'on leur fait; l'un d'eux même n'est pas en état de le savoir, et l'autre n'a jamais eu la moindre idée de ce qui concerne le magnétisme : tous deux sont cependant sensibles à son action, et bien certainement on ne peut attribuer chez l'un ni chez l'autre cette sensibilité à l'imagination ; elle lui est bien moins attribuable encore dans l'observation que nous avons rapportée de M. Itard.

Ce n'est point sur des hommes de notre âge, et comme nous, toujours en garde contre les erreurs de notre esprit et de nos sens, que l'imagination, telle que nous l'envisageons ici, a de la prise : elle est, à cette époque de la vie, éclairée par la raison, et dégagée de ces prestiges qui séduisent si facilement la jeunesse; c'est à cet âge qu'elle se tient en éveil, et que la défiance, plutôt que la confiance, préside aux diverses opérations de notre esprit. Ces circonstances se sont heureusement rencontrées chez notre collègue ; et l'Académie le connaît trop bien pour ne pas admettre que ce qu'il dit avoir éprouvé, il l'a réellement éprouvé. Sa véracité a été la même, et le 11 novembre 1826, lorsqu'il a déclaré n'avoir rien ressenti, et le 27 octobre 1827, quand il affirme devant nous avoir été sensible à l'action du magnétisme.

La somnolence observée dans les trois faits que nous

venons de rapporter nous a paru être le passage de l'état de veille à celui que l'on appelle le sommeil magnétique, ou somnambulisme, mots que la commission a trouvés impropres, pouvant donner de fausses idées, mais que dans l'impossibilité de les changer, elle a été forcée d'adopter.

Quand l'individu soumis à l'action du magnétisme est en somnambulisme, les magnétiseurs nous assurent qu'il n'entend ordinairement que les personnes que l'on a mises en rapport avec lui, soit celle qui les magnétise, soit celles que le magnétiseur aurait mises en communication avec lui par le moyen de la jonction des mains ou d'un contact immédiat quelconque. Selon eux, les organes extérieurs de ses sens sont tous ou presque tous assoupis, et cependant il éprouve des sensations. Ils ajoutent que l'on dirait qu'il se réveille en lui un sens intérieur, une sorte d'instinct qui l'éclaire, tantôt sur sa conservation, tantôt sur celle des personnes avec lesquelles il est en rapport. Pendant tout le temps que dure ce singulier état, il est, disent-ils, soumis à l'influence de celui qui le magnétise, et paraît lui obéir avec une docilité sans réserve, sans même que sa volonté, fortement prononcée à l'intérieur, soit manifestée ni par un geste ni par une parole (1).

Ce singulier phénomène, Messieurs, a paru à votre commission un objet d'autant plus digne de son attention et de ses recherches, que, bien que Bailly eût paru l'entrevoir, il n'était cependant pas connu lorsque le magnétisme fut soumis à l'examen des commissaires qui jugèrent le magnétisme en 1784, et qu'en outre c'était pour l'étudier que

(1) Les magnétisés, dit l'illustre et infortuné Bailly, à la page 7 de son célèbre rapport fait en 1784 à l'Académie royale des sciences, ont beau être plongés dans un assoupissement apparent, la voix du magnétiseur, son regard, un signe les en retire. On ne peut s'empêcher de reconnaître à ces effets constants une grande puissance qui agite les malades, les maîtrise, et dont celui qui magnétise semble être le dépositaire.

M. Foissac avait, pour ainsi dire, *exhumé* la question du magnétisme. Ce fut en effet en 1784, après la publication du rapport des commissaires, qu'il fut observé pour la première fois à Buzancy, près Soissons, par un des plus zélés sectateurs et promoteurs du magnétisme animal, M. de Puységur.

Dans un sujet qui pouvait être si facilement exploité par le charlatanisme, et qui nous paraissait si éloigné de tout ce que l'on connaissait jusqu'alors, vos commissaires ont dû être très sévères sur le genre de preuves admises pour constater ce phénomène ; et en même temps ils ont dû se tenir continuellement en garde contre l'illusion et la fourberie dont ils devaient craindre d'être les dupes.

La commission réclame votre attention pour les observations suivantes, dans la disposition desquelles elle n'a eu pour but que le développement de ce singulier état et que la manifestation des phénomènes qui le caractérisent vous offrissent toujours une progression croissante, de telle sorte qu'ils fussent toujours de plus en plus évidents.

Mlle Louise Delaphane, âgée de seize ans, demeurant rue Tirechape, n° 9, avait une suppression menstruelle, accompagnée de douleurs, de tension et de gonflement dans le bas-ventre, lorsqu'elle entra à l'Hôtel-Dieu, le 13 juin 1826. Des sangues appliquées à la vulve, des bains, et en général un traitement approprié ne produisant aucun soulagement, elle fut magnétisée par M. Foissac, les 22, 23, 24, 25, 26, 27 et 28 juin 1826. Elle s'endormit dans la première séance, au bout de huit minutes. On lui parle, elle ne répond pas ; on jette près d'elle un paravent de fer-blanc, elle reste dans une complète immobilité ; on brise avec force un flacon de verre, elle se réveille en sursaut. A la deuxième séance, elle répond par des signes de tête affirmatifs et négatifs aux questions qu'on lui adresse; dans la troisième, elle donne à entendre que dans deux jours elle parlera et indiquera la nature et le siége de sa maladie. On la pince très fortement au point de faire naître une ecchymose, elle ne donne aucun signe de sensibilité. On lui débouche sous le nez un flacon plein d'ammoniaque : elle est insensible à une première inspiration ; à la deuxième, elle porte la main à son nez. A son réveil, elle se plaint de la douleur que lui cause la partie pincée et ecchymosée, de même que l'inspiration du flacon d'ammoniaque, et elle retire brusquement sa tête. Les parents de cette fille résolurent de la faire sortir de l'Hôtel-Dieu, le 30 du même mois, parce qu'ils avaient appris qu'on la magnétisait. Elle y fut cependant magné tisée encore quatre fois ; dans toutes ces épreuves, elle ne parla jamais, et répondit seulement par des signes aux diverses questions qu'on lui adressa. Nous ajouterons qu'insensible aux chatouillements d'une plume introduite dans les narines, promenée sur ses lèvres et sur les ailes du nez, au bruit d'une planche jetée brusquement sur une table, elle se réveille au bruit d'un bassin de cuivre lancé sur le carreau, et au bruit d'un sac d'écus qu'un autre jour on vide de haut dans ce même bassin.

Une autre fois, le 9 décembre 1826, M. Dupotet magnétise devant la commission le nommé Baptiste Chamet, charretier à Charonne, qu'il avait magnétisé pour la dernière fois il y avait deux ou trois ans ; au bout de huit minutes, interpellé à diverses reprises pour savoir de lui s'il dort, il fait brusquement un signe de tête affirmatif ; plusieurs questions restent sans réponse. Comme il paraît souffrir, on lui demande ce qui lui fait mal, il indique avec la main la poitrine ; on lui demande encore quelle est cette partie, alors il répond : C'est le foie, et il indique toujours la poitrine. M. Guersant le pince très fortement au poignet gauche, et il ne témoigne aucune douleur; on lui ouvre la paupière, qui cède très difficilement à cette tentative, et l'on voit le globe de l'œil tourné comme convulsivement vers le haut de l'orbite, et la pupille notablement contractée.

La commission a vu dans les deux observations qu'elle vient de rapprocher la première ébauche du somnambulisme, de cette faculté au moyen de laquelle les magnétiseurs disent que, dans le sommeil des organes extérieurs des sens, il se développe chez les magnétisés un sens intérieur et une espèce d'instinct capable de se manifester par des actes extérieurs raisonnés. Dans chacun des cas rapportés ci-dessus, la commission a vu, en effet, soit des réponses par signes ou par phrases à des questions faites, soit des promesses, à la vérité toujours déçues, d'événements qui n'arrivent pas, mais pourtant les premières traces de l'expression d'un commencement d'intelligence. Les trois observations suivantes vous prouveront avec quelle défiance on doit accueillir les promesses de certains prétendus somnambules.

Mademoiselle Joséphine Martineau, âgée de 19 ans, demeurant rue Saint-Nicolas, n° 37, était affectée depuis trois mois d'une gastrite chronique lorsqu'elle entra à l'Hôtel-Dieu, le 5 août 1826. Elle fut magnétisée par M. Dupotet en présence du rapporteur, quinze jours de suite, depuis le 7 jusqu'au 21 du même mois, deux fois entre quatre et cinq heures du soir, et treize fois de six à sept heures du matin. Elle a commencé à s'endormir dans la deuxième séance, et dans la quatrième à répondre aux questions qu'on lui adressait. Nous ne vous répéterons pas qu'à la fin de chaque séance le pouls a été plus fréquent qu'au commencement, qu'elle n'a conservé aucun souvenir de ce qui s'est passé dans le sommeil. Ce sont de ces phénomènes communs qui ont précédemment été bien constatés chez d'autres magnétisés. Il s'agit ici du somnambulisme, et c'est ce phénomène que nous avons cherché à observer sur mademoiselle Martineau. Dans son sommeil, elle dit qu'elle ne voit pas les assistants, mais qu'elle les entend, et personne ne parle.

Sur l'interpellation faite à cet égard, elle répond qu'elle les entend quand on fait du bruit; elle dit qu'elle ne guérira que quand on l'aura purgée. Elle désigne pour ce purgatif trois onces de manne, et des pilules anglaises prises deux heures après la manne. Le lendemain et le surlendemain, le rapporteur ne donne pas de manne, il administre quatre pilules de mie de pain en deux jours; elle a quatre garde-robes pendant ces deux jours. Elle dit qu'elle se réveillera tantôt après cinq ou dix minutes de sommeil, et elle ne se réveille qu'après dix-sept et seize. Elle annonce que tel jour elle nous donnera des détails sur la nature de son mal. Ce jour arrive, et elle ne nous dit rien. Enfin chaque fois elle a été en défaut.

M. de Geslin, demeurant rue de Grenelle-Saint-Honoré, n° 37, écrivit à la commission, le 8 juillet 1826, qu'il avait à sa disposition une somnambule, mademoiselle Couturier, âgée de trente ans, ouvrière en dentelles, demeurant dans la même maison que lui, qui, entre autres facultés, possédait celle de lire dans la pensée de son magnétiseur et d'exécuter les ordres qu'il lui transmettait mentalement. La proposition de M. de Geslin était trop importante pour ne pas être acceptée avec empressement. M. Guéneau et le rapporteur se rendirent à son invitation. M. de Geslin leur renouvela les assurances qu'il leur avait données dans sa lettre sur les facultés surprenantes de sa somnambule; et après l'avoir endormie par les procédés que nous vous avons indiqués, il les invita à lui faire connaître à lui ce qu'ils désiraient qu'il demandât mentalement à sa somnambule.

L'un de nous, le rapporteur, se plaça sur un bureau pour écrire avec la plus grande exactitude tout ce qui se passerait; et l'autre, M. Guéneau, se chargea d'écrire sur des morceaux de papier, qu'il communiquait à son collègue, les ordres que tous deux voulaient qui fussent transmis à la magnétisée.

M. Guéneau écrivit sur un premier morceau de papier les mots suivants : *Allez vous asseoir sur un tabouret qui est en face du piano.* M. de Geslin, se pénétrant de cette volonté, dit à la somnambule d'exécuter ce qu'il lui demande mentalement. Elle se lève de sa place, et se mettant devant la pendule, il est, dit-elle, neuf heures vingt minutes. M. de Geslin lui annonce que ce n'est point là ce qu'il lui a demandé, alors elle va dans la chambre voisine; on lui fait savoir qu'elle se trompe encore, elle reprend sa place. On veut qu'elle se gratte le front, elle étend la main droite et n'exécute pas le mouvement commandé. On désire qu'elle s'asseye au piano, elle va à une croisée éloignée de six pieds du piano. Le magnétiseur se plaint qu'elle ne fasse pas ce qu'il lui impose par sa pensée, elle se lève et change de chaise. Nous demandons que, quand M. de Geslin lèvera la main, la somnambule lève la sienne, et qu'elle la tienne suspendue jusqu'à ce que celle du magnétiseur retombe. Elle lève la main, qui reste immobile et qui ne retombe que cinq minutes après celle de M. de Geslin. On lui présente le derrière d'une montre, elle dit qu'il est neuf heures trente-cinq minutes, et l'aiguille marque sept heures. Elle dit qu'il y a trois aiguilles, et il n'y en a que deux; on substitue une montre à trois aiguilles, et elle dit qu'il y en a deux; qu'il est neuf heures quarante minutes, et la montre marque neuf heures vingt-cinq minutes. Elle se met en rapport avec M. Guéneau, et lui dit, au sujet de sa santé, des choses tout à fait erronées, et en contradiction évidente avec ce que notre collègue avait écrit à ce sujet avant de se prêter à l'expérience.

En résumé, cette dame Couturier n'a tenu aucune des promesses qui nous avaient été faites, et nous avons été autorisés à croire que M. de Geslin n'avait pas pris toutes les précautions convenables pour ne pas être induit en erreur, et que telle était la cause de sa croyance aux facultés extraordinaires qu'il lui attribuait, facultés que nous n'avons nullement reconnues.

M. Chapelain, docteur en médecine, demeurant cour Batave, n° 3, informa la commission, le 14 mars 1828, qu'une femme de vingt-quatre ans, demeurant dans sa maison, et qui lui avait été adressée par notre collègue M. Caille, avait annoncé, étant endormie par suite d'expériences magnétiques, que le lendemain 15, à onze heures du soir, elle rendrait un ténia de la longueur du bras. La commission avait un trop grand désir de voir le résultat de cette annonce pour négliger l'occasion qui lui était offerte. MM. Itard, Thillaye et le rapporteur, auxquels se joignirent deux membres de l'Académie, MM. Caille et Virey, ainsi que le docteur Dance, actuellement médecin de l'hôpital Cochin, se rendirent le lendemain 15, à dix heures cinquante-cinq minutes du soir, au domicile de cette femme. Elle fut à l'instant magnétisée par M. Chapelain, et endormie à onze heures. Elle annonce alors qu'elle voit dans son intérieur quatre morceaux de vers dont le premier est enveloppé dans une peau; que, pour les rendre, il faudrait qu'elle prît de l'émétique et de la poudre aux vers. On lui objecte qu'elle avait dit qu'elle rendrait ce premier morceau à onze heures. Cette objection la contrarie, elle se lève brusquement; le rapporteur la saisit, s'assure qu'elle ne cache rien sous ses jupons, et l'assied, ses jupons levés, sur une chaise percée qu'il avait bien visitée auparavant. Au bout de dix minutes, elle dit éprouver du chatouillement à l'anus; elle se lève encore brusquement, et l'on profite de ce mouvement pour s'assurer que rien ne sort de l'anus. A onze heures quarante-deux minutes, elle est réveillée, fait des efforts pour aller à la garderobe et ne rend rien. M. Chapelain la magnétisa de nouveau, l'endormit, et lui donna à deux heures trente minutes du matin l'émétique, qui procura des vomissements sans morceaux de vers. Le 16, à dix heures du matin, elle rendit par l'anus des matières fécales moulées dans lesquelles il n'y avait aucune apparence de vers. Voilà donc trois faits bien constatés, et nous pourrions en citer d'autres, dans lesquels il y a eu bien évidemment erreur ou tentative de supercherie de la part des somnambules, soit dans ce qu'ils disaient entendre, soit dans ce qu'ils promettaient de faire, soit dans ce qu'ils annonçaient devoir arriver.

Dans cette position, nous désirions ardemment éclaircir la question, et nous pensâmes qu'il était essentiel autant dans l'intérêt des recherches auxquelles nous nous livrions, que pour nous soustraire aux déceptions du charlatanisme, et nous assurer qu'il y avait quelque signe qui pût indiquer que le somnambulisme existait véritablement, c'est-à-dire si le magnétisé endormi était, permettez-nous l'expression, plus qu'endormi, s'il était arrivé à l'état du somnambulisme.

M. Dupotet, dont il a déjà été question plusieurs fois, proposa, le 4 novembre 1826, à la commission, de la rendre témoin d'expériences dans lesquelles il mettrait dans toute son évidence la réalité du somnambulisme magnétique. Il s'engageait, et nous avons sa promesse signée par lui, à produire à volonté, et hors de la portée des individus mis par lui en somnambulisme, des mouvements convulsifs dans une partie quelconque de leur corps, par le fait seulement de la direction de son doigt vers cette partie. Il regardait ces convulsions comme le signe certain de l'existence du somnambulisme. La commission profita de la présence de Baptiste Chamet pour faire sur lui les expériences d'après lesquelles elle pourrait éclaircir cette question. En conséquence, M. Dupotet, l'ayant mis en somnambulisme, dirigea un doigt en pointe vers les siens, on en approcha même une tige métallique : aucun effet convulsif ne fut produit. Un doigt du magnétiseur fut dirigé de nouveau vers ceux du magnétisé; on vit dans les doigts index et médius des deux mains un léger mouvement semblable à la convulsion déterminée par la pile galvanique. Six minutes après, le doigt du magnétiseur dirigé vers le poignet gauche imprima à cette partie un mouvement complet de convulsion, et c'est alors que le magnétiseur annonça que, dans cinq minutes, *on ferait tout ce que l'on voudrait de cet homme.* Alors M. Marc, placé derrière ce dernier, indiqua que le magnétiseur devait chercher à agir sur l'index droit : il dirigea le sien vers cette partie, et c'est le gauche et la cuisse du même côté qui entrèrent en convulsion. Plus tard, on dirigea les doigts vers les orteils : aucun effet ne fut produit. On exécute des passes antérieures. MM. Bourdois, Guersant et Guéneau de Mussy dirigèrent successivement leurs doigts vers ceux du magnétisé, qui se contractèrent à leur approche. Plus tard, on aperçut des mouvements dans la main gauche, vers laquelle cependant aucun doigt n'était dirigé. Enfin on suspendit toute expérience pour vérifier si les mouvements convulsifs n'avaient pas lieu quand on ne le magnétisait pas; et ces mouvements se renouvelaient, mais plus faiblement.

La commission en a conclu qu'il n'était pas besoin de l'approche des doigts du magnétiseur pour produire des convulsions, bien que M. Dupotet ajoutât que lorsqu'elles ont commencé à avoir lieu, elles pouvaient se reproduire d'elles-mêmes.

Mlle Lemaître, dont nous avons déjà parlé, pag. 101, lorsqu'il s'est agi de l'influence de l'imagination sur la production des phénomènes magnétiques, a présenté aussi cette mobilité convulsive ; mais tantôt ces mouvements, assez semblables pour leur prestesse à ceux que l'on éprouve par l'approche d'une pointe électrique, avaient lieu dans une partie, par suite de l'approche des doigts, tantôt aussi sans que cette dernière condition eût été remplie; tantôt nous les avons vus arriver plus ou moins de temps après la tentative qu'on faisait pour les développer; tantôt ils ne paraissaient pas une seule fois; tantôt l'approche des doigts vers une partie était suivie de convulsions dans une autre.

Un nouvel exemple de ce phénomène est celui qui nous a été fourni par M. Chalet, consul de France à Odessa. M. Dupotet le magnétisa en notre présence, le 17 novembre 1826; il dirigea le doigt vers son oreille gauche, et aussitôt on aperçut un mouvement dans les cheveux qui sont derrière l'oreille, et que l'on attribua à la contraction des muscles de cette région; on renouvela des passes avec une seule main, sans diriger le doigt vers l'oreille, et l'on aperçut dans l'oreille un mouvement général et brusque d'ascension. Un doigt fut ensuite dirigé vers la même oreille, et n'y produisit aucun effet.

C'est principalement sur M. Petit, âgé de trente-deux ans, instituteur à Athis, que les mouvements convulsifs ont été déterminés avec le plus de précision par l'approche des doigts du magnétiseur. M. Dupotet le présenta à la commission, le 10 août 1826, en lui annonçant que ce M. Petit était très susceptible d'entrer en somnambulisme, et que dans cet état, lui, M. Dupotet, pouvait à sa volonté, et sans l'exprimer par la parole, par la seule approche de ses doigts, déterminer dans les parties que la commission aurait indiquées par écrit des mouvements convulsifs apparents. Il fut endormi très promptement; et c'est alors que la commission, pour prévenir tout soupçon d'intelligence, remit à M. Dupotet une note rédigée en silence à l'instant même, et dans laquelle elle avait indiqué par écrit les parties qu'elle désirait qui entrassent en convulsion. Muni de cette instruction, il dirigea d'abord la main vers le poignet droit, qui entra en convulsion, il se plaça ensuite derrière le magnétisé et dirigea son doigt en premier lieu vers la cuisse gauche, puis vers le coude gauche, et enfin vers la tête. Ces trois parties furent presque aussitôt prises de mouvements convulsifs. M. Dupotet dirigea sa jambe gauche vers celle du magnétisé, celui-ci s'agita de manière qu'il fût sur le point de tomber. M. Dupotet dirigea ensuite son pied vers le coude droit de M. Petit, et ce coude droit s'agita; puis il porta son pied vers le coude et la main gauche, et des mouvements convulsifs très forts se développèrent dans tout le membre supérieur. Un des commissaires, M. Marc, dans l'intention de prévenir davantage encore toute espèce de supercherie, lui mit un bandeau sur les yeux, et les expériences précédentes furent répétées avec une légère différence dans le résultat. D'après l'indication mimique et instantanée d'un ou de deux d'entre nous, M. Dupotet dirigea son doigt vers la main gauche : à son approche les deux mains s'agitèrent. On désira que l'action se portât à la fois sur les deux membres inférieurs. D'abord les doigts furent approchés sans résultat. Bientôt le somnambule remua d'abord les mains, puis se recula, puis agita les pieds. Quelques moments plus tard, le doigt, approché de la main, la fit retirer et produisit une agitation générale. MM. Thillaye et Marc dirigèrent les doigts sur diverses parties du corps, et provoquèrent quelques mouvements convulsifs. Ainsi M. Petit a toujours eu, par l'approche des doigts, des mouvements convulsifs, soit qu'il ait eu ou qu'il n'ait pas eu un bandeau sur les yeux ; et ces mouvements ont été plus marqués quand on a dirigé vers les parties soumises aux expériences une tige métallique, telle qu'une clef ou une branche de lunettes. En résultat, la commission, quoique témoin de plusieurs cas dans lesquels cette faculté contractile a été mise en jeu par l'approche des doigts ou de tiges métalliques, a besoin de nouveaux faits pour apprécier ce phénomène sur la constance et la valeur duquel elle ne se croit pas assez éclairée pour se prononcer.

Réduits par conséquent à nous en rapporter à notre inquiète surveillance, nous avons poursuivi nos recherches et multiplié nos observations, en redoublant de soins, d'attention et de méfiance.

Vous vous rappelez peut-être, Messieurs, les expériences qui furent faites en 1820 à l'Hôtel-Dieu, en présence d'un grand nombre de médecins, dont quelques-uns sont membres de cette Académie, et sous les yeux du rapporteur, qui seul en concevait le plan, en dirigeait tous les détails, et les consignait minute par minute sur un procès-verbal signé par chacun des assistants. Peut-être nous nous serions abstenus de vous en parler, sans une circonstance particulière qui nous fait un devoir de rompre le silence. On se rappelle qu'au milieu des discussions que la proposition de soumettre le magnétisme animal à un nouvel examen avait soulevées dans le sein de l'Académie, un membre, qui du reste ne niait pas la réalité des phénomènes magnétiques, avait avancé que tandis que les magnétiseurs proclamaient la guérison de Mlle Samson, elle lui demandait à rentrer à l'Hôtel-Dieu, où, ajoutait-il, elle était morte par suite d'une lésion organique jugée incurable par les hommes de l'art.

Cependant cette même Mlle Samson reparut, six ans après cette prétendue mort, et votre commission convoquée le 29 décembre 1826, pour faire sur elle des expériences, voulut avant tout s'assurer si l'individu que lui présentait M. Dupotet, dont d'ailleurs la bonne foi lui était parfaitement connue, était bien la même que celle qui, neuf ans auparavant, avait été magnétisée à l'Hôtel-Dieu. MM. Bricheteau et Patissier qui avaient assisté à ces premières expériences, eurent la complaisance de se rendre à l'invitation de la commission, et, conjointement avec le rapporteur, ils constatèrent et signèrent que c'était bien la même personne qui avait été le sujet des expériences faites à l'Hôtel-Dieu en 1820, et qu'ils n'apercevaient en elle d'autre changement que ce qui annonce une amélioration notable dans sa santé.

L'identité ainsi constatée, Mlle Samson fut magnétisée par M. Dupotet en présence de la commission. A peine les passes furent-elles commencées, que Mlle Samson s'agita sur son fauteuil, se frotta les yeux, témoigna de l'impatience, se plaignit, et toussa d'une voix rauque, qui rappela à MM. Bricheteau, Patissier et au rapporteur, ce même timbre de voix qui les avait frappés en 1820, et qui alors, comme dans la circonstance présente, était pour nous l'indice du commencement de l'action du magnétisme. Bientôt elle frappa du pied, appuya sa tête sur sa main droite et son fauteuil, et leur parut dormir. On lui souleva la paupière, et l'on vit, comme en 1820, le globe de l'œil tourné convulsivement en haut. Plusieurs questions lui furent adressées et restèrent sans réponse ; puis, lorsqu'on lui en fit de nouvelles, elle fit des gestes d'impatience, et répondit avec mauvaise humeur qu'on ne devait pas la tourmenter ; enfin, sans en avoir prévenu qui que ce fût, le rapporteur jeta sur le parquet une table et une bûche qu'il avait placée sur cette table. Quelques-uns des assistants jetèrent un cri d'effroi, Mlle Samson seule n'entendit rien, ne fit aucune espèce de mouvement et continua à dormir après comme avant le bruit violent et improvisé : on la réveilla quatre minutes après, en lui frottant les yeux circulairement avec les pouces. Alors la même bûche fut jetée à l'improviste sur le parquet ; le bruit fit tressaillir la magnétisée, qui alors était éveillée ; elle se plaignit vivement du sentiment de la peur qu'on venait de lui causer, tandis que six minutes auparavant elle avait été insensible à un bruit beaucoup plus fort.

Vous avez tous également entendu parler d'un fait qui a fixé dans le temps l'attention de la section de chirurgie, et qui lui a été communiqué dans la séance du 16 avril 1829, par M. Jules Cloquet. La commission a cru devoir le consigner ici comme une des preuves les moins équivoques de la force du sommeil magnétique. Il s'agit d'une dame P..., âgée de soixante-quatre ans, demeurant rue Saint-Denis, n° 151, qui consulta M. Cloquet, le 8 avril 1829, pour un cancer ulcéré qu'elle portait au sein droit depuis plusieurs années, et qui était compliqué d'un engorgement considérable des ganglions axillaires correspondants. M. Chapelain, médecin ordinaire de cette dame, qui la magnétisait depuis quelques mois dans l'intention, disait-il, de dissoudre l'engorgement du sein, n'avait pu obtenir d'autre résultat, sinon de produire un sommeil très profond, pendant lequel la sensibilité paraissait anéantie, les idées conservant toute leur lucidité. Il proposa à M. Cloquet de l'opérer pendant qu'elle serait plongée dans le sommeil magnétique. Ce dernier, qui avait jugé l'opération indispensable, y consentit; et le jour fut fixé pour le dimanche suivant, 12 avril. La veille et l'avant-veille, cette dame fut magnétisée plusieurs fois par M. Chapelain, qui la disposait, lorsqu'elle était en somnambulisme, à supporter sans crainte l'opération, qui l'avait même amenée à en causer avec sécurité, tandis qu'à son réveil elle en repoussait l'idée avec horreur.

Le jour fixé pour l'opération, M. Cloquet, en arrivant à dix heures et demie du matin, trouva la malade habillée et assise dans un fauteuil, dans l'attitude d'une personne paisiblement livrée au sommeil naturel. Il y avait à peu près une heure qu'elle était revenue de la messe, qu'elle entendait habituellement à la même heure; M. Chapelain l'avait mise dans le sommeil magnétique depuis son retour : la malade parla avec beaucoup de calme de l'opération qu'elle allait subir. Tout étant disposé pour l'opérer, elle se déshabilla elle-même, et s'assit sur une chaise.

M. Chapelain soutint le bras droit. Le bras gauche fut laissé pendant sur le côté du corps. M. Pailloux, élève interne de l'hôpital Saint-Louis, fut chargé de présenter les instruments et de faire les ligatures. Une première incision partant du creux de l'aisselle fut dirigée au-dessus de la tumeur jusqu'à la face interne de la mamelle. La deuxième, commencée au même point, cerna la tumeur par en bas et fut conduite à la rencontre de la première. Les ganglions engorgés furent disséqués avec précaution, à raison de leur voisinage de l'artère axillaire, et la tumeur fut extirpée. La durée de l'opération a été de dix à douze minutes.

Pendant tout ce temps, la malade a continué à s'entretenir tranquillement avec l'opérateur, et n'a pas donné le plus léger signe de sensibilité : aucun mouvement dans les membres ou dans les traits, aucun changement dans la respiration ni dans la voix, aucune émotion, même dans le pouls, ne se sont manifestés; la malade n'a pas cessé d'être dans l'état d'abandon et d'impassibilité automatiques où elle était quelques minutes avant l'opération. On n'a pas été obligé de la contenir, on s'est borné à la soutenir. Une ligature a été appliquée sur l'artère thoracique latérale, ouverte pendant l'extraction des ganglions; la plaie étant réunie par des emplâtres agglutinatifs et pansée, l'opérée fut mise au lit toujours en état de somnambulisme, dans lequel on l'a laissée quarante-huit heures. Une heure après l'opération, il se manifesta une légère hémorrhagie qui n'eut pas de suite. Le premier appareil fut levé le mardi suivant 14, la plaie fut nettoyée et pansée de nouveau; la malade ne témoigna aucune sensibilité, ni douleur; le pouls conserva son rhythme habituel.

Après ce pansement, M. Chapelain réveilla la malade, dont le sommeil somnambulique durait depuis une heure avant l'opération, c'est-à-dire depuis deux jours. Cette dame ne parut avoir aucune idée, aucun sentiment de ce qui s'était passé; mais en apprenant qu'elle avait été opérée, et voyant ses enfants autour d'elle, elle en éprouva une très vive émotion que le magnétiseur fit cesser en l'endormant aussitôt.

La commission a vu dans ces deux observations la preuve la plus évidente de l'abolition de la sensibilité pendant le somnambulisme, et elle déclare que bien qu'elle n'ait pas été témoin de la dernière, elle la trouve empreinte d'un tel caractère de vérité, elle lui a été attestée et répétée par un si bon observateur, qu'il l'avait communiquée à la section de chirurgie, qu'elle n'a pas craint de vous la présenter comme le témoignage le moins contestable de cet état de torpeur et d'engourdissement provoqué par le magnétisme.

Au milieu des expériences dans lesquelles la commission avait cherché à apprécier cette faculté de mettre en mouvement sans contact la contractilité des muscles de M. Petit, d'Athis, d'autres essais se faisaient sur lui pour observer la clairvoyance, c'est-à-dire la vision à travers les paupières fermées, dont on disait qu'il était doué pendant le somnambulisme.

Le magnétiseur nous avait annoncé que son somnambule reconnaîtrait entre douze pièces de monnaie celle que lui, M. Dupotet, aurait tenue dans sa main. Le rapporteur y plaça un écu de 5 francs au millésime de l'an XIII, et le mêla ensuite à douze autres, qu'il rangea en cercle sur une table. M. Petit désigna une de ces pièces, mais elle était au millésime de 1812. Ensuite, on lui présenta une montre dont on avait dérangé les aiguilles, afin qu'elles n'indiquassent pas l'heure actuelle, et deux fois de suite M. Petit fut dans l'erreur sur l'indication de leur direction. On a voulu expliquer ces mécomptes en nous disant que M. Petit perdait de sa lucidité depuis qu'il était magnétisé moins souvent; et pourtant, dans la même séance, le rapporteur a fait avec lui une partie de piquet; il a souvent cherché à le tromper en annonçant une carte ou une couleur pour une autre, et la mauvaise foi du rapporteur n'a pas empêché

M. Petit de jouer juste et de savoir la couleur du point de son adversaire. Nous devons ajouter que chaque fois que l'on a interposé un corps, une feuille de papier, un carton entre les yeux et l'objet à désigner, M. Petit n'a pu rien distinguer.

Si ces épreuves eussent été les seules dans lesquelles nous eussions cherché à reconnaître cette clairvoyance, nous en aurions conclu que ce somnambule ne la possédait pas; mais cette faculté parut dans tout son jour dans l'expérience suivante, et cette fois le succès répondit entièrement à ce que nous avait annoncé M. Dupotet.

M. Petit fut magnétisé le 15 mars 1826 par lui, à huit heures et demie du soir, et endormi à peu près en une minute. Le président de la commission, M. Bourdois, s'assura que le nombre des pulsations avait, depuis qu'il était endormi, diminué de vingt-deux par minute, et que le pouls avait même quelque chose d'irrégulier. M. Dupotet, après avoir mis un bandeau sur les yeux du somnambule, dirige sur lui à plusieurs reprises ses doigts en pointe à deux pieds environ de distance. Aussitôt il se manifeste dans les mains et dans les bras vers lesquels était dirigée l'action une contraction violente. M. Dupotet ayant également approché ses pieds de ceux de M. Petit, toujours sans contact, celui-ci les retire avec vivacité. Il se plaint d'éprouver dans les membres sur lesquels l'action s'était portée une vive douleur et une chaleur brûlante. M. Bourdois essaie de produire les mêmes effets. Il les obtient également, mais avec moins de promptitude et à un degré plus faible.

Ce point bien établi, on s'occupe de reconnaître la clairvoyance du somnambule. Celui-ci ayant déclaré qu'il ne pouvait voir avec le bandeau, on le lui retire; mais alors toute l'attention se porte à constater que les paupières sont exactement fermées. A cet effet, on tient presque constamment pendant les expériences une lumière au-devant des yeux de M. Petit, à la distance d'un ou deux pouces, et plusieurs personnes eurent les yeux presque continuellement fixés sur les siens. Aucune ne put apercevoir le moindre écartement entre les paupières. M. Ribes fit même remarquer que leurs bords étaient superposés de manière que les cils se croisaient.

On examine aussi l'état des yeux, on les ouvre de force sans que le somnambule s'éveille, et l'on remarque que la prunelle est portée en bas et dirigée vers le grand angle de l'œil.

Après ces observations préliminaires, on procède à vérifier les phénomènes de *la vision avec les yeux fermés.*

M. Ribes, membre de l'Académie, présente un catalogue qu'il tire de sa poche. Le somnambule, après quelques efforts qui paraissent le fatiguer, lit très distinctement ces mots : *Lavater, il est bien difficile de connaître les hommes.* Ces derniers mots étaient imprimés en caractères très fins. On lui met sous les yeux un passeport, il le reconnait, et le désigne sous le nom de *passe homme.* Quelques instants après, on substitue au passe-port un port d'armes, que l'on sait être presque en tout semblable au passe-port, et on le lui présente du côté blanc. M. Petit peut seulement reconnaître que c'est une pièce encadrée et assez semblable à la première : on le retourne. Alors, après quelques instants d'attention, il dit ce que c'est, et lit distinctement ces mots : *De par le Roi,* et à gauche : *port d'armes.* On lui montre encore une lettre ouverte; il dit ne pouvoir la lire, n'entendant pas l'anglais : c'était en effet une lettre anglaise.

M. Bourdois tire de sa poche une tabatière sur laquelle était un camée encadré en or. Le somnambule ne peut d'abord le voir distinctement; le cadre d'or éblouissait, disait-il. Quand on eut couvert le cadre avec les doigts, il dit voir l'emblème de la fidélité. Pressé de dire quel était cet emblème, il ajoute : « Je vois un chien, il est comme dressé devant un autel. » C'est là, en effet, ce qui était représenté.

On lui présente une lettre fermée; il ne peut rien découvrir du contenu. Il suit seulement la direction des lignes avec le doigt; mais il lit fort bien l'adresse, quoiqu'elle contînt un nom assez difficile : A M. de Rockenstroh.

Toutes ces expériences fatiguaient extrêmement M. Petit. On le laissa un instant reposer; puis, comme il aime beaucoup le jeu, on lui proposa, pour le délasser, de faire une partie de cartes. Autant les expériences de pure curiosité semblent le contrarier et le fatiguer, autant il fait avec aisance et dextérité ce qui lui fait plaisir, et ce à quoi il se porte de son propre mouvement.

Un des assistants, M. Raynal, ancien inspecteur de l'université, fit avec M. Petit un cent de piquet, et perdit; celui-ci maniait les cartes avec la plus grande agilité, et sans jamais se tromper. On essaya plusieurs fois inutilement de le mettre en défaut en soustrayant ou en changeant des cartes; il comptait avec une surprenante facilité le nombre de points marqués sur la carte à marquer de son adversaire.

Pendant tout ce temps, on n'avait cessé d'examiner les yeux et de tenir auprès d'eux une lumière; on les avait toujours trouvés exactement fermés; on remarqua que le globe de l'œil semblait néanmoins se mouvoir sous la paupière et suivre les divers mouvements des mains. Enfin, M. Bourdois déclara que, selon toutes les vraisemblances humaines, et autant qu'on en pouvait juger par les sens, les paupières étaient exactement closes.

Pendant que M. Petit faisait une deuxième partie de piquet, M. Dupotet, sur l'invitation de M. Ribes, dirigea par derrière la main vers son coude; la contraction précédemment observée eut lieu de nouveau. Puis, sur la proposition de M. Bourdois, il le magnétisa par derrière, et toujours à plus d'un pied de distance, dans l'intention de l'éveiller. L'ardeur que le somnambule portait au jeu combattait cette action et faisait que, sans le réveiller, elle le gênait et le contrariait. Il porta plusieurs fois la main derrière la tête, comme s'il y souffrait. Il tomba enfin dans un assoupissement qui paraissait être un sommeil naturel assez léger; et quelqu'un lui ayant parlé dans cet état, il s'éveilla comme en sursaut. Peu d'instants après, M. Dupotet, toujours placé près de lui et à quelque distance, le plongea de nouveau dans le sommeil magnétique, et les expériences recommencèrent. M. Dupotet, désirant qu'il ne restât aucune ombre de doute sur la nature d'une action physique exercée à volonté sur le somnambule, proposa de mettre à M. Petit tel nombre de bandeaux que l'on voudrait, et d'agir sur lui dans cet état. On lui couvrit, en effet, la figure jusqu'aux narines avec plusieurs cravates; on tamponna avec des gants la cavité formée par la proéminence du nez, et l'on recouvrit le tout d'une cravate noire descendant en forme de voile jusqu'au cou. Alors on recommença de nouveau et de toutes les manières les essais d'action à distance, et constamment les mêmes mouvements se manifestèrent dans les parties vers lesquelles la main ou le pied étaient dirigés.

Après ces nouvelles épreuves, M. Dupotet, ayant ôté à M. Petit ses bandeaux, fit avec lui une partie d'*écarté* pour le distraire. Il joua avec la même facilité qu'auparavant et gagna encore. Il mettait tant d'ardeur à son jeu, qu'il resta insensible à l'influence de M. Bourdois, qui essaya inutilement, pendant qu'il jouait, d'agir sur lui par derrière, et de lui faire exécuter un commandement volontaire.

Après sa partie, le somnambule se leva, se promena à travers le salon, écartant les chaises qui se trouvaient sur son passage, et alla s'asseoir à l'écart pour se reposer quelque temps loin des curieux et des expérimentateurs qui l'avaient fatigué. Là, M. Dupotet le réveilla à plusieurs pieds de distance; mais ce réveil ne fut pas complet, à ce qu'il paraît, car quelques instants après il s'assoupit; il fallut faire de nouveaux efforts pour le réveiller complétement.

Éveillé, il a dit ne conserver aucun souvenir de ce qui s'était passé pendant son sommeil.

A coup sûr, si, comme M. Bourdois l'a consigné à part sur le procès-verbal de cette séance, « la constante immobilité des paupières et leurs bords superposés de manière que les cils paraissaient entrecroisés, sont des garanties suffisantes de la clairvoyance de ce somnambule à travers les paupières, il est impossible de refuser, sinon sa croyance, au moins son étonnement à tout ce qui s'est passé dans cette séance, et de ne pas désirer être témoin de nouvelles expériences pour pouvoir fixer son opinion sur l'existence et la valeur du magnétisme animal. »

Le vœu exprimé à cet égard par notre président n'a pas tardé à recevoir son exécution chez trois somnambules qui, outre cette clairvoyance observée par le précédent, ont présenté des preuves d'une intuition et d'une prévision très remarquables, soit pour eux, soit pour d'autres.

Ici la sphère paraît s'agrandir; il ne s'agit plus de satisfaire une simple curiosité, de chercher à s'assurer s'il existe un signe qui puisse faire prononcer que le somnambulisme a ou n'a pas lieu, si un somnambule peut lire les yeux fermés, se livrer pendant son sommeil à des combinaisons de jeux plus ou moins compliquées, questions curieuses, intéressantes, dont la solution, celle de la dernière surtout, est, comme spectacle, un phénomène très extraordinaire; mais qui, en véritable intérêt, et surtout en espérances sur le parti qu'en peut tirer la médecine, sont infiniment au-dessous de celles dont la commission va vous donner connaissance.

Il n'est personne parmi vous, messieurs, qui, dans tout

ce qu'on a pu lui citer du magnétisme, n'ait entendu parler de cette facilité qu'ont certains somnambules non-seulement de préciser le genre de maladies dont ils sont affectés, la durée, l'issue de ces maladies, mais encore le genre, la durée et l'issue des maladies des personnes avec lesquelles on les met en rapport. Les trois observations suivantes nous ont paru tellement importantes, que nous avons cru devoir vous les faire connaître dans leur entier, comme présentant des exemples fort remarquables de cette intuition, de cette prévision; vous y trouverez en même temps la réunion de divers phénomènes qui n'ont pas été observés chez les autres magnétisés.

Paul Villagrand, étudiant en droit, né à Magnac-Laval (Haute-Vienne), le 18 mai 1803, fut frappé le 25 décembre 1825 d'une attaque d'apoplexie qui fut suivie de la paralysie de tout le côté gauche du corps. Après dix-sept mois de divers traitements par l'acupuncture, un séton à la nuque, douze moxas le long de la colonne vertébrale, traitement qu'il suivit soit chez lui, soit à la maison de santé, soit à l'hospice de perfectionnement, et dans le cours desquels il eut deux nouvelles attaques, fut admis le 8 avril 1827 dans l'hôpital de la Charité. Bien qu'il eût éprouvé un soulagement notable des moyens mis en usage avant son entrée dans cet hôpital, il marchait avec des béquilles sans pouvoir s'appuyer sur le pied gauche. Le bras du même côté exécutait bien divers mouvements; mais Paul ne pouvait le lever vers la tête. Il y voyait à peine de l'œil droit, et avait l'ouïe très dure des deux oreilles. C'est dans cet état qu'il fut confié aux soins de notre collègue M. Fouquier qui, outre la paralysie bien évidente, lui reconnut des symptômes d'hypertrophie du cœur.

Pendant cinq mois, il lui administra l'extrait alcoolique de noix vomique, le fit saigner de temps en temps, le purgea et lui fit appliquer des vésicatoires. Le bras gauche reprit un peu de force, les maux de tête auxquels il était sujet s'éloignèrent, et son état resta stationnaire jusqu'au 29 août 1827, époque à laquelle il fut magnétisé pour la première fois par M. Foissac, d'après l'ordre et sous la direction de M. Fouquier. Dans cette première séance, il éprouva une sensation de chaleur générale, puis des soubresauts dans les tendons. Il s'étonna d'être envahi pour ainsi dire par une envie de dormir, se frotta les yeux pour la dissiper, fit des efforts visibles et infructueux pour tenir ses paupières ouvertes, enfin sa tête tomba sur la poitrine, et il s'endormit. A dater de ce moment, la surdité et le mal de tête ont cessé. Ce n'est qu'à la neuvième séance que le sommeil devint profond, et c'est à la dixième qu'il répondit par des sons inarticulés aux questions qu'on lui adressa; plus tard, il annonça qu'il ne pourrait guérir qu'à l'aide du magnétisme, et il se prescrivit la continuation des pilules d'extrait de noix vomique, des sinapismes et des bains de Baréges. Le 25 septembre, la commission se rendit à l'hôpital de la Charité, fit déshabiller le malade, et constata que le membre inférieur gauche était manifestement plus maigre que le droit, que la main droite serrait beaucoup plus fort que la gauche, que la langue tirée hors de la bouche était portée vers la commissure droite, et que dans la buccination la joue droite était plus bombée que la gauche.

On magnétisa alors Paul, qui ne tarda pas à entrer en somnambulisme. Il récapitula ce qui était relatif à son traitement, et prescrivit que, dans le jour même, on lui appliquât un sinapisme à chaque jambe pendant une heure et demie, que le lendemain on lui fît prendre un bain de Baréges, et qu'en sortant du bain on lui mît des sinapismes pendant douze heures sans interruption, tantôt à une place, tantôt à une autre; que le surlendemain, après avoir pris un second bain de Baréges, on lui tirât une palette et demie de sang par le bras droit. Enfin il ajouta qu'en suivant ce traitement, le 28, c'est-à-dire trois jours après, il marcherait sans béquilles en sortant de la séance où il dit qu'il faudrait encore le magnétiser. On suivit le traitement qu'il avait indiqué, et au jour dit, le 28 septembre, la commission vint à l'hôpital de la Charité. Paul se rendit, appuyé sur ses béquilles, à la salle des conférences, où il fut magnétisé comme de coutume et mis en somnambulisme. Dans cet état, il assura qu'il retournerait à son lit sans béquilles, sans soutien. A son réveil, il demanda ses béquilles; on lui répondit qu'il n'en avait plus besoin. En effet, il se leva, se soutint sur la jambe paralysée, traversa la foule qui le suivait, descendit la marche de la chambre d'expériences, traversa la deuxième cour de la Charité, monta deux marches, et, arrivé au bas de l'escalier, il s'assit. Après s'être reposé deux minutes, il monta, à l'aide d'un bras et de la rampe, les vingt-quatre marches de l'escalier qui conduit à la salle où il couche; il alla à son lit sans appui, s'assit encore un moment, et fit ensuite une nouvelle promenade dans la salle, au grand étonnement de tous les malades, qui jusqu'alors l'avaient toujours vu cloué dans son lit. A dater de ce jour, Paul ne reprit plus ses béquilles.

La commission se réunit encore le 11 octobre suivant à l'hôpital de la Charité. On le magnétisa, et il annonça qu'il serait complétement guéri à la fin de l'année, si on lui établissait un séton 2 pouces au-dessous de la région du cœur. Dans cette séance, on le pinça à plusieurs reprises, on lui enfonça une épingle à 1 ligne de profondeur dans le sourcil et dans le poignet sans qu'il donnât aucun signe de sensibilité.

Le 16 octobre, M. Fouquier reçut du conseil général des hospices une lettre qui l'invitait à suspendre les expériences magnétiques qu'il avait commencées à l'hôpital de la Charité. On fut donc obligé d'interrompre ce traitement magnétique, dont *ce paralysé ne pouvait*, disait-il, *assez louer l'efficacité*. M. Foissac le fit sortir de l'hôpital, et le plaça rue des Petits-Augustins, n° 18, dans une chambre particulière où il continua son traitement.

Le 29 du même mois, la commission se rendit chez le malade pour examiner les progrès de sa guérison; mais avant de le magnétiser, elle constata que la marche avait lieu sans béquilles, et qu'elle paraissait plus assurée que dans la précédente séance. Ensuite on lui fit essayer ses forces au dynamomètre. Pressé par la main droite, l'aiguille marquait 30 kilogrammes, et de la main gauche 12. Les deux mains réunies la firent monter à 31. On le magnétisa; en quatre minutes, le somnambulisme se déclara, et Paul assura qu'il serait totalement guéri le 1er janvier. On essaya ses forces : la main droite fait monter l'aiguille du dynamomètre à 29 kilogrammes (1 de moins qu'avant le sommeil); la main gauche (la paralysée), à 26, 14 de plus qu'avant le sommeil, et les deux mains réunies à 45, 14 de plus qu'avant.

Toujours dans le somnambulisme, il se lève pour marcher et franchit vivement l'espace; il saute à cloche-pied sur le pied gauche. Il se met à genou sur le genou droit; il se relève en se soutenant par la main gauche sur un assistant, et en faisant porter sur le genou gauche tout le poids de son corps. Il prend et soulève M. Thillaye, le fait tourner sur lui-même, et se rasseoit l'ayant sur ses genoux. Il tire de toute sa force le dynamomètre et fait monter l'échelle de traction à 16 myriagrammes. Sur l'invitation qu'on lui fait de descendre l'escalier, il quitte brusquement son fauteuil, prend le bras de M. Foissac, qu'il quitte à la porte, descend et remonte les marches deux à deux, trois à trois, avec une rapidité convulsive, qu'il modère cependant quand on lui dit de les franchir une à une. Aussitôt qu'il est réveillé, il perd cette augmentation étonnante de ses forces; alors, en effet, le dynamomètre ne marque plus que 3 myriagrammes

3/4, c'est-à-dire 12 1/4 moins qu'avant le réveil. Sa démarche est lente, mais assurée; il ne peut soutenir le poids de son corps sur la jambe gauche (la paralysée), et il essaie inutilement de soulever M. Foissac.

Nous devons noter, messieurs, que peu de jours avant cette dernière expérience, ce malade avait perdu 2 livres 1/2 de sang, qu'il avait encore deux vésicatoires aux jambes, un séton à la nuque, un autre à la poitrine; vous reconnaîtrez par conséquent, avec nous, quelle prodigieuse augmentation de forces le magnétisme avait développée dans les organes malades, celle des organes sains restant la même, puisque pendant tout le temps qu'a duré le somnambulisme la force totale du corps avait été plus que quadruplée.

Paul renonça par la suite à tout traitement médical. Il voulut seulement qu'on se bornât à le magnétiser; et, vers la fin de l'année, comme il témoignait le désir d'être mis et maintenu pendant huit jours en somnambulisme pour que sa guérison fût complétée le 1er janvier, il fut magnétisé le 25 décembre, et à dater de ce jour il resta en somnambulisme jusqu'au 1er janvier.

Pendant ce temps, il fut, à des intervalles inégaux, éveillé environ douze heures, et dans ces courts moments de réveil on lui laissait croire qu'il n'était endormi que depuis quelques heures. Pendant tout son sommeil, ses fonctions digestives se firent avec un surcroît d'activité.

Il était endormi depuis trois jours, lorsque, accompagné de M. Foissac, il partit à pied le 28 décembre de la rue Mondovi, et alla trouver M. Fouquier à l'hôpital de la Charité, où il arriva à neuf heures. Il y reconnut les malades auprès desquels il était couché avant sa sortie, les élèves qui faisaient le service dans la salle, et il lut, les yeux fermés, un doigt étant appliqué sur chaque paupière, quelques mots qui lui furent présentés par M. Fouquier. Tout ce dont nous étions les témoins nous parut si étonnant que la commission, voulant suivre jusqu'à la fin l'histoire de ce somnambule, se réunit de nouveau le 1er janvier chez M. Foissac, où elle trouva Paul endormi depuis le 25 décembre. Il avait supprimé, quinze jours auparavant, les sétons de la nuque et de la poitrine, et s'était fait établir au bras gauche un cautère qu'il devait conserver toute la vie. Il déclarait, du reste, qu'il était guéri; qu'en ne commettant aucune imprudence, il arriverait à un âge avancé, et qu'il succomberait à une attaque d'apoplexie. (Toujours endormi), il sort de chez M. Foissac, il marche et court dans la rue d'un pas ferme et assuré; à son retour, il porte avec la plus grande facilité une personne présente qu'il n'avait pu qu'avec peine soulever avant d'être endormi.

Le 12 janvier, la commission se rassembla de nouveau chez M. Foissac, où se trouvaient M. E. Lascase, député; M. de ***, aide de camp du roi, et M. Ségalas, membre de l'Académie. M. Foissac nous annonça qu'il allait endormir Paul, que dans cet état de somnambulisme on lui appliquerait un doigt sur chaque œil fermé, et que, malgré cette occlusion complète des paupières, il distinguerait la couleur des cartes, qu'il lirait le titre d'un ouvrage et quelques mots ou lignes indiqués au hasard dans le corps même de l'ouvrage. Au bout de deux minutes de manœuvres magnétiques, Paul est endormi. Les paupières étant tenues fermées constamment, et alternativement par MM. Fouquier, Itard, Marc et le rapporteur, on lui présente un jeu de cartes neuves, dont on brise la bande de papier portant le timbre de la régie, on les mêle, et Paul reconnaît facilement et successivement les roi de pique, as de trèfle, dame de pique, neuf de trèfle, sept de carreau, dame de carreau, et huit de carreau.

On lui présente, ayant les paupières tenues fermées par M Ségalas, un volume que le rapporteur avait apporté. Il lit sur le titre *Histoire de France*. Il ne peut lire les deux lignes intermédiaires, et lit sur la cinquième le nom seul *Anquetil*, qui y est précédé de la préposition *par*. On ouvre le livre à la page 89, et il lit à la première ligne : 11 *le nombre de ses*..... il passe le mot *troupes*, et continue. *Au moment où on le croyait le plus occupé des plaisirs du carnaval*..... il lit également le titre courant *Louis;* mais ne peut lire le chiffre romain qui le suit. On lui présente un papier sur lequel on a écrit les mots *agglutination* et *magnétisme animal*. Il épelle le premier et prononce les deux autres. Enfin on lui a présenté le procès-verbal de cette séance : il en a lu assez distinctement la date et quelques mots plus lisiblement écrits que d'autres. Dans toutes ces expériences, les doigts ont été appliqués sur la totalité de la commissure de chaque œil, en pressant de haut en bas la paupière supérieure sur l'inférieure, et nous avons remarqué que le globe de l'œil avait été dans un mouvement constant de rotation et paraissait se diriger vers l'objet soumis à la vision.

Le 2 février, Paul fut mis en somnambulisme chez MM. Scribe et Brémard, négociants, rue Saint-Honoré. Le rapporteur de la commission était le seul membre présent à l'expérience. On ferma les paupières comme dans la précédente, et Paul lut dans l'ouvrage intitulé *Les mille et une nuits* le titre, le mot *préface* et la première ligne de cette préface, moins le mot *peu*. On lui présenta aussi un volume intitulé *Lettres de deux amies*, par madame Campan. Il distingua sur une estampe la figure de Napoléon, il en montra les bottes, et dit qu'il y voyait deux femmes. Ensuite il lut couramment les quatre premières lignes de la page 3, à l'exception du mot *raviver*. Enfin, il reconnut sans les toucher quatre cartes qu'on lui présenta successivement deux

(1) *Histoire de France depuis les Gaulois jusqu'à la mort de Louis XVI*, par Anquetil, 13 vol. in-8. Paris, 1817. Le passage lu par Paul est à la page 89 du septième volume.

à deux, ce sont le roi de pique et le huit de cœur, la dame de trèfle.

Dans une autre séance qui eut lieu le 13 mars suivant, Paul essaya inutilement de distinguer différentes cartes qu'on lui appliqua sur l'épigastre ; mais il lut encore les yeux fermés dans un livre ouvert au hasard, et cette fois ce fut M. Jules Cloquet qui lui boucha les paupières. Le rapporteur écrivit aussi sur un morceau de papier les mots *Maximilien Robespierre*, qu'il lut également bien.

Les conclusions à tirer de cette longue et curieuse observation sont faciles. Elles découlent naturellement de la simple exposition des faits que nous avons rapportés, et nous les établissons de la manière suivante : 1° Un malade qu'une médecine rationnelle faite par un des praticiens les plus distingués de la capitale n'a pu guérir de la paralysie, trouve sa guérison dans l'emploi du magnétisme, et dans l'exactitude avec laquelle on suit le traitement qu'il se prescrit lui-même quand il est en somnambulisme. 2° Dans cet état ses forces sont notablement augmentées. 3° Il nous donne la preuve la plus irrécusable qu'il lit, ayant les yeux fermés. 4° Enfin il prévoit l'époque de sa guérison, et cette guérison arrive.

L'observation suivante nous montrera cette prévision encore plus développée, chez un homme du peuple tout à fait ignorant, et qui, à coup sûr, n'avait jamais entendu parler du magnétisme.

Pierre Cazot, âgé de vingt ans, ouvrier chapelier, né d'une mère épileptique, était sujet depuis dix ans à des attaques d'épilepsie qui se renouvelaient cinq ou six fois par semaine. lorsqu'il entra à l'hôpital de la Charité dans les premiers jours du mois d'août 1827. Il fut soumis de suite au traitement du magnétisme, s'endormit à la troisième séance, et devint somnambule à la dixième, qui eut lieu le 19 août. Ce fut alors à 9 heures du matin qu'il annonça que le jour même à 4 heures après midi il aurait une attaque d'épilepsie, mais qu'on pouvait la prévenir si on le magnétisait un peu auparavant. On préféra vérifier l'exactitude de sa prévision, et aucune précaution ne fut prise pour s'y opposer. On se contenta de l'observer sans qu'il s'en doutât. A une heure il fut saisi d'une violente céphalalgie, à 3 heures il fut forcé de se mettre au lit, et à 4 heures précises l'accès éclata. Sa durée fut de 4 minutes. Le surlendemain Cazot étant en somnambulisme, M. Fouquier lui enfonça à l'improviste une épingle d'un pouce de long entre l'index et le pouce de la main droite ; il lui perça avec la même épingle le lobe de l'oreille : on lui écarta les paupières et l'on frappa plusieurs fois la conjonctive avec la tête d'une épingle sans qu'il donnât le moindre signe de sensibilité.

La commission se rendit à l'hôpital de la Charité le 24 août à 9 heures du matin pour suivre les expériences que M. Fouquier, l'un de ses membres, avait le projet de continuer sur lui.

M. Foissac, qui l'avait déjà magnétisé, se plaça en face, et à six pieds de distance de Cazot ; il le fixa, ne fit aucun geste avec les mains, garda le silence le plus absolu, et Cazot s'endormit en huit minutes. Trois fois on lui plaça sous le nez un flacon plein d'ammoniaque : sa figure se colora, la respiration s'accéléra, mais il ne se réveilla pas. M. Fouquier lui enfonça, dans l'avant-bras, une épingle d'un pouce. On lui en introduisit une autre à une profondeur de deux lignes, obliquement sous le sternum, une troisième obliquement aussi à l'épigastre, une quatrième perpendiculairement dans la plante du pied. M. Guersant le pinça à l'avant-bras de manière à y laisser une ecchymose; M. Itard s'appuya sur sa cuisse de tout le poids de son corps. On chercha à provoquer le chatouillement en promenant sous le nez, sur les lèvres, sur les sourcils, les cils, le cou et la plante du pied, un petit morceau de papier :

rien ne put le réveiller. Nous le pressâmes de questions..... Combien aurez-vous encore d'accès ? — Pendant un an. — Savez-vous s'ils seront rapprochés les uns des autres? — Non. — En aurez-vous un ce mois-ci? — J'en aurai un lundi 27, à 3 heures moins 20 minutes. — Sera-t-il fort? — Il ne le sera pas la moitié de celui qui m'a pris dernièrement. — Quel autre jour aurez-vous un autre accès? — — Après un mouvement d'impatience il répond, d'aujourd'hui en quinze, c'est-à-dire le 7 septembre. — A quelle heure? — A 6 heures moins 10 minutes du matin.

La maladie d'un des enfants de Cazot le força de sortir ce jour-là même, 24 août de la Charité. Mais on convint de l'y faire revenir le lundi 27 au matin pour observer l'accès qu'il avait annoncé devoir arriver le même jour, à 3 heures moins 20 minutes. Le concierge ayant refusé de le recevoir lorsqu'il s'y présenta, Cazot se rendit chez M. Foissac pour se plaindre de ce refus. Ce dernier préféra, nous a-t-il dit, dissiper cet accès par le magnétisme, que d'en être seul témoin : nous n'avons pu, par conséquent, constater l'exactitude de cette prévision. Mais il nous restait encore à observer l'accès annoncé pour le 7 septembre, et M. Fouquier, qui fit entrer Cazot le 6 à l'hôpital sous prétexte de lui donner des soins qu'il ne pouvait recevoir hors de l'établissement, le fit magnétiser dans le courant de cette journée du 6 par M. Foissac qui l'endormit par la force seule de sa volonté et la fixité de son regard. Dans ce sommeil, Cazot répéta que le lendemain il aurait une attaque à 6 heures moins dix minutes, et qu'on pourrait la prévenir s'il était magnétisé un peu auparavant.

A un signal convenu et donné par M. Fouquier, M. Foissac, dont Cazot ignorait la présence, le réveilla comme il l'avait endormi par la force seule de sa volonté, malgré les questions qu'on adressait à ce somnambule, et qui n'avaient pas d'autre but que de lui cacher le moment où il devait être réveillé. Pour être témoin du second accès, la commission se réunit le 7 septembre, à 6 heures moins un quart du matin, dans la salle Saint-Michel de l'hôpital de la Charité. Là elle apprit que la veille, à 8 heures du soir, Cazot avait été saisi d'une douleur de tête qui l'avait tourmenté toute la nuit, que cette douleur lui avait procuré la sensation d'un carillon, et qu'il avait eu des élancements dans les oreilles. A 6 heures moins 10 minutes, nous fûmes témoins de l'accès épileptique caractérisé par la roideur et la contraction des membres, la projection répétée et saccadée de la tête en arrière, la courbure arquée du corps en arrière, la clôture convulsive des paupières, la rétraction du globe de l'œil vers le haut de l'orbite, les soupirs, les cris, l'insensibilité au pincement, le serrement de la langue entre les dents. Tout cet appareil de symptômes a duré cinq minutes pendant lesquelles il y a eu deux rémissions de quelques secondes chacune; et ensuite il y a eu un brisement des membres, et une lassitude générale.

Le 10 septembre, à 7 heures du soir, la commission se réunit chez M. Itard, pour continuer ses expériences sur Cazot. Ce dernier était dans le cabinet où la conversation s'est engagée et a été entretenue avec lui jusqu'à 7 heures et demie, moment auquel M. Foissac, arrivé depuis lui et resté dans l'antichambre séparé de lui par deux portes fermées et à une distance de douze pieds, commença à le magnétiser. Trois minutes après, Cazot dit : Je crois que M. Foissac est là, car je me sens abasourdi. Au bout de 8 minutes il était complétement endormi. On le questionne et il assure de nouveau que de ce jour en trois semaines, le 1er octobre, il aura un accès épileptique à midi moins deux minutes.

Il s'agissait d'observer avec autant de soin que nous l'avions fait le 7 septembre, l'accès épileptique qui avait été prédit pour le 1er octobre. A cet effet la commission se rendit ce même jour à 11 heures et demie chez M. Georges, fabricant de chapeaux, rue des Ménétriers, 17, où Cazot demeurait et travaillait. Nous apprîmes de ce M. Georges : 1° que Cazot est un ouvrier très rangé, d'une excellente conduite, et incapable, soit par la simplicité de son esprit, soit par sa moralité, de se prêter à une supercherie quelconque, que Cazot ne se sentant pas bien portant, était resté dans sa chambre et qu'il ne travaillait pas; qu'il n'avait pas eu d'accès d'épilepsie depuis celui dont la commission avait été témoin à l'hôpital de la Charité; qu'il y avait en ce moment auprès de Cazot un homme intelligent sur la véracité et la discrétion duquel on pouvait compter, que cet homme n'a point annoncé à Cazot qu'il avait prédit une attaque pour aujourd'hui; qu'il paraît prouvé que M. Foissac a eu depuis le 10 septembre des relations avec ledit Cazot, sans qu'on puisse en inférer qu'il lui ait rappelé sa prédiction, et qu'au contraire ledit M. Foissac a paru attacher une très grande importance à ce que personne ne rappelât audit Cazot sa prédiction. M. Georges monte à midi moins cinq minutes dans une pièce située au-dessous de celle où habite Cazot, et une minute après, il est venu nous prévenir que l'accès avait lieu. Nous sommes tous montés à la hâte, MM. Guersant, Thillaye, Marc, Gueneau de Mussy, Itard et le rapporteur, au sixième étage, où, étant arrivés, la montre d'un des commissaires marquait midi moins une minute au temps vrai. Réunis autour du lit de Cazot, nous avons trouvé l'accès épileptique caractérisé par les symptômes suivants : Roideur tétanique du tronc et des membres, renversement de la tête et parfois du tronc en arrière, rétraction convulsive par en haut du globe des yeux dont on ne voit que le blanc, injection très prononcée de la face et du cou, contraction des mâchoires, convulsions fibrillaires partielles des muscles de l'avant-bras et du bras droit; bientôt après, opisthotonos tellement prononcée que le tronc était soulevé en arc de cercle, et que le corps n'avait d'autre appui que la tête et les pieds, lesquels mouvements se sont terminés par une brusque détente. Peu de moments après cette attaque, c'est-à-dire après une minute de relâche, un nouvel accès semblable au précédent s'est déclaré. Il y a eu des sons inarticulés, la respiration était haletante, par secousses, le larynx s'abaissant et s'élevant rapidement, et le pouls battant 132 à 160 fois. Il n'y a pas eu d'écume à la bouche, ni de contraction du pouce vers la face palmaire. Au bout de six minutes, l'accès s'est terminé par des soupirs, l'affaissement des membres, l'ouverture des paupières qui lui a permis de fixer les assistants d'un air étonné, et il nous a dit être courbaturé, surtout dans le bras droit.

Qnoique la commission ne pût douter de l'action bien réelle que le magnétisme produisait sur Cazot, même à son insu et à une certaine distance, elle voulut encore en acquérir une preuve nouvelle. Et comme il avait été prouvé dans la dernière séance que M. Foissac avait eu avec lui des relations, dans lesquelles il aurait pu lui dire qu'il avait annoncé une attaque qui devait arriver le 1er octobre, la commission voulut aussi, en provoquant de nouvelles expériences sur Cazot, induire M. Foissac en erreur sur le jour où son épileptique aurait l'attaque, qu'il avait annoncée d'avance. Par ce moyen nous nous mettions à l'abri de toute espèce de connivence, à moins qu'on ne suppose qu'un homme que nous avons toujours vu probe et loyal voulût s'entendre avec un homme sans éducation, sans intelligence, pour nous tromper. Nous avouons que nous n'avons fait ni à l'un ni à l'autre cette injure, et nous rendons la même justice à MM. Dupotet et Chapelain, dont nous avons eu plusieurs fois occasion de vous parler.

La commission se réunit donc dans le cabinet de M. le docteur Bourdois, le 5 octobre à midi, heure à laquelle Cazot y arriva avec son enfant. M. Foissac avait été invité à s'y rendre à midi et demi. Il arriva à l'heure dite, à l'insu de Cazot, se retira dans le salon, sans aucune communication avec nous. On alla cependant lui dire par une porte dérobée que Cazot était assis sur un canapé éloigné de dix pieds d'une porte fermée, et que la commission désirait qu'il l'endormît et l'éveillât à cette distance, lui restant dans le salon, et Cazot dans le cabinet.

A midi 37 minutes, pendant que Cazot est occupé à la conversation à laquelle nous nous livrions, et qu'il examine les tableaux qui ornent le cabinet, M. Foissac placé dans la pièce voisine commence ses manœuvres magnétiques, et nous remarquons qu'au bout de quatre minutes, Cazot clignote légèrement les yeux, qu'il a un air inquiet, et qu'enfin il s'endort en neuf minutes. M. Guersant, qui lui avait donné des soins à l'hôpital des Enfants pour ses attaques d'épilepsie, lui demande s'il le reconnaît? Réponse affirmative. M. Itard lui demande quand il aura un autre accès? il répond que ce sera d'aujourd'hui en quatre semaines (le 3 novembre) à 4 heures 5 minutes du soir. On lui demande ensuite quand il en aura une autre? il répond après s'être recueilli et avoir hésité, que ce sera cinq semaines après le précédent qu'il vient d'indiquer, le 9 décembre, à 9 heures et demie du matin.

Le procès-verbal de cette séance ayant été lu en présence de M. Foissac, pour qu'il le signât avec nous, nous avions voulu, comme il a été dit ci-dessus, l'induire en erreur ; et en le lui lisant avant de le faire signer aux membres de la commission, le rapporteur lut que le premier accès de Cazot aurait lieu le dimanche 4 novembre, tandis que le malade avait annoncé qu'il aurait lieu le samedi 3. Il le trompa également sur le second, et M. Foissac prit note de ces fausses indications comme si elles étaient exactes ; mais ayant, quelques jours après, mis Cazot en somnambulisme, ainsi qu'il avait coutume de le faire pour dissiper ses maux de tête, il apprit de lui que c'était le 3, èt non le 4, qu'il devait avoir son accès, et il en avertit M. Itard le 1er novembre, croyant qu'il y avait eu erreur dans la rédaction de notre procès-verbal.

La commission prit pour observer l'accès du 3 novembre les précautions qu'elle avait prises pour examiner celui du 1er octobre : elle se rendit à 4 heures du soir chez M. Georges, elle apprit de lui, de sa femme, et d'un de ses ouvriers, que Cazot avait travaillé comme de coutume toute la matinée jusqu'à 2 heures, et qu'en dînant il avait ressenti du mal de tête; que cependant il était descendu pour reprendre son travail; mais que le mal de tête augmentant, et qu'ayant eu un étourdissement, il était remonté chez lui et s'était étendu sur son lit où il s'est endormi. Alors MM. Bourdois, Fouquier et le rapporteur montèrent, précédés de M. Georges, vers la chambre de Cazot. M. Georges y entra seul et le trouva profondément endormi, ce qu'il nous fit remarquer par la porte entr'ouverte sur l'escalier. M. Georges lui parla haut, le remua, le secoua par le bras sans pouvoir le réveiller, et à 4 heures 6 minutes, au milieu des tentatives faites par M. Georges pour le réveiller, Cazot a été saisi des principaux symptômes qui caractérisent un accès d'épilepsie, et semblables en tout à ce que nous avions observé sur lui précédemment.

Le second accès annoncé dans la séance du 6 octobre pour le 9 décembre, c'est-à-dire deux mois auparavant, a eu lieu à 9 heures trois quarts, au lieu de 9 heures et demie, un quart d'heure plus tard qu'il n'avait été prédit, et fut caractérisé par les mêmes phénomènes précurseurs, et par les mêmes symptômes que ceux des 7 septembre, 1er octobre et 3 novembre.

Enfin le 11 février, Cazot fixa l'époque d'un nouvel accès au dimanche 22 avril, à midi 5 minutes, et cette annonce se vérifia comme les précédentes, à cinq minutes près, c'est-à-dire l'accès arriva à midi 10 minutes. Cet accès remarquable par sa violence, par l'espèce de fureur avec laquelle Cazot se mordit la main et l'avant-bras, par les secousses brusques et répétées qui le soulevaient, durait depuis 35 minutes, lorsque M. Foissac, qui était présent, le magnétisa. Bientôt l'état convulsif cessa pour faire place à un état de somnambulisme magnétique pendant lequel Cazot se leva, se mit sur une chaise et dit qu'il était très fatigué; qu'il aurait encore deux accès : l'un de demain en neuf semaines, à 6 heures 3 minutes (25 juin). Il ne veut pas penser au second accès parce qu'il faut songer à ce qui arrivera auparavant (à ce moment il renvoie sa femme qui était présente), et il ajoute qu'environ trois semaines après l'accès du 25 juin, il deviendra fou, que sa folie durera trois jours, pendant lesquels il sera si méchant, qu'il se battra avec tout le monde, qu'il maltraitera même sa femme, son enfant, qu'on ne devra pas le laisser avec eux, et qu'il ne sait pas s'il ne tuerait pas une personne qu'il ne désigne pas. Il faudra alors le saigner tout de suite des deux pieds. Enfin, ajoute-t-il, je serai guéri pour le mois d'août; et une fois guéri, la maladie ne me reprendra plus telles que soient les circonstances qui arrivent.

C'est le 22 avril que toutes ces prévisions nous sont annoncées; et deux jours après, le 24, Cazot, voulant arrêter un cheval fougueux qui avait pris le mors aux dents, fut précipité contre la roue d'un cabriolet qui lui fracassa l'arcade orbitaire gauche, et le meurtrit horriblement. Transporté à l'hôpital Beaujon, il y mourut le 15 mai. On trouva à l'ouverture du crâne une méningite récente, des collections purulentes sous les téguments du crâne, et à l'extrémité du plexus choroïde une substance jaunâtre intérieurement, blanche à l'extérieur, et renfermant de petites hydatides.

Nous voyons, dans cette observation, un jeune homme sujet depuis dix ans à des attaques d'épilepsie pour lesquelles il a été successivement traité à l'hôpital des Enfants, à Saint-Louis, et exempté du service militaire. Le magnétisme agit sur lui quoiqu'il ignore complétement ce qu'on lui fait. Il devient somnambule. Les symptômes de sa maladie s'améliorent; les accès diminuent de fréquence; les maux de tête, son oppression disparaissent sous l'influence du magnétisme; il se prescrit un traitement approprié à la nature de son mal, et dont il se promet la guérison. Magnétisé à son insu et de loin, il tombe en somnambulisme, en est retiré avec la même promptitude que lorsqu'il était magnétisé de près. Enfin il indique avec une rare précision un et deux mois d'avance le jour et l'heure où il doit avoir un accès d'épilepsie. Cependant, doué de sa prévision pour des accès aussi éloignés, bien plus pour des accès qui ne doivent jamais avoir lieu, il ne peut pas prévoir que dans deux jours il sera frappé d'un accident mortel.

Sans chercher à concilier tout ce qu'une pareille observatiou peut, au premier coup d'œil, offrir de contradictoire, la commission vous fera remarquer que les prévisions de Cazot ne sont relatives qu'à ses accès; qu'elles se réduisent à la conscience de modifications organiques qui se préparent et arrivent en lui comme le résultat nécessaire des fonctions intérieures; que ces prévisions, quoique plus étendues, sont tout à fait semblables à celles de certains épileptiques qui reconnaissent à certains symptômes précurseurs, comme la céphalalgie, les vertiges, la morosité, l'*aura epileptica*, qu'ils auront bientôt un accès. Serait-il étonnant que les somnambules dont, comme vous l'avez vu, les sensations sont extrêmement vives, puissent prévoir leurs accès longtemps d'avance, d'après quelques symptômes ou impressions intérieures qui échappent à l'homme éveillé? C'est de cette manière, Messieurs, que l'on pourrait entendre la prévision atestée par Arétée dans deux endroits de ses immortels ouvrages, par Sauvage qui en rapporte un exemple, et par Cabanis. Ajoutons que la prévision de Cazot n'est pas rigoureuse, absolue. Qu'elle est conditionnelle, puisqu'en prédisant un accès, il annonce qu'il n'aura pas lieu si on le magnétise, et qu'effectivement il n'a pas lieu, elle est tout organique, tout intérieure. Ainsi nous concevons pourquoi il n'a pas prévu un événement tout extérieur, savoir que le hasard lui ferait rencontrer un cheval fougueux, qu'il aurait l'imprudence de vouloir l'arrêter, et qu'il recevrait une blessure mortelle. Il a donc pu prévoir un accès qui n'a dû jamais arriver. C'est l'aiguille d'une montre qui dans un temps donné doit parcourir une certaine portion du cercle d'un cadran, et qui ne la décrit pas, parce que la montre vient à être brisée.

Nous venons de vous offrir, dans les deux observations précédentes, deux exemples très remarquables de l'intuition de cette faculté développée pendant le somnambulisme, et en vertu de laquelle deux individus magnétisés voyaient la maladie dont ils étaient atteints, indiquaient le traitement par lequel on devait la combattre, en annonçaient le terme, en prévoyaient les attaques. Le fait dont nous allons vous présenter l'analyse nous a offert un nouveau genre d'intérêt. Ici le magnétisé, plongé dans le somnambulisme, juge la maladie des personnes avec lesquelles il se met en rapport ; il en détermine la nature et en indique le remède.

Mademoiselle Céline a été mise en somnambulisme en présence de la commission, les 18 et 21 avril, 17 juin, 9 août, 23 décembre 1826, 13 et 17 janvier et 21 février 1827.

En passant de l'état de veille à celui de somnambulisme, elle éprouve un refroidissement de plusieurs degrés, appréciable au thermomètre ; sa langue devient sèche et rugueuse, de souple et humide qu'elle était auparavant ; son haleine, jusqu'alors douce, est fétide et repoussante.

La sensibilité est presque abolie pendant la durée de son sommeil, car elle fait six inspirations ayant sous les narines un flacon rempli d'acide chlorhydrique, et elle n'en témoigne aucune émotion. M. Marc la pince au poignet, une aiguille à acupuncture est enfoncée de trois lignes dans la cuisse gauche, une autre de deux lignes dans le poignet gauche. On réunit ces deux aiguilles par un conducteur galvanique; des mouvements convulsifs très marqués se développent dans la main, et mademoiselle Céline paraît étrangère à tout ce qu'on lui fait. Elle entend les personnes qui lui parlent de près et en la touchant, et elle n'entend pas le bruit de deux assiettes que l'on brise à côté d'elle.

C'est lorsqu'elle est plongée dans cet état de somnambulisme que la commission a reconnu trois fois chez elle la faculté de discourir sur les maladies des personnes qu'elle touche, et d'indiquer les remèdes qu'il convient de leur opposer.

La commission trouva parmi ses membres quelqu'un qui voulut bien se soumettre aux indications de cette somnambule. Ce fut M. Marc. Mademoiselle Céline fut priée d'examiner avec attention l'état de la santé de notre collègue. Elle appliqua la main sur le front et la région du cœur, et au bout de trois minutes elle dit : Que le sang se portait à la tête; qu'actuellement M. Marc avait mal dans le côté gauche de cette cavité; qu'il avait souvent de l'oppression, surtout après avoir mangé; qu'il devait avoir souvent une petite toux ; que la partie inférieure de la poitrine était gorgée de sang ; que quelque chose gênait le passage des aliments; que cette partie (et elle désignait la région de l'appendice xiphoïde) était rétrécie; que pour guérir M. Marc, il fallait qu'on le saignât largement, que l'on appliquât des cataplasmes de ciguë, et que l'on fît des frictions avec du laudanum sur la partie inférieure de la poitrine; qu'il bût de la limonade gommée, qu'il mangeât peu et souvent, et qu'il ne se promenât pas immédiatement après le repas.

Il nous tardait d'apprendre de M. Marc s'il éprouvait tout ce que cette somnambule avait annoncé. Il nous dit qu'en effet il avait de l'oppression lorsqu'il marchait en sortant de table ; que souvent, comme elle l'annonçait, il avait de la toux, et qu'avant l'expérience il avait mal dans le côté gauche de la tête, mais qu'il ne ressentait aucune gêne dans le passage des aliments.

Nous avons été frappés de cette analogie entre ce qu'éprouve M. Marc et ce qu'annonce la somnambule; nous l'avons soigneusement annoté, et nous avons attendu une autre occasion pour constater de nouveau cette singulière faculté. Cette occasion fut offerte au rapporteur, sans qu'il l'eût provoquée, par la mère d'une jeune demoiselle à laquelle il donnait des soins depuis fort peu de temps.

La malade était âgée de vingt-trois à vingt-cinq ans, atteinte depuis deux ans environ d'une hydropisie ascite accompagnée d'obstructions nombreuses, les unes du volume d'un œuf, d'autres du volume du poing, quelques-unes du volume d'une tête d'enfant, et dont les principales avaient leur siége dans le côté gauche du ventre. L'extérieur du ventre était inégal, bosselé; et ces inégalités correspondaient aux obstructions dont la capacité abdominale était le siége. M. Dupuytren avait déjà pratiqué dix à douze fois la ponction à cette malade, et avait toujours retiré une grande quantité d'albumine claire, limpide, sans odeur, sans aucun mélange. Le soulagement suivait toujours l'emploi de ce moyen.

Le rapporteur a été présent trois fois à cette opération; et il fut facile à M. Dupuytren et à lui de s'assurer du volume et de la dureté de ces tumeurs, par conséquent, de reconnaître leur impuissance pour la guérison de cette malade. Ils prescrivirent néanmoins différents remèdes, et ils attachèrent quelque importance à ce que mademoiselle *** fût mise à l'usage du lait d'une chèvre à laquelle on ferait des frictions mercurielles.

Le 21 février 1827, le rapporteur alla chercher M. Foissac et mademoiselle Céline, et il les conduisit dans une maison rue du Faubourg-du-Roule, sans leur indiquer ni le nom, ni la demeure, ni la nature de la maladie de la personne qu'il voulait soumettre à l'examen de la somnambule.

La malade ne parut dans la chambre où se fit l'expérience que quand M. Foissac eut endormi mademoiselle Céline : et alors, après avoir mis une de ses mains dans la sienne, elle l'examina pendant huit minutes, non pas comme le ferait un médecin en pressant l'abdomen, en le percutant, en le scrutant dans tous les sens ; mais seulement en appliquant la main à plusieurs reprises sur le ventre, la poitrine, le dos et la tête.

Interrogée pour savoir d'elle ce qu'elle avait observé chez mademoiselle ***, elle répondit que tout le ventre était malade, qu'il y avait un squirrhe et une grande quantité d'eau du côté de la rate, que les intestins étaient très gonflés ; qu'il y avait des poches où des vers étaient renfermés ; qu'il y avait des grosseurs du volume d'un œuf dans lesquelles étaient contenues des matières puriformes, et que ces grosseurs devaient être douloureuses ; qu'il y avait au bas de l'estomac une glande engorgée de la grosseur de trois de ses doigts, que cette glande était dans l'intérieur de l'estomac et devait nuire à la digestion ; que la maladie était ancienne, et qu'enfin mademoiselle *** devait avoir des maux de tête. Elle conseilla l'usage d'une tisane de bourrache et de chiendent nitrée, de cinq onces de suc de pariétaire pris chaque matin, de très peu de mercure pris dans du lait. Elle ajouta que le lait d'une chèvre que l'on frotterait d'onguent mercuriel une demi-heure avant de la traire conviendrait mieux (1) ; en outre, elle prescrivit des cataplasmes de fleurs de sureau constamment appliqués sur le ventre, des frictions sur cette cavité, avec de l'huile de laurier, et, à son défaut, avec le suc de cet arbuste uni à l'huile d'amandes douces, un lavement de décoction de kina coupé avec une décoction émolliente. La nourriture devait consister en viandes blanches, laitage farineux, point de citron. Elle permettait très peu de vin, un peu de rhum à la fleur d'orange, ou de la liqueur de menthe poivrée. Ce traitement n'a pas été suivi, et l'eût-il été, il n'aurait pas empêché la malade de succomber. Elle mourut un an après. L'ouverture du cadavre n'ayant pas été faite, on ne put vérifier ce qu'avait dit la somnambule.

Dans une circonstance délicate où des médecins fort habiles, dont plusieurs sont membres de l'Académie, avaient prescrit un traitement mercuriel pour un engorgement des glandes cervicales qu'ils attribuaient à un vice vénérien, la famille de la malade qui était soumise à ce traitement, voyant survenir de graves accidents, voulut avoir l'avis d'une somnambule. Le rapporteur fut appelé pour assister à cette consultation, et il ne négligea pas de profiter de cette nouvelle occasion d'ajouter encore à ce que la commission avait vu. Il trouva une jeune femme, madame la C***, ayant tout le côté droit du cou profondément engorgé par une grande quantité de glandes rapprochées les unes des autres. Une était ouverte et donnait issue à une matière purulente jaunâtre.

Mademoiselle Céline, que M. Foissac magnétisa en pré-

(1) Sans attacher une grande importance à cette singulière rencontre de la prescription faite par la somnambule de l'usage du lait d'une chèvre frictionnée d'onguent mercuriel avec cette même prescription recommandée à la malade par M. Dupuytren et par le rapporteur, la commission a dû consigner dans son travail cette coïncidence. Elle la présente comme un fait dont le rapporteur garantit l'authenticité, mais dont ni elle ni lui ne peuvent donner aucune explication.

sence du rapporteur, se mit en rapport avec elle, et affirma que l'estomac avait été attaqué par une substance comme du poison ; qu'il y avait une légère inflammation des intestins ; qu'il y avait à la partie supérieure droite du cou une maladie scrofuleuse qui avait dû être plus considérable qu'elle ne l'était à présent; qu'en suivant un traitement adoucissant qu'elle prescrit, il y aurait de l'amélioration dans quinze jours ou trois semaines. Ce traitement consistait en quelques grains de magnésie, huit sangsues au creux de l'estomac, des décoctions de gruau, un purgatif salin toutes les semaines, deux lavements chaque jour, l'un de décoction de kina, et, immédiatement après, un autre de racine de guimauve, des frictions d'éther sur les membres, un bain toutes les semaines; et pour nourriture, du laitage, des viandes légères et l'abstinence du vin. On suivit ce traitement pendant quelque temps, et il y eut une amélioration notable. Mais l'impatience de la malade, qui trouvait que le retour vers la santé n'était pas assez rapide, détermina la famille à convoquer une nouvelle réunion de médecins. Il y fut décidé que la malade serait soumise à un nouveau traitement mercuriel. Le rapporteur cessa alors de voir la malade, et apprit qu'à la suite de l'administration du mercure elle avait eu du côté de l'estomac des accidents très graves, qui la conduisirent au tombeau après deux mois de vives souffrances. Un procès-verbal d'autopsie signé par MM. Fouquier, Marjolin, Cruveilhier et Foissac, constata qu'il existait un engorgement scrofuleux ou tuberculeux des glandes du cou, deux légères cavernes remplies de pus, résultant de la fonte des tubercules au sommet de chaque poumon, la membrane muqueuse du grand cul-de-sac de l'estomac était presque entièrement détruite. Ces messieurs constatèrent, en outre, que rien n'indiquait la présence d'une maladie vénérienne soit récente, soit ancienne.

Il résulte de ces observations : 1° Que dans l'état de somnambulisme, mademoiselle Céline a indiqué les maladies de trois personnes avec lesquelles on l'a mise en rapport; 2° que la déclaration de l'une, l'examen que l'on fait de l'autre après trois ponctions, et l'autopsie de la troisième, se sont trouvés d'accord avec ce que cette somnambule avait avancé; 3° que les divers traitements qu'elle a prescrits ne sortent pas du cercle des remèdes qu'elle pouvait connaître, ni de l'ordre des choses qu'elle pouvait raisonnablement recommander; et 4° qu'elle les a appliqués avec une sorte de discernement.

A tous ces faits que nous avons péniblement recueillis, que nous avons observés avec tant de défiance et d'attention, que nous avons cherché à classer de la manière qui pût le mieux vous faire suivre le développement des phénomènes dont nous avions été les témoins, que nous nous sommes surtout efforcés de vous présenter dégagés de toutes les circonstances accessoires qui en auraient embarrassé et embrouillé l'exposition, nous pourrions ajouter ceux que l'histoire ancienne et même l'histoire moderne nous rapportent sur les prévisions qui se sont souvent réalisées, sur les guérisons obtenues par l'imposition des mains, sur les extases, sur les convulsionnaires, sur les oracles, sur les hallucinations; enfin sur tout ce qui, s'éloignant des phénomènes physiques explicables par l'action d'un corps sur un autre, rentre dans le domaine de la physiologie, et peut être considéré comme un fait dépendant d'une influence morale non appréciable par nos sens. Mais la commission était instituée pour examiner le somnambulisme, pour faire des expériences sur ce phénomène qui n'avait pas été étudié par les commissaires de 1784, et pour vous en rendre compte; elle serait donc sortie du cercle dans lequel vous l'aviez circonscrite, si, cherchant à appuyer ce qu'elle avait vu sur des autorités qui auraient observé des faits analogues, elle eût grossi son travail de faits qui lui auraient été étrangers. Elle a raconté avec impartialité ce qu'elle a vu avec défiance; elle a exposé avec ordre ce qu'elle a observé en diverses circonstances, ce qu'elle a suivi avec une attention autant minutieuse que continue. Elle a la conscience que le travail qu'elle vous présente est l'expression fidèle de tout ce qu'elle a observé. Les obstacles qu'elle a rencontrés vous sont connus, ils sont en partie cause du retard qu'elle a mis à vous présenter son rapport, quoique depuis longtemps les matériaux en fussent entre ses mains. Toutefois nous sommes loin de nous excuser et de nous plaindre de ce retard, puisqu'il donne à nos observations un caractère de maturité et de réserve qui doit appeler votre confiance sur des faits que nous vous racontons, loin de la prévention et de l'enthousiasme que vous pourriez nous reprocher, si nous les avions recueillis la veille. Nous ajoutons qu'il est loin de notre pensée de croire avoir tout vu; aussi nous n'avons pas la prétention de vous faire admettre comme axiome qu'il n'y a de positif dans le magnétisme que ce que nous mentionnons dans notre rapport. Loin de poser des limites à cette partie de la science physiologique, nous avons au contraire l'espoir qu'un nouveau champ lui est ouvert; et garants de nos propres observations, les présentant avec confiance à ceux qui après nous voudront s'occuper du magnétisme, nous nous bornons à en tirer les conclusions suivantes.

CONCLUSIONS.

Les conclusions du rapport sont la conséquence des observations dont il se compose.

1° Le contact des pouces ou des mains, des frictions, ou certains gestes que l'on fait, à peu de distance du corps, et appelés *passes*, sont les moyens employés pour se mettre en rapport, ou, en d'autres termes, pour transmettre l'action du magnétiseur au magnétisé.

2 Les moyens qui sont extérieurs et visibles ne sont pas toujours nécessaires, puisque, dans plusieurs occasions, la volonté, la fixité du regard, ont suffi pour produire les phénomènes magnétiques, même à l'insu des magnétisés.

3° Le magnétisme a agi sur des personnes de sexe et d'âge différents.

4° Le temps nécessaire pour transmettre et faire éprouver l'action magnétique a varié depuis une demi-heure jusqu'à une minute.

5° Le magnétisme n'agit pas en général sur les personnes bien portantes.

6° Il n'agit pas non plus sur tous les malades.

7° Il se déclare quelquefois, pendant qu'on magnétise, des effets insignifiants et fugaces que nous n'attribuons pas au magnétisme seul, tels qu'un peu d'oppression, de chaleur ou de froid, et quelques autres phénomènes nerveux dont on peut se rendre compte sans l'intervention d'un agent particulier, savoir, par l'espérance ou la crainte, la prévention ou l'attente d'une chose inconnue et nouvelle, l'ennui qui résulte de la monotonie des gestes, le silence et le repos observés dans les expériences; enfin par l'imagination qui exerce un si grand empire sur certains esprits et sur certaines organisations.

8° Un certain nombre des effets observés nous ont paru dépendre du magnétisme seul et ne se sont pas reproduits sans lui. Ce sont des phénomènes physiologiques et thérapeutiques bien constatés.

9° Les effets réels produits par le magnétisme sont très variés. Il agite les uns, calme les autres. Le plus ordinairement il cause l'accélération momentanée de la respiration et de la circulation, des mouvements convulsifs fibrillaires passagers ressemblant à des secousses électriques, un engourdissement plus ou moins profond, de l'assoupissement, de la somnolence, et dans un petit nombre de cas, ce que les magnétiseurs appellent somnambulisme.

10° L'existence d'un caractère unique propre à faire reconnaître dans tous les cas la réalité de l'état de somnambulisme n'a pas été constatée.

11° Cependant on peut conclure avec certitude que cet état existe quand il donne lieu au développement des facultés nouvelles qui ont été désignées sous les noms de clairvoyance, d'intuition, de prévision intérieure, ou qu'il produit de grands changements dans l'état physiologique, comme l'insensibilité, un accroissement subit et considérable de forces, et que cet effet ne peut être rapporté à une autre cause.

12° Comme parmi les effets attribués au somnambulisme il en est qui peuvent être simulés, le somnambulisme lui-même peut quelquefois être simulé, et fournir au charlatanisme des moyens de déception.

Aussi, dans l'observation de ces phénomènes qui ne se présentent encore que comme des faits isolés qu'on ne peut rattacher à aucune théorie, ce n'est que par l'examen le plus attentif, les précautions les plus sévères, par des épreuves nombreuses et variées, qu'on peut échapper à l'illusion.

13° Le sommeil provoqué avec plus ou moins de promptitude et établi à un degré plus ou moins profond, est un effet réel, mais non constant, du magnétisme.

14° Il nous est démontré qu'il a été provoqué dans des circonstances où les magnétisés n'ont pu voir et ont ignoré les moyens employés pour le déterminer.

15° Lorsqu'on fait tomber une fois une personne dans le sommeil magnétique, on n'a pas toujours besoin de recourir au contact et aux passes pour la magnétiser de nouveau. Le regard du magnétiseur, sa volonté seule, ont sur elle la même influence. On peut non-seulement agir sur le magnétisé, mais encore le mettre complétement en somnambulisme, et l'en faire sortir à son insu, hors de sa vue, à une certaine distance et au travers des portes.

16° Il s'opère ordinairement des changements plus ou moins remarquables dans les perceptions et les facultés des individus qui tombent en somnambulisme par l'effet du magnétisme.

A. Quelques-uns, au milieu du bruit de conversations confuses, n'entendent que la voix de leur magnétiseur; plusieurs répondent d'une manière précise aux questions que celui-ci ou que les personnes avec lesquelles on les a mis en rapport leur adressent; d'autres entretiennent des conversations avec toutes les personnes qui les entourent.

Toutefois il est rare qu'ils entendent ce qui se passe autour d'eux. La plupart du temps, ils sont complétement étrangers au bruit extérieur et inopiné fait à leur oreille, tel que le retentissement de vases de cuivre vivement frappés près d'eux, la chute d'un meuble, etc.

B. Les yeux sont fermés, les paupières cèdent difficilement aux efforts qu'on fait avec la main pour les ouvrir: cette opération, qui n'est pas sans douleur, laisse voir le globe de l'œil convulsé, et porté vers le haut et quelquefois vers le bas de l'orbite.

C. Quelquefois l'odorat est comme anéanti. On peut leur faire respirer l'acide muriatique ou l'ammoniaque sans qu'ils en soient incommodés, sans même qu'ils s'en doutent. Le contraire a lieu dans certains cas, et ils sont sensibles aux odeurs.

D. La plupart des somnambules que nous avons vus étaient complétement insensibles. On a pu leur chatouiller les pieds, les narines et l'angle des yeux par l'approche d'une plume, leur pincer la peau de manière à l'ecchymoser, la piquer sous l'ongle avec des épingles enfoncées à l'improviste et à une assez grande profondeur, sans qu'ils aient témoigné de la douleur, sans qu'ils s'en soient aperçus. Enfin on en a vu une qui a été insensible à une des opérations les plus douloureuses de la chirurgie, et dont ni la figure, ni le pouls, ni la respiration, n'ont dénoté la plus légère émotion.

17° Le magnétisme a la même intensité, il est aussi promptement ressenti à une distance de six pieds que de six pouces, et les phénomènes qu'il développe sont les mêmes dans les deux cas.

18° L'action à distance ne paraît pouvoir s'exercer avec succès que sur des individus qui ont été déjà soumis au magnétisme.

19° Nous n'avons pas vu qu'une personne magnétisée pour la première fois tombât en somnambulisme. Ce n'a été quelquefois qu'à la huitième ou dixième séance que le somnambulisme s'est déclaré.

20° Nous avons constamment vu le sommeil ordinaire, qui est le repos des organes des sens, des facultés intellectuelles et des mouvements volontaires, précéder et terminer l'état de somnambulisme.

21° Pendant qu'ils sont en somnambulisme, les magnétisés que nous avons observés conservent l'exercice des facultés qu'ils ont pendant la veille. Leur mémoire même paraît plus fidèle et plus étendue, puisqu'ils se souviennent de ce qui s'est passé pendant tout le temps, et toutes les fois qu'ils ont été en somnambulisme.

22° A leur réveil, ils disent avoir oublié totalement toutes les circonstances de l'état de somnambulisme, et ne s'en ressouvenir jamais. Nous ne pouvons avoir à cet égard d'autre garantie que leurs déclarations.

23° Les forces musculaires des somnambules sont quelquefois engourdies et paralysées. D'autres fois les mouvements ne sont que gênés, et les somnambules marchent ou chancellent à la manière des hommes ivres, et sans éviter, quelquefois aussi en évitant les obstacles qu'ils rencontrent sur leur passage. Il y a des somnambules qui conservent intact l'exercice de leurs mouvements; on en voit même qui sont plus forts et plus agiles que dans l'état de veille.

24° Nous avons vu deux somnambules distinguer, les yeux fermés, les objets que l'on a placés devant eux : ils ont désigné sans les toucher la couleur et la valeur des cartes; ils ont lu des mots tracés à la main, ou quelques lignes de livres que l'on a ouverts au hasard. Ce phénomène a eu lieu alors même qu'avec les doigts on fermait exactement l'ouverture des paupières.

25° Nous avons rencontré chez deux somnambules la faculté de prévoir des actes de l'organisme plus ou moins éloignés, plus ou moins compliqués. L'un d'eux a annoncé plusieurs jours, plusieurs mois d'avance, le jour, l'heure, et la minute de l'invasion et du retour d'accès épileptiques. L'autre a indiqué l'époque de sa guérison. Leurs prévisions se sont réalisées avec une exactitude remarquable. Elles ne nous ont paru s'appliquer qu'à des actes ou des lésions de leur organisme.

26° Nous n'avons rencontré qu'une seule somnambule qui ait indiqué les symptômes de la maladie de trois personnes avec lesquelles on l'avait mise en rapport. Nous avions cependant fait des recherches sur un assez grand nombre.

27° Pour établir avec quelque justesse les rapports du magnétisme avec la thérapeutique, il faudrait en avoir observé les effets sur un grand nombre d'individus, et avoir fait longtemps et tous les jours des expériences sur les mêmes malades. Cela n'ayant pas eu lieu, la commission a dû se borner à dire ce qu'elle a vu dans un trop petit nombre de cas pour oser rien prononcer.

28° Quelques-uns des malades magnétisés n'ont ressenti aucun bien. D'autres ont éprouvé un soulagement plus ou moins marqué, savoir : l'un, la suspension de douleurs habituelles ; l'autre, le retour des forces ; un troisième, un retard de plusieurs mois dans l'apparition des accès épileptiques ; et un quatrième, la guérison complète d'une paralysie grave et ancienne.

29° Considérée comme agent de phénomènes physiologiques ou comme moyen thérapeutique, le magnétisme devrait trouver sa place dans le cadre des connaissances médicales, et, par conséquent, les médecins seuls devraient en faire ou surveiller l'emploi, ainsi que cela se pratique dans les pays du Nord.

30° La commission n'a pu vérifier, parce qu'elle n'en a pas eu l'occasion, d'autres facultés que les magnétiseurs avaient annoncé exister chez les somnambules. Mais elle communique des faits assez importants dans son rapport pour qu'elle pense que l'Académie devrait encourager les recherches sur le magnétisme comme une branche très curieuse de psychologie et d'histoire naturelle.

Arrivée au terme de ses travaux, avant de clore ce rapport, la commission s'est demandé si, dans les précautions qu'elle a multipliées autour d'elle pour éviter toute surprise, si dans le sentiment de constante défiance avec lequel elle a toujours procédé, si dans l'examen des phénomènes qu'elle a observés, elle a rempli scrupuleusement son mandat. Quelle autre marche, nous sommes-nous dit, aurions-nous pu suivre? quels moyens plus certains aurions-nous pu prendre ? de quelle méfiance plus marquée et plus discrète aurions-nous pu nous pénétrer ? Notre conscience, Messieurs, nous a répondu hautement que vous ne pouviez rien attendre de nous que nous n'ayons fait. Ensuite, avons-nous été des observateurs probes, exacts, fidèles? C'est à vous qui nous connaissez depuis longues années, c'est à vous qui nous voyez constamment près de vous, soit dans le monde, soit dans nos fréquentes assemblées, de répondre à cette question! Votre réponse, Messieurs, nous l'attendons de la vieille amitié de quelques-uns d'entre vous et de l'estime de tous.

Certes, nous n'osons nous flatter de vous faire partager entièrement notre conviction sur la réalité des phénomènes que nous avons observés, et que vous n'avez ni vus, ni suivis, ni étudiés avec et comme nous.

Nous ne réclamons donc pas de vous une croyance aveugle à tout ce que nous vous avons rapporté. Nous concevons qu'une grande partie de ces faits sont si extraordinaires, que vous ne pouvez pas nous l'accorder. Peut-être nous-mêmes oserions-nous vous refuser la nôtre, si, changeant de rôle, vous veniez les annoncer à cette tribune, à nous qui, comme vous aujourd'hui, n'aurions rien vu, rien observé, rien étudié, rien suivi.

Nous demandons seulement que vous nous jugiez comme nous vous jugerions, c'est-à-dire que vous demeuriez bien convaincus que ni l'amour du merveilleux, ni le désir de la célébrité, ni un intérêt quelconque, ne nous ont guidés dans nos travaux. Nous étions animés par des motifs plus élevés, plus dignes de vous, par l'amour de la science, et par le besoin de justifier les espérances que vous aviez conçues de notre zèle et de notre dévouement.

Ont signé : Bourdois de la Motte, *président*, Fouquier, Guéneau de Mussy, Guersant, Husson, Itard, J.-J. Leroux, Marc, Thillaye (1).

L'Académie écouta la lecture de ce volumineux rapport, sans qu'aucun des membres de cette remuante assemblée eût essayé de protester. M. Husson reçut, au contraire, les félicitations de plusieurs de ses collègues; il fut félicité,

(1) MM. Double et Magendie, n'ayant pu assister aux expériences, n'ont pas cru devoir signer le rapport.

c'était beau à voir et à entendre. Mais bientôt un académicien se leva pour demander une seconde lecture du rapport : « Puisqu'on nous entretient de miracles, dit-il, nous ne » pouvons trop bien connaître les faits, pour *réfuter* ces » miracles. » M. Husson ne crut pas devoir obéir, il annonça que le manuscrit serait déposé sur le bureau où chacun pourrait le consulter au besoin. Un autre membre ayant demandé l'impression, M. Castel s'y opposa avec force, disant que si la plupart des faits annoncés étaient réels, *ils détruiraient la moitié des connaissances physiologiques;* qu'il serait donc dangereux de propager ces faits au moyen de l'impression. La confusion et l'incertitude régnaient dans l'assemblée, lorsque M. Roux proposa un terme moyen, c'était de faire autographier le rapport. Cet avis fut adopté.

M. le docteur Foissac, de qui nous empruntons ces détails, s'est plu, dans un ouvrage très recommandable (1), à rassembler, à grouper ensemble les faits et les épisodes de ces mémorables séances, et son travail est celui d'un impartial écrivain.

M. Castel avait dit vrai, si faible que soit le rapport, *c'est l'anéantissement des connaissances physiologiques;* et comme le faux est plus profitable que le vrai, comme l'erreur vaut mieux que la vérité, le rapport ne sera point discuté, il sera mis au panier, et plaise à Dieu que l'on puisse jeter un voile sur la vérité!

C'est étrange, inconcevable, n'est-ce pas, Messieurs? Nous-mêmes nous nous croyons sous l'empire d'un rêve; pourtant la chose est trop réelle, le magnétisme est étranglé, étouffé ; nos médecins ne veulent point de ce qui guérit ou soulage! Périsse l'humanité plutôt que de vains systèmes! et puisque le mensonge conduit aux honneurs et à la fortune, vive le mensonge! A bas les magnétiseurs! toute cette clique

(1) Foissac, *Rapports et discussions de l'Académie royale de médecine sur le magnétisme animal*, 1833, 1 vol. in-8.

que l'enfer suscita pour troubler le repos de la gent académique!

Soyez heureux, braves et dignes académiciens, tandis que des hommes, vos frères, agonisent ; soyez les impuissants témoins des longues douleurs humaines! Recevez l'or du pauvre et du riche! que les faveurs du pouvoir descendent sur vous! J'aime mieux mon rôle que le vôtre, et dussé-je mourir à la peine, je soutiendrai les droits de la nature et de la vérité, sans jamais discontinuer un seul jour de signaler au monde les lâches et les perfides qui préfèrent, dans leur insolent orgueil, l'erreur qui empoisonne ou torture, à la vérité mesmérienne qui guérit et console.

L'Académie de médecine n'en avait point fini avec le magnétisme; loin de le *tuer*, on donnait au contraire la vie à celui-ci; on devait même, tôt ou tard, le revoir cherchant encore à s'introduire dans le sanctuaire de la science, afin d'en être rejeté de nouveau. Voyez, Messieurs, le doigt de la Providence, comme elle sait conduire toutes choses vers ses fins! Ne fallait-il point un grand exemple offert au monde du peu de lumières de ces Esculapes patentés, chargés de la santé publique? Ne fallait-il pas que tous les hommes aperçussent les défectuosités morales de ces hommes vains et orgueilleux qui s'imposent aux peuples, et semblent leur dire : *En dehors de nous point de salut.*

Je ne sais, Messieurs, si je dois les dépouiller devant vous, vous montrer les infirmités de leur nature, faire, en un mot, l'office du temps: ma tâche serait facile; peut-être m'approuveriez-vous. Mais, dans les sciences, les récriminations servent peu, et d'ailleurs les ennemis de la vérité vont tout à l'heure se dévoiler d'eux-mêmes ; car ce ne sera point assez pour eux de rejeter ce qui est vrai, ils vont essayer de flétrir les hommes qui s'approcheront de leur temple pour y introduire le magnétisme. Vous les verrez proposer des prix, eux académiciens, avec l'intention de ne pas les accorder, et, joignant le mensonge à la ruse, publier partout la sincérité de leur désir et leur constant amour de la vérité.

Voulaient-ils donc s'assurer de l'existence du magnétisme, ceux qui demandaient, non des expériences propres à démontrer la réalité d'une force, mais simplement un fait de vision, qui, prouvé cent fois, eût laissé les esprits dans le doute; car nos antagonistes auraient bien su démontrer que le fait de vision au travers des corps opaques se montre souvent dans la catalepsie, l'extase et quelques autres affections nerveuses ; que là il n'y a point de magnétisme : et de cette manière le tour était joué. Le prix Burdin était donc un leurre ; ceux qui, d'entre les magnétistes, crurent à la bonne foi des académiciens, eurent trop lieu de s'en repentir, comme on le verra bientôt.

M. Berna (1), docteur en médecine, marchant sur les traces de M. Foissac, écrivit à l'Académie de médecine la lettre suivante :

14 février 1837.

« Monsieur le Président,

» Malgré le rapport de la Commission de 1826, et ses conclusions unanimement favorables au magnétisme, l'Académie se trouve encore divisée sur cette importante question.

» Une telle divergence d'opinions entre des hommes également éclairés se conçoit sans peine : les uns ont vu, ce sont ceux qui croient ; les autres n'ont point vu, ce sont ceux qui nient; pour ceux-ci, l'autorité n'est rien en pareille matière, ils ne veulent s'en rapporter qu'au témoignage de leurs propres sens.

(1) Berna, *Magnétisme animal, examen et réfutation du rapport de M. Dubois (d'Amiens), à l'Académie de médecine, le 8 août* 1837. Paris, 1838, in-8.

» Cette expérience personnelle, je viens la leur offrir, monsieur le Président. Je propose de faire voir, sur des personnes que j'ai actuellement à ma disposition, des faits concluants en faveur du magnétisme. Ce moyen me semble plus rapide et plus sûr que celui qui consisterait à magnétiser successivement plusieurs membres de l'Académie, comme on a proposé de le faire (1).

» Ma croyance au magnétisme n'est point le fruit de l'enthousiasme ou d'un examen superficiel, mais de plusieurs années d'expériences et de méditation. Convaincu d'ailleurs que ces faits, quelque merveilleux qu'ils paraissent d'abord, n'ont rien, lorsqu'on y réfléchit, de contradictoire à la physiologie bien comprise, qu'ils viennent l'éclairer, au contraire, et fournir à la thérapeutique de précieuses ressources, j'ai pensé qu'en appelant sur eux l'attention des médecins dans un cours public, je servirais la science, la médecine; et je ne crois pas moins les servir encore aujourd'hui en offrant à l'Académie les moyens de s'éclairer de nouveau sur ce sujet, si elle le juge convenable.

» J'ai l'honneur, etc. »

L'Académie, après une courte délibération, désigna pour commissaires les ennemis les plus déclarés du magnétisme, les Roux, les Bouillaud, les Cornac, les Dubois (d'Amiens), etc.

Pauvre monsieur Berna! vous voilà au milieu de vos pairs; tout à l'heure ils vont vous fustiger d'importance, et comme un écolier rebelle, vous sortirez de l'école tout meurtri: votre chute vaudra à vos persécuteurs des honneurs, des décorations, une faveur, enfin, qu'on accorde au mérite;

(1) Il fallait, au contraire, procéder ainsi, faire ce que précédemment j'avais fait, mettre dans l'état magnétique un des membres de la commission, les prendre dans leur propre piége.

et vous, mon très cher, honteux et confus, vous *jurerez, un peu tard, qu'on ne vous y prendra plus.*

Bref, Messieurs, un rapport eut lieu sur les expériences de M. Berna. Ce fut M. Dubois (d'Amiens) qui le rédigea : ce médecin saisit cette occasion de montrer son génie inventif; il crucifia le magnétisme, le mit sur la claie et l'abandonna aux chiens. Peut-être même M. Dubois était-il allé trop loin; l'Académie ne dédaigne point le scandale, mais en tant seulement qu'il ne franchit point l'enceinte des débats, et pour me servir d'une expression vulgaire, on *lave son linge sale en famille.*

On pouvait, d'ailleurs, connaître d'avance le jugement qui serait porté sur le magnétisme, l'opinion de M. Bouillaud était connue. Ce même homme n'avait-il pas écrit, dans un *Dictionnaire de médecine*, quarante-cinq pages de plaisanteries sur ce qui lui semble *les ridicules, les absurdités, les extravagances, les tours de passe-passe magnétiques* (1).

Le président de cette commission s'était écrié avec colère: *Il faut en finir avec le magnétisme.*

Le secrétaire n'avait-il pas déclaré, dans une *profession de foi, qu'il se met en état d'hostilité contre les magnétiseurs.*

Je m'arrête, Messieurs; il faudrait publier, pour votre édification, trop de pièces et de discours, vous donner en entier d'abord tout ce que M. le docteur Berna a publié pour sa Justification. Mais si vous voulez être au courant de toute cette affaire, il faut lire le rapport de notre antagoniste déclaré, M. Dubois (d'Amiens), et la réponse que M. le docteur Husson crut devoir y faire. Ces documents sont essentiels, ils sont d'ailleurs officiels, et doivent trouver leur place dans toute bibliothèque magnétique.

Tenant peu de compte des faits positifs, négligeant à dessein tout ce qui pouvait mettre sur la voie de la vérité, dénaturant ce qu'il ne peut détruire, mentant enfin à l'his-

(1) *Dictionnaire de médecine et chirurgie pratiques*, t. XI, p. 299.

toire : tel est, en deux mots, le compte rendu de M. Dubois (1). M. Husson, indigné de tant de perfidie, prend corps à corps notre adversaire, le serre à la gorge, l'accule à la muraille, et venge ainsi les magnétistes et la science vraie, tout en rétablissant les choses sur leur véritable terrain.

Vous le voyez, Messieurs, la vérité a ses détracteurs, mais elle enflamme les cœurs honnêtes ; son triomphe est donc certain, et l'humanité jouira de ses bienfaits. Mais j'ai toujours regardé comme une maladresse de la part des magnétistes, d'abord de s'adresser aux corps savants, et de chercher, parmi les membres qui les composent, des juges et des examinateurs. Pourquoi donc toujours aussi aller puiser nos preuves, non dans le magnétisme proprement dit, mais dans ce qui n'en est qu'une dépendance, dans le sommeil magnétique? Pourquoi prendre une partie au lieu du tout? Pourquoi ne pas prouver d'abord l'existence de l'agent producteur, et le suivre dans le développement des phénomènes qu'il détermine? Le somnambulisme n'est qu'un fait de magnétisme, un accident de la magnétisation, un jeu capricieux de la nature. Est-ce qu'il n'y a point, en dehors du sommeil, mille faits divers qui montrent et prouvent la circulation de l'agent au travers des tissus, son influence sur tous les organes? Est-ce que les guérisons sont dues au sommeil? Est-ce que les attractions et les répulsions, la domination de l'être entier, et toute cette série de faits presque miraculeux, toute cette richesse immense ne jette pas plus de lumière sur le magnétisme que le seul fait du sommeil? Oui, ces phénomènes inouïs portent nos regards vers le passé pour y chercher leurs analogues dans le monde merveilleux de l'histoire. C'est là pourtant qu'est le magnétisme ; ne le voir, ne chercher à le constater que dans le sommeil, c'est,

(1) Dubois (d'Amiens), *Histoire académique du magnétisme animal* 1841, p. 469. — *Bulletin de l'Académie royale de médecine*, t. I, 1837, p. 957.

répétons-nous, une erreur de jugement, et ce qui a contribué à rendre illusoire l'examen que l'on a fait des facultés somnambuliques. Il fallait une pratique générale ; et puisqu'on était aux prises avec la Faculté, c'est au lit du malade, dans une clinique, à l'hôpital enfin, que l'on devait démontrer l'existence et les bienfaits du magnétisme?

Dans la route suivie, et puisqu'on s'y obstinait, on devait exiger la formation d'un jury composé de médecins et d'hommes honorables non médecins, car ceux-ci, du moins, eussent été désintéressés dans la question, ils eussent rendu un bon témoignage.

Que disaient les maîtres de postes, les entrepreneurs de roulages et les directeurs de diligences, lors de l'invention des chemins de fer? Ils en disaient *pis que pendre: ce n'était bon à rien, on y renoncerait, on n'aurait que des accidents à déplorer; c'était la ruine et la folie*, etc., etc. On sait ce qui en est advenu. Dans la question du magnétisme, nous avons rencontré, non des médecins, non des philosophes, non des savants, mais des industriels, craignant pour leur fortune et leur renommée (j'allais dire craignant pour leur boutique, et voulant en sauvegarder les intérêts).

Messieurs, cette conduite est on ne peut plus blâmable. Au reste, voici comment elle fut envisagée par un médecin dont la mémoire nous est chère, car il a combattu pour nous jusqu'à son dernier soupir. Ce médecin eut la gloire de tenir en échec toute la Faculté ; ses lettres, pleines de conviction, de force et de logique, empêchèrent de dormir nos Esculapes le plus en renommée ; et si au lieu de s'attacher au seul fait du sommeil magnétique, il eût saisi le magnétisme tout entier, il eût, à coup sûr, triomphé de ses contradicteurs. Mais M. le docteur Frappart, dont nous voulons parler, commit la même faute que ses devanciers, et s'il n'échoua complétement, il le dut à la force de la vérité. Les instruments de démonstration qu'il avait choisis ne lui présentèrent parfois qu'un faible degré de certitude, et, par les causes que nous avons signalées, il devait en être ainsi. Quoi qu'il en soit, les blessures qu'il fit à l'Académie de médecine saigneront éternellement, car les lettres de Frappart (1) sont un monument impérissable, elles marquent une des phases de l'histoire et des progrès du magnétisme. Je ne puis terminer cette leçon sans vous faire connaître plus intimement l'ennemi puissant que la Faculté avait rencontré ; vous jugerez l'homme par un seul fragment de ses écrits.

Voici comment le docteur Frappart, dans une lettre à un de ses amis, parlait des corps savants :

« Quant à l'espérance consolatrice que vous exprimez de voir dans peu la question du somnambulisme lucide souverainement jugée par l'Académie, oh ! monsieur, je ne vous croyais pas si candide. Tous les membres de cette compagnie célèbre, médecins, pharmaciens, droguistes, vétérinaires ou autres, quelle que soit l'importance qu'ils se supposent, ou que la plèbe scolastique leur attribue, sont fortement d'avis qu'ils ont quelque chose de beaucoup plus profitable à faire que de s'occuper d'une découverte qui enseigne à se passer de leur ministère, qui renverse de fond en comble leur science, qui obscurcit encore leur obscur grimoire. Exiger d'eux ce sacrifice, c'est exiger qu'ils signent leur arrêt de mort ! Ils ne le signeront pas. C'est donc en vain que vous avez conçu l'espoir flatteur que ces braves savants répondraient loyalement à votre appel ! Il leur était bien plus facile de crier : *Hourra !* et s'ils ne l'ont pas fait, c'est qu'alors vous avez une recette... pour vous faire craindre.

» Au surplus, toutes les Académies se sont prononcées

(1) Frappart, *Lettres sur le magnétisme et le somnambulisme*, à l'occasion de mademoiselle Pigeaire, adressées à MM. Arago, Broussais, Bouilland, Donné et Bazille, 1839, in-8.

en aveugle sur le magnétisme, et puisqu'elles ont été injustes, elles ne se rétracteront pas ; car les Académies sont des puissances! et toute puissance scientifique, ou autre, agit souvent comme si elle pensait que, quand elle a été une fois injuste, il n'est pour elle d'autre moyen d'effacer son injustice que d'y persister, d'autre secret de réparer ses torts que de les aggraver. Vous êtes loin de connaître les corps savants, monsieur. En deux mots, voici leur fait : ce sont des despotes qui ne cèdent que ce qu'on leur arrache, qui n'admettent que ce qu'on leur impose; qui n'avancent que quand on les entraîne, qui ne tombent que quand on les abat. Bien.

» Cependant, direz-vous, les médecins partisans du magnétisme; ceux, par exemple, qui ont vu le fait de mademoiselle Pigeaire et qui l'ont certifié, ceux-là, au moins, élèveront la voix. Erreur! cher confrère, erreur! Ces messieurs sont enrégimentés ; ce sont des soldats qui obéissent à leur consigne au lieu d'obéir à leur conscience; il faut qu'ils marchent au pas ou qu'ils désertent, et ils n'en ont ni l'envie, ni le courage. D'ailleurs, chacun de ces partisans, honteux du magnétisme, sauf quelques honorables exceptions que je me plais à reconnaître, n'a-t-il pas son petit motif de faire le couard? Ainsi, l'un a peur de passer pour un niais, l'autre pour un visionnaire; celui-ci tient à la Faculté, celui-là vise à l'Institut; enfin, tous ont leurs affaires à faire, une position à défendre, une clientèle à conserver. Oui, voilà où ils en sont, et où ils doivent en être et où nous en serions sans doute également, si nous avions le haut honneur d'être des leurs.

» Et ce, parce qu'aussi bien qu'eux nous sommes tout bonnement des hommes; parce que toute petite passion est éminemment contagieuse ; parce qu'avec les loups il faut hurler ou fuir; parce qu'en définitive les sociétés savantes sont bien plutôt organisées dans l'intérêt des savants que de celui de la science. Rien de surprenant à cela, c'est même assez juste ; ce qui coûte cher ne doit-il pas rapporter beaucoup ? Et un fauteuil académique coûte, dit-on, bien cher, horriblement cher ! ! ! Ainsi, dans l'immense majorité des cas, ce ne peut être sans un but caché d'intérêt personnel que, pour s'y asseoir, on se décide à faire, devant de vieilles idoles que l'on voudrait cent fois briser, de profondes courbettes et de grands salamalecs ; qu'on se résigne à se baisser, à s'abaisser, à s'effacer, à se rapetisser, à se plier en deux devant elles ; enfin, que l'on franchit sans façon les degrés qui mènent, en descendant, de l'adresse à la ruse, de la ruse à l'intrigue, de l'intrigue à la bassesse, et quelquefois plus loin ! Attendu que, dans l'âge d'or où nous vivons, ces moyens sont tout aussi souvent les dignes auxiliaires du mérite que de la nullité. Malheureusement, pour la gent académique, ce que je dis là est infiniment vrai ; et si quelques académiciens ont le droit de ne pas se reconnaître dans le portrait que je viens d'esquisser ; si même aucun d'eux, par déférence pour son amour-propre, ne consent à s'y reconnaître, je présume que, par esprit de confraternité, chacun le trouvera frappant de ressemblance pour ses voisins.

» Du reste, je ne vise personne, ni dans la grande ni dans la petite Académie, et ce n'est pas ma faute si j'atteins quelqu'un. Je l'ai dit : je respecte les individus et m'engage à les respecter... tant qu'ils me respecteront ; je ne frappe qu'après avoir été frappé. Quant aux corps savants, je ne les attaque que parce qu'ils ont condamné sans les entendre, et qu'ils persistent à repousser sans les examiner, trois vérités immenses, trois vérités qu'ils admettront de gré ou de force, ou qui les écraseront : je veux parler du magnétisme, de la phrénologie et de l'homœopathie (1). »

(1) Feuilleton de la *Gazette des médecins praticiens* du 10 mai 1840, et *Lettres sur le magnétisme*, 1840, p. 264.

Le docteur Frappart s'exprimait encore ainsi :

« Ma plume a cinquante ans d'outrages à venger, des masques à arracher, des gens à remettre à leur place, une erreur à abattre, une vérité à exalter. »

Comme vous le voyez, Messieurs, le magnétisme avait trouvé son homme, mais la mort ferma bientôt la bouche à ce vaillant soldat.

La vue sans le secours des yeux, qui fit l'objet de ces débats, est un fait assez rare ; pourquoi donc l'avoir choisi, lorsque surtout vous ne pouvez assurer sa perpétuité, ou seulement rendre cette faculté assez durable pour la justifier à un jour donné. Les difficultés que je signale m'avaient frappé il y a déjà longtemps. Voici les réflexions qu'elles me suggérèrent (1) :

« L'action de voir sans le secours des yeux, même à distance, phénomène que l'on nie, moi, je l'adopte, parce que je l'ai vu et produit souvent, même au grand jour. La loi en vertu de laquelle cette faculté existe, j'avoue que je l'ignore entièrement ; mais je sais parfaitement ce qui en empêche la manifestation dans certains cas, car il m'est arrivé aussi à moi de ne pas toujours réussir, et en voici l'explication :

» Lorsque j'agissais sur un somnambule dans le silence et dans le recueillement, et que je n'avais près de moi que des personnes inoffensives qui ignoraient ce qui allait se produire, ou qui l'attendaient sans suspecter mes intentions, j'étais calme et tranquille ; l'action de mon être sur le somnambulisme était régulière presque comme celle d'une machine physique ; et ce qui se passait dans le somnambule était aussi régulier. La nature alors se manifestait sans contrainte, et les phénomènes qui en résultaient avaient un caractère particulier et presque toujours satisfaisant. Mais il en était autrement, lorsque mon désir de faire participer

(1) *Le magnétisme opposé à la médecine*, 1840, 1 vol. in-8, p. 218.

des gens qui doutaient de mes récits me faisait les admettre à mes expériences. Bientôt ceux-ci agissaient sur moi par leur doute exprimé souvent par des paroles mordantes ou des rires amers. Dès lors je cessais d'être calme et tranquille, mon esprit entrait dans une agitation extrême; mon cœur battait avec violence, et c'est dans cette disposition physiquement et moralement défavorable que j'étais obligé de justifier mes assertions. J'aurais dû avouer que je ne le pouvais plus, mais l'orgueil empêchait d'écouter la voix de la sagesse: Qu'arrivait-il alors? L'être que je magnétisais, et qui n'avait aucun motif pour être troublé, car il ignorait souvent ce qui devait se passer dans son sommeil, ne s'endormait plus de la même manière; ses joues se coloraient, son cœur battait comme le mien, et bien qu'il tombât dans le somnambulisme, j'apercevais bientôt que ce n'était plus l'état régulier de ses sommeils passés, et que l'état d'agitation et de trouble de mon être avait développé chez lui la même surexcitation: et c'est dans cette disposition contraire que je le pressais d'obéir, que je le sollicitais de me donner des preuves de vision. Il y consentait, à la vérité, avec peine (car il était averti que des changements s'étaient opérés en lui), mais enfin il y consentait; et bientôt nous avions la preuve que sa lucidité n'existait plus, et que toutes ses prévisions étaient inexactes. Ces insuccès, en me mettant hors de moi, ne faisaient qu'ajouter aux difficultés qui existaient déjà, et rendaient les expériences négatives.

» Plusieurs leçons de ce genre m'éclairèrent enfin, et j'acquis la preuve que j'avais découvert la cause de la non-réussite de ces expériences, lorsque, les répétant devant les mêmes hommes, je fus assez résolu pour être insensible à leurs discours, et pour ne plus me laisser influencer par des regards moqueurs.

» L'eau, si transparente qu'elle soit lorsqu'elle est tranquille, ne réfléchit plus les objets dès qu'elle est agitée; de même la glace ternie par un léger souffle cesse d'être fidèle. Si vous faites pénétrer des courants humides près d'une machine électrique, vous aurez beau tourner la manivelle, vous n'aurez point d'électricité. Ces accidents passagers ayant cessé, l'ordre reprend son cours; mais ceux qui n'ont aperçu que le désordre vous accusent de mensonge, et l'on ajoute votre nom à celui de tous les charlatans. »

QUATRIÈME LEÇON.

MM. LES DOCTEURS TESTE ET PIGEAIRE. — VOTE DÉFINITIF DE L'ACADÉMIE DE MÉDECINE. — LETTRE DE L'ADMINISTRATION DES HÔPITAUX DE PARIS. — CAUSES DES EFFETS DU MAGNÉTISME. — DISCUSSION DES HYPOTHÈSES DE NOS ADVERSAIRES.

MESSIEURS,

Vous venez de voir échouer de nobles entreprises; nos célébrités médicales ont repoussé, d'un commun accord, la plus réelle des vérités. Mais derrière ceux qui succombent, marchent des hommes également résolus; ceux-ci doivent encore être flétris, mais après ces beaux faits, la porte sera close, le magnétisme n'entrera plus à l'Académie par le chemin de tous, il y arrivera porté par l'air: car un jour, bientôt, on magnétisera en tout lieu, et l'on verra les portiers des édifices où s'enseignent les sciences magnétiser dans leurs loges, les élèves en médecine magnétiser dans les hôpitaux les malades que la pauvreté y conduit; sur les places publiques on exhibera le somnambulisme, il ne sera question que de doubles vues, de prédictions, de guérisons miraculeuses, etc., etc. Le monde entier sera instruit du magnétisme, et nos académiciens auront encore un bandeau sur les yeux ; mais, après ce long sommeil de leur intelligence, ils se réveilleront magnétiseurs. Que dis-je, leur langage sera ce jour tout changé : nos contradicteurs auront toujours cru au magnétisme ; tous les faits leur étaient bien connus ; ils avaient même magnétisé, en *cachette*, il est vrai ; ils sauront enfin prouver à tous qu'il n'y aura point eu de persécutions, point de rapports contraires à la vérité. Ainsi fera le temps bien plus que nos efforts.

Le docteur Teste, de même que son confrère le docteur Berna, fut évincé honteusement de l'Académie. Puis le docteur Pigeaire et son intéressante enfant, cette honnête famille sera déconsidérée, ruinée en partie par un long séjour à Paris (1).—Victimes de la vérité, soyez joyeuses, vous serez un jour bien vengées ; les masques tomberont d'eux-mêmes, il n'y aura pas besoin de les arracher. Voyez-vous les Velpeau, les Bouillaud, les Gerdy, les Magendi, et vingt autres savants de même trempe et de même intelligence, obligés de déchirer les pages de leurs chefs-d'œuvre, obligés de convenir que le magnétisme est un fait, que le somnambulisme présente, justifie les phénomènes que vous aviez observés et que vous veniez généreusement leur offrir, les croyant dignes d'en devenir dépositaires.

Selon ces grands hommes, on insultait à la raison humaine lorsque devant eux on parlait de magnétisme, en annonçant qu'on y croyait ; nous étions tous dignes de pitié, et nos sages, pour ne pas trop nous humilier, nous tournaient le dos.

Je ne vous entretiendrai point de ces dernières luttes, car elles eurent le même caractère et la même fin que celles que je vous ai décrites, et voulant y mettre un terme, l'A-

(1) Pigeaire, *Puissance de l'électricité animale*, ou du *Magnétisme vital*, etc., 1839, 1 vol. in-8.

cadémie de médecine résolut, sous l'impression d'un beau mouvement d'éloquence du docteur Double (1), de clore *à jamais* toute discussion. Voici cette décision :

« L'Académie me permettra, dit M. Double, d'ajouter une réflexion : il est, je crois, de la dignité de l'Académie de mettre un terme à toutes ces demandes d'expériences des magnétiseurs, et qui manquent constamment. L'Académie de médecine a aussi ses questions de mouvement perpétuel et de quadrature du cercle dont elle doit désormais refuser de s'occuper.

» Je propose qu'à l'avenir il ne soit plus répondu aux demandes de cette nature, et que l'Académie s'abstienne. » (*Bulletin de l'Académie*, t. VI, p. 22, 23, 24 et 25.) L'Académie demandait à voter par acclamation et allait approuver la proposition de M. Double, lorsque M. Mérat fit observer que les délais fixés pour le prix Burdin expiraient au 1er octobre 1840, c'est-à-dire dans trois semaines environ. Il fut alors bien entendu que la proposition de M. Double ne serait en vigueur qu'à partir du 1er octobre 1840. Déjà, en d'autres temps, cette proposition avait été faite par M. Bouillaud, mais elle était devenue éminemment opportune à l'expiration du temps fixé pour le prix ; aussi a-t-elle été accueillie avec empressement par l'Académie. Depuis cette époque, on peut dire que l'histoire académique du magnétisme animal a été close, du moins en ce qui concerne l'Académie royale de médecine. Lorsque, en effet, quelque nouvelle proposition arrive de la part des magnétiseurs, le bureau traite ces propositions absolument comme le bureau de l'Académie des sciences traite les propositions relatives au mouvement perpétuel et à la quadrature du cercle, *velut ægri somnia*, et il n'en est plus question.

(1) *Bulletin de l'Académie*, t. VI, p. 22, 23, 24 et 25.

Messieurs, cette sanglante injure à la vérité, cette platitude académique, restera pour attester aux générations futures la pauvreté de nos illustrations médicales actuelles, leur défaut de génie et de prévoyance, leur orgueil et leur vanité. On ajoutera ce méfait à tous les autres méfaits que commirent les corps savants, et l'on se demandera à quoi ils furent bons. L'histoire aura d'avance répondu : *à empêcher le progrès humain, à tuer dans leurs germes les vérités les plus sublimes, à faire mourir de chagrin ou de misère les hommes d'élite que Dieu avait inspirés !*

Je vais vous donner, Messieurs, une dernière preuve des efforts que nous fîmes pour justifier de la vérité du magnétisme, non plus en en démontrant la réalité par le seul somnambulisme et ses facultés, mais en faisant constater son action curative ; car, sachez-le, notre but, le but du magnétisme, c'est de guérir.

Voici une lettre, outrageant le bon sens, qui doit, comme les pièces que nous avons publiées, être inscrite dans nos archives. Quand vous en aurez pesé les termes, vous vous demanderez, sans doute, si vraiment nous sommes en progrès, ou bien si, quand il s'agit du magnétisme, et qu'il est question de l'appliquer au bien, quelque mauvais génie ne s'empare pas des gens qui ont pour mission de favoriser tout ce qui peut le produire.

La Commission du magnétisme, celle dont nous eûmes à nous louer, et qui, par l'organe de M. Husson, fit un rapport qui nous fut favorable, voulant, non pas seulement voir et constater les phénomènes du magnétisme, mais s'assurer des effets thérapeutiques qu'on lui attribuait, écrivit au conseil des hôpitaux pour être autorisée à faire quelques essais sur des malades ; il lui fut répondu ce qui suit :

A monsieur le docteur Bourdois de la Motte, président de la Commission du magnétisme.

Paris, 10 décembre 1827.

« MONSIEUR,

» Le Conseil général des hospices a entendu, dans sa dernière séance, la lecture de la lettre que vous lui avez adressée, sous la date du 3 de ce mois, relativement aux expériences commencées dans l'hôpital de la Charité, sur le magnétisme.

» Le Conseil a pesé tous les motifs présentés dans votre lettre; cependant il ne peut consentir à ce qu'il soit fait dans les établissements confiés à sa surveillance des expériences sur un traitement qui donne lieu, depuis longtemps, à des débats entre les hommes les plus instruits.

» En me chargeant, monsieur, de vous faire connaître cette décision, le Conseil m'a invité à vous témoigner tous les regrets qu'il éprouve de ne pouvoir seconder, dans cette circonstance, les intentions des médecins éclairés qui composent la commission que vous présidez.

» J'ai l'honneur d'être, etc.

» *Signé* VALDRUCHE. »

Voilà comment répondait l'administration des hôpitaux. Sachez surtout que, dans le même temps, ces philanthropes éclairés permettaient l'emploi de l'acétate de morphine, de l'acide prussique, de l'extrait alcoolique de noix vomique, et du nitrate d'argent fondu.

Je termine cette digression et reprends mon enseignement en dehors de toute discussion.

Il sera donc prouvé qu'on peut modifier d'une manière très sensible l'organisation d'un individu, en face duquel on exécute certains gestes, avec une intention particulière.

J'abandonne ici, pour un instant, tous les autres phénomènes du magnétisme, pour ne m'attacher qu'à ceux ci : des individus magnétisés ont éprouvé des effets physiques tellement prononcés, que les lois de la vie qui veillaient à leur conservation ont été atteintes et changées; il y a eu, pour un instant, perturbation d'un grand nombre de fonctions, et dans cette tourmente du corps et de l'esprit est apparue une vie physique et morale toute particulière. Que cet état soit du *somnambulisme*, de l'*extase*, de la *catalepsie*, cela ne diminue en rien le merveilleux des phénomènes.

Quelle est donc la cause de ces effets si extraordinaires? Nous allons commencer l'examen de cette grande question, et tâcher d'en rendre la solution facile.

Nous espérons faire pénétrer dans votre esprit la conviction que nous avons acquise. Nous sommes certain que les effets produits par la magnétisation sont tous dus à l'émission d'un agent que vous nommerez comme vous le voudrez : que ce soit l'*archée* de Van Helmont, le *principe vital* de Barthez, le *fluide universel*, le *fluide magnétique*, etc., *les faits qui prouvent une influence directe des êtres vivants, indépendamment des agents physiques, se sont accumulés, et l'on a donné le nom de magnétisme animal à la cause qui les produit.*

Peu nous importe le nom qu'on a choisi : quant à présent, il s'agit de prouver seulement que les explications des antagonistes du magnétisme sont sans fondement.

Développons les hypothèses de nos adversaires :

« Les effets prétendus magnétiques sont dus à quatre » causes : l'*imagination*, la *chaleur animale*, l'*éréthisme de la* » *peau*, et l'*imitation.* » Veuillez me suivre, Messieurs, et examiner avec moi si les magnétiseurs qui adoptent un agent particulier sont dans l'erreur, ou, si elle n'est pas tout entière du côté de leurs antagonistes.

Reconnaissons d'abord que ces derniers ont pour eux les rapports des anciens commissaires de 1784, que nous vous avons déjà relatés; disons que ces rapports doivent inspirer quelque confiance, et ajoutons qu'ils ont encore pour eux de très beaux raisonnements : nous, Messieurs, nous avons simplement les faits, et nous allons les faire parler.

Nous commençons par convenir que l'imagination, la chaleur animale, l'imitation, etc., produisent des effets dans certains cas, que ces effets sont même incontestables.

Mais nous ajoutons, ensuite, que le magnétisme peut agir sans qu'aucune de ces causes puisse intervenir et expliquer suffisamment les effets qu'il produit.

Voici les motifs de notre croyance. L'action magnétique peut s'exercer de plusieurs manières ; quelques magnétiseurs, touchent leurs malades, leur prennent les pouces, les frictionnent ; d'autres, au contraire, se contentent de diriger simplement leurs mains en face de l'individu qu'ils magnétisent ; d'autres, enfin, ne font que les regarder, et penser à eux : tous, cependant, malgré des méthodes si différentes, obtiennent la production des mêmes phénomènes.

Maintenant, examinons si ce sont les causes que nous avons spécifiées qui agissent, ou si ce n'est pas plutôt notre agent.

Voyons d'abord la *chaleur animale*. Mais pour que cette cause agisse, il faut qu'on touche le malade, et nous venons de nous convaincre que cela n'était nullement nécessaire, et que l'on pouvait agir à plusieurs pas de distance.

Il en est de même pour l'*éréthisme de la peau :* pour agir sur cette partie, il faut encore la toucher, la frotter ; et les procédés qui enseignaient cette méthode ont cessé d'être employés sans que les effets magnétiques aient disparu.

L'imitation. Cette cause peut agir dans une assemblée, lorsque vous magnétisez plusieurs personnes ensemble; mais, si dans le silence et le recueillement, seul avec votre magnétisé, vous obtenez des effets plus marqués qu'en public, vous devez encore récuser l'imitation.

J'arrive à l'*imagination*, l'argument favori de ceux qui n'ont jamais approfondi la question et qui n'ont examiné aucun fait.

Je pourrais leur demander d'abord ce qu'ils entendent par *imagination;* peut-être seraient-ils fort embarrassés de nous donner de ce mot une définition rigoureuse, mais nous voulons leur épargner cet embarras.

Pour agir avec, ou par l'imagination, comme on voudra, peu importe, il faut que l'individu sur lequel vous voulez agir soit instruit des effets que l'on compte lui faire éprouver, qu'il soit prévenu que vous avez une grande puissance; il faut qu'il sache que vous pouvez agir sur lui par des causes occultes, ou bien, que vous lui imposiez, soit par votre attitude, vos regards, etc. Certainement, avec chacune de ces circonstances, vous pouvez parvenir à ébranler son imagination. Mais si nous prouvons que l'action que nous exerçons est d'autant plus forte que l'individu sait moins que nous agissons sur lui, si nous établissons par des faits certains, positifs, qu'un individu magnétisé à son insu, même à travers d'épaisses cloisons, est sensible au magnétisme; si nous voyons les enfants en bas âge, et les animaux dont l'organisation se rapproche le plus de la nôtre, éprouver des modifications dans leur état, lorsqu'ils sont soumis à la magnétisation, il faut bien admettre que l'imagination ne peut être regardée comme cause déterminante de ces phénomènes, et d'ailleurs ce que l'imagination a fait, l'imagination peut le détruire, et jamais les effets magnétiques ne cessent que par la volonté du magnétiseur.

Pour achever de dissiper vos doutes à ce sujet, nous disons que de nombreuses expériences faites par nous sur des individus dormant du sommeil naturel nous ont fourni des preuves suffisantes pour nous faire penser que cette disposition, toute passive, était la plus favorable pour le développement le plus prompt des effets magnétiques.

Pour réfuter tous les arguments de nos adversaires, je ne suis qu'embarrassé du choix des preuves ; je me bornerai néanmoins à vous citer des faits scrupuleusement vérifiés, des faits reproduits souvent dans mes expériences. Je laisse de côté les guérisons bien attestées d'une foule de maladies que l'imagination ne guérit point et n'a jamais pu guérir.

Écoutez d'abord la lecture d'une déclaration que j'ai faite et signée ; cette déclaration est entre les mains de la Commission chargée de vérifier les faits magnétiques, et, quoiqu'elle soit très importante, cette commission ne m'a jamais sommé de la justifier par des faits, ce qui peut faire présumer qu'elle n'a pas eu besoin de cette nouvelle preuve pour être convaincue du magnétisme.

J'ai déclaré que les individus dormant du sommeil naturel étaient très sensibles au magnétisme, et que cet agent produirait sur eux des effets physiques, semblables à ceux produits par les autres agents de la nature, le galvanisme, par exemple, avec cette différence, cependant, que le contact n'était nullement nécessaire.

Si j'ai bien observé, dites-moi, Messieurs, où trouverez-vous dans ces faits d'action à distance sur des gens passifs et qui ne peuvent savoir que vous agissez sur eux, dites-moi où vous trouvez la moindre preuve en faveur des causes précitées ; si vous n'adoptez l'hypothèse d'un agent, tout vous manque pour donner une explication raisonnable des phénomènes ainsi obtenus.

Mais puisque cette découverte dernière n'a pas été généralement vérifiée par ceux qui se sont occupés de magnétisme, je dois la laisser de côté et vous citer des faits qui aient reçu la sanction de quelques savants.

J'avais assuré à beaucoup de membres de l'Académie de médecine que je possédais un somnambule doué d'une telle mobilité, qu'il sentait mon approche ou mon éloignement, et que, placé à douze ou quinze pas de lui, je pourrais, quand je voudrais, et sans qu'il en fût prévenu, lui donner des convulsions. Vous pensez bien qu'il avait été convenu que les observateurs prendraient toutes les précautions qu'ils jugeraient convenables pour que les expériences fussent concluantes et que la bonne foi du somnambule et la mienne ne pussent être mises en doute. Aussi, dès que celui-ci fut arrivé à l'Académie de médecine, on me pria de l'endormir; on commença alors à lui tamponner la cavité des yeux avec des gants, puis on lui mit plusieurs bandeaux autour de la tête, et ces bandeaux couvraient parfaitement toute la face; pour plus de sûreté, on résolut de ne pas proférer une seule parole et de faire par écrit des propositions d'expériences. Je me soumis à tout : les expériences commencèrent. — Eh bien! Messieurs, à toutes les injonctions je répondis en accomplissant les faits dont, par écrit, on m'avait demandé la production.

Pour prouver que dans cette circonstance, il n'y avait pas en moi plus de sorcellerie que dans les examinateurs, je mis ceux-ci à même de produire des phénomènes analogues en agissant mentalement comme je venais de le faire, et ils y réussirent complétement.

Après plusieurs heures d'essais, je réveillai le somnambule dont le système nerveux était violemment agacé par les excitations nombreuses produites par ce genre d'expérimentation. Ces faits ont été attestés de la manière la plus formelle par MM. Husson, Marc, Tillaye, Fouquier, Guéneau de Mussy, etc. (Voy. p. 116.)

Vous est-il possible d'admettre dans tous ces faits, que

je pourrais multiplier à l'infini, les causes adoptées par nos adversaires? Non, aucune d'elles ne saurait leur être applicable. Ils ont menti à la science; ils ont écrit sur des choses qu'ils avaient peu vues ou mal observées; et, par leurs fausses connaissances ou leur incurie volontaire, ils ont retardé les progrès importants que le magnétisme eût pu faire. S'ils eussent été animés de moins de préventions, et d'une bonne foi plus entière, peut-être cette science serait aujourd'hui l'une des découvertes les plus utiles à l'humanité. Les faits sont plus forts que les raisonnements. N'a-t-on pas argumenté contre la rotondité de la terre et contre les faits les mieux établis aujourd'hui? Vous savez qu'on écrivit, que, s'il y avait des antipodes, ils auraient nécessairement la tête en bas, ce qui semblait le comble de la déraison; on sait à quoi s'en tenir aujourd'hui sur ces assertions.

Je vais vous citer encore quelques faits dégagés de toutes les circonstances qui pourraient paraître douteuses, afin de ne laisser dans votre esprit aucune incertitude, et de vous convaincre que si nous adoptons l'existence d'un moteur particulier comme cause des effets magnétiques, notre croyance est fondée sur des faits scrupuleusement observés.

Expérience de l'Hôtel-Dieu (4 novembre 1820). — Nous étions tous rendus dans la salle ordinaire de nos séances, la malade exceptée. M. Husson, médecin de cet hospice, me dit : « Vous endormez la malade sans la toucher et cela très promptement. Je voudrais que vous essayassiez d'obtenir le sommeil sans qu'elle vous vît et sans qu'elle fût prévenue de votre arrivée ici. » Je répondis que je voulais bien essayer, mais que je ne garantissais pas le succès de cette expérience, parce que l'action à distance, à travers des corps intermédiaires, dépendait de la susceptibilité particulière de l'individu.

Nous convînmes d'un signal que je pourrais entendre.

M. Husson, qui tenait alors des ciseaux à la main, choisit le moment où il les jetterait sur la table. On m'offrit d'entrer dans un cabinet séparé de la pièce par une forte cloison, et dont la porte fermait solidement à clef. Je ne balançai pas à m'y enfermer, ne voulant éluder nulle difficulté et ne laisser aucun doute aux hommes de bonne foi, ni aucun prétexte à la malveillance.

On fit venir la malade, on la plaça le dos tourné à l'endroit qui me recélait, et à trois ou quatre pieds environ. On s'étonna avec elle de ce que je n'étais pas encore venu. On conclut de ce retard que je ne viendrais peut-être pas; que c'était mal à moi de me faire ainsi attendre; enfin, on donna à mon absence prétendue toutes les apparences de la vérité.

Au signal convenu, quoique je ne susse pas où et à quelle distance était placée mademoiselle Samson, je commençai à magnétiser, en observant le plus profond silence, et évitant de faire le moindre mouvement qui pût l'avertir de ma présence. Il était alors neuf heures trente-cinq minutes; trois minutes après elle était endormie, et dès le commencement de la direction de ma volonté agissante, on vit la malade se frotter les yeux, éprouver les symptômes du sommeil, et finir par tomber dans son somnambulisme ordinaire.

Je répétai cette expérience le 7 novembre suivant, devant M. le professeur Récamier. Celui-ci prit toutes les précautions possibles, et le résultat fut en tout conforme à notre premier essai.

Voici les détails de cette expérience. Lors de mon arrivée, à neuf heures et un quart, dans le lieu de nos séances, M. Husson vint me prévenir que M. Récamier désirerait être présent et me voir endormir la malade à travers la cloison. Je m'empressai de consentir à ce qu'un témoin aussi recommandable fût admis sur-le-champ. M. Récamier entra et m'entretint en particulier de sa conviction touchant les phénomènes magnétiques. Nous convînmes d'un signal; je passai dans le cabinet, où l'on m'enferma. On fait venir la demoiselle Samson; M. Récamier la place à plus de six pieds de distance du cabinet, ce que je ne savais pas, et y tournant le dos. Il cause avec elle et la trouve mieux; on dit que je ne viendrais pas, elle veut absolument se retirer.

Au moment où M. Récamier lui demande *si elle digère la viande* (c'était le mot du signal convenu entre M. Récamier et moi), je commence de la magnétiser. Il est neuf heures trente-deux minutes; trois minutes après, M. Récamier la touche, lui lève les paupières, la secoue par les mains, la questionne, la pince, et nous acquérons la preuve qu'elle est complétement endormie.

Mais ce n'était pas assez de ces deux faits pour admettre un phénomène aussi étrange; nous voulûmes encore multiplier les expériences en les variant, en changeant les heures et les circonstances accoutumées.

Voici ce que nous fîmes. Je me rendis, un soir, accompagné de M. Husson et autres médecins, dans la salle où était la malade. On me fit mettre à plusieurs lits de distance, en observant le plus grand silence, de manière que je ne pusse être vu. Je magnétisai la malade à sept heures huit minutes; à sept heures douze minutes nous nous approchons tous, et nous nous assurons que le sommeil et l'insensibilité qui le caractérisait habituellement existent au plus haut degré.

Il est inutile de dire que le jour d'expérimentation avait été choisi par le médecin en chef et non par moi; qu'on s'était assuré, avant l'expérience, que la malade ne dormait point, et enfin que mon action avait été dirigée à vingt pieds de distance environ.

Messieurs, pour détruire toute espèce d'incertitude sur le résultat de cette action prodigieuse, voici ce que nous fîmes, ou plutôt ce qu'on m'ordonna de faire.

M. Bertrand, docteur-médecin de la Faculté de Paris, avait assisté aux séances. Il y avait dit qu'il ne trouvait pas extraordinaire que la magnétisée s'endormît, le magnétiseur étant placé dans le cabinet; qu'il croyait que le concours particulier des mêmes circonstances environnantes amènerait sans ma présence un semblable résultat; que du reste la malade pouvait y être prédisposée naturellement. Il proposa donc l'expérience que je vais décrire.

Il s'agissait de faire venir la malade dans le même lieu, de la faire asseoir sur le même siége et à l'endroit habituel, de tenir les mêmes discours à son égard et avec elle; il lui semblait certain que le sommeil devait s'ensuivre. Je convins, en conséquence, de n'arriver qu'une demi-heure plus tard qu'à l'ordinaire. A neuf heures trois quarts, on commença à exécuter vis-à-vis de la demoiselle Samson ce que l'on s'était promis. On l'avait fait asseoir sur le même fauteuil où elle se plaçait ordinairement, et dans la même position; on lui fit diverses questions, puis on la laissa tranquille; on simula les signaux employés précédemment, comme de jeter des ciseaux sur la table, et l'on fit enfin une répétition exacte de ce qui se pratiquait ordinairement. Mais on attendait vainement l'état magnétique qu'on espérait voir se produire chez la malade; celle-ci se plaignit de son côté, s'agita, se frotta le côté, changea de place et ne donna aucun signe de besoin de sommeil ni naturel, ni magnétique.

Le délai expiré, je me rends à l'Hôtel-Dieu; j'y entre à dix heures cinq minutes. La malade déclare n'avoir aucune envie de dormir, elle remue la tête, et se trouve endormie dans l'espace d'une minute et demie, mais ne répond qu'une minute après.

Nous nous assurâmes de la réalité du sommeil en constatant de nouveau l'état d'insensibilité de la malade. Plusieurs fois j'ai fait cette expérience.

Déjà, Messieurs, en 1784, on avait constaté le même phénomène. Voici ce qu'on écrivait de Lyon à cette époque, dans une lettre consignée dans un ouvrage qui a pour titre : *Réflexions impartiales sur le magnétisme.*

« Plusieurs fois on a fait l'expérience suivante : Une personne très susceptible a été laissée avec d'autres personnes prévenues, qui cherchaient à la distraire; pendant ce temps, on la magnétisait à son insu, de la chambre voisine, et l'effet était aussi prompt et presque aussi sensible que si l'on eût été auprès d'elle : la seule différence qu'on y ait remarquée, c'est que ne sachant pas qu'on opérât sans elle, elle se contraignait dans le commencement de l'action, prenant pour un malaise naturel ce qu'elle ressentait, et elle ne cessait de se contraindre que lorsque l'action, portée avec force, ne lui laissait plus la liberté de se dissimuler qu'elle était magnétisée. Une seule expérience n'aurait pas été décisive, on les a multipliées ; on a constamment réussi à produire des effets plus ou moins marqués selon le degré de sensibilité de la personne magnétisée. »

Cette faculté prodigieuse que nous a donnée la nature n'est point douteuse, elle a été vérifiée et reconnue par un grand nombre de personnes. Il y a déjà longtemps que Van Helmont s'en était expliqué. « J'ai différé jusqu'ici (dit-il » dans ses ouvrages) de dévoiler un grand mystère : c'est » qu'il y a dans l'homme une énergie telle que par sa seule » volonté et par son imagination, il peut agir hors de lui, » imprimer une influence durable sur un objet très éloi- » gné. »

Messieurs, cette faculté est une propriété évidente résultant de notre organisation ; c'est en vain qu'on allègue pour la combattre des essais infructueux. Cent faits négatifs ne détruisent pas un fait positif. Eh ! Messieurs, il est trop heureux pour nous que nous ne puissions faire usage de ce pouvoir toutes les fois que l'envie nous en prendrait : nous devons désirer qu'il en soit toujours ainsi, car je vous le demande, dans quel état de perturbation serait la société, si nous pouvions, à chaque instant, troubler chacun de ses membres! C'est déjà beaucoup trop que nous le puissions dans certains cas, puisque cela n'a aucun degré d'utilité et que les inconvénients en sont immenses.

La nature, en mettant des bornes à notre pouvoir, s'est montrée prévoyante.

Messieurs, le *fluide magnétique animal* ou la cause invisible des effets magnétiques, passe à travers tous les corps de la nature, ou tous les corps sont conducteurs de ce fluide.

Le *fluide magnétique animal*, peut s'incorporer dans tous les corps de la nature, ou chaque corps peut recevoir ce fluide, le retenir et produire par lui des effets magnétiques.

La *liaison* entre le fluide magnétique animal et les corps qui l'ont reçu est si étroite, qu'aucune force chimique ou physique ne peut le détruire.

Les *réactifs chimiques et le feu n'ont point d'effet sur le fluide magnétique animal lui-même.*

Il y a très peu d'analogie entre les fluides impondérables que les physiciens connaissent et le fluide magnétique animal.

Quelques expériences appuient ces propositions.

Un *corps vitreux magnétisé*, qui avait fait dormir un somnambule en quelques secondes, *fut lavé avec de l'eau* et frotté avec du linge, puis présenté derechef au même sujet. Il s'endormit en une minute et demie.

Le même verre magnétisé, lavé avec de l'alcool, produisit le sommeil en une demi-minute.

Un verre magnétisé, lavé avec de l'ammoniaque, produisit le somnambulisme en un quart de minute.

Le même verre fut mis dans de l'acide nitrique fumant; après y avoir séjourné pendant cinq minutes, il fut mis dans une tasse de faïence avec de l'eau, et de cette eau le jeune somnambulisme le prit et s'endormit aussitôt qu'il l'eut dans ses mains.

La même expérience fut répétée avec de l'*acide sulfurique concentré*. L'effet était absolument le même.

Dans ces expériences, aucun réactif chimique ne put détruire la force magnétique du verre magnétisé; on crut s'apercevoir que cette force ne s'attache pas comme les odeurs, l'électricité et d'autres fluides semblables, à la surface des corps, mais qu'elle pénètre dans leur intérieur. L'expérience suivante paraît confirmer cette conclusion.

Un gros *piston de marbre magnétisé* fut entièrement enfoncé dans de l'acide muriatique, jusqu'à ce que l'acide en eût enlevé à peu près la moitié de la masse, puis il fut ôté, lavé et présenté au somnambule : il s'endormit aussi vite que par l'attouchement du marbre entier.

Les autres fluides impondérables et expansifs sont entre eux dans un tel rapport, que l'un d'eux étant attaché à un corps solide, il n'en peut être séparé que par l'effet d'un autre fluide expansif. Par exemple, le fluide magnétique est chassé de l'aimant naturel ou artificiel par l'ignition et par le coup électrique, et la combustion change entièrement tous les rapports des corps avec les fluides expansifs, tels que leurs facultés conductrices, leurs capacités, etc. Ainsi, pour étudier la nature du fluide magnétique, on ne pouvait pas se dispenser d'exposer les corps magnétisés à différents degrés de température et à la combustion même.

On a *donc fondu la cire, la colophane, le soufre, et l'étain magnétisés*, et après les avoir versés dans des formes cylindriques semblables à celles qu'ils avaient eues d'abord, on éprouva leur effet sur le somnambule : il n'indiqua aucune différence dans l'effet avant et après cette opération, il s'endormit aussitôt qu'il les eut pris dans ses mains.

Une baguette de fer magnétisée fut mise dans le feu et rougie.

Toute rouge elle fut jetée dans une tasse avec de l'eau et présentée au jeune homme par la même personne qui avait fait l'opération. Il s'endormit aussitôt qu'il l'eut dans ses mains.

Une grande *feuille de papier* entortillée et magnétisée fut *brûlée* sur une assiette de faïence. Le charbon et les cendres qui étaient restées sur l'assiette furent présentées au somnambule, qui en prit autant qu'il put avec sa main et s'endormit en peu de moments.

On fit plusieurs *contre-épreuves* avec des objets qui étaient journellement entre les mains de tout le monde. On les lui mit sur les cuisses et dans les mains, mais il n'en fut aucunement affecté.

Les objets magnétisés, conservés avec soin, produisirent au bout de six mois les mêmes effets. Ils semblaient *n'avoir rien perdu de leur force magnétique.*

Toutes ces expériences, faites avec le plus grand soin par le professeur Reuss et le docteur Lœwenthal, médecins à Moscou, ont été répétées par moi sur plusieurs sujets magnétiques, avec une légère différence dans les résultats. J'ai reconnu, en outre, que toutes les fois qu'un somnambule, éveillé ou endormi, s'approchait d'un lieu qui recélait des objets magnétisés, il éprouvait dans son état physique des changements remarquables. Dans le plus grand nombre de mes expériences, j'avais eu le soin de bander les yeux des somnambules, et dans aucune il ne m'est arrivé de leur faire connaître le but de mes essais. Un jour, après avoir expérimenté et cherché avec opiniâtreté si quelques corps de la nature n'isolaient pas le somnambule de l'action de son magnétiseur, je m'avisai de prendre dans la bibliothèque de la personne chez laquelle je faisais des expériences un in-folio volumineux. Je magnétisai le somnambule à travers les couvertures du livre, en dirigeant mes doigts en pointes ; bientôt il éprouva les effets de la magnétisation comme si aucun corps n'avait été interposé entre lui et moi. Je magnétisai alors le somnambule à travers l'in-folio entier, et bientôt je vis avec surprise que l'épigastre, que je cherchais à actionner, n'éprouvait rien, tandis que la tête et les pieds ressentaient l'action magnétique d'une manière visible; ce ne fut qu'en insistant un peu de temps que l'épigastre ressentit à son tour l'effet du magnétisme, mais d'une façon plus faible. Je répétai cette expérience sur d'autres organes, et toujours ces organes éprouvèrent très peu mon action, lorsque tout le reste du corps en était convulsé. Des essais répétés dans toutes les circonstances ne me permettent pas le doute sur ce fait extraordinaire; c'est que ce qui isole le plus de tous les corps connus, est le papier superposé en grand nombre de feuilles.

Nous terminerons cette leçon par quelques réflexions ingénieuses suggérées par ces dernières expériences à M. de Eschenmeier, célèbre philosophe de Tubingen.

« Il y a donc, dit-il, un principe actif qui résiste à toutes les forces mécaniques, physiques et chimiques, qui s'attache aux corps par un lien indissoluble, qui pénètre dans leur substance comme un être spirituel, et triomphe même de l'action du feu. Mais son existence, indubitable par les effets qu'il produit, ne se dévoile pas aux sens de l'homme dans son état ordinaire; il n'y a que cet *épanouissement de notre personnalité*, effectué par le rapport magnétique, qui nous met à même de voir, d'entendre et de sentir ce *principe de vie;* qui reçoit sa vigueur de la volonté de l'homme et agit avec une énergie proportionnée à la force de cette volonté. Quand il agit avec une grande énergie sur un organe doué d'une force égale, mais négative, ce qui suppose toujours l'existence d'un contraste spécifique (comme lorsqu'un homme fort le dirige sur un garçon faible), alors ce principe agit comme l'éclair et paraît anéantir tout à fait la vie. Dans l'état de veille ordinaire, l'homme n'est que dans un rapport général avec les êtres qui l'environnent; il défend, dans cet état, l'individualité de sa personne par la force de sa volonté contre toute influence qui attaque la partie spirituelle de son existence, et cette volonté tient plus ou moins l'équilibre avec la volonté et l'action des autres créatures. Mais cette résistance ne subsiste qu'autant que le corps et l'âme conservent leur *union intime;* c'est dans cet état que nous jouissons de la connaissance parfaite de nous-mêmes, et les notions, les sensations et la volonté, en harmonie avec le bien-être du corps, conservent aussi entre elles la juste proportion. Dans cet état, qui peut être regardé comme intermédiaire entre celui purement spirituel et celui des animaux, l'homme a devant lui, d'un côté un *monde idéal*, de l'autre côté un *monde corporel.* Mais aussi longtemps que sa personnalité tient ferme et qu'il conserve la connaissance de lui-même, il ne peut pas réellement entrer ni dans l'un ni dans l'autre de ces deux mondes; il ne peut qu'abaisser son idée en donnant l'empreinte de la vérité, de la beauté et de la bonté à ses notions, à ses sentiments et à ses actions; mais il n'est pas en état de se transporter *lui-même dans cette région où l'idée* parvient à l'état de pureté et de *clarté.* Ce n'est que libre des *entraves du corps* qu'elle y arrive. Voilà les deux limites entre lesquelles se tient l'existence de l'homme dans l'état de veille ordinaire.

» L'existence d'un nouveau rapport *spécifique* peut changer cet état. Une impulsion quelconque, principalement une volonté étrangère, peut pénétrer dans ce cercle d'indifférence qui détermine l'état ordinaire, elle en ouvre les barrières et en écarte les contrastes jusqu'à un certain degré. Alors, d'un côté, la *partie humaine* devient plus spirituelle; elle ne part plus de son premier point de vue, elle ne se contente plus de contempler la région de l'idée comme une constellation éloignée, mais elle s'y transporte elle-même, elle franchit les limites des sens et acquiert des organes nouveaux. De l'autre côté, la *partie organique*, devenue plus matérielle, commence à agir comme les fluides impondérables de l'électricité, du magnétisme minéral, etc. Dans cet état de *contrastes exaltés*, l'homme est capable de recevoir objectivement le *principe vital* même, ou de le voir, de l'entendre et de le sentir; dans l'état ordinaire, c'est impossible, puisque alors ce même principe est activement ce qui entend, voit et sent, et ne peut donc être en même temps entendu, vu et senti passivement. Dans l'état de veille magnétique, où les contrastes se trouvent exaltés, la partie spirituelle est moins liée à la partie organique; l'œil de la fantaisie, devenu lui-même plus intelligent, se place au-dessus du principe vital et le reçoit objectivement. On ne peut pas expliquer autrement et les constants effets des substances magnétisées sur les somnambules et les influences immédiates du magnétisme. Dans la veille magnétique, la partie spirituelle s'affranchit de l'empire du principe vital et le regarde comme un être subordonné; c'est par la même raison que les somnambules, étant sujets à l'influence énergique de la volonté du magnétiseur, peuvent envoyer leur propre principe vital comme un messager pour prendre connaissance des régions les plus lointaines. Leur œil, semblable à un rayon de lumière, s'étend à des distances immenses, ne prenant que la direction prescrite par la volonté du magnétiseur. C'est le même principe vital qui s'attache aux corps par un lien indissoluble, sans y être aperçu dans l'état de veille ordinaire, parce que cet état n'admet aucun rapport spécifique et s'oppose plutôt à toutes les influences; mais il est très bien senti dans la veille magnétique par un organe réceptible. »

On ne pourra blâmer un essai qui a pour but de rapprocher de notre contemplation ces mystères de la nature qui échappent à nos yeux : l'acte de la génération, la formation, le mouvement, la guérison, ne sont-ce pas des mystères? Concevons-nous comment l'âme est liée avec son instrument, sur lequel elle fait résonner les accords infinis de ses notions, les mélodies de ses sentiments, les harmonies de ses idées et de ses résolutions? *La hauteur de l'explication doit être proportionnée à la sublimité du problème;* tout l'ordre physique et organique des êtres et tous les principes établis à ce sujet ne peuvent résoudre ces problèmes du magnétisme animal qui appartiennent proprement à la psychologie, où lse expériences physiques et chimiques ne peuvent plus servir..... On ne peut souffrir aucun mysticisme dans la nature; les opérations qu'elle a couvertes du plus profond mystère ne sont secrètes que pour nos sens, elles ne le sont pas pour l'entendement et pour le principe qui peut encore les produire à la lumière.

Qu'il plaise enfin à la philosophie de descendre de ses substances universelles, de ses esprits, de ses lumières et autres notions générales, aux faits qui demandent si impérieusement son explication; qu'elle essaie enfin l'application de ces principes généraux aux faits généralement reconnus, tels que l'acte de la génération, de la formation, de la guérison, de la perception sensuelle, de l'influence physique de l'âme sur son corps, etc. : alors on verra si la pompe avec laquelle on annonce ces principes ne fera pas place à une très grande modestie et à l'aveu qu'ils ne mènent pas loin. Cette tâche est bien plus difficile à remplir que de s'amuser à poser des principes généraux, que l'on trouve déjà tout établis dans les écoles ionienne, éléatique, pythagoricienne et platonicienne. Venons-en à leur application, et je crains bien qu'ils soient tout à fait insuffisants.

Dans la prochaine leçon, je reviendrai sur les phénomènes dont je vous ai entretenus, afin de justifier complétement notre croyance. Je crains, cependant, de vous fatiguer par un grand nombre de citations, mais il est nécessaire de bien établir les preuves de l'existence du magnétisme avant de vous parler des effets thérapeutiques que nous lui attribuons. Je vous entretiendrai plus tard du somnambulisme et des principales facultés qui sont inhérentes à cet état.

Nous ferons en sorte de ne vous citer que des faits vérifiés par un grand nombre de médecins : leur témoignage, sans doute, sera d'un grand poids pour vous.

Mais rappelez-vous toujours que les mêmes faits sont attestés par une foule de personnes instruites, qui, pour être étrangères à la médecine, n'en méritent pas moins beaucoup de confiance, et bien que je choisisse de préférence les assertions de médecins, je ne crois pas pour cela qu'eux seuls doivent être juges. Les phénomènes magnétiques ne demandent, pour être appréciés et reconnus, que l'exercice des sens, et, grâce à Dieu, nous en sommes tous pourvus. Dans cette circonstance, c'est un triomphe pour nous de prendre nos preuves chez ceux qui s'opposèrent avec le plus de constance aux progrès du magnétisme, ceux qui, pendant longtemps, accablèrent de leurs dédains et de leur supériorité les personnes qui venaient leur raconter avec naïveté et conscience les phénomènes dont ils avaient été et les témoins et les agents.

Ce sera, Messieurs, une preuve de plus en faveur des esprits persuadés qu'il faut tôt ou tard rendre hommage à la vérité.

CINQUIÈME LEÇON.

NOUVEAUX FAITS RELATIFS A L'EXISTENCE DU MAGNÉTISME. — SOMNAMBULISME NATUREL ET MAGNÉTIQUE. — OBSERVATIONS DIVERSES. — SOMNAMBULISME PUYSÉGURIQUE. — LA VOYANTE DE PREVORST. — RÉFLEXIONS.

« Il faut nous contenter d'admirer les effets merveilleux de cet état que la Providence semble offrir aux savants pour les confondre et montrer les bornes de l'intelligence humaine. »

« La science aujourd'hui a simplement fardé nos misères. »

« Il est dans l'homme un corps glorieux caché sous l'écorce de notre chair et de notre corps opaque et grossier. »

MESSIEURS,

Dans ma dernière leçon, je vous ai entretenus d'expériences magnétiques dont les résultats sont concluants, pour prouver l'existence d'un agent particulier agissant sur l'organisation humaine et lui appartenant en propre.

Les faits que je vous ai cités sont attestés par des hommes capables de bien observer et que l'on ne peut, sans injustice, accuser de crédulité; j'ai voulu, en agissant ainsi, appuyer d'une manière solide les propositions que j'ai énoncées: mes preuves étaient irrécusables. Aujourd'hui je veux en agrandir le tableau et en même temps augmenter votre croyance.

J'espère que les nouveaux faits dont je vais vous donner connaissance seront suffisants pour bien établir le résultat de l'action magnétique.

Je vous ai déjà prouvé que les propriétés vitales d'un individu organisé comme nous peuvent être modifiées d'une manière sensible par l'application de ce qu'on appelle le magnétisme, à tel point que les cautérisations de la peau par des caustiques ne produisent aucune douleur.

Je vous ai cité des expériences décisives. Voyons-en d'autres encore.

Vous savez que, dans la vie habituelle, les organes pulmonaires ne peuvent ressentir l'impression d'un gaz délétère, comme l'ammoniaque, sans être altérés dans leur structure et subir des changements instantanés, auxquels nulle puissance humaine ne saurait se soustraire : c'était le moyen à employer pour reconnaître d'une manière positive l'extinction de la sensibilité. Eh bien! cette expérience a été faite..

Vous m'avez entendu vous citer aussi des phénomènes magnétiques produits à distance, même à travers des cloisons, sans que les individus sur lesquels j'agissais eussent été, en aucune manière, prévenus de mon action.

Je vous ai rapporté en détail les expériences de l'Académie royale de médecine en 1825 et en 1831; je vous ai dit que les commissaires avaient à peu près obtenu les mêmes effets que moi sur mon somnambule.

J'ai recherché devant vous si les hypothèses adoptées par les adversaires du magnétisme étaient suffisantes pour expliquer ces phénomènes, et il vous a été facile d'en apprécier la valeur; mais j'ai senti que pour que vous pussiez porter un jugement définitif, il fallait multiplier les faits. Sans doute, vous m'aurez déjà tenu compte de ma discrétion, en ne me voyant prendre mes preuves que dans des faits accomplis sous les yeux de médecins; car il est naturel de les considérer comme meilleurs juges de tout ce qui se passe dans l'organisation humaine, et cette raison a suffi pour qu'à ce témoignage fût aussi accordée ma préférence.

Je n'ai point cherché à m'appuyer des travaux des étrangers qui ont consacré leurs veilles à l'étude de la science qui nous occupe. Leurs noms et leurs ouvrages, moins connus parmi nous, eussent été des autorités moins importantes.

Vous apprécierez ma conduite, si vous voyez que, ne donnant rien au hasard, je me retranche derrière une masse de faits avoués publiquement par ceux qui les ont produits ou vu produire.

Je reviens donc, en suivant la même marche, terminer l'exposé des preuves du magnétisme.

Lorsque je vous ai parlé de l'extinction de la sensibilité que présentent certains individus placés sous l'influence magnétique, vous doutiez peut-être de mes assertions; mais les preuves écrites dont je vous ai fait part ont dû dissiper tous vos doutes. Veuillez bien me permettre de vous présenter encore quelques nouveaux témoignages. Le premier est du docteur Bertrand. « J'ai vu, dit ce docteur, » l'insensibilité assez prononcée chez quelques somnam- » bules magnétiques, pour qu'on pût les soumettre aux » épreuves les plus concluantes. Pour ne vous citer qu'un » des faits dont j'ai été témoin, j'ai vu un magnétiseur, qui » avait coutume d'endormir son somnambule devant une » réunion nombreuse, engager tous les spectateurs à se » munir d'une épingle et à l'enfoncer à l'improviste dans » quelque partie de son corps que ce fût; le somnambule » chantait, et souvent, pendant ce temps-là, on enfonçait » jusqu'à quarante ou cinquante épingles qu'on laissait » fixées dans sa chair, sans qu'on pût observer dans le son » de sa voix le plus léger trouble. »

Journal de Toulouse (5 avril 1830). — « Nous avons été déjà témoin des expériences curieuses exécutées à Toulouse par M. le comte de B..., et c'est pour attirer l'attention de nos lecteurs sur un prodige nouveau de son talent, que nous avons tracé un rapide aperçu de l'histoire de la science. Le document qui nous parvient est tout à fait authentique; il raconte un fait qui s'est passé le

15 mars, dans le département du Gers, chez M. le juge de paix du canton de Condom, et en présence de personnes dont quelques-unes sont de notre connaissance.

» Jean..., âgé de vingt-trois ans, métayer de M. de la Bordère, du canton de Condom, était atteint d'un abcès par congestion, à la partie antérieure de la cuisse : les gens de l'art qui donnaient des soins au malade déclarèrent que la ponction serait pratiquée ; mais l'opération exigeait la plus grande prudence et beaucoup de résignation, parce que l'artère crurale traversait la tumeur développée d'une manière effrayante.

» M. le comte de B..., dont la force magnétique est remarquable, proposa de plonger le malade dans l'état magnétique, de produire le somnambulisme, et d'établir l'insensibilité sur la partie du corps où devait être faite l'opération, afin d'épargner au malade des souffrances inévitables dans l'état de veille.

» La proposition fut acceptée. Au bout de deux minutes le malade fut plongé dans l'état magnétique. La lucidité ne fut pas remarquable. Jean répondit à son magnétiseur qu'il cherchait en vain et qu'il ne pouvait voir son mal. Dès lors le docteur Larieu fit, avec la plus grande dextérité, l'opération chirurgicale qui avait été jugée nécessaire. A plusieurs reprises il plongea le stylet dans l'ouverture faite par le bistouri, afin de donner issue à la matière purulente, lorsque son écoulement était empêché par des flocons albumineux; le pansement fut fait ensuite. Pendant cette opération, Jean demeura immobile comme une statue, son sommeil magnétique ne fut nullement troublé; et sur la proposition agitée par messieurs les médecins, de rompre l'état magnétique, M. B... réveilla spontanément le malade. M. le docteur Roc s'approcha de lui, et lui demanda s'il voulait se soumettre à l'opération. Il le faut bien, puisque cela est nécessaire, répondit-il. C'est alors que M. Roc lui annonça qu'il était inutile de recommencer, puisqu'elle était faite.

» L'étonnement du malade fut à son comble, lorsqu'on lui en fit voir la preuve : *il n'avait rien senti*, *rien éprouvé*, *et ne se rappelait* que l'action de M. B..., lorsqu'il lui appuya la paume de la main sur son front pour l'endormir. »

On trouve, il est vrai, dans les *Mémoires de l'Académie des sciences*, page 409, une dissertation de M. Sauvage de Lacroix sur le *somnambulisme* d'une fille de Montpellier qui présentait l'exemple d'une pareille insensibilité.

« Le 5 avril 1757, dit l'auteur, en visitant l'hôpital à dix » heures du matin, je trouvai la malade au lit. Elle se mit à » parler avec une vivacité et un esprit qu'on ne lui voyait ja- » mais hors de cet état; elle changeait quelquefois de propos, » et semblait parler à plusieurs de ses amies, qui s'assem- » blaient autour de son lit; ce qu'elle avait dit dans son » attaque du jour précédent, où, ayant rapporté mot pour » mot une instruction en forme de catéchisme, qu'elle » avait entendue la veille, elle en fit des applications morales » et malicieuses à des personnes de la maison, qu'elle avait » soin de désigner sous des noms inventés, accompagnant » le tout de gestes et de mouvements des yeux qu'elle avait » ouverts, enfin avec toutes les circonstances des actions » faites dans la veille, et cependant elle était endormie. » C'était un fait bien avéré, et personne n'en doutait plus; » mais prévoyant que je n'oserais jamais l'assurer, à moins » que je n'eusse fait mes épreuves en forme, je les fis sur » tous les organes des sens, à mesure qu'elle débitait tous » ses propos.

» En premier lieu, comme cette fille avait les yeux ouverts, » je crus que la feinte, s'il y en avait, ne pourrait tenir » contre un coup de la main, appliqué brusquement au » visage; mais cette expérience réitérée ne lui fit pas faire » la moindre grimace, et elle n'interrompit point le fil de

» son discours. Je cherchai un autre expédient : ce fut » de porter rapidement le doigt contre l'œil, et d'en approcher une bougie allumée assez près pour en brûler les cils » des paupières, mais elle ne clignota seulement point.

» En second lieu, une personne cachée poussa tout à » coup un grand cri vers l'oreille de cette fille, et fit du bruit » avec une pierre portée contre le chevet de son lit : cette » fille en tout autre temps aurait tremblé de frayeur, mais » alors cela ne produisit rien.

» En troisième lieu, je mis dans ses yeux et dans sa bouche de l'eau-de-vie, de l'esprit de sel ammoniac ; j'appliquai sur la cornée même, d'abord la barbe d'une plume, » ensuite le bout du doigt, mais sans aucun succès ; le tabac » soufflé dans le nez, les piqûres d'épingles, les contorsions » des doigts, faisaient sur elle le même effet que sur une » machine : elle ne donnait jamais la moindre marque de » sentiment. »

Le dixième volume de la *Bibliothèque de médecine* contient un mémoire sur une femme *somnambule*, qui était insensible aux coups de fouet donnés sur les épaules à nu. On lui frotta un jour le dos avec du miel ; on l'exposa, dans cet état et pendant un soleil ardent, aux piqûres de *mouches à miel*, qui lui firent une multitude d'ampoules, sans qu'elle laissât échapper le moindre mouvement : mais étant réveillée, elle parut sentir de vives douleurs aux endroits affectés, et se plaignit amèrement des mauvais traitements qu'on lui avait fait éprouver.

Je vous cite ces faits qui semblent sortir du domaine magnétique, mais nous vous prouverons que la cause qui les détermine est la même ; le mécanisme de son action est seulement différent.

Voici de nouveaux faits dont la source est purement magnétique.

Jusqu'à présent, Messieurs, je ne vous ai entretenus que

d'effets magnétiques que je regarde comme les plus importants pour déterminer votre conviction ; car ces effets sont, par leur nature, moins sujets à contestation que ceux qui vont suivre, et il vous eût été impossible de les rejeter, sans nier l'évidence même.

Je vais vous tracer à présent l'historique d'un phénomène magnétique particulier, je veux dire le *somnambulisme.* Mais, avant ce récit, permettez-moi quelques réflexions; je crains tant de vous voir douter de la vérité, que je voudrais devancer dans vos esprits les objections que vont y faire naître les nouveaux phénomènes que je vais vous exposer.

« Qu'eût-on répondu, avant la découverte des lois des » actions électriques et galvaniques, à celui qui fût venu » assurer que le frottement de la résine et du verre, par le » contact de deux métaux convenablement disposés, pou- » vait donner lieu aux phénomènes étonnants que tout le » monde connaît? On n'aurait certainement pas manqué de » traiter cet homme de visionnaire, d'enthousiaste, et con- » sidéré le résultat d'expériences positives comme des er- » reurs indignes de réfutation; cependant rien n'est plus » vrai que l'existence de ces phénomènes : qu'on prenne » donc garde de commettre une pareille faute à l'égard du » somnambulisme magnétique. Si le contact de deux pièces » métalliques, le frottement du verre ou de la résine, corps » dont les propriétés sont à une distance incommensurable » de celle d'un système nerveux et d'un cerveau humain, » peuvent amener des phénomènes aussi extraordinaires, » pourquoi ne voudrait-on pas concevoir que deux systèmes » nerveux, deux cerveaux, mis dans certains rapports, pus- » sent produire un changement dans l'existence ordinaire » de ces organes, d'où résulte le phénomène du somnambu- » lisme. »

Eh bien! ce que je vous donne ici comme une hypothèse,

va devenir une vérité aussi positive que celle qui est si bien établie maintenant pour vous. Autant il serait difficile de vous démontrer que les phénomènes électriques n'existent pas, autant on éprouverait de difficultés pour nous prouver que nous sommes dans l'erreur, car notre jugement, comme le vôtre, repose sur des faits aussi solidement établis.

Le somnambulisme, le plus étonnant des phénomènes dont l'histoire des sciences fasse mention, viendra bientôt ouvrir un vaste champ aux observateurs ; nous le connaissons à peine, et déjà par lui on a rectifié des erreurs depuis longtemps adoptées comme des vérités. On se demande ce que deviendront nos connaissances amassées avec tant de peines et de soins, s'il est vrai que des individus plongés dans le somnambulisme aient une manière particulière d'exister, des sens à part, une mémoire distincte et une intelligence plus active que dans l'état de veille.

Mais avant de vous parler du somnambulisme magnétique, nous devons vous entretenir du *somnambulisme naturel*, afin de vous montrer l'analogie qui existe entre ces deux états.

« Tout le monde connaît les histoires des somnambules naturels, entre autres celle de ce jeune séminariste, dont l'histoire est rappelée dans l'*Encyclopédie*, qui se levait la nuit, écrivait ses sermons, faisait des corrections minutieuses ; écrivait de la musique, traçait son papier avec une canne, savait bien distinguer toutes les notes, et, lorsque les paroles ne correspondaient pas aux notes, les recopiait dans un autre caractère ; il relisait ensuite ce qu'il venait d'écrire, même quand on interposait une feuille de carton entre ses yeux, d'ailleurs bien fermés. »

Eh bien ! leur état, d'abord variable chez chacun d'eux, est l'image de ce qui arrive dans le somnambulisme artificiel.

« L'action des somnambules naturels est d'aller d'un lieu

dans un autre, les yeux fermés et dans la plus grande obscurité. Comment se fait-il qu'ils évitent avec autant d'adresse tous les obstacles qui s'opposent à leur passage?

Le domestique de Gassendi portait, la nuit, sur sa tête, une table couverte de carafes, il montait un escalier très étroit, évitait les chocs avec plus d'habileté qu'il n'eût fait pendant la veille, et arrivait à son but sans accidents. Comment la vue s'exerçait-elle donc sans le secours de la lumière?

Un somnambule écrivait les yeux fermés, mais en se levant il avait cru avoir besoin de chandelle; il en alluma une. Les personnes qui l'observaient l'éteignirent; aussitôt il s'aperçut qu'il était, ou plutôt il crut être dans l'obscurité, car il y avait d'autres lumières dans la chambre, il alla rallumer sa chandelle : il ne voyait qu'avec celle qu'il avait allumée lui-même.

La *Bibliothèque de médecine* (t. X, p. 477) fait mention d'un somnambule qui, se levant de son lit au milieu de la nuit, allait dans une maison voisine qui était *en ruine*, et dont il ne restait que les *gros murs* et quelques poutres mal assurées; le somnambule montait au plus haut de cette maison, sautait d'une poutre à l'autre, quoiqu'il y eût au-dessous un *profond abîme*.

Le même ouvrage rapporte l'histoire d'un autre *somnambule* qui, pendant la nuit, s'habillait, prenait ses *bottes*, ajustait ses *éperons*, et ensuite se lançait sur le bord d'une fenêtre d'un cinquième étage, qu'il prenait pour son cheval, et s'agitait dans cette posture avec tous les gestes d'un cavalier qui court la poste.

C'est ce qui fait dire à *Rehelini*, médecin italien, auteur de plusieurs observations sur le somnambulisme, qu'il faut nous contenter d'admirer les effets merveilleux de cet état que la Providence semble offrir aux savants pour les confondre et montrer les bornes de l'intelligence humaine.

« Les faits les plus nombreux et les plus authentiques, rapportés par les personnes les plus dignes de foi, prouvent que pendant le sommeil les sens externes étant fermés à leurs excitants ordinaires, le cerveau acquiert un surcroît d'activité, devient capable de choses au-dessus de sa portée ordinaire, et la faculté d'établir des relations au moyen des organes de la vue, du goût, de l'odorat, de l'ouïe, se transporte hors de ses sens sur des parties qui n'en sont pas douées dans l'état naturel. »

Le *Journal de Toulouse* du 30 juin 1855 publie un cas très curieux de *somnambulisme naturel*, observé par M. le docteur Gaussail, professeur de l'École secondaire de médecine.

Une jeune personne de vingt-quatre ans, à la suite de causes éminemment perturbatrices des fonctions nerveuses, a éprouvé divers accidents morbides, parmi lesquels ont longtemps dominé ceux qui constituent l'*hystérie*, et qui depuis trois ou quatre ans sont venus aboutir au *somnambulisme*, sans toutefois abandonner leurs formes initiales.

En effet, d'après les renseignements fournis par M. Jules Naudin, médecin ordinaire de la malade, et ainsi que M. Gaussail a pu s'en convaincre lui-même au début de chaque crise somnambulique, on observe une distorsion et une secousse convulsive des muscles de la face, une roideur tétanique des membres, une agitation et une irrégularité extrême des battements du cœur, des convulsions tellement énergiques de l'organe utérin, que la main fortement appliquée sur la région hypogastrique est impuissante à les modérer : après une durée plus ou moins prolongée de ces phénomènes, le calme arrive avec le sommeil morbide.

Ce qui frappe tout d'abord l'attention dans ce nouvel état est une animation particulière, on pourrait même dire une sorte d'embellissement des traits de la face; la malade s'exprime aussi avec un timbre de voix plus élevé et un accent plus pur, des expressions plus correctes et mieux choisies que dans l'état de veille. Ces particularités, dit M. Gaussail, s'observent également dans le somnambulisme artificiel. Une autre circonstance bien digne de remarque, c'est l'étendue et la précision de la mémoire. Ainsi, à plusieurs reprises, M. Naudin a pu obtenir de la malade endormie des détails qu'elle ne pouvait lui fournir éveillée sur les noms, les combinaisons et les doses des nombreux médicaments qui lui ont été administrés dans les divers traitements prescrits par plusieurs médecins.

Pendant ses crises, la malade n'éprouve ni souffrance ni malaise. Elle lit, elle brode, elle coud surtout avec une étonnante rapidité; il est vrai que ses yeux ne sont jamais complétement fermés par les paupières; elle prédit, avec assez de précision, soit la durée de la crise présente, soit l'invasion de la crise prochaine, et indique ce qu'elle fera pendant le temps que durera cet état. La durée de ces crises n'a rien de fixe; elles persistent souvent pendant deux, trois et quatre heures, quelquefois pendant tout un jour. La malade n'en conserve aucun souvenir, et elles ont été pour elle comme un espace de temps retranché de son existence.

Plusieurs fois, au commencement des crises, il s'est manifesté une flexion convulsive de la jambe gauche portée à ce point que la face postérieure de cette portion du membre, y compris le talon et la plante du pied, était comme collée à la face postérieure de la cuisse et de la région fessière. La force avec laquelle se produit cette contraction est telle que deux fois l'une des planchettes d'un appareil destiné à maintenir la jambe graduellement amenée dans l'extension a été rompue; l'épaisseur de cette planche est cependant d'environ 25 millimètres.

« En résumé, dit M. Gaussail, abstraction faite de détails

fournis par les parents de la malade et qui tiennent par trop du merveilleux, ce que nous avons constaté avec plusieurs confrères, parmi lesquels se trouvait M. Marchant, suffit pour établir qu'il s'agit d'un cas peu ordinaire et extrêmement intéressant. En effet, il résume presque à lui seul l'ensemble des névroses, et il semble donner un démenti à certaines données généralement acceptées de la science physiologique, en ce sens surtout qu'il confirme la valeur de cet élément du diagnostic négatif dans les affections nerveuses, signalé par M. Cerise, et dont il y a deux ans j'ai entretenu l'Académie, savoir : l'*immunité des fonctions nutritives et assimilatrices* au milieu des perturbations fonctionnelles les plus profondes et les plus variées, puisqu'il est avéré que le degré d'embonpoint que conserve la malade depuis cinq ans n'est nullement en rapport avec la petite quantité d'aliments qu'elle ingère. J'ajoute que des bains presque froids et prolongés pendant trois et quatre heures paraissent avoir un peu modifié l'état morbide de cette jeune personne. »

On lit dans la *Patrie* du 18 août 1855 : « Un cas de somnambulisme assez rare vient de se produire, à Lyon, chez une jeune fille de quinze ans. Une robe de noces avait été commandée à sa mère, qui, indisposée, lui en confia la confection. La jeune fille, ayant interrompu son travail pour prendre un peu de repos, s'est relevée bientôt après, a achevé entièrement la robe en dormant, l'a rendue à trois heures du matin, est rentrée à son domicile, et s'est recouchée sans se réveiller et sans qu'on se fût aperçu de son action. Ce n'est que le lendemain, à son réveil, que, ne retrouvant plus la robe, elle crut qu'on la lui avait volée, et alla raconter sa mésaventure à la mariée, qui lui montra, à sa grande stupéfaction, l'ouvrage terminé. »

La nature nous offre encore des phénomènes analogues chez les hystériques, les cataleptiques et les extatiques.

« Les facultés intellectuelles, exercées pendant les songes (dit M. Richerand), peuvent nous conduire à certains ordres d'idées auxquelles nous n'avions pu atteindre durant la veille : c'est ainsi que des mathématiciens ont achevé pendant leur sommeil les calculs les plus compliqués, et résolu les problèmes les plus difficiles. »

Il serait superflu de vous citer d'autres témoignages de ces faits, ils sont généralement admis. Peut-être que l'explication de phénomènes si étranges nous sera bientôt révélée, j'en ai le pressentiment; je crois qu'en étudiant les lois qui servent à la production du sommeil que nous savons faire naître, nous trouverons la clef de ces deux états.

Une chose remarquable, c'est que les somnambules prétendent ne pas dormir. Ce n'est pas un état de sommeil dans lequel nous sommes, disent-ils, car nous voyons, nous sentons, et nous entendons lorsque vous le voulez, et nous possédons ces facultés à un degré plus élevé que dans notre état habituel.

SOMNAMBULISME PUYSÉGURIQUE.

Il est aujourd'hui difficile de savoir qui a reconnu le premier, parmi les magnétiseurs, le somnambulisme magnétique. On fait honneur de cette découverte à M. de Puységur; il paraît cependant qu'il s'était manifesté chez plusieurs malades, au traitement de Mesmer. Mais, soit que l'on ne reconnût pas d'abord ce sommeil, soit que Mesmer trouvât bon d'en garder pour lui la connaissance, afin d'être longtemps supérieur à ses élèves, personne ne s'avisa d'interroger les dormeurs, et l'on ne vit jamais Mesmer s'occuper d'eux en public.

M. de Puységur, retiré à sa terre de Busancy, près de Soissons, mettait en pratique les leçons de son maître, et guérissait les malades qui venaient le consulter, en employant les procédés qu'il lui avait fait connaître.

Ce fut là, au milieu d'un grand concours de malades et de curieux, que l'on reconnut le somnambulisme, et qu'il parut s'offrir pour la première fois avec toutes ses merveilles.

M. de Puységur, magnétisant son jardinier, le vit s'endormir paisiblement dans ses bras, sans convulsions ni douleurs ; interrogé, il répondit sans se réveiller.

Il serait difficile de vous rendre les sensations qu'éprouva M. de Puységur à la vue de ce phénomène, qui, en effet, était bien capable d'émouvoir.

L'état somnambulique de cet homme continua pendant quelque temps, et M. de Puységur en profita pour s'instruire.

Voici ce que lui-même écrivait à ce sujet : « C'est avec » cet homme simple, ce paysan, homme grand et robuste, » âgé de vingt-trois ans, naturellement affaissé par la ma» ladie, ou plutôt par le chagrin, et par cela même plus » propre à être remué par l'agent de la nature; c'est avec » cet homme, dis-je, que je m'instruis, que je m'éclaire. » Quand il est dans l'état magnétique, ce n'est plus un » paysan, ne sachant à peine répondre une phrase, c'est » un être que je ne sais nommer. Je n'ai pas besoin de lui » parler, je pense devant lui, et il m'entend, me répond; » vient-il quelqu'un dans sa chambre, il le voit si je veux, » il lui parle, lui dit les choses que je veux qu'il lui dise, » non pas toujours telles que je les lui dicte, mais telles que » la vérité l'exige. Quand il veut dire plus que je ne crois » prudent qu'on entende, alors j'arrête ses idées, ses » phrases, au milieu d'un mot, et je change son idée tota» lement. »

M. de Puységur ajoute : « Je ne connais rien de plus » profond et de plus clairvoyant que ce paysan, quand il

» est en crise. J'en ai plusieurs qui approchent de son état,
» mais aucun ne l'égale. »

Plusieurs tombèrent ainsi en somnambulisme, et le moyen de faire naître cette crise fut dès lors connu.

Beaucoup de personnes s'empressèrent d'aller voir ces phénomènes nouveaux, qui passaient alors toute croyance, et constatèrent leur réalité dans plusieurs ouvrages qui furent imprimés en 1784.

Voici l'extrait d'une relation des faits; elle est de M. H. Cloquet.

« Attiré, comme les autres, à ce spectacle, j'y ai tout
» simplement apporté les dispositions d'un observateur
» tranquille et impartial, très décidé à me tenir en garde
» contre les illusions de la nouveauté, de l'étonnement;
» très décidé à bien voir, à bien écouter. »

M. H. Cloquet, après avoir décrit les procédés employés par M. de Puységur pour agir sur les malades, et diverses scènes de magnétisation, ajoute :

« Le complément de cet état (l'état magnétique) est une
» apparence de sommeil, pendant lequel les facultés phy-
» siques paraissent suspendues, mais au profit des facultés
» intellectuelles. On a les yeux fermés; le sens de l'ouïe est
» nul, il se réveille seulement à la vue du maître.

» Il faut bien se garder de toucher le malade en crise,
» même la chaise sur laquelle il est assis, on lui causerait
» des angoisses, des convulsions, que le maître seul peut
» calmer.

» Ces malades en crise ont un pouvoir surnaturel par
» lequel, en touchant un malade qui leur est présenté, en
» portant la main, même par-dessus les vêtements, ils sen-
» tent quel est le viscère affecté, la partie souffrante; ils le
» déclarent et indiquent à peu près les remèdes conve-
» nables.

» Je me suis fait toucher par une femme d'à peu près

» cinquante ans. Je n'avais certainement instruit personne » de l'espèce de ma maladie. Après s'être arrêté particuliè» rement à ma tête, elle me dit que j'en souffrais souvent, » et que j'avais habituellement un grand bourdonnement » dans les oreilles, ce qui est très vrai. Un jeune homme, » spectateur incrédule de cette expérience, s'y est soumis » ensuite, et il lui a été dit qu'il souffrait de l'estomac, qu'il » avait des engorgements dans le bas-ventre, et cela depuis » une maladie qu'il a eue il y a quelques années; ce qu'il a » confessé être conforme à la vérité. Non content de cette » divination, il a été sur-le-champ à vingt pas de son pre» mier médecin se faire toucher par un autre qui lui a dit » la même chose. Je n'ai jamais vu de stupéfaction pareille » à celle de ce jeune homme, qui certes était venu pour » contredire, persifler, et non pour être convaincu.

» Une singularité non moins remarquable que tout ce » que je viens de vous exposer, c'est que ces dormeurs qui, » pendant quatre heures, ont touché des malades, ont rai» sonné avec eux, ne se souviennent de rien, de rien absolu» ment, lorsqu'il a plu au maître de les désenchanter, de les » rendre à leur état naturel : le temps qui s'est écoulé depuis » leur entrée dans la crise jusqu'à leur sortie est pour ainsi » dire nul. Le maître a le pouvoir, non-seulement, comme » je l'ai déjà dit, de se faire entendre de ces somnambules » en crise, mais je l'ai vu plusieurs fois de mes yeux bien » ouverts, je l'ai vu présenter de loin le doigt à un de ces » êtres, toujours en crise, et dans un état de sommeil spas» modique, se faire suivre partout où il a voulu, ou les en» voyer loin de lui, soit dans leur maison, soit à différentes » places qu'il désignait sans leur dire. Retenez bien que le » somnambule a toujours les yeux bien exactement fermés. » J'oubliais encore de dire que l'intelligence de ces malades » est d'une susceptibilité singulière : si, à des distances assez » éloignées, il se tient des propos qui blessent l'honnêteté,

» ils les entendent pour ainsi dire intérieurement, leur âme
» en souffre, ils s'en plaignent, et en avertissent le maître :
» ce qui plusieurs fois a donné lieu à des scènes de confu-
» sion pour les mauvais plaisants qui se permettaient des
» sarcasmes inconsidérés et déplacés chez M. de Puy-
» ségur.

» Il suffit au maître, pour réveiller les somnambules, de
» leur passer les doigts sur les yeux. »

M. de Puységur, que sa philanthropie avait porté à s'occuper du magnétisme, s'empressa de livrer sa découverte aux personnes qui s'occupaient comme lui de cette science; partout où l'on put obtenir le somnambulisme, l'admiration qu'inspirait cet étrange phénomène était si grande, qu'on allait consulter ceux qui le présentaient comme on va consulter des oracles, et l'enthousiasme n'avait point de bornes chez ceux qui étaient témoins de ces scènes.

Cependant on se familiarisa peu à peu avec cet état, et la réflexion vint le faire mieux apprécier.

Je dois vous dire, avant de continuer, que ce nouvel effet du magnétisme, qui aurait dû hâter le développement et la connaissance du magnétisme, en arrêta, au contraire, les progrès; on ne s'occupa plus que de somnambulisme, on abandonna l'étude de la cause qui le produisait, pour ne considérer que le phénomène en lui-même; il présentait, il est vrai, plus de charmes, et il flattait davantage l'amour-propre de celui qui le faisait naître, en lui montrant sa puissance, que des effets qui n'étaient manifestés que par des guérisons accompagnées seulement de quelques phénomènes physiques peu appréciables.

Vous apprendrez qu'aujourd'hui même c'est encore le défaut de ceux qui magnétisent : ils sont, pour la plupart, en admiration devant leurs somnambules, aussi ignorent-ils ce que c'est que l'action magnétique. Lorsque je vous enseignerai la doctrine de ces magnétiseurs, vous verrez qu'ils sont aussi loin de la vérité, en expliquant la cause du somnambulisme, que ceux qui, n'admettant que les faits, les expliquent par des causes hors de la nature.

Je ne veux point, Messieurs, vous entretenir des débats auxquels donna lieu la découverte du somnambulisme ; on contesta sa réalité comme on avait contesté celle du magnétisme ; on nia même sa possibilité, avec une obstination aussi grande que celle qui faisait, aux juges de Galilée, nier le mouvement de la terre. Mais les magnétiseurs, sans s'émouvoir, et certains de la vérité de ce qu'ils avançaient, continuèrent, sans relâche, de produire le somnambulisme au grand jour.

Le témoignage de beaucoup de personnes, tout à fait désintéressées dans cette question, fit douter les plus incrédules ; et, depuis soixante-dix ans, époque de la découverte du somnambulisme, plusieurs milliers d'observations de cette crise ont été recueillies dans toutes les parties de la France, par ceux mêmes qui avaient contesté la réalité de ce phénomène.

Quelles que soient les lois en vertu desquelles le magnétisme produit un état singulier dans l'individu qui y est soumis, la multiplicité des faits ne permet aucun doute sur la réalité du phénomène.

Examinons maintenant quel est cet état particulier, et voyons si son étude mérite l'attention ou le dédain des gens instruits. Cette question va nous faire juger si les admirateurs du magnétisme vont trop loin dans leurs croyances, et si les corps savants sont excusables de la lenteur qu'ils mettent à se prononcer sur son existence. Car, « en supposant qu'on n'eût obtenu de cette découverte qu'une action » sensible sur les corps animés, elle n'en offrirait pas moins » en physique un de ces phénomènes curieux et extraordinaires qui nécessitent l'attention la plus sérieuse, tout au » moins jusqu'à ce qu'il soit prouvé par des expériences

» exactes, multipliées et retournées en tout sens, qu'il n'y » a aucun avantage réel à en espérer.

» Mais cette dernière supposition serait inadmissible aujourd'hui, puisqu'il est prouvé que l'action du magnétisme » animal est un moyen de soulagement et de guérison dans » nos maladies. Seulement, l'indifférence sur un fait de » cette nature serait un phénomène plus inconcevable que » la découverte elle-même. »

Messieurs, avant de vous entretenir de mes propres expériences sur le sommeil somnambulique, je vais vous donner connaissance des divers résumés des facultés attribuées aux somnambules.

Vous remarquerez qu'il n'existe aucun type commun. Il y a autant de différence entre les hommes en état de somnambulisme que l'on en trouve entre eux dans l'état de veille.

Le premier résumé est de M. le comte de Redern, savant distingué, qui s'est beaucoup occupé du magnétisme :

« Le corps est plus droit que dans l'état de veille, il y a » une accélération marquée dans le pouls et une augmentation d'irritabilité dans le système nerveux; le tact, le » goût et l'odorat sont devenus plus subtils ; l'ouïe ne perçoit que les sons venant des corps avec lesquels le somnambule se trouve en rapport direct ou indirect, c'est-à-dire en communication de fluide vital, parce que lui et » son magnétiseur les ont touchés; ses yeux sont fermés » et ne voient plus, mais il a une vue que l'on peut appeler » intérieure, celle de l'organisation de son corps, de celui » de son magnétiseur, et des personnes avec lesquelles on » le met en rapport. Il en voit les différentes parties, mais » successivement et à mesure qu'il y porte son attention; » il en distingue la structure, les formes et les couleurs : il » a quelquefois la faculté d'apercevoir les objets extérieurs » par une vue particulière ; ils lui paraissent plus lumineux,

» plus brillants que dans l'état de veille. Il éprouve une » réaction douloureuse des maux des personnes avec les» quelles il est en rapport; il aperçoit leurs maladies, il pré» voit les crises, il a la sensation des remèdes convenables, » et assez souvent celle des propriétés médicinales des sub» stances qu'on lui présente... Son imagination est disposée » à l'exaltation : il est jaloux, rempli de vanité et d'amour» propre, disposé à user de petites jongleries pour se faire » valoir... Sa volonté n'est pas inactive, mais elle est très » aisément influencée par le magnétiseur. On remarque des » oppositions très frappantes entre ses opinions ordinaires » et celles de l'état de somnambulisme; il condamne ses » actions, et parle quelquefois de lui-même comme d'une » personne tierce qui lui serait tout à fait étrangère. Il s'ex» prime mieux; il a plus d'esprit, plus de combinaison, plus » de raison, plus de moralité que dans l'état de veille, dont » toutes les idées lui sont présentes..... Lorsque le som» nambule revient à l'état de veille, il oublie entièrement » tout ce qu'il a dit, fait et entendu pendant l'accès de la » mensambulance, etc. »

Voici ce que dit un membre de la Faculté de médecine :

« Le malade réduit en *somnambulisme* n'entend rien de ce qui se passe à côté de lui; immobile au milieu des plus grands mouvements, il semble séparé de la nature entière, pour ne conserver de communication qu'avec celui qui l'a mis dans cet état.

» Celui-ci a acquis (par le seul fait de la *magnétisation*) un *rapport intime* avec le malade; à l'aide d'une espèce de levier invisible, il le fait mouvoir à son gré; et telle est la force de son empire, que non-seulement il s'en fait entendre en lui *parlant*, et par *signes*, mais encore par la seule *pensée*; et ce qu'il y a de plus étrange, c'est que le *magnétiste* peut communiquer sa propriété à d'autres personnes par le simple *contact*, et dès ce moment la communication se continue entre le somnambule et son nouveau directeur.

» Le malade étant mis en *somnambulisme*, il se fait chez lui une désorganisation qui rompt l'équilibre de ses *sens*; de manière que les uns éprouvent une dégradation extrême, lorsque certains autres acquièrent un degré prodigieux de subtilité.

» Ainsi, chez quelques-uns, l'*ouïe* se perd ou s'affaiblit, lorsque la *vue* devient d'une pénétration prodigieuse; chez d'autres, la privation de la *vue* et de l'*ouïe* est compensée par une délicatesse incroyable du *toucher* ou du *goût*.

» Chez plusieurs, un sixième *sens* semble se déclarer par une extrême de la faculté *intellectuelle*, qui surpasse la portée ordinaire de l'esprit humain, etc., etc. »

Si vous voulez avoir plus de détails sur les facultés attribuées aux somnambules, voyez le *Rapport* de M. Husson à l'Académie de médecine, en 1825, page 78.

Mais voici un autre médecin qui va encore plus avant que M. Husson, dans l'affirmation des faits.

Je dois vous faire toutes ces citations, avant de vous dire jusqu'à quel point les faits qu'elles contiennent me paraissent fondés.

Dans un mémoire adressé à l'Académie de médecine, afin de provoquer ce corps à l'étude du magnétisme, M. le docteur Foissac (1) s'exprime ainsi :

« En posant, dit-il, successivement la main sur la tête, » la poitrine et l'abdomen d'un inconnu, mes somnam- » bules en découvrent aussitôt les maladies, les douleurs et » les altérations diverses qu'elles occasionnent; ils indi- » quent, en outre, si la cure est possible, facile ou éloignée, » et quels moyens doivent être employés pour atteindre ce » résultat par la voie la plus prompte et la plus sûre. Dans » cet examen, ils ne s'écartent jamais des principes avoués

(1) Foissac, *Mémoire sur le magnétisme animal*, 1825, in-8.

» de la saine médecine. Quoique ce soit promettre beau-» coup, je n'hésite point à le faire. Il n'est point de maladie » aiguë ou chronique, simple ou compliquée, je n'en » excepte aucune de celles qui ont leur siége dans les trois » cavités splanchniques, que les somnambules ne puissent » découvrir et traiter convenablement.

» Déjà (continue ce médecin) un grand nombre de fois » j'ai fait une application heureuse du magnétisme animal » au traitement de maladies qui jusque-là avaient été mé-» connues ou regardées comme incurables. Je m'en suis » aidé avec le même succès dans les maladies ordinaires, » connues par leurs symptômes, leur marche et leur ter-» minaison, et j'ai toujours observé que les indications » fournies par les somnambules étaient pleines de sagacité, » de précision et de certitude. »

Je suis forcé, Messieurs, d'accumuler les témoignages en notre faveur, à mesure que les faits deviennent plus extraordinaires; ainsi, ne soyez donc pas surpris si je ne les abandonne pas encore, pour remonter à leurs causes et vous donner mon opinion sur leur valeur.

Les phénomènes magnétiques ont été trop longtemps contestés, pour me permettre de ne vous citer que des faits isolés : je dois vous faire connaître que le nombre des personnes instruites qui les ont constatés est considérable; et lorsque vous ne pourrez plus mettre en doute l'existence du phénomène dont je vous entretiens, il me sera plus facile de vous donner les moyens d'arriver à le produire vous-mêmes.

Les épithètes peu honorables que l'on donne journellement dans le monde aux personnes qui s'occupent du *magnétisme animal* me prescrivent cette réserve. Vous le savez, on ne nous épargne guère : nous devons donc nous justifier, non par des raisonnements, parce qu'ils prouvent peu, mais par des faits, qui sont plus concluants.

Je suivrais une autre méthode, si l'Académie de médecine de Paris s'était enfin prononcée en faveur du magnétisme, le ridicule serait alors pour ceux qui nieraient son existence ; mais lorsque je vois des hommes, d'ailleurs estimables, reculer devant l'opinion de quelques confrères, et cacher la vérité, parce qu'ils craignent les luttes qu'il leur faudrait soutenir en sa faveur, il est de mon devoir de vous faire connaître l'opinion des gens sensés, qui, moins timides, ont osé publier leurs travaux et dire ce qu'ils avaient observé dans le magnétisme.

« En général, dit M. Deleuze (1), le somnambule magné-
» tique saisit des rapports innombrables; il les saisit avec

(1) Virgile nous montre la sybille parlant à Enée dans l'état que nous présentent quelques somnambules.

« C'est le Dieu, dit-elle, c'est le Dieu lui-même qui me saisit! Lorsqu'elle parlait ainsi à la porte du temple, tout à coup on vit de l'altération sur son visage. Elle changea de couleur, ses cheveux se hérissèrent, sa respiration s'embarrassa, et je ne sais quelle fureur divine s'empara de son cœur. Aux approches du Dieu, sa taille sembla croître, et ses paroles ne furent plus celles d'une mortelle. »

.... Deus, ecce deus! Cui talia fanti
Ante fores, subito non vultus, non color unus,
Non comptæ mansère comæ sed pectus anhelum;
Et rabie fera corda tument, majorque videri,
Nec mortale sonans, afflata est numine quando
Jam propiore dei....

(Liv. VI de l'*Énéide*, vers 47.)

L'esprit, dit-on, agissait avec tant de force sur ceux qui allaient dormir dans les temples, qu'ils étaient ravis, hors d'eux-mêmes, de sorte qu'ils avaient des visions divines extraordinaires, et qu'ils découvraient divers mystères. Lorsque l'esprit commençait à agir sur eux, leur visage se changeait, ils avaient des mouvements propres à effrayer les assistants, ils tombaient par terre comme s'ils eussent eu le mal caduc; étendus par terre, ils y demeuraient couchés comme des morts, pendant assez longtemps; quelquefois tout leur corps tremblait d'une manière effrayante; d'autres fois ils demeuraient couchés semblables à des troncs, comme si leur corps fût devenu immobile. Se réveillant ensuite de leur extase et de leur songe, ils récitaient des visions surprenantes que l'esprit leur avait procurées.

« Lorsque les Lapons veulent connaître ce qui se passe loin des lieux où

» une extrême rapidité, il parcourt en une minute une série » d'idées qui exigerait pour nous plusieurs heures; le » temps semble disparaître devant lui : lui-même s'étonne » de la variété et de la rapidité de ses perceptions; il est » porté à *les attribuer à l'inspiration d'une autre intelligence.* » Tantôt c'est en lui-même qu'il voit cet être nouveau ; il se » considère lui-même en somnambulisme comme une per» sonne différente de lui-même éveillé; il parle de lui-même » à la troisième personne, comme de quelqu'un qu'il con» naît, qu'il juge, à qui il donne des conseils, à qui il prend » plus ou moins d'intérêt. Tantôt il entend une intelligence,

ils se trouvent, ils envoient à la découverte le démon qui leur est familier; et après s'être exalté l'imagination au son des tambours et de certains instruments de musique, ils éprouvent une sorte d'ivresse, pendant laquelle des choses dont ils n'eussent jamais eu connaissance dans leur état naturel leur sont subitement révélées. »

On trouve dans l'histoire profane plusieurs exemples semblables; il y a entre autres le fait suivant, tiré d'un livre qui traite des rites, des cérémonies et des mystères en usage parmi les brames. Il a été écrit bien avant l'expédition d'Alexandre le Grand, dans l'Inde. Il y est dit que, par une pratique commune dans ce pays-là, qu'on appelle *Matrica machom*, ils obtiennent une nouvelle sorte de vie. Ils considèrent la région épigastrique comme étant le siége habituel de l'âme. Ils promènent leur main depuis cet endroit du corps jusqu'à la tête; ils pressent, ils frottent quelques nerfs qu'ils supposent correspondre à ces différentes parties; ils prétendent qu'en agissant ainsi ils transportent l'âme au cerveau. Aussitôt que le brame se croit arrivé à ce point-là, il pense que son corps et son âme sont réunis avec la divinité, et qu'il en fait partie.

« Toutes les fois que je le veux, dit Cardan, je sors de mon corps de manière à n'éprouver aucune sensation, comme si j'étais en extase. Lorsque j'y entre, ou, pour mieux dire, lorsque je me mets en extase, je sens que mon âme se sépare de mon cœur, comme si elle s'en retirait, ainsi que de tout le reste du corps, par une petite ouverture qui se fait d'abord à la tête, et particulièrement au cervelet. Cette ouverture qui s'étend tout le long de l'épine dorsale, ne se maintient qu'avec beaucoup d'efforts. Dans cette situation, je ne sens rien autre chose, sinon que je me sens hors de moi-même, étranger à moi-même. Mais c'est avec peine que je me maintiens dans cet état pour quelques instants seulement. »

Tout cela, Messieurs, est du somnambulisme, n'importe le moyen employé pour le produire.

» une âme qui lui parle, qui lui révèle une partie de ce qu'il » veut savoir. »

Ouvrez le *Cours de matière médicale* de Desbois de Rochefort, publié par M. Lullier-Winslow (1), et vous pourrez y lire un chapitre qui contient toutes les preuves nécessaires pour se former une opinion sur le magnétisme. Voici quelques-unes des assertions de l'auteur :

« Il reste évident, dit-il, que le magnétisme animal est un » principe essentiellement inconnu dans ses éléments, mais » très évident dans ses étonnants effets ; que ce principe » *impalpable*, *impondérable*, dont la nature nous est inconnue, quoiqu'il paraisse avoir quelque rapport avec l'électricité, est tellement subtil, qu'il semble être mis en mouvement ou en action, et transmis d'un individu à un » autre, par le seul acte de la volonté ; et que lorsqu'il agit, » il développe, sur beaucoup d'individus, des phénomènes » très variables, dont les principaux sont la suspension » momentanée de la toux, des bâillements, une sorte de » stupeur ou d'abasourdissement, un sommeil plus ou » moins profond, un état demi-cataleptique, des convulsions, et enfin un véritable état de somnambulisme, souvent accompagné d'une sorte de transport des sens vers » l'épigastre et d'une incroyable extension de la sensibilité.

» C'est ce somnambulisme, effet extrême du magnétisme » animal, qui a promis et qui permet quelques applications » utiles au diagnostic et au traitement des maladies. C'est » au moyen de ce développement incompréhensible, inexprimable, de la sensibilité générale, que les somnambules » magnétiques, non-seulement parviennent sans le secours » des sens, à la connaissance des objets qui les environnent » et sur lesquels leur attention est dirigée ou se dirige naturellement, mais encore acquièrent la faculté de connaître » des objets placés à une distance, ou placés (relativement

(1) 1817, 2 vol. in-8, t. I, p. 77.

» au somnambule) au delà des corps bien reconnus opa-
» ques, et par suite de connaître le jeu et le mouvement de
» leur propre organisation, ou de celle des individus qui
» leur sont présentés. Les faits les plus positifs, les plus
» avérés, les plus irrécusables, justifient, assurent, garan-
» tissent tous ces phénomènes du somnambulisme magné-
» tique, et ont prouvé que dans certaines circonstances la
» clairvoyance des somnambules pouvait être d'un grand
» secours pour déterminer le siége et la nature des mala-
» dies, surtout celles qui se rangent dans la classe des
» organiques. »

Ce médecin donne ensuite la nomenclature des maladies dans lesquelles on l'a employé avec succès.

Écoutez encore ce qu'un autre membre de l'Académie de médecine, M. Chardel, disait à cette compagnie, lors de la discussion sur le magnétisme :

« Au rang des phénomènes provoqués le plus constam-
» ment par l'action magnétique, il faut placer : 1° Un som-
» meil profond et prolongé qui précède et qui suit constam-
» ment la production du somnambulisme; 2° l'exaltation
» des facultés intellectuelles; 3° une perfection de la vue,
» qui permet au somnambule d'apercevoir le fluide magné-
» tique; 4° la faculté d'acquérir des notions sur l'état des
» organes internes, etc., etc. »

Je voudrais, Messieurs, abréger toutes ces citations, mais je ne le puis maintenant. Je dois vous citer encore le témoignage d'un homme tout à fait désintéressé dans la question du magnétisme, et ce sera le dernier.

Après avoir parlé du *somnambulisme naturel* en général, et du *somnambulisme symptomatique*, M. le baron Massias s'exprime ainsi à l'égard du somnambulisme magnétique (1):

« Le somnambulisme artificiel, dit-il, est le produit de

(1) Voyez son *Traité de philosophie psycho-physiologique*, 1830, 1 vol. in-8.

certains procédés consistant en gestes, attouchements, actes de la volonté qui le déterminent chez les sujets propres à en éprouver les effets; il est comme inoculé par le magnétiseur. L'état naturel de celui chez qui il agit avec succès, l'état magnétique qui survient, sont ordinairement séparés par quelques temps de sommeil. Dans la crise, un grand nombre de facultés sont endormies, ce qui a fait conserver le nom de somnambulisme au magnétisme animal, bien qu'il y ait quelquefois magnétisme sans sommeil.

» Tandis que le somnambulisme naturel est purement organique et individuel, et ne met le somnambule en communication qu'avec lui-même, le somnambulisme artificiel met le somnambule en rapport avec le magnétiseur et les personnes avec lesquelles celui-ci le fait communiquer.

» Une portion seulement des facultés intellectuelles du somnambule restent éveillées; elles le sont toutes pour le somnambule magnétique à l'égard de ceux avec qui il est en rapport.

» Le somnambule naturel dépend de son imagination et de certaines impressions corporelles; le somnambule magnétique dépend de la volonté et des moyens de son magnétiseur.

» Il se fait identification de l'organisation du somnambule magnétique, de celle de son magnétiseur, et des personnes avec qui ce dernier le met en rapport au moyen d'un léger contact; de sorte qu'il a en lui la notion de ce qui se passe organiquement dans autrui, qu'il sent les maladies qu'il n'a pas, et qu'il a l'instinct des remèdes qui leur conviennent; ce qui, au grand scandale de la médecine classique, a donné naissance à une médecine magnétique.

» Le somnambule magnétique a la connaissance de l'état, de l'organisation d'une personne absente, par l'intermédiaire d'un vêtement qu'elle aura porté ou d'un objet qu'elle aura touché.

» Il a le pouvoir de se rappeler ou d'oublier, au gré de son magnétiseur, ce qu'il a éprouvé durant l'accès du somnambulisme.

» Il se fait en lui, lorsque le veut le magnétiseur, interversion des sensations, et il trouve doux ce qui est amer, et amer ce qui est doux. Il change également ses goûts et ses déterminations habituelles.

» Quelquefois, lorsque l'action du magnétiseur dépasse les forces du somnambule, ou par une prédisposition des organes de celui-ci, il tombe dans une léthargie parfaite, voisine de la mort.

» On devrait croire que les facultés intellectuelles du somnambule tombé dans une léthargie absolue sont aussi inertes et aussi nulles que ses facultés corporelles ; il n'en est point ainsi. Il y a pensée, réves et somnambulisme dans le somnambulisme. Revenu de sa léthargie et placé dans un état de somnambulisme antérieur, le crisiaque raconte tout ce qu'il a ressenti de ravissant et de merveilleux durant son apparente insensibilité absolue. Ce qui pour le spectateur était mort, pour lui était une nouvelle existence, cent fois plus active et plus intense que la vie habituelle. Les mêmes accès se renouvelant, les mêmes visions se renouvellent ; rendu à l'état de simple somnambulisme, la mémoire lui en revient, et elle ne s'efface qu'à un réveil complet, etc. »

LA VOYANTE DE PREVORST.

INTRODUCTION.

Nous avons deux existences : l'une externe, dans notre cerveau, lequel reçoit nos sensations seulement pour les transmettre ; l'autre interne, dans le plexus de notre estomac, lequel éprouve ces sensations de plaisir ou de douleur à lui transmises par le cerveau, et les note de façon à pouvoir, par la suite, sans son secours, c'est-à-dire instinctivement, ou les chercher ou les fuir!

L'âme, ou principe immatériel de la vie interne, est donc dans le plexus. Le cerveau n'est qu'un agent matériel qui sert à la mettre en communication avec les objets extérieurs tout le temps qu'elle est liée au corps. Plus nous nous recueillons en elle et l'isolons des impressions qui lui viennent du dehors par le cerveau, plus nous sommes sensibles à l'harmonie et aux jouissances qu'on appelle de l'âme. Heureux quand nous n'attendons pas le malheur ou les derniers instants de notre existence sur la terre pour nous recueillir ainsi :

« Toute ma vie, disait au docteur Kerner un ami arrivé à ses derniers instants, me semble se réfugier dans les cavités de mon cœur. Je ne sens plus rien ni de mon cerveau, ni de mes bras, ni de mes jambes; mais je vois des choses ineffables que je n'ai jamais vues. C'est une vie nouvelle. »

Il suivrait de là que la mort, en tuant le cerveau, affranchit l'âme qui réside dans le plexus et en qui toutes les impressions de ce monde sont gravées, en sorte que l'expression *souvenir* devient trop faible pour rendre l'intensité de la conscience qui reste aux morts d'eux-mêmes et des êtres avec lesquels ils ont été en relation dans ce monde. Pour jouir de cette liberté de l'âme, ni la mort, ni le sommeil ne sont nécessaires. L'homme a la faculté de l'acquérir à force de se concentrer en lui-même. Le monde interne s'ouvre à celui qui se retire du monde externe. Malheureusement, tous tant que nous sommes, nous n'y pensons, non plus qu'à Dieu, avec qui nous pourrions peut-être nous mettre ainsi en rapport, que lorsque nous sommes malheureux!

La placidité de la plupart des martyrs chrétiens, au milieu des plus atroces souffrances, est une preuve frappante de cette double vie, et de la possibilité pour l'âme de se séparer du cerveau avant la mort.

Citons des exemples plus récents :

En 1461, à l'époque où les hussites furent le plus persécutés, un des plus pieux de ces sectaires, appliqué à la torture, à Prague, perdit tout sentiment de douleur : les valets de bourreau, le croyant mort, le descendirent de la claie et le laissèrent sur la place. Il revint à lui quelques heures après, et, tout surpris, tant le sentiment des faits extérieurs l'avait quitté, des stigmates que portaient ses membres, il raconta un rêve qu'il avait eu pendant son supplice. Il s'était vu au milieu d'une verdoyante prairie, dans laquelle se trouvait un arbre couvert d'oiseaux. Un jeune homme gouvernait ces oiseaux avec une baguette, et trois autres hommes, dont il dépeignait les traits, semblaient lui servir de gardes. — Trois personnages, ressemblant trait pour trait à ceux décrits, furent nommés quelque temps après custodes du consistoire de Prague.

En 1639, une pauvre veuve nommée Lucken, accusée en Franconie d'être sorcière, et mise à la torture par ordre de la faculté d'Helmstaedt, parla le plus pur allemand, pendant que ses jambes étaient brisées par les brodequins, elle qui n'avait jamais su qu'un mauvais patois; fit entendre ensuite plusieurs phrases d'une langue tout à fait inconnue, et finit par s'endormir de telle façon qu'on la crut morte. La langue inconnue était apparemment celle d'un autre monde.

Il est possible de mettre certaines personnes en cet état par l'action du magnétisme. Cette action débarrasse l'âme du plomb de la sensibilité, mais il serait sage de ne l'employer que comme moyen curatif et dans les cas désespérés. Les anciens la réservaient aux chefs religieux ou politiques, et se sont toujours gardés d'en répandre la science dans les masses. Ils n'employaient pas seulement à la fortifier le laurier et les fumigations, ils se servaient aussi d'une pierre magnétique appelée Αετίτης (espèce d'ocre de fer).

JEUNESSE DE LA VOYANTE.

Le village de Prevorst est, dans le royaume de Wurtemberg, à 1879 pieds au-dessus du niveau de la mer. Il est entouré de bois. Au commencement de ce siècle, il s'y rencontrait peu de malades; mais, chose rare chez des hommes forts, ils avaient presque tous, dans leur jeunesse, de fréquentes attaques de nerfs. La danse de Saint-Guy était parmi les enfants à l'état d'épidémie. Ils annonçaient d'avance qu'ils allaient en être pris, et la dansaient tous en mesure, après quoi ils ne se souvenaient plus de rien.—Les adultes se guérissaient mutuellement. Beaucoup d'entre eux étaient aptes à découvrir des sources à l'aide de baguettes de coudrier.

Là naquit en 1801, de parents très simples, à l'un desquels toutefois sa femme décédée avait annoncé sa mort sept jours d'avance, la personne dont on va lire l'histoire. Ses frères et sœurs avaient tout jeunes la goutte. Elle jouit, quant à elle, pendant toute son enfance, de la plus parfaite santé. Seulement, toutes les fois qu'un reproche un peu vif la refoulait dans la profondeur de la vie interne, elle avait des visions relatives tantôt au présent, tantôt à l'avenir. Un jour son père la gronda injustement pour un objet qu'elle avait perdu, et, dans son émotion, elle vit et indiqua l'endroit où on le retrouverait.

Le fer l'influença et fut influencé par elle de très bonne heure. Le coudrier, de très bonne heure aussi, indiqua dans sa main de l'eau ou des mines.

Beaucoup de personnes nerveuses sont rendues malades ou guéries par de simples changements de lieux. L'influence atmosphérique est telle sur ces tempéraments, qu'un nommé Pennett, en Calabre, ne pouvait être soulagé de spasmes auxquels il était sujet, qu'au moyen d'un manteau de toile cirée qui l'isolait. Notre voyante était tellement soumise à cette influence, que lorsqu'elle descendait d'une montagne dans une vallée, elle éprouvait parfois des convulsions.

Mais ce qu'on observait de plus étrange en elle, c'est que, dans les instants où elle était le plus gaie, elle éprouvait tout à coup des frissons au milieu des champs; ces frissons lui arrivaient constamment dans les cimetières et les églises, preuve que dans les champs ils étaient provoqués par la présence souterraine de quelque cadavre.

Sa première vision eut lieu dans une cuisine du château de Lowenstein. C'était un fantôme de femme qu'elle revit ailleurs quelques années plus tard.

La seconde fut une figure d'homme qui, chez son grand-père, passa devant elle dans un corridor en poussant un long soupir, s'arrêta au bout du corridor pour la regarder, et resta dans sa tête très longtemps. Sa vue était devenue extraordinairement perçante, et le devint encore davantage à la suite de veilles incessantes auprès de parents malades.

Fiancée à dix-neuf ans, le jour de la mort d'un prédicateur pour qui elle avait une grande affection, elle accompagna son corps jusqu'à la tombe, et éprouva, les pieds sur cette tombe, un effet bien singulier : un agrandissement d'intelligence accompagné d'une sorte de volupté. Obligée après son mariage, à des relations extérieures nombreuses, elle n'y était jamais entièrement livrée. Sa vie interne, bien qu'elle la dissimulât, prenait chaque jour plus sur elle et finit par la dominer entièrement. Bientôt elle rêva que, tombée malade, elle entendait son père et deux médecins chercher ensemble les moyens de la guérir, qu'elle avait auprès d'elle le cadavre de son prédicateur, qu'elle leur déclarait que lui seul pourrait la soulager, et qu'elle se trouvait bien du contact froid de ce cadavre.

Le lendemain, en effet, elle tomba malade, et, soit en

dépit, soit à cause de fortes saignées, de force bains, de force purgations, et de je ne sais combien d'autres expériences que fit sur elle la médecine, elle ne fit qu'aller de mal en pis jusqu'à ce que des passes magnétiques, des impositions de mains et le souffle chaud de sa servante sur les cavités de son cœur amenèrent sa guérison, mais en la rendant tellement sensitive, qu'on fut obligé d'éloigner d'elle toute lumière et d'ôter de sa chambre tout ce qui s'y trouvait en fer, jusqu'aux clous des boiseries.

Le choix des magnétiseurs était extrêmement important. Une paysanne, en voulant ainsi la soulager, lui causa de violentes convulsions, et plus tard, cette même femme, par qui elle laissa magnétiser son enfant malade, le lui tua.

Pendant le cours de cette maladie, qui dura bien une année, elle parla trois jours en vers, vit trois autres jours sur elle-même une masse de feu divisée en lignes innombrables et ténues comme ses nerfs, sentit trois autres jours comme des gouttes d'eau tomber sur sa tête, et finit par voir sa propre image reproduite dans l'atmosphère en dehors d'elle. Sept jours de suite, à sept heures du soir, elle se sentit magnétiser par l'esprit de sa grand'mère morte; elle l'aperçut seule. Mais, au su et vu de plusieurs témoins dignes de foi, certains objets, qui apparemment auraient pu lui nuire, une cuiller d'argent, par exemple, furent éloignés d'elle à travers les airs comme par des mains invisibles.

Plusieurs fois, dans des verres d'eau, comme au reste cela s'est produit fréquemment avec d'autres individus, elle aperçut des personnes qui devaient bientôt la venir voir.

Elle fut avertie, deux jours de suite, par la vue d'un cercueil contenant le corps de son grand-père, de la mort prochaine de ce parent, qui eut effectivement lieu dans la semaine.

Elle parla et écrivit une langue inconnue qu'elle appelait

sa langue intérieure et sur laquelle quelques détails seront donnés plus loin.

Une espèce de sorcier lui fit beaucoup de mal au moyen d'une poudre qui l'exalta et d'une amulette qui, décomposée par le docteur Kerner, s'est trouvée contenir de l'asa fœtida, de la sabine, du cyanure, de la semence de stramonium, un aimant, et un petit papier portant ces mots : *Et sur ce est apparu le fils de Dieu afin de détruire les œuvres du démon.*

SÉJOUR A WEINSPERG.

La guérison dont j'ai parlé était, au reste, bien loin d'être radicale, car la pauvre madame H... (1), ayant quitté sa résidence pour Weinsperg, y retomba, presque à son arrivée, si malade qu'elle ne put plus quitter son lit. Ce fut alors que le docteur Kerner, auteur de ce récit, fut appelé près d'elle, à la demande qu'elle en fit en état de somnambulisme, état qui lui était habituel, lors même qu'elle paraissait éveillée. Tout ce qui va suivre a été observé et est certifié par ce docteur.

Elle mangeait de trois en trois heures, mais cette nourriture lui profitait peu. Elle disait souvent qu'elle ne vivait que d'air et des émanations des personnes qui l'entouraient, de celles de ses parents surtout, à cause de la plus grande affinité de leur constitution avec la sienne. Ceux-ci sentaient, en effet, leurs forces diminuer près d'elle. Quand par hasard c'était un individu plus faible qu'elle qui l'approchait, elle s'affaiblissait elle-même.

Ses yeux projetaient un éclat singulier. Le lien entre ses nerfs et l'électricité qui l'animait semblait relâché comme dans un individu tout près de perdre la vie; elle se voyait souvent double comme la première fois dont j'ai parlé plus haut, et vêtue tantôt de noir, tantôt de blanc. Le noir lui

(1) Nom de la voyante.

annonçait des souffrances. En général, dans ces moments, elle se sentait mal à l'aise; il lui restait, disait-elle, trop de conscience de son corps; elle aurait souhaité en être dégagée tout à fait.

Un jour, le docteur Kerner se plaça entre elle et sa doublure. Elle l'en remercia, en lui disant qu'il dégageait son âme de ses chaînes.

Delrio a écrit qu'en Espagne certains individus voyaient sous terre les métaux, les eaux et les cadavres; la Portugaise Gamasche, a eu cette faculté; beaucoup d'Écossais la possèdent; des chevaux ont prouvé qu'ils l'avaient en refusant de rester dans une écurie sous laquelle on a trouvé des corps morts, et Schocke raconte d'une certaine Catherine Butler, qu'elle distinguait tous les métaux avec sa langue. Notre voyante n'a point manifesté ces dons, mais elle sentait aux végétaux, aux métaux et aux autres matières qui nous semblent brutes, une âme comme aux hommes et aux bêtes. Leur électricité, invisible pour nous tous, était visible pour elle. La parole écrite lui envoyait comme des esprits qui l'agitaient. La présence de la houille et celle de la marne lui causaient une sensation brûlante; celle du plâtre, des contractions au cœur.

Toutes les propriétés que Théophraste, Aristote, Pline, Dioscoride, Galien, Avicène, Albert le grand, ont attribuées aux pierres précieuses, propriétés à cause desquelles les prêtres juifs en portaient, sur lesquelles Marbode d'Anjou a écrit un poëme didactique, et auxquelles Van Helmont a donné le nom de *bure* (il appelle *Leffaz* l'influence ou esprit des végétaux), toutes ces propriétés, dis-je, se réalisaient pour elle. Le saphir lui inspirait un demi-sommeil; les autres pierres de couleur l'agitaient de diverses façons : le cristal la tirait du sommeil magnétique, et, si l'on en prolongeait le contact, elle finissait, ainsi que le grès, par la mettre en catalepsie; le sable, qui le plus souvent lui faisait du bien et lui semblait avoir une odeur aromatique qu'elle percevait par les cavités du cœur, finit aussi un jour par lui roidir tous les membres.

Les mains dans l'eau, elle s'affaiblissait; elle n'en pouvait boire que la nuit, et, si cette eau était magnétisée, elle la voyait lumineuse. Présentée à un bain, elle était repoussée par lui, et, jetée dans une rivière, elle aurait infailliblement surnagé. Ceci rappelle une femme de Freyberg qui, si l'on en croit Moller, en 1620, et en présence de deux ministres protestants, sauta tout à coup à une hauteur de sept ou huit pieds, et resta en l'air jusqu'à ce que les efforts de ces deux hommes la contraignissent de rentrer dans son lit. Pareil fait est raconté d'un homme par Horst dans sa *Deutéroscopie.*

Presque tous les raisins d'Allemagne lui refroidissaient l'estomac, tandis que ceux de France le réchauffaient. L'aimant contournait ses mains, qui ne reprenaient leur état naturel que lavées dans une eau courante. L'indigo lui faisait le même effet que l'aimant.

Le laurier la magnétisait, ce qui explique l'usage qu'en faisaient les pythies de l'antiquité. Le coudrier, au contraire, la démagnétisait.

L'élan est un animal sujet à l'épilepsie, et les anciens employaient son sabot à guérir les épileptiques. Ce sabot lui causait, à elle, comme des attaques d'épilepsie. La corne du chamois la calmait : c'est apparemment parce qu'ils lui connaissent cette faculté, que les Tyroliens en portent des bagues. Logée au midi, ses menstrues étaient régulières. S'arrêtaient-elles, elle n'avait qu'à regarder le couchant pour les rappeler.

Le rayon violet du soleil dirigé par un prisme sur sa main la mettait en somnambulisme; le rouge, en catalepsie.

En regardant la lune, elle se sentait envahir par le froid. Pour elle, les yeux des hommes lançaient des rayons blancs; ceux des femmes, des rayons bleuâtres. Pendant les orages on tirait de son corps des étincelles.

En prenant du fer dans sa main droite et du cuivre dans sa main gauche, elle éprouvait dans tout le corps une commotion qui commençait au cœur. En prenant ces deux métaux dans une seule main, elle sentait monter dans ses bras des ondulations galvaniques, qui de là parcouraient tout son côté. Elle ne pouvait tenir sans douleur ni l'un ni l'autre de ces métaux seul.

Les tons bémols lui faisaient plaisir et l'endormaient. Des sons d'harmonica sur un verre d'eau qu'elle allait boire le lui rendait délicieux.

Immobile dans le sommeil naturel, agitée dans le magnétique, elle expliquait cette différence en disant : Dans le premier cas, c'est mon esprit qui prédomine en moi; dans le second cas, c'est mon âme. » Ceci me semblerait rendre raison de nos rêves. Quand nous dormons, notre électricité est momentanément retournée presque tout entière à l'électricité générale, et notre intelligence a beau voir, soit en dedans, soit en dehors de nous, ce qui lui en reste ne lui suffit pas pour pouvoir nous faire agir.

ESPRITS EN NOUS ET HORS DE NOUS.

Toutes les fois que madame H. a regardé attentivement dans l'œil droit d'un homme, attention qui augmentait sa force visuelle et lui causait bientôt une commotion électrique, elle y a aperçu derrière sa propre image une autre image qui ne ressemblait ni à elle-même, ni au propriétaire de l'œil, et qu'elle prétendait être celle d'un autre homme résidant en lui, homme tantôt plus grave, tantôt plus léger que lui. Si c'était sur l'œil gauche de cet homme que se fixait son attention, elle y voyait les organes qu'il avait malades, et les remèdes qui pouvaient les rétablir. — Dans l'œil gauche d'un borgne, elle a vu à la fois sa doublure interne, ses organes malades et les remèdes à leur appliquer. Au fond de l'œil droit de plusieurs animaux, elle a vu une flamme bleue qui lui a paru être un rayon de la conscience d'eux-mêmes. Elle a dit apercevoir tout cela au moyen d'un œil intérieur. Il va sans dire qu'il était facile de la magnétiser du regard. Elle a vu souvent dans des bulles de savon des individus absents ou des événements près d'arriver, mais quand on l'exigeait d'elle, elle était plus sujette à erreur. Ces visions lui étaient d'ailleurs pénibles, comme si elle commettait en s'y livrant de mauvaises actions. Les mots placés sur son estomac étaient facilement lus par elle. Le nom de Napoléon ainsi placé à plusieurs reprises lui a fait chaque fois entendre une marche guerrière qu'elle chantait malgré elle.

Elle voyait clairement, quand elle le voulait, ses organes intérieurs, et dans son plexus une sorte de soleil rayonnant vers toutes les parties de son corps ; mais tout en déclarant que tous ses nerfs en étaient éclairés, elle n'a jamais pu dire si ces rayons se prolongeaient jusqu'à son nez et à ses tempes.

Aux hommes privés d'un membre, elle voyait ce membre comme s'il leur restait, ce qui explique les souffrances que disent ressentir les amputés.

Elle disait, mais quand on la questionnait beaucoup, jamais spontanément, avoir toujours près d'elle, comme en ont eu Socrate, Platon et autres, un ange ou démon avertissant des dangers à éviter, non-seulement elle, mais d'autres par elle. C'était l'esprit de sa grand'mère, madame Schmitd Gall. Il était vêtu, comme tous les esprits féminins qui lui apparaissaient, d'une robe blanche à ceinture et d'un grand voile également blanc.

Madame Arnold d'Heilbronn a été dans le même cas, et a eu cela de particulier que plusieurs personnes présentes, encore vivantes et tout à fait dignes de foi, ont senti dans l'air les mouvements de son démon. Madame Ludwigen, de Dessau, ayant laissé en mourant un enfant muet et paralytique, cet enfant, que soignaient ses sœurs, recouvra la parole le jour qu'elles ne lui avaient pas apporté sa nourriture, pour leur dire que sa mère était venue y suppléer. Ce furent ses seuls mots, et il mourut. Un autre enfant, raconte Horst dans sa *Bibliothèque magique*, avait une jambe torse ; cette jambe se redressa en une nuit, et, le lendemain matin, l'enfant dit à ses frères : « N'avez-vous pas vu un petit ange ? Il m'en est venu un ; c'est lui qui, en frottant ma jambe, l'a redressée... »

Il n'est donc pas surprenant que madame H. se soit souvent sentie magnétiser depuis la base du crâne jusqu'au creux de l'estomac par l'esprit de sa grand'mère, qu'elle en ait éprouvé un grand soulagement, et que les déplacements cités plus haut d'objets qui auraient pu lui nuire se soient produits, à la stupéfaction des assistants, sans qu'ils pussent s'expliquer comment.

Derrière une jeune personne de la connaissance du docteur Kerner, elle vit un jour un garçon d'une douzaine d'années. Le docteur questionna à ce sujet la jeune personne, et, après avoir cherché dans sa tête ce que cette apparition pouvait être, elle lui dit avoir perdu, à quelques années de là, un petit frère qui aurait eu précisément douze ans au moment du phénomène.

RÊVES PROPHÉTIQUES.

Madame H. a fait plusieurs rêves prophétiques :

Une de ses amies lui faisant part un jour d'une indisposition qu'elle avait, elle lui répondit : « Rêvez ! » et toutes deux virent en rêve, la nuit suivante, huit cruches, dont l'une étiquetée eau de Fasching. La malade prit huit cruches de cette eau et fut guérie.

D'autres fois elle a vu en rêve telle ou telle personne de sa famille portant de petits cercueils, et leurs enfants sont en effets morts quelques jours après.

Un autre jour encore, elle a vu un homme blessé, près de lui le docteur Kerner procédant à une saignée, et bientôt le docteur était appelé pour guérir ainsi un blessé.

Enfin, elle a vu dans la lune M. N., et cet homme, plein de vie au moment de cette vision, est mort au bout de trois mois.

Il y a dans le journal de M. R., de Stuttgard, un phénomène de ce genre : le père de M. R... et lui-même rêvèrent plusieurs fois de suite qu'il était noyé, et il mourut de cette manière, non sans avoir parlé à ses amis de ce rêve, qui l'épouvantait.

ACCIDENTS PRÉVENUS.

Souvent madame H., tout éveillée, a été avertie, par des pressentiments ou des visions, d'accidents qui menaçaient quelque sien parent ou ami, et qu'il était possible d'éviter.

C'est ainsi qu'elle sauva son frère, une fois en l'empêchant de sortir à une certaine heure où elle avait vu un inconnu, dont elle décrivit la demeure, sortir avec un fusil pour le guetter et tirer sur lui ; une autre fois, en l'engageant à visiter son fusil de chasse, attendu qu'elle l'avait vu se blesser en tirant sur un renard. Le premier de ces avis fut justifié par un coup de feu tiré sur le frère de la voyante, sans le toucher, quand il sortit, à une autre heure que celle indiquée par elle ; le second, par une charge que son frère trouva dans son fusil, et qui, le remplissant jusqu'à la gueule, ne pouvait y avoir été introduite que par une main ennemie avec l'intention de le tuer. Le 8 mai 1827, elle avait perdu un premier enfant, et le second était chez ses parents. Elle vit trois fois de suite, en plein jour et en présence d'une sœur à elle, l'enfant mort lui montrant une épingle dans la bouche du vivant. On l'écrivit à ses parents ; et ceux-ci trouvèrent dans une des manches de l'enfant vivant une grosse épingle qu'apparemment il aurait avalée s'ils ne la lui avaient ôtée.

VOYAGES DES ESPRITS ET DES AMES.

Le 2 juin 1828, jour de la mort de son père, à quatre lieues d'elle, elle le vit mourir et s'écria : « O Dieu ! » et dans le même instant, le docteur Foehr, assis près de l'agonisant, entendit la même exclamation émise comme un souffle. Elle expliqua ce phénomène en disant que son âme l'avait quittée alors pour un instant. Elle allait, sans déplacement, frapper chez qui elle voulait, et disait que ce n'était pas avec son âme, mais avec son esprit, et par le moyen de l'air, qu'elle frappait ainsi. Pareil voyage a été fait, comme on sait, par plus d'un esprit autre que celui de la voyante. Mais ce qu'il y a de plus remarquable, c'est que quelques-uns de ces esprits se sont triplés au lieu de se doubler seulement comme elle. Le père d'un nommé Hubschman, de Stuttgard, est apparu, au moment où il quittait la vie, à la fois à Strasbourg devant les enfants de ce Hubschman, et dans la province de Voigtlambe, devant son second fils.

TENTATIVES DE GUÉRISON DE MADAME H. SUR ELLE-MÊME.

C'était dans le sommeil magnétique, où elle tombait habituellement à sept heures du soir, que madame H. prescrivait les recettes à suivre pour elle.

Le quinquina, la camomille, le carament, le thym, la caroline, l'orange, la feuille de laurier, et surtout l'*hypericum perforatum*, que l'antiquité et le moyen âge ont eu en grande vénération (1), furent quelquefois indiqués par elle

(1) Paracelse recommande cette plante contre la peste.

à petites doses, comme les emploie la médecine homœopathique. Les verrues de cheval réduites en poudre le furent aussi, tantôt comme remède olfactif contre les spasmes, tantôt pour frictions tout le long de l'épine dorsale. Mais le plus souvent elle recourait, comme l'Orient, aux amulettes placées sur le cœur ou sur le dos, ou à des passes magnétiques au nombre de sept pour les douleurs de poitrine, de trois fois sept pour celles de tête, de sept fois sept pour les autres parties du corps, et allant soit directement du front à l'épigastre, soit du front au plexus, par les tempes, le cou, le dos et les côtes, soit du front aux mains par les deux bras, ou aux genoux par le corps. — Il ne fallait ni lui dire, quand elle était réveillée, ce qu'elle avait dit dans le sommeil, ni croiser les mains en la magnétisant. La main droite du magnétiseur sur son côté droit, ou la gauche sur son côté gauche, la faisaient également souffrir au lieu de la soulager.

Le mot *optinipoga* fut enseigné par elle à son frère et au docteur Kerner, comme signifiant, dans sa langue interne, *dors*, et comme devant, prononcé par eux, suffire pour la faire dormir ; elle dormit, en effet, immédiatement chaque fois qu'ils le lui prononcèrent.

Il fallut un jour, pour la calmer, que le docteur prononçât en la magnétisant le *Paster noster* tout entier.

Voici une prescription étrange qui la débarrassa d'une fièvre ardente :

Les doigts douze heures de suite dans du vinaigre où l'on avait mis trois feuilles de laurier et un morceau d'acier.

Elle en ressentit d'abord de vives douleurs dans le basventre et l'épine, puis une pression dans la tête, puis un sommeil suivi de douleurs nouvelles et de diarrhée; mais après tout cela un grand calme, et ce calme dura quelque temps.

Elle donna elle-même le dessin d'une machine composée

1° d'un triangle équilatéral de bois de prunier, tenu par deux traverses mobiles entre deux montants du même bois; 2° d'un cylindre de verre rempli d'une infusion de camomille et d'hypericum, et en communication avec trois boutellies d'eau de rivière contenant du cuir de chamois; 3° de chaînes d'acier suspendues aux côtés du triangle, et plongeant par un bout dans le liquide du cylindre; 4° d'un conducteur de laine attaché par un bout à ces chaînes, et qu'elle tint dans sa main gauche en regardant fixement le sommet du triangle jusqu'à ce qu'elle ressentît des spasmes. Cette machine, qu'elle appelait *accorde-nerfs*, fortifiait, disait-elle, les siens. Mais le docteur Kerner, qui en vit, les effets, ne la considère pas comme supérieure aux autres combinaisons galvaniques connues. Il fallait en magnétiser sept fois la laine et quatorze fois les bouteilles.

CURES OPÉRÉES PAR LA VOYANTE.

Même à l'état de veille, madame H. ressentait en elle-même ou voyait dans le corps des personnes qui se mettaient en rapport avec elle toutes leurs indipositions. Elle expliquait les maux de nerfs par des nœuds qui se forment à l'épine dorsale et qui les tirent. Voici ses cures les plus remarquables :

Delirium tremens, suite d'ivrognerie, guéri par

5 cuillerées de tilleul,
5 — de jus de bouleau,
1 drachme de castoreum,

dans 17 cuillerées d'eau bouillante; le tout bu depuis sept heures du matin jusqu'à sept heures du soir.

Ver solitaire, par l'apposition prolongée de sa main gauche sur l'abdomen du malade.

Maladie mentale. — 1° Par une amulette de neuf feuilles de laurier;

2° Par l'apposition de la main gauche sur la cavité du cœur, et de la droite sur le front, neuf jours de suite, trois fois par jour;

3° Par trois potions de neuf cuillerées d'eau et de cinq feuilles d'hypericum chacune, prises chaque jour en commençant à neuf heures du matin.

Elle avait recommandé la plus grande exactitude à ne pas s'écarter des nombres ci-dessus, prétendant que la constitution de chacun de nous répond à un chiffre dont elle dépend. 7, disait-elle, était le sien.

Elle lisait ces chiffres, et la langue interne dont il a été question plus haut, dans des cercles que nous portons intérieurement, et qu'elle traçait avec la plus grande régularité sans l'aide d'aucun compas.

Je renvoie ceux qui voudront connaître ces cercles avec tous leurs détails, au livre du docteur Kerner. Quant à la langue, d'autres individus, tels que Jacques Boëhm, ayant dit, comme la voyante, la lire dans leur estomac, je vais en citer quelques-uns :

Haudacadi,	Médecin.
Alentana,	Dame.
Chlann,	Verre.
Schmado,	Lune.
Nohin,	Non.
Biannafina,	Fleur multicolore.
Moî,	Comment?
Toi?	Quoi?
Omiacriss,	Je suis.
Omiada,	J'ai.
Un,	Deux.
Jo,	Cent.
Quin,	Trente.
Bonafinto-girro,	Que l'on sorte.

Girro danin-chado,	Que l'on reste.
Moli orato,	Je repose.
O minio pachadastin,	Je dors.
Pasi anin cotta,	Le cercle se remplit.

Elohim majda djonem, sont les trois mots qu'elle écrivait sur ses amulettes.

ESPRIT NERVIQUE.

La voyante disait : 1° qu'outre l'âme et l'intelligence, il y a un esprit nervique ; et que cet esprit reste l'enveloppe de l'âme, quand celle-ci quitte le corps, tandis que l'intelligence retourne à son centre primitif, tout de suite, si elle est pure, ce qui n'est le cas pour presque aucune, et seulement après plus ou moins de temps qu'ells passe près de l'âme et sans aucun pouvoir sur elle à la voir souffrir, si elle l'a mal dirigée ; 2° que l'âme ne sent et n'agit dans l'autre monde qu'en raison des traces laissées en elle par les actions auxquelles l'intelligence l'a habituée dans cette vie.

C'étaient ces enveloppes qu'elle avait la faculté de voir, sans devenir pour cela tout à fait étrangère à ce monde, et beaucoup mieux à la clarté du soleil ou de la lune que dans l'obscurité. Les âmes n'ont, disait-elle, point d'ombre. Leur forme est grisâtre ; leurs vêtements, ceux qu'elles ont portés dans ce monde, mais grisâtres comme elles-mêmes. Les meilleurs ont seulement de grandes robes blanches et semblent planer, tandis que les mauvaises marchent péniblement. Leurs yeux sont tous étincelants. Elles peuvent non-seulement parler, mais produire des sons, tels que soupirs, frôlements de soie ou de papier, coups sur des murs ou des meubles, bruits de sable, de cailloux ou de chaussures traînées sur le sol. Elles sont aussi capables de mouvoir les objets les plus lourds et d'ouvrir ou fermer les portes. Plus elles sont souffrantes, plus ces bruits, qu'elles produisent à l'aide de l'air et de leur esprit nervique, peuvent être forts ; mais il paraît qu'elles ne peuvent pas les produire et se montrer en même temps.

Ainsi, il y a bien positivement un Hadès, ou monde aérien, habité par des âmes enveloppées de leur esprit nervique, monde qui tient le milieu entre la terre et le séjour des bienheureux. Ces âmes habitent des régions plus ou moins élevées, suivant qu'elles ont plus ou moins bien vécu. Leurs fautes leur ont une pesanteur morale qui les retient près de la terre, comme la pesanteur matérielle y retenait leurs corps.

Le malheur des plus pesantes est d'avoir toujours devant les yeux et ces fautes et la félicité dont elles se sont privées par elles.

L'amélioration de leur sort est dix fois plus difficile pour elles, dans ce monde aérien, qu'elle ne l'eût été sur terre.

A Oberstenfeld, une de ces âmes, celle d'un comte Weiler, qui avait assassiné son frère, se présenta à madame H. jusqu'à sept fois. Madame H. seule la vit ; mais plusieurs de ses parents entendirent une explosion, virent des carreaux se briser, des meubles et des chandeliers se déplacer, chaque fois que le fantôme revient, et avant ou après sa venue.

Une autre âme d'assassin, vêtue d'un froc, poursuivit madame H. tout une année, lui demandant, comme l'avait fait le comte Weiler, des prières et des leçons de cathéchisme. Cette âme ouvrait et fermait violemment les portes, remuait la vaisselle, bouleversait les piles de bois, frappait de grands coups sur les murailles, et semblait se faire un jeu de changer de place à tout moment. Vingt personnes respectables l'ont entendue, soit dans la maison, soit dans la rue, et certifieraient au besoin le fait.

Un fantôme de femme, portant dans ses bras un enfant, se montra à madame H. plusieurs fois. Comme ce fut le plus souvent dans sa cuisine, elle fit lever quelques dalles, et l'on trouva, à une assez grande profondeur, le cadavre d'un enfant.

A Weinsperg, l'âme d'un teneur de livres, qui avait commis quelques infidélités pendant sa vie, la vint prier, en redingote grise râpée, de dire à sa veuve de ne pas cacher davantage les livres dans lesquels se trouvaient ses fausses écritures, et lui indiqua l'endroit où ils étaient, pour qu'elle les dénonçât à la justice. Elle obéit. A l'aide de ces livres, quelques torts du mort furent réparés.

A Lenach, ce fut l'âme d'un bourgmestre nommé Bellon, mort en 1740, à l'âge de soixante-dix-neuf ans, qui vint lui demander des conseils pour échapper à la persécution de deux orphelins. Elle lui donna ces conseils, et après six mois l'âme ne revint plus.

On trouve cette mort dans les registres de la paroisse de Lenach, avec une note portant que le bourgmestre Bellon a fait tort à plusieurs enfants dont il était tuteur.

Je pourrais encore citer une vingtaine d'apparitions, mais je crois qu'elles intéresseraient peu. Madame H... conserva jusqu'à ses derniers moments, qu'elle prédit trois jours d'avance, cette faculté de voir des esprits. Elle quitta la vie en poussant un grand cri de joie, et sa sœur, qui était dans une pièce voisine, vit passer son ombre.

On trouva son cerveau et son épine dorsale non-seulement d'une excellente conformation, mais dans un excellent état. Son cœur et les organes respiratoires étaient très enflammés, son foie et son bas-ventre étaient obstrués. La vésicule du fiel renfermait une grosse pierre. La voyante l'avait dit plusieurs fois (1).

(1) Je dois à l'obligeance de M. Goupil, qui l'a fait traduire pour la seconde édition de son *Quære et invenies*, la communication du chapitre qu'on vient de lire.

Quel pas de géant la découverte du magnétisme a fait faire aux connaissances humaines! Non-seulement tous les grands phénomènes de la nature sont expliqués sans peine, mais encore, ce qu'on ne peut trop admirer, à la connaissance des principes constituants de son être, on joint la faculté de les analyser, de les isoler pour ainsi dire. On est parvenu, en quelque sorte, à soulever l'âme du corps, pour la faire paraître dans presque toute son énergie, toute sa science; enfin, dans l'état le plus approchant où elle peut être de la Divinité, avant qu'elle s'y réunisse à jamais.

Par cette porte, le temple des merveilles éternelles est ouvert à l'œil terrestre de l'homme.

Les mécréants traiteront la doctrine magnétique de rêverie, et les somnambules de fanatiques; mais nous n'écrivons pas pour ces esprits durs et négatifs; nous savons que la plus grande folie est de soutenir la sagesse au milieu des fous seulement; pour empêcher leurs déclamations de faire impression sur les esprits sains, nous ramènerons à des idées simples, naturelles et connues, tout ce que le magnétisme et le somnambulisme paraissent avoir de merveilleux.

Nous savons tous que l'âme est un être simple, une émanation de la Divinité, qu'elle est faite à sa ressemblance, qu'elle est souverainement intelligente et active, qu'elle connaît tout, car du moment qu'elle est dégagée du corps, rien ne lui est plus caché; et ses facultés ne sont bornées que par l'imperfection des sens matériels dont elle est enveloppée, et dont la surcharge la domine presque toujours.

On sait, en second lieu, que les âmes ont la faculté d'agir les unes sur les autres. Cela est prouvé par la sympathie, l'antipathie, la communication des idées et de toutes les affections morales.

Ceci posé, si, dans la crise du sommeil, on parvient à réduire le corps à un état tellement végétatif, que tout ce qu'il y a de physique en lui soit comme précipité, le principe moral se trouvera dégagé à un certain point de son union intime avec le physique; il surnagera, pour ainsi dire, et agira presque en liberté ; il sera rendu à peu près à ses qualités essentielles, qui sont l'activité, l'intelligence et la science infinies ; et dès lors, rien d'étonnant dans la crise des somnambules : par là, on répond à tout et sans rien forcer.

Et en effet, au regard moral, *qu'est-ce que le sommeil?* C'est cette absorption physique dont nous venons de parler.

Qu'est-ce que le sommeil magnétique? C'est cette absorption plus forte et mieux réglée qui amène l'esprit assez hors des sens, pour voir et agir par lui-même, et ne le met pas assez loin des sens, pour opérer la désunion totale et l'empêcher de conserver la communication nécessaire à la vie, à la parole et aux gestes, etc.

Que serait l'absorption totale? Ce serait la mort. *Que serait l'absorption outrée, mais non totale?* Ce serait le délire ou la mort intellectuelle, qui précède toujours la mort animale. On peut comparer l'homme qui sommeille à un mélange composé de deux liqueurs, dont l'une est plus lourde et s'est précipitée vers le fond; l'autre surnage sans se désunir entièrement. Par l'agitation, le mélange recommence, et l'homme s'éveille : si la désunion est totale, le mélange ne peut plus se reformer, et l'homme est mort.

Comment le somnambule peut-il parler de choses dont il n'a point pris de notions préliminaires? Il le peut, parce que son âme étant douée à un degré éminent de toutes les connaissances possibles (1), elle les rend avec plus d'énergie et de perfection, suivant que, par l'absorption des sens, elle est

(1) En effet, une connaissance n'est que le souvenir d'une impression. L'âme, étant en harmonie avec l'universalité des êtres, doit avoir reçu toutes les impressions possibles et doit se les rappeler, dès qu'elle n'est pas hébétée par l'enveloppe physique. Quand nous serons morts, nous saurons tout. C'est la fiche de consolation après avoir perdu la partie.

plus ou moins libre. Si elle était parvenue à la perfection absolue, elle serait totalement libre, et l'homme mourrait.

Pourquoi faut-il tant de peine pour apprendre, si la science est innée; et pourquoi cette peine n'est-elle pas égale chez tous les hommes? C'est qu'il faut, dans les points qu'on étudie, mettre l'âme plus ou moins à nu, lui ouvrir un cours à travers les enveloppes de la matière ; c'est ce qu'on appelle se creuser le cerveau : on y parvient avec plus ou moins de facilité, suivant que le physique cède plus ou moins volontiers au travail. On peut, dans ce sens, comparer l'âme à une lanterne sourde : on apprend en faisant des trous à la lanterne, pour en faire sortir la lumière; on oublie quand le trou s'oblitère.

Qu'est-ce qui prouve que la science est une qualité de l'âme et qu'elle ne s'imprime point, mais qu'elle se grave? Toutes les œuvres du génie, dont l'origine est presque toujours un effet spontané non réfléchi et accidentel d'une tête heureusement disposée. Une idée neuve est un trou qui se fait à la lanterne du centre à la superficie; une idée acquise est un trou que l'on fait de la superficie au centre. La superficie est à notre disposition ; c'est pour cela que nous nous élevons facilement à toutes connaissances qu'on nous donne. L'intérieur est hors de notre volonté; voilà pourquoi les œuvres morales de génie sont toujours accidentelles et rares. Elles arrivent plus facilement dans les lanternes très taraudées, parce que l'enveloppe est plus mince.

Tout homme de génie sentira la vérité de cette doctrine. Les poëtes ont remarqué que toutes les idées neuves et brillantes venaient sans travail, subitement ou par une espèce d'émission très voluptueuse, tandis que les idées tirées des combinaisons connues étaient le fruit d'un travail long et douloureux. Dans le premier cas, c'est un volcan qui vomit l'or tout fondu; dans le second, c'est un maître de mine qui le cherche dans les entrailles de la terre, et l'extrait avec dépense et fatigue.

Si c'est un sentiment naturel, comment ne le connaît-on pas? On ne l'a jamais connu généralement, parce qu'il y a peu d'hommes de génie, et que ceux qui ont un sens de moins doutent de ce que les autres en disent. Mais de tout temps on a connu cette expiration que l'âme jette au dehors des sens, et que j'appelle le génie ou une étincelle de la science innée. Tous les poëtes ont eu un démon et se sont dit inspirés. Cicéron pose en principe que l'on naît poëte, et que l'on devient orateur. Il dit, dans ses *Tusculanes*, que ce qui donne aux enfants plus de facilité à apprendre qu'aux adultes, c'est que l'âme des uns et des autres porte la science innée et universelle; mais que les tarières qu'il faut forer pour y parvenir, sont plus faciles à travers des organes délicats. C'est ce qu'il fait bien sentir par ces mots : *Ut potiùs reminiscere quàm ediscere dicantur*: De sorte qu'ils paraissent plutôt se ressouvenir qu'apprendre. Dans le somnambule, l'âme est tout à jour, et voilà pourquoi il sait tout.

Mais comment connaît-il le passé et l'avenir? Le passé et l'avenir sont des connaissances; l'âme les a toutes : du moment qu'elle est mise en liberté, elle les développe.

Mais pourquoi tout le monde n'est-il pas somnambule? Parce qu'il y a peu d'individus dont les sens soient assez souples pour laisser ainsi l'âme s'échapper à demi, ou pour dire mieux, luire à travers une légère tunique.

Telles sont les idées des magnétiseurs sur le somnambulisme, et leur réponse aux questions les plus embarrassantes.

SIXIÈME LEÇON.

PHÉNOMÈNES PRODUITS PAR LA MAGNÉTISATION. — CONVULSION, PARALYSIE MOMENTANÉE. — ÉTAT LÉTHARGIQUE ET EXTATIQUE. — MAGNÉTISATION INDIRECTE. — VARIÉTÉS DES PHÉNOMÈNES. — APPLICATION THÉRAPEUTIQUE. — DIFFICULTÉS DU RÉVEIL. — AVANTAGES DU MAGNÉTISME. — SOMNAMBULISME SPONTANÉ. — GUÉRISONS DIVERSES. — RÉFLEXIONS.

« C'est un principe qui ne dépend plus de l'homme, ni de la volonté de l'homme, ni de la raison, ni en un mot de rien qui soit de l'homme. »

« L'aconit et la ciguë y sont toujours à côté des fleurs immortelles. »

« La nature est voilée à leur ignorance, ils ne savent ni ne veulent voir en eux ce que la nature leur annonce y exister. »

Messieurs,

Dans la dernière leçon, je vous ai rapporté quelques-uns des nombreux témoignages donnés par les médecins les plus recommandables, qui constatent, et l'action magnétique, et certains phénomènes physiques que produit cette action : l'*insensibilité de la peau*, etc., etc.

Je vous ai ensuite tracé brièvement l'historique d'un état particulier dans lequel peut entrer momentanément un individu : je veux dire le *somnambulisme*. Je vous ai fait connaître une partie des nombreuses facultés qu'on lui attribue; et alors vous m'avez encore entendu vous citer des faits recueillis par une infinité de personnes revêtues d'un caractère qui les met à l'abri de tout soupçon.

J'ai abrégé cependant autant que je l'ai pu les citations, parce que le somnambulisme est aujourd'hui si commun, si facile à produire, que celui qui veut le constater peut, sans beaucoup de peine, l'observer fréquemment.

Laissant de côté pour le moment tout examen critique,

je vais vous entretenir de *quelques effets rares que produit la magnétisation;* effets peu observés, et qui cependant méritent de l'être attentivement.

Ils justifieront de plus en plus notre croyance en la réalité d'un agent; et les craintes que nous avons manifestées, relativement aux dangers qui résultent d'une application irréfléchie du magnétisme, vous paraîtront plus que jamais fondées.

Vous vous prémunirez contre les assertions de quelques magnétiseurs modernes, qui ne voient dans le magnétisme que des dangers qui n'y existent pas, et méconnaissent les véritables, qui sont inhérents à sa pratique.

Mon dessein est de vous faire connaître leur doctrine et les applications qu'ils en font au traitement des maladies; vous verrez que, dans un grand nombre de cas, ils agissent en aveugles, sans pouvoir se rendre compte de leur action, s'en rapportant entièrement à la bonté de l'agent qu'ils emploient, persuadés qu'ils sont que le magnétisme ne peut produire de fâcheux effets.

Cette croyance de leur part est sans fondement et demande une prompte réfutation.

Je vous ferai juges du mérite de leurs observations, en vous exposant les faits produits par ces mêmes magnétiseurs.

Si le magnétisme existe, messieurs, il doit avoir des lois, une manière d'agir particulière et, comme tous les agents de la nature, faire du bien ou du mal; c'est ce que son emploi doit faire reconnaître. Les magnétiseurs n'ont constaté que le bien, ce qui est tout à fait contraire à l'avancement de la science.

Beaucoup de ceux qui se sont le plus livrés à la pratique du magnétisme ne possédaient, pour la plupart, nulles connaissances en médecine. Étrangers à cette science, ils n'ont tenu compte, dans leurs examens, d'aucun des accidents de la nature; ils se sont bornés à nous dire : Nous avons guéri telle maladie, nous avons guéri telle personne, sans nous apprendre autre chose du fait que le fait lui-même. Ce témoignage était suffisant pour les gens du monde, mais il ne l'est pas pour le médecin : ce dernier doit rechercher en vertu de quelles lois le malade a été guéri, quelle marche a suivie la nature pour ramener l'équilibre, etc.

Les observations bien faites sont rares, quoique les expériences aient été nombreuses ; aussi la science du magnétisme est restée presque stationnaire, et nous a fourni peu de lumière, malgré la prodigieuse quantité de personnes qui se sont occupées de son étude.

Une routine aveugle a même gagné les plus instruits des magnétiseurs ; ils ont fait le bien, il est vrai, mais ils l'ont fait sans rechercher quelle source leur en fournissait les moyens. Cette conduite peut être bonne en morale, mais ne suffit point à la physique, on doit procéder d'une manière toute différente.

Les médecins modernes méritent encore un autre reproche : ils se sont occupés de la pratique du magnétisme, mus par un sentiment particulier, celui d'arriver à une conviction ; peu leur importaient les dispositions physiques dans lesquelles ils se trouvaient pour observer. Ils ne tenaient, non plus, aucun compte de l'état des personnes qu'ils magnétisaient; ils ne cherchaient qu'à faire naître des phénomènes, et, lorsqu'ils avaient obtenu ce qu'ils désiraient, il était trop tard pour se rendre compte des sentiments et des causes qui les avaient déterminés. Il leur faut, maintenant, recommencer cette étude et suivre une marche contraire à celle qu'ils ont adoptée, s'ils ne veulent encore porter un jugement précipité que le temps viendrait détruire. Le peu d'observations publiées par eux portent l'empreinte des dispositions que je viens de vous signaler : ils ont jugé le magnétisme sur des faits isolés; ils ont tiré de ces faits des inductions qui ne sont nullement justifiées par la pratique éclairée du magnétisme, et ils n'ont pas produit tout le bien que leurs noms et leurs lumières avaient droit de faire espérer.

Il vous appartiendra bientôt d'examiner vous-même la question que je soulève; ce sera à vous de redresser les erreurs qui ont été commises, mais il est de mon devoir de vous signaler ici ce qu'une pratique de plusieurs années m'a fait connaître de bon et de mauvais dans les doctrines enseignées et dans les effets magnétiques obtenus par les procédés en usage maintenant.

Je reprends l'exposé des *phénomènes produits par la magnétisation*, remettant à une séance prochaine l'examen des doctrines.

Les faits magnétiques que je vous ai précédemment fait connaître sont ceux que l'on observe le plus communément; mais il en est d'autres qui naissent dans quelques circonstances rares, et qui sont, par cette raison, très peu connus, même des magnétiseurs exercés. Je vais vous en faire l'exposé.

Voici ce qu'on observe dans quelques cas :

Lorsque l'on magnétise pour la première fois, on est mû, en général, par un sentiment de curiosité, de doute et de crainte. Si la personne que l'on magnétise dans cette disposition est sensible à votre action, elle ne tarde pas à éprouver des effets qui vous surprennent. Si l'on n'a aucune méthode pour les diriger, et que l'intensité des phénomènes augmente, on veut aussitôt les faire cesser; mais loin d'y parvenir, comme on le désire, ils prennent un développement souvent effrayant. Le patient, tout à l'heure dans un état naturel, entre dans un état de convulsions extraordinaire : il se roule par terre, crie et se débat, et dans ce moment, plus on le touche ou laisse toucher, plus on augmente ses angoisses.

Des *convulsions* produites de cette manière ont duré quelquefois six et huit heures sans interruption, et les personnes ainsi affectées restaient malades pendant plusieurs jours, éprouvant un sentiment de brisement accompagné d'une horreur profonde pour le magnétisme et le magnétiseur; ce mot seul, prononcé devant eux, les agitait violemment. L'état de calme finit par revenir; mais j'ai vu dans quelques circonstances, rares à la vérité, les malaisés résister au repos, aux antispasmodiques, et persister pendant plusieurs semaines.

Ne croyez pas, messieurs, que les femmes nerveuses éprouvent seules ces effets; des hommes bien constitués, qui ne connaissaient que de nom ces sortes de maladies, ont été ainsi désorganisés en quelques minutes, et ont éprouvé tous les effets dont je viens de vous rendre compte.

Voici deux exemples de ces faits, que j'ai pris au hasard, car il y en a un assez grand nombre, et ils se ressemblent tous dans le fond.

M. de S.-C..., ancien militaire, avait entendu parler vaguement du magnétisme. Il voulut essayer de magnétiser sa fille, quoiqu'elle ne se plaignît d'aucun mal, et seulement pour voir s'il ne pourrait pas lui faire éprouver quelques effets. Pour cela, sans se douter de tout le mal qu'il allait faire, il mit une main sur l'estomac de sa fille. Après quelques minutes de magnétisme, elle éprouva quelques mouvements convulsifs, qui, loin d'effrayer le père, ne firent que l'encourager à poursuivre son expérience. Bientôt mademoiselle de C... eut des convulsions très violentes, et son père, ignorant la manière dont il aurait pu les calmer, ne fit plus que les augmenter par sa présence, et même par l'effroi qu'elle lui causait. Il fut forcé d'abandonner sa fille en cet état, et elle passa la nuit suivante dans des convulsions continuelles. Cet état dura huit jours. (T. D. M.)

Voici un autre fait dont le récit a été envoyé à M. de Puységur par M. Segrettier, propriétaire à Nantes :

« Une jeune personne distinguée par sa naissance, et qui paraissait jouir de la meilleure santé, se trouvant au château de M. le marquis de B..., son parent, se mêlait, comme le reste de la compagnie, de plaisanter sur le magnétisme. M. de B..., son oncle, renchérissait sur les autres, gesticulait à tort et à travers. Il dirige sur sa nièce sa prétendue influence, et les voilà à se magnétiser réciproquement. D'abord la jeune fille rit beaucoup ; mais on ne tarda pas à voir que ce rire n'était pas naturel, et bientôt on passa de la surprise de ce phénomène à une terreur inexprimable, en s'apercevant qu'elle perdait par degrés la raison et l'usage de ses sens. Elle vint en effet au point de ne plus voir, de ne plus entendre, de ne plus parler ; et les yeux fixés, le cou tendu, semblable exactement à un aimant plus faible qui est entraîné par un aimant plus fort, elle suivait son magnétiseur partout, et n'obéissait qu'à ses diverses impressions. On voulut les séparer, mais cela ne produisit que des convulsions affreuses : son magnétiseur éprouvait, de son côté, des sensations extraordinaires qui, jointes au saisissement que lui avait occasionné l'état de sa nièce, le rendait méconnaissable par sa pâleur et son abattement.

» Au bout de quelques heures, l'état de la magnétisée se dissipant, elle se plaignit de beaucoup souffrir de l'estomac.

» La journée et la nuit qui suivirent furent passées tantôt en convulsions, tantôt en sommeil magnétique, et cet état ne cessa entièrement qu'au bout de plusieurs jours. »

Le magnétisme produit, dans d'autres circonstances, un effet non moins bizarre que celui dont vous venez d'entendre le récit. L'individu soumis à une expérience sent petit à petit ses membres s'engourdir ; il perd le sentiment de leur position : si vous persistez dans votre action sur lui, les muscles du thorax peuvent être affectés d'une *paralysie momentanée;* une difficulté s'ensuit dans les mouvements des muscles inspirateurs, et une espèce de râle se fait entendre. Le patient se plaint, demande du secours, et si vous ne savez faire cesser cet état, le malade peut courir des dangers. J'ai vu deux fois naître des effets semblables. On se rendit maître des accidents, mais je sais que dans l'un des principaux hôpitaux de Paris, un fait semblable s'est présenté à l'observation de ceux qui expérimentaient alors. N'étant point prévenus de l'existence de ce singulier effet, ils furent fort effrayés, lorsqu'ils voulurent débarrasser la malade de l'oppression qu'elle éprouvait, de ne pouvoir y parvenir tout de suite ; ils ne purent obtenir la cessation de la paralysie qu'au bout de 25 à 30 minutes. La malade avait parcouru, pendant ce temps, tous les degrés de l'asphyxie : la respiration était devenue d'abord entrecoupée, puis insensible, la peau était violacée, les veines extraordinairement gonflées, et il y avait eu perte de la mémoire pendant plusieurs minutes. Il n'en résulta rien de fâcheux, mais tous ceux qui furent témoins de cette expérience pensèrent que si les obstacles opposés à la circulation eussent tardé encore quelque temps à disparaître, la malade serait infailliblement morte dans cet état.

Ceci doit vous faire tenir en garde contre une action que vous étiez sans doute portés à croire toute bénigne; et lorsque vous entendrez quelques enthousiastes vous assurer que le magnétisme n'a été donné à l'homme que pour faire le bien, vous vous rappellerez le fait que je viens de vous citer, et vous ferez peu de cas de leurs assertions, parce qu'elles ne sont nullement propres à servir de règles.

Dans le sommeil magnétique ordinaire, il se présente quelquefois un état particulier peu observé, et que les magnétiseurs craignent beaucoup de rencontrer, parce que peu d'entre eux possèdent les moyens de le conduire à bien : c'est l'*état léthargique et extatique.*

Je vais vous le décrire :

Une personne endormie du sommeil magnétique (et en général ce sont les individus dont le sommeil est le plus profond) tombe dans un état extraordinaire, dont voici les principaux symptômes. Le somnambule, qui vous entendait parfaitement, cesse tout à coup de vous entendre, il ne vous sent plus ; vous qui, auparavant, étiez dans un rapport intime avec lui, et qui pouviez imprimer quelques modifications à ses organes, vous avez perdu votre empire, il n'obéit plus à vos injonctions : il est muet pour vous comme pour tout le monde ; ses mâchoires sont fortement serrées, et il serait plus facile de les briser que de les ouvrir ; il n'exécute aucun mouvement, il obéit aux lois de la pesanteur, et son corps est entraîné vers la terre.

Un phénomène non moins digne de remarque, c'est que les pulsations diminuent de nombre et de force ; la température du corps baisse sensiblement, et vous avez sous les yeux le spectacle d'une mort apparente.

Si vous êtes familiarisé avec ce phénomène, et que vous n'ayez pas quitté le patient, il revient par degrés de cet état de concentration ; son pouls reprend son rhythme habituel, et tout se passe comme auparavant. Si vous l'interrogez sur-le-champ, il vous dira les choses qui l'ont affecté pendant son état léthargique ; mais, par une anomalie bizarre, il peut à peine, quoique toujours en somnambulisme, se les rappeler pendant cinq minutes de temps ; il les oublie ensuite complétement et ne sait plus rien vous dire des sensations qu'il a éprouvées, quoiqu'elles eussent pour lui un charme inexprimable.

Aucun symptôme ne peut faire connaître l'instant où arrivera ce phénomène ; je l'ai observé un grand nombre de fois, et c'est souvent lorsque je pensais à faire cesser le sommeil magnétique ordinaire, que le somnambule tombait tout à coup et sans ma volonté dans cet état singulier, pour n'en sortir quelquefois qu'au bout de plusieurs heures.

Cet état, Messieurs, le plus extraordinaire du magnétisme, et le plus dangereux peut-être, est aussi celui qui peut fournir le plus de lumières, quand on sait interroger à propos ces sortes d'extatiques. Si vous savez entrer dans les idées qui les dominent, vous obtenez les révélations les plus instructives; mais vous n'avez qu'un moment pour cela, il faut saisir l'instant où, sortant de leur extase, ils rentrent dans le somnambulisme ordinaire, car ils perdent bientôt le souvenir de ce qu'ils ont éprouvé.

Cette crise semble être la limite d'un état de choses tout nouveau, que nous ne pouvons connaître qu'avec une extrême difficulté. C'est là ce que l'on pourrait appeler la *magie de la vie*, car tous les phénomènes qui naissent échappent à l'explication, et il y en a un grand nombre qui effraient notre raison. « Le mystère est immense et l'esprit s'y confond. »

Je regarde cette crise comme très dangereuse et pouvant amener des accidents fâcheux, si le magnétiseur abandonnait à lui-même celui qu'il a plongé dans ce sommeil profond.

Je viens de vous dire, messieurs, que j'avais été témoin de plusieurs de ces crises, je pourrais donc vous donner des détails très circonstanciés; mais je dois, pour faire plus d'effet sur votre esprit, puiser ailleurs que dans ma pratique un exemple de ces faits.

M. Chardel (1), ancien conseiller à la cour de cassation, s'est beaucoup occupé de magnétisme, et a publié plusieurs ouvrages dans l'un desquels se trouve le fait suivant :

(1) Chardel, *Esquisse de la nature humaine expliquée par le magnétisme*, 1826, 1 vol. in-8, p. 278.— *Essai de psychologie physiologique*, 3e édit., augmentée de notions puisées dans les phénomènes du somnambulisme lucide et les révélations de Swedenborg sur le mystère de l'incarnation des âmes et sur leur état pendant la vie et après la mort, 1844, 1 vol. in-8.

« Un jour, en magnétisant une somnambule, dit » M. Chardel, plein de sécurité, je la laissais se promener » dans l'appartement avec une amie; elles causaient en- » semble et je ne m'occupais plus du mode extraordinaire » d'existence que je venais de produire, quand les deux » amies, je ne sais à quel propos, me prièrent de réciter » une scène des tragédies de Racine. Je me livrai impru- » demment aux sentiments que cet auteur exprime si bien, » et je ne m'aperçus de l'émotion de ma somnambule » qu'en la voyant tomber sans mouvement à nos pieds. » Jamais privation de sentiments ne fut plus effrayante : le » corps inanimé avait toute la souplesse de la mort, chaque » membre que l'on soulevait retombait de son poids, la » respiration s'était arrêtée, le pouls et les battements du » cœur ne se faisaient plus sentir, les lèvres et les gencives » se décolorèrent, et la peau, que la circulation n'animait » plus, prit une teinte livide et jaunâtre. Tout semblait » m'annoncer que je n'avais plus qu'un cadavre sous les » mains; heureusement je ne me troublai point, la pureté » de mes intentions donnait à mon dévouement une éner- » gie calme, mais positive, et je me possédais trop pour ne » pas sentir que je pouvais exercer une grande puissance » sur ma somnambule. Je commençai à magnétiser sur » les plexus, j'inspirai ensuite un souffle dans les narines, » dans la bouche et sur les oreilles; et peu à peu ma som- » nambule recouvra l'usage de la parole : cette parole était » d'abord faible, mais bientôt elle se fit entendre assez » distinctement pour répondre à mes questions. J'appris » que rien n'avait altéré la santé de ma somnambule, etc. »

Tous ceux qui éprouvent ces effets bizarres sont loin de s'en plaindre; ils désireraient au contraire leur prolongation.

« Pourquoi me rappeler à la vie, disait une somnambule » dans l'exaltation magnétique. Si vous vous éloigniez, ce

» corps qui me gêne se refroidirait, et mon âme n'y serait » plus à votre retour; et je serais parfaitement heu- » reuse (1). »

Toutes vous tiennent à peu près le même langage; mais vous devez bien vous garder de vous arrêter à leurs discours, il faut au contraire vous empresser de les faire sortir de cet état, dans le doute où vous êtes si sa prolongation n'amènerait pas des désordres irréparables. Il est encore un autre motif qui doit vous engager à agir ainsi, c'est que vos forces s'épuisent, vous perdez votre énergie, et il peut arriver un moment où vous ne pourriez plus agir, quoique ayant la volonté de le faire, car cette volonté ne pourrait plus mettre en jeu le mobile nécessaire. Rappelez-vous toujours que vous n'êtes qu'une machine sécrétant l'agent magnétique, et qu'il faut à la nature un certain temps pour le reproduire, lorsque par une cause quelconque vous l'avez épuisé. Tenez de l'huile en réserve, si vous ne voulez que votre lampe s'éteigne (2).

Je ne fais qu'esquisser le tableau des phénomènes qui naissent dans cet état extrême du somnambulisme ; mais ce

(1) Cette crise donne souvent au somnambule le moyen de trouver ce qu'il lui faut pour opérer sa guérison ou celle des personnes avec qui il a été mis en rapport, lorsque dans son somnambulisme ordinaire il ne l'avait pas aperçu.

Que de réflexions se présentent à notre esprit lorsque nous sommes témoins de semblables scènes; c'est bien alors que la vie nous paraît un mystère inexplicable. Le philosophe qui a dit : « Rien n'est après la mort, la mort même n'est rien, » pourrait bien s'être trompé. C'est une question que le somnambulisme résoudra un jour.

(2) C'est en raison de cette vérité que souvent vous ne menez point à bien des effets qui naissent pendant l'application du magnétisme; vous voyez tous les symptômes du sommeil arriver et se suivre, il ne faut plus qu'un pas pour obtenir le somnambulisme, et cependant, malgré vos efforts, cette crise ne se produit point, et le patient retourne à son premier état : la cause cessant ou diminuant d'intensité, l'effet cesse ou s'amoindrit. Ce n'est pas une des plus faibles preuves de l'existence de l'agent magnétique.

que je vous en dis doit vous faire comprendre qu'il peut être dangereux de s'en rapporter à ceux qui vous disent qu'*il suffit d'une bonne intention pour prévenir tout danger*. Vous le voyez, il faut plus. — Il faut des connaissances, et une grande force morale que certaine constitution physique ou des liens de parenté ôtent presque toujours dans les circonstances critiques que je viens de vous signaler. C'est pourquoi la présence d'une personne instruite du magnétisme est nécessaire dans un traitement où le somnambulisme s'offre accompagné de crises semblables; crises où vous placez l'âme vis-à-vis d'elle-même, où l'âme se sent elle-même.

Je le dis avec conviction, c'est aux personnes qui auront des connaissances approfondies de cet état physiologique, qu'il appartiendra de diriger les traitements magnétiques, car on peut bien magnétiser vingt fois, cent fois, sans faire naître des effets inquiétants. Mais du moment que vous acquérez la certitude que ce cas peut arriver, vous ne devez vous livrer à la pratique du magnétisme qu'en connaissant parfaitement les effets qu'il peut produire, et en possédant les moyens de faire tourner ces effets au profit du malade ; autrement vous pourriez vous préparer des regrets, car vos actes magnétiques ont la vie en puissance : en prenant du feu dans votre sein, craignez que vos habits ne brûlent.

Lorsque je vous parlerai de l'action thérapeutique du magnétisme, vous reconnaîtrez que son application demande quelques ménagements et un grand discernement dans le choix des maladies que vous voulez traiter.

Vous verrez quelquefois agir cet agent comme le ferait un violent excitant ; déterminer, en cette qualité, des effets funestes, quand les organes de l'individu que vous magnétisez sont incapables de soutenir l'impulsion qu'il leur communique. Je vous ai dit, dans la dernière séance, qu'une malade magnétisée par moi à l'Hôtel-Dieu de Paris présentait 60 à 65 pulsations par minute avant l'opération : eh bien, l'action magnétique, en moins de cinq minutes, faisait monter le pouls d'une manière extraordinaire ; on comptait alors 115 et 120 pulsations dans le même espace de temps.

Ainsi, voilà une augmentation de près du double dans les battements du cœur. Magnétisez un malade affecté d'une tumeur anévrysmale, ou d'une phthisie avancée, et vous reconnaîtrez que cet agent physique possède plusieurs des inconvénients des autres agents de la nature.

Autre observation. Si l'action magnétique une fois mise en mouvement, peut s'exercer sans votre participation, quelle prudence ne doit-on point avoir pour l'employer ?

Il est reconnu par moi, et un grand nombre de faits me prouvent que je ne suis pas dans l'erreur, il est reconnu, dis-je, que la personne que l'on magnétise peut, dans certains cas, ne rien ressentir de votre action pendant la séance, et en éprouver tous les effets plusieurs heures après, au moment où vous n'êtes plus à même de les diriger.

Magnétisation indirecte.— Il est reconnu que des individus placés près des personnes que vous magnétisez peuvent éprouver tous les effets d'un magnétisme direct, et ces effets être d'autant plus bizarres, que cette action ne s'adressait point à ces individus. —J'ai quelquefois produit le somnambulisme de cette manière, et je vais vous en citer un exemple.

Il n'y a pas longtemps que je fus appelé pour donner mes soins à un jeune enfant, fils de M. le comte de B..., on ne me dissimula point que l'enfant était très mal, et que mes soins étaient réclamés comme une dernière ressource, de laquelle cependant on espérait encore. — Comme le malade était d'une faiblesse extrême, une jeune femme, qui lui portait un tendre intérêt, le tenait sur ses genoux. Je le magnétisai dans cette position, entouré de quelques personnes qui eussent voulu, aux dépens de ce qu'elles possédaient, rappeler cet infortuné à la vie. Une faible lampe éclairait ce tableau, et un profond silence régnait autour de nous. — Mon action dirigée sur le malade, et à un pied de distance environ, ne tarda pas à produire un effet salutaire. Les douleurs que l'enfant éprouvait, et qu'il manifestait par des cris et des mouvements convulsifs, se calmèrent promptement, et il jouit de quelque tranquillité.

Il en fut tout autrement à l'égard de la personne qui le tenait sur ses genoux : ses yeux s'étant fermés, elle tomba dans un état complet de somnambulisme, bientôt de grosses larmes inondèrent ses joues ; nous voulûmes prendre l'enfant qu'elle n'avait point quitté, mais elle le retint et ne s'en dessaisit qu'à mon invitation fortement exprimée, et après nous avoir donné des preuves d'une grande lucidité.

Le lendemain elle s'endormit de la même manière, etc.

Mais, Messieurs, souvent les sensations éprouvées de cette manière ne vont point jusqu'à produire le sommeil, il en résulte quelquefois des spasmes, des convulsions, et un état insolite rompt l'équilibre qui paraissait exister avant l'opération.

Je magnétisais une dame qui éprouvait peu d'effets sensibles du magnétisme ; une personne qui accompagnait cette dame sentit, pendant l'opération, tous ses membres s'engourdir, et eut des picotements aux paupières.

Le lendemain, magnétisant la même personne sans songer à produire d'autres effets que sur elle-même, la dame qui l'accompagnait éprouva encore plus d'effets que la veille, et elle fut courbaturée toute la journée.

Le surlendemain, le sommeil magnétique se déclara chez elle, et cependant, comme je viens de le dire, je ne songeais nullement à produire cet effet ; elle se réveilla bientôt, mais, succombant de nouveau au sommeil, se rendormit et s'éveilla de même ; et ce singulier état se prolongea malgré moi pendant plusieurs heures.

Le même fait m'est arrivé il y a peu de temps chez une malade, femme d'un conseiller d'État. — La femme de chambre de cette dame, qui assistait aux séances, afin de me suppléer en cas de besoin, fut prise de mouvements nerveux qui devinrent effrayants. — Je me levai pour les faire cesser, mais cette personne s'enfuit en criant qu'elle ne voulait pas que je l'approchasse, et que je lui faisais du mal; elle revint bientôt cependant, un peu plus calme et attribuant à son imagination les effets qu'elle avait éprouvés; bien rassurée, elle s'assit à sa place accoutumée, et je continuai, comme avant cette scène, de magnétiser sa maîtresse. Mais au bout de cinq minutes, et sans que je cherchasse à agir ailleurs que sur ma malade, elle fut prise de nouveau des mêmes accidents, et courut s'enfermer dans sa chambre en poussant des sanglots et se plaignant d'une gêne dans la respiration qui la fatiguait beaucoup. Cet état dura plusieurs jours, et servit bien plus à la conviction des personnes qui m'entouraient que les effets thérapeutiques que j'aurais pu produire.

Variétés des phénomènes produits par le magnétisme. — Elles sont nombreuses, et nous sommes loin, je crois, de les connaitre toutes (1); cependant vous pouvez suivre partout son action physique. — Il n'est plus possible d'expliquer ses divers effets par d'autres causes que par celles de l'émission d'un agent particulier, agent soumis à notre volonté, et qui semble être constamment à notre disposition, dans tous les cas surtout où les organes qui le contiennent et le forment sont dans leur intégrité, mais agissant au dehors en vertu des lois qui lui sont alors particulières et qui ne nous sont pas encore bien

(1) Beaucoup de magnétiseurs ont cessé de magnétiser lorsqu'ils eurent reconnu l'existence de phénomènes si bizarres. Ne croyant point à la possibilité de les diriger, ils se sont soustraits à la crainte de les produire. Cette crainte était puérile; il fallait étudier.

révélées. Pour achever de vous convaincre de cette double vérité et vous empêcher de chercher d'autres explications contraires à celles que je viens de vous donner, voici d'autres observations peut-être plus décisives.

Dites-moi pourquoi, près d'une personne qui dort du sommeil naturel, ne lui voyez-vous rien éprouver de contraire à ce qui se passe ordinairement dans cet état? C'est parce que vous êtes restés dans un état passif, et que votre magnétisme est latent : permettez-moi cette expression.

Mais si, au contraire, vous dirigez sur le dormeur la force que vous avez appris à reconnaître en vous, bien que placés à quelques pas de distance dans l'état où vous étiez avant, comment se fait-il qu'au bout de quelques instants succède à ce calme un état d'agitation sensible, et que le patient exécute quelques mouvements; et si vous ajoutez à cet indice du changement qui s'opère en lui d'autres symptômes, tels que la difficulté de respirer et le réveil instantané, comme si on l'eût touché avec une bouteille de Leyde légèrement chargée ; si vous pouvez reproduire ces effets dans beaucoup de circonstances semblables en employant les mêmes précautions, il faut bien nécessairement avouer que le système nerveux de l'individu que vous avez magnétisé a subi l'impression de quelque chose d'étranger ; et cela me paraît si évident, que je n'ose insister davantage.

Je passe encore à d'autres expériences. Vous vous rappelez que j'ai endormi, à l'Hôtel-Dieu, une malade à travers des cloisons fort épaisses ; le fait ne peut être douteux, je l'ai répété plusieurs fois, et les précautions étaient prises par les témoins de manière qu'ils ne pussent être dupes d'une mystification.

Mais, comme un fait isolé ne peut être concluant, je vais vous en citer d'autres.

Lorsque vous avez obtenu le somnambulisme par les procédés mis en usage maintenant, il vous est facile de produire cette crise en variant votre manière d'agir. Votre somnambule, qui ne s'était endormi qu'au bout d'un temps souvent fort long, finit, après quelques séances, par s'endormir très promptement; quelquefois même ce temps n'excède pas trente secondes. Lorsque vous êtes parvenu à lui imprimer cette mobilité, vous pouvez l'endormir sans faire aucun geste qui puisse trahir votre intention. Votre volonté fortement exprimée produit ce résultat. Ce n'est certainement pas la volonté seule, car il n'est pas prouvé que son empire puisse s'exercer au dehors (1), mais elle a mis en mouvement le véritable principe agissant, un agent qui, s'irradiant dans un espace qui n'est pas encore connu, va pénétrer le genre nerveux du sujet que vous voulez endormir, et causer le somnambulisme, qui n'est lui-même qu'un des nombreux effets que son mode d'action peut produire.

Cela paraît si vrai, que vous n'agissez point sur le patient, lorsque faisant des passes et des mouvements, vous n'avez point l'intention ou une intention contraire à celle qu'il vous faut pour endormir, le magnétisé vous avertit lui-même du peu d'effets qu'il éprouve; mais si vous changez tout à coup votre disposition morale, et que vous vouliez l'endormir, vous le voyez fléchir et céder promptement à un pouvoir qu'il sent être irrésistible.

Quand vous êtes distrait en magnétisant, les effets sont beaucoup plus lents à se manifester, et vous n'en obtenez aucun si votre attention est absorbée par une occupation de votre esprit sur des choses qui ne sont point relatives au magnétisme (2).

(1) « La volonté seule et sans fluide n'opérerait rien. » (*Réponse d'une somnambule.*)

(2) « La volonté est une grande pièce, de très grande importance, et doit l'homme étudier surtout à la bien régler. » (CHARON.)

« Vous voulez des lèvres, mais votre cœur est loin de vouloir. »

Ces faits, Messieurs, ne sont point des faits observés par quelques individus isolés ; interrogez tous ceux qui se sont occupés du magnétisme avec quelque attention, ils vous répondront qu'ils les ont vérifiés.

Veuillez bien vous rappeler ce que je vous ai dit d'une séance expérimentale qui eut lieu à l'Académie de médecine, sur un somnambule qui, les yeux tamponnés et la face couverte d'un triple bandeau, sentait néanmoins mon approche ou mon éloignement ; rappelez-vous qu'il m'était facile de déterminer dans ses extrémités des mouvements convulsifs qui cessaient et reprenaient à ma volonté, et cependant j'étais à sept ou huit pas de lui, aucune parole n'était proférée, et le signal pour agir m'était donné par des tiers qui avaient pris les plus grandes précautions pour vérifier ce fait étonnant. (Voy. pages 123 à 126.)

Souvenez-vous encore que j'ai magnétisé l'un des commissaires chargés de l'examen du magnétisme, et qu'il en a éprouvé lui-même les effets les plus évidents et les moins contestables, dans des organes qui n'étaient point soumis à sa volonté ; que ces effets physiques arrivaient toujours de la même manière et dans le même espace de temps. (Voy. page 105.)

Je ne finirais, s'il me fallait, Messieurs, vous entretenir de tous les faits prouvant d'une manière positive l'existence du magnétisme animal. Mais comme mon intention est bien moins de vous convaincre par eux, que de vous engager à expérimenter vous-mêmes, je borne ici cet exposé. Je vous enseignerai bientôt des procédés qui, vous facilitant les moyens de produire vous-mêmes des faits, hâteront votre croyance, persuadé que je suis que personne n'a en privilége la faculté magnétique, qu'elle est le résultat de notre organisation, le produit de la vie et d'un mouvement que nous pouvons imprimer à nos organes, dans des circonstances particulières ; il vous sera donc facile de vous convaincre de la vérité de tout ce que nous vous avons dit; et un jour, j'en ai l'espoir, vous nous direz que nous n'avions rien avancé qui ne fût fondé, si vous avez surtout la prudence de ne vous prononcer qu'après avoir magnétisé, non pas une seule personne, mais plusieurs, et si vous vous placez dans les circonstances favorables que nous vous avons appris à distinguer (1).

Je vais continuer de poursuivre le développement de l'action magnétique, vous la montrer agissante dans notre organisation et y faisant naître des effets analogues à ceux que produit notre principe vital.

Vous reconnaîtrez encore dans cette circonstance l'action indépendante de l'individu qui la reçoit et de celui qui la donne, soumise elle-même à de nouvelles lois; il ne vous sera plus possible de vous méprendre sur ces résultats, et d'attribuer les phénomènes qui se manifesteront à d'autres causes que celles que notre volonté met en jeu.

Application du magnétisme au traitement des maladies. — Voyons le magnétisme appliqué comme moyen thérapeutique, et dirigé en cette qualité sur des organes malades; examinons son action et les modifications qu'éprouvent les parties qui y sont soumises.

Vous allez reconnaître que la vie se trouve augmentée ou diminuée, que tous ces effets semblent provenir de la saturation des organes malades par un principe essentiellement actif et pénétrant; vous vous expliquerez alors les bons ou mauvais effets qui résultent de l'emploi de ce moyen de guérir, et l'étude de cet agent vous deviendra plus facile, à mesure que son existence matérielle vous sera démontrée.

Lorsque je commençai mon instruction magnétique, je

(1) « Combien est grande l'inconstance des mortels et leur témérité, en matière d'expériences nouvelles ! Car, si l'effet ne réussit selon leur désir, ils abandonnent aussitôt l'entreprise commencée et tournent hâtivement à leurs premières coutumes, se réconcilient avec elles. »

croyais ce qu'avaient écrit des hommes graves; j'adoptais comme article de foi leurs axiomes; je ne pouvais penser qu'ils eussent affirmé des choses dont ils n'avaient pas la certitude. Je n'ai pas tardé à être désabusé, et j'espère vous convaincre de leurs erreurs.

Le premiers faits bien tranchés qui vinrent m'éclairer méritent de vous être racontés : ils serviront à votre instruction, si jamais vous magnétisez, et vous donneront, dans tous les cas, des idées plus justes sur le magnétisme et de nouvelles preuves de l'effet physique de cet agent.

Dans beaucoup d'ouvrages sur cette science vous lisez : que rien n'est comparable, en vertu, à l'action magnétique, son influence est une véritable panacée; magnétiseurs, vous pouvez tout, même des miracles, si vous savez bien employer votre puissance.

La tête exaltée, après avoir réellement obtenu quelques succès, je me croyais capable de guérir les maladies les plus invétérées. Je magnétisais donc des malades affectés de maladies pulmonaires très avancées et déclarées tout à fait incurables par d'habiles médecins.

Je pensais que cette maladie affreuse devait céder aux bienfaits de l'action magnétique; car j'avais lu que l'on avait réussi à en guérir de semblables. Voici ce que j'obtins dans cette disposition.

Les malades, magnétisés avec une grande énergie, ne tardèrent pas à ressentir vivement mon action; ils éprouvèrent d'abord un grand calme, suivi d'un sentiment de bien-être: il fallait s'arrêter là. Mais continuant, ne sachant point encore doser le magnétisme, à cet heureux effet succédaient bientôt des accès de toux, qui, se déclarant avec une violence inaccoutumée, étaient suivis de sueurs et d'un état d'angoisse qui forçaient les malades à me prier de cesser. Je les engageais au contraire, tant était grande ma confiance, à persister, pensant que ces mauvais effets étaient le résultat d'un effort de la nature pour se débarrasser du mal; mais les symptômes fâcheux continuaient de se développer, les pommettes se coloraient, les yeux devenaient brillants, et une expectoration forcée amenait des stries de sang vermeil : j'étais alors contraint de suspendre le magnétisme (1).

J'ai répété quelquefois cette expérience, et j'ai toujours vu le même effet avoir lieu.

Dans ces cas, le magnétisme agissait bien évidemment comme un agent physique, puisqu'il portait le trouble dans beaucoup de fonctions, et augmentait considérablement la circulation du sang. Ce phénomène explique très bien les effets fâcheux qui avaient lieu, car, dans ces maladies, tout ce qui agit comme excitant est pernicieux. Ce ne pouvait être l'imagination des malades qui avait produit le trouble, car ce trouble avait lieu dans des organes soustraits à la dépendance de leur volonté. Je promettais à ces malheureux leur guérison : vous savez que dans ces maladies on se berce jusqu'à la fin de douces illusions; plusieurs croyaient que réellement je pouvais les sauver. Ils auraient donc éprouvé, si leur imagination y eût eu quelque part, un changement favorable, et le contraire avait lieu.

Je passe sur ces faits pour vous en citer d'autres aussi concluants.

Difficultés du réveil dans le magnétisme. — Vous trouverez encore dans les recueils de pièces sur le magnétisme, que l'on peut, lorsqu'on le veut, réveiller un malade que l'on a rendu somnambule. — Eh bien! Messieurs, il vous arrivera, dans quelques cas, ce qui m'est arrivé : des malades endormis par moi en quelques minutes ne purent

(1) Un semblable effet serait capable, lorsque ces maladies sont moins avancées, de produire des crises favorables qui assureraient le retour de la santé; mais on attend jusqu'au dernier moment pour essayer l'emploi du magnétisme.

être réveillés qu'au bout de plusieurs heures; je mettais cependant en usage les procédés recommandés en pareils cas. Mais, vains efforts, plus je voulais obtenir le réveil, plus l'intensité du sommeil se faisait remarquer; et souvent, à force de passer mes doigts sur les paupières pour déterminer leur ouverture, je produisais des ecchymoses qui n'étaient nullement senties, et le réveil ne s'opérait qu'au bout d'un temps très long : en sortant de ce sommeil, les somnambules passaient dans un autre état, et le moindre bruit alors opérait seul leur retour à la veille.

Je pourrais vous citer un grand nombre de faits semblables qu'il est impossible d'expliquer sans recourir à l'hypothèse d'un agent dont nous subissons les lois.

J'espère que vous serez désormais disposés à accepter cette vérité, et que vous rejetterez comme non fondées toutes les explications qui paraissent opposées à l'admission, comme réel, d'un agent physique.

Résumé. — Je termine ici l'exposé des faits particuliers qui sortent de l'ordre habituel des phénomènes produits par le magnétisme, et je les résume tous afin que vous ne puissiez les perdre de vue, puisque les faits sont seuls écoutés maintenant, et qu'on les regarde, avec raison, comme faisant loi.

Je vous ai dit qu'un homme placé de certaine manière, et connaissant le magnétisme, pouvait agir sur son semblable et déterminer dans son organisation des phénomènes presque toujours appréciables, surtout pour des personnes auxquelles l'étude des lois de la vie n'était pas étrangère. Je vous ai fait l'énumération des principaux effets attribués aux propriétés de l'agent magnétique, en vous prévenant qu'ils ne naissent point dans l'ordre que j'indiquais. Je vous ai dit que cela paraissait dépendre de quelques causes cachées, et en outre de l'idiosyncrasie de chaque individu, et j'ai ajouté que le plus petit symptôme de votre action était quelquefois suivi d'un dérangement marqué dans le jeu de la machine humaine.

Je vous ai cité beaucoup de ces phénomènes en m'entourant toujours de témoignages qu'il vous eût été impossible de récuser.

Vous avez pu vous apercevoir que, lors même que ces témoignages n'existeraient pas, je pourrais vous parler avec autant d'assurance de l'existence du magnétisme, puisque les phénomènes qui naissent de son application sont très faciles à obtenir, et que l'on ne récuse personne pour les faire naître et pour en devenir juge. Vous aurez été frappés des phénomènes étranges qui arrivent quelquefois à la suite de la magnétisation : je veux parler du somnambulisme et de ses nombreuses merveilles.

Enfin je vous ai entretenus de quelques effets particuliers, bien capables de faire craindre que, dans certains cas, le magnétisme ne produisît entre des mains inhabiles des accidents qui pourraient devenir irréparables.

Vous vous serez dit sans doute qu'il fallait, pour tirer un grand parti médical du magnétisme, l'avoir étudié d'une manière spéciale et être versé dans les connaissances physiologiques, et vous aurez trouvé mes conclusions conformes à votre manière de voir.

Mais, Messieurs, lequel d'entre vous pourrait rester froid au récit de tant de choses extraordinaires, et, en apprenant que la nature l'a doué de la puissance la plus utile, puisqu'elle tend à notre conservation, se refuserait à acquérir les moyens de lui donner le développement dont elle est susceptible, et d'apprendre l'art de soulager son prochain, quand il ne lui faut, pour y parvenir, qu'un peu de travail et de bonne volonté ?

C'est une découverte bien précieuse que celle qui, après tant de théories incertaines, fournit enfin quelques principes incontestables au plus dangereux de tous les arts, celui de

conserver et de guérir ; une découverte qui, dans une science jusqu'à présent conjecturale, offre des routes lumineuses, où nous n'apercevions que sentiers obscurs ou d'inévitables écueils ; une science qui en mérite à peine le nom, dit M. de Laromiguière : « Qu'est-ce qu'une science qui n'a ni prin-
» cipes arrêtés, ni matériaux fixes, ni méthodes constantes ?
» Qu'est-ce qu'une science qui change de nature et de forme
» au gré de tous ceux qui la professent ? Qu'est-ce qu'une
» science qui n'est plus aujourd'hui ce qu'elle était hier ;
» qui tour à tour vante comme autant d'oracles, *Hippo-*
» *crate*, *Galien*, *Boerhaave*, *Fréderic Hoffmann*, *Brown*, etc. ? Et
» pour tout dire, enfin, qu'est-ce qu'une science dont on a
» demandé, non pas si elle était, mais si elle était possible ? »

La médecine, telle que nous la pratiquons aujourd'hui, est nécessairement dangereuse, parce qu'il est impossible, quoi qu'on en dise, de la faire résulter de règles certaines. Pour qu'elle résultât de règles certaines, il faudrait qu'elle nous fournît un moyen constant de trouver dans le corps organisé le lieu où réside l'obstacle qui s'oppose au mouvement réparateur de la nature ; il faudrait, de plus, qu'elle nous fît connaître exactement comment agissent les forces, c'est-à-dire les remèdes que nous pouvons employer pour vaincre cet obstacle, et la quantité de leur action dans chaque circonstance donnée : or, qui osera nous dire que cet obstacle n'est pas souvent caché de telle sorte qu'il échappe à la sagacité la plus exercée ! Qui est-ce qui a saisi, je le demande, les rapports qui peuvent se trouver en une organisation malade, et le remède employé pour la délivrer de la douleur ? Qui est-ce qui a mesuré l'action des remèdes à travers la prodigieuse variété des tempéraments et des âges ? Et si presque jamais vous ne pouvez rassembler que des doutes, et sur le mal qu'il vous faut combattre, et sur l'effet des ressources que vous mettez en œuvre pour le détruire, oh ! combien de fois ne peut-il pas arriver que vous vous trompiez et sur le mal et sur le remède, que vous agissiez contre la nature qui veut guérir, et non pas contre le mal dont vous vous êtes empressé de suspendre les progrès. Et qu'est-ce alors que l'art de la médecine pour l'homme qui a le plus de génie, qu'est-il autre chose que l'art d'assembler assez souvent, si vous le voulez, d'heureuses conjectures? Mais, dans les mains de l'homme qui n'a point de génie, dans les mains de cette foule d'hommes médiocres qui le pratiquent chaque jour avec tant d'effronterie dans la société, qu'est-il? Quand vous mesurez ses ravages, n'êtes-vous pas tenté cent fois de le regarder comme le droit funeste de dicter des proscriptions et d'exercer des vengeances?

MM. les savants, et surtout les médecins, sont opposés au magnétisme animal; ils le traitent avec mépris : cela n'est pas très moral, mais cela est très naturel. Le champ des sciences ressemble au sol de la Sicile, qui ne doit sa fertilité qu'aux agitations du volcan qui brûle dans son sein : il faut qu'à de certaines époques ce champ se bouleverse sous les pas de ceux qui le cultivent; il faut que le génie, comme l'Etna, travaille puissamment, et parmi des secousses profondes, les germes que ce champ recèle, et que, pour le parer d'une fécondité nouvelle, il sème pendant quelques instants sur sa surface désolée le désordre et la tempête. Mais les pâtres de la Sicile voient-ils sans murmurer leurs paisibles demeures ravagées, leurs riches moissons envahies par les torrents enflammés? Et quand un homme de génie vient ébranler dans le champ des sciences une masse d'idées, je le répète, pourquoi veut-on que les hommes qui vivent en repos sur cette masse demeurent spectateurs indifférents du bouleversement qu'il produit?

Pourquoi veut-on qu'ils contemplent d'un œil sec leurs masures philosophiques chancelantes? Pourquoi verraient-ils avec indifférence la terre qui les a nourris, après diverses agitations, se couvrir tout à coup de plantes inconnues qui ne peuvent devenir leur pâture? Sans doute on ne résiste pas plus au génie qu'à la nature : tous les deux sont puissants comme la nécessité; mais si ces hommes croient avoir un moyen d'arrêter le génie, quel que soit ce moyen, excusés par l'instinct de leur conservation, pourquoi craindraient-ils d'en faire usage? Est-on jamais coupable en défendant ses foyers?

Vous, Messieurs, qui n'avez point d'intérêts de corps, vous vous livrerez à l'étude du magnétisme; car ce n'est pas seulement comme phénomène curieux que le magnétisme s'offre à nous et réclame notre attention, c'est comme moyen de guérison, comme principe d'existence. En effet, sous son empire, tout paraît se revivifier, les sens reprennent leurs fonctions et la nature semble se renouveler. Nous vous avons déjà fait remarquer que ses divers effets modifiaient d'une manière remarquable notre organisation et changeaient parfois les symptômes qui caractérisent la lésion de nos organes. De mémorables exemples nous apprennent ce qu'on en a obtenu de bien; des guérisons inespérées ont eu lieu, c'est en vain que l'on chercherait à les contester, quand les antagonistes du magnétisme en conviennent eux-mêmes. Nous pouvons donc espérer que l'action de ce nouvel agent, mieux connu, rendra son application plus facile et plus sûre, et que l'on évitera les dangers que je vous ai signalés.

Avantages du magnétisme. — Sans considérer le magnétisme comme une panacée, nous devons cependant vous signaler tous ses avantages.

Vous le savez, Messieurs, la chirurgie a déjà profité plusieurs fois d'un des singuliers états du somnambulisme : l'*insensibilité*. Quelques opérations ont été faites sur des somnambules. M. Cloquet, chirurgien distingué, a pu faire une opération qui a duré douze minutes, et qui lui a permis d'enlever un sein cancéreux sans que l'opérée ait ressenti la moindre douleur pendant l'opération.

M. Cloquet a rendu compte de ce phénomène étonnant à l'Académie de médecine. Comme vous le pensez, de semblables assertions ont trouvé beaucoup d'incrédules, mais cela n'altère en rien l'existence du fait matériel.

Vous savez encore que M. Récamier a appliqué lui-même des moxas sur plusieurs individus dormant du sommeil magnétique, et bien que ces moxas aient produit des eschares de dix-huit lignes de longueur sur autant de largeur, les malades ne se réveillèrent point et ne manifestèrent par aucun signe la douleur qui devait en résulter. Vous savez que ces douleurs sont extrêmement vives. M. Récamier est convenu de ce fait au sein de l'Académie, en déniant toutefois l'utilité du magnétisme. Mais il n'est pas, heureusement pour le magnétisme, le seul juge de cette question.

Je dois vous rappeler encore ici le fait non moins important que ceux que je viens de vous faire connaître : l'épileptique endormi par le docteur Frappart, et qui a été plongé durant son sommeil, et d'après ses ordres, dans une cuve pleine d'eau à la glace, où il est resté un certain temps. Ce fait s'est passé dans un des premiers hôpitaux de Paris, au Val-de-Grâce, en présence du médecin en chef, M. Broussais, et de plusieurs autres médecins. Le même somnambule subit une opération qui devait être encore plus douloureuse, car on lui appliqua, toujours d'après ses ordres, un large cautère actuel au mollet, ce qui a contribué à sa guérison.

Tous ces faits, Messieurs, ne sont encore que des ébauches ; avant la fin de ce cours je vous entretiendrai d'opérations récentes et plus complètes.

Messieurs, cet état magnétique si incompréhensible, qui permet l'emploi de moyens si actifs, moyens que les plus courageux des hommes envisagent toujours avec une sorte d'effroi; cet état, dis-je, nous offre encore d'autres ressources.

Ce somnambule dont la peau et les muscles, à une très grande profondeur, sont devenus insensibles, a cependant des perceptions cérébrales beaucoup plus actives que dans l'état de veille, et si ses nerfs ne lui apportent plus rien du dehors, par une compensation libérale, la nature a voulu que son intelligence s'en accrût.

C'est surtout dans cet état où l'on connaît la sagesse infinie du créateur de toutes choses; l'être le moins favorisé des dons de l'esprit possède souvent, à un degré bien supérieur, les moyens de pourvoir à sa conservation et à celle des personnes mises en rapport avec lui. Nous voyons se manifester, dans cette espèce d'extase, des phénomènes moraux incompréhensibles qui n'auraient point lieu dans l'état ordinaire.

Cet individu, qui ne vit plus physiquement, possède une existence intellectuelle bien surprenante, il a des sensations qu'il ne nous est pas permis d'éprouver; il semble avoir le plein exercice d'un sixième sens qui lui permet d'apprécier le désordre qui existe dans ses organes et de trouver le moyen d'y rétablir l'harmonie. Bien qu'il se trompe quelquefois, les exemples où il juge sainement sont bien plus nombreux, et semblent justifier l'empressement que certains magnétiseurs mettent à rechercher cette crise. Ces divers phénomènes, vrais dans tous les points, feront, Messieurs, que vous accorderez quelque indulgence aux personnes qui, considérant la découverte du magnétisme animal comme devant être la seule médecine, ont répété ce que disait un ancien philosophe, Sénèque : *Ad id sufficit, natura quod poscit.* La nature suffit à ce qu'elle demande.

Messieurs, ce que l'art produit aujourd'hui, la nature

nous le montre constamment, et nous ne faisons que l'imiter. Voici quelques exemples de somnambulisme spontanés; j'emprunte cet article au *Journal du magnétisme*, t. XI, p. 609.

DU SOMNAMBULISME SPONTANÉ (1).

L'expérience des siècles a consacré et presque rendu banal le dicton que « la vérité finit tôt ou tard par se faire jour. » Mais on dirait, quand on suit la marche des choses d'ici-bas, que la Providence, qui a dicté cette loi, s'impatiente quelquefois (*gratia sit verbo*) d'assister en témoin impassible à son accomplissement trop tardif, et qu'elle crée, qu'elle accumule alors les moyens qui peuvent servir à assurer, à hâter le moment de la juste victoire.

C'est le spectacle que nous offre en ce moment la science mystérieuse encore, et immense cependant, que nous appelons magnétisme animal, vis-à-vis du mauvais vouloir des corps savants. Pendant que d'un côté un parti pris et un aveuglement incroyable, et surtout impardonnable, ferment les yeux à l'évidence, de l'autre les phénomènes les plus étranges, les plus extraordinaires, se produisent sans être recherchés ni provoqués, en même temps et en nombre tel sur tous les points du globe, que le ridicule, dont le parti de l'opposition s'était fait une arme, commence à retomber sur ceux qui l'avaient appelé à leur secours.

Même dans l'extrême nord de l'Europe, où la tempéra-

(1) Le livre le plus curieux de tous les livres serait celui qui rassemblerait tous les faits spontanés de clairvoyance, de prévision, de vue à distance, qui se manifestèrent dans l'antiquité, et qui, aujourd'hui même encore, ne cessent de se produire. Ce livre enseignerait aux hommes ce qu'ils ignorent encore : c'est que, dans chaque créature dont Dieu a permis l'existence, il y a comme un reflet de sa toute-puissance.

ture de l'air et l'état de l'atmosphère sont bien loin d'être favorables au développement des phénomènes magnétiques, ceux-ci se présentent pourtant sous la forme du somnambulisme naturel. Les corps savants ont beau se retrancher derrière les poursuites des parquets, et ordonner contre les *imposteurs* les douches et la camisole de force, les merveilles d'une puissance incontestable sautent aux yeux de tous avant que ses adversaires aient pu déranger ou briser par la violence les ressorts délicats qui les avaient produites. Chacun sent qu'une vérité longtemps méconnue et réprimée peut devenir pour l'humanité un véritable bienfait, lorsqu'enfin les hommes de la science seront forcés de céder au cri général de l'opinion publique, et de condescendre de leur hauteur présomptueuse à un examen sérieux et à un emploi raisonné d'un pouvoir encore occulte par leur faute.

Le vif intérêt éveillé par la lucidité extraordinaire d'un jeune pâtre, somnambule naturel et habitant d'un village de la Silésie, ne s'est pas encore refroidi, que déjà, à cent cinquante lieues de là, dans l'extrême nord de la monarchie prussienne, quatorze somnambules des deux sexes surgissent l'un après l'autre. M. Bessel, habitant des environs de Dantzick, en a vu deux. Sur la demande à lui faite par la Société du magnétisme nouvellement formée à Berlin, il a adressé à celle-ci un rapport des faits qui se sont passés sous ses yeux et dont j'ai l'honneur d'exposer ci-après le résumé.

L'un des deux somnambules en question est une jeune fille de seize ans, qui, par suite des phénomènes que son état a offerts, a été transportée à l'hôpital de Dantzick. M. Bessel n'a pu l'y voir qu'une seule fois ; elle ne paraît être qu'au début de ses facultés somnambuliques ; elle ne parlait pendant son sommeil que sur des sujets religieux, en forme de discours, sans répondre aux questions que les assistants lui adressaient. Une seule fois cependant elle répondit à M. Bessel qui la questionnait, par ces paroles : « Le Seigneur ne m'a pas inspirée pour répondre à vos questions. »

L'auteur du rapport ne se trompe probablement pas en craignant que les tentatives faites par les médecins de l'hôpital, pour arracher leur victime au somnambulisme et pour découvrir ce qu'ils supposent être une fourberie, ne réussissent que trop tôt à arrêter le développement d'un état dont la marche progressive demande ordinairement tant de ménagements.

Le second somnambule dont le rapport fait mention, le nommé Koelmer, est garçon forgeron : c'est lui que M. Bessel a eu l'occasion d'observer pendant cinq semaines des mois de juillet et d'août 1852, en s'entretenant souvent avec lui sur des sujets religieux et scientifiques. M. Bessel avait été chargé par la Société du magnétisme de Berlin d'engager le somnambule Koelmer à partir pour cette ville, où son état aurait été suivi et guidé par les membres de ladite Société. Mais l'avocat général venait d'ordonner contre lui une poursuite pour cause de probabilité d'imposture, de manière que M. Bessel ne put pas donner suite à la négociation en question. Au reste, Koelmer n'avait pas paru disposé à accéder à cette proposition, même lorsqu'il aurait été libre encore de l'accepter : « Engage-les, disait-il à M. Bessel, de lire ce que le prophète » Joël écrit dans les versets 16 et 17 du troisième chapitre, » et qu'ils en fassent l'application à notre temps. »

Sur les objections de son interlocuteur, il répliquait : « S'ils tiennent à étudier l'état magnétique, qu'ils lisent ce que Joël écrit dans les versets 1 et 2 du premier chapitre. » Sur la question s'il ne pourrait pas dire ce que ces versets contenaient, il les récitait textuellement, en disant : « C'est bien ce que saint Pierre nous dit aussi dans son premier *discours de Pentecôte,* et ce que saint Luc nous rapporte dans le deuxième chapitre de son *Histoire des Apôtres,* versets 17 et 18. » Lorsque M. Bessel lui faisait observer qu'à Berlin il n'aurait au moins rien à craindre pour sa personne, il reprenait : « Dis-leur de lire le neuvième chapitre de l'évangile de saint Jean — le monde est encore le même qu'il était alors : — de même qu'à Jérusalem on chassait du temple et de l'assemblée des scribes l'aveugle-né, parce qu'il ne voulait pas parler selon leur gré, de même on agirait avec moi. Nous avons ici assez de médecins qui peuvent étudier mon état et qui l'étudieront à leur manière, et tu verras alors comment on en usera avec moi. »

Koelmer est orphelin depuis la neuvième année de son âge, où il est entré au service de personnes étrangères ; il n'a jamais appris à lire, et il n'a jamais eu entre les mains la Bible, à ce qu'il prétend au moins, assertion au reste qui a de la probabilité, quand on sait qu'il est catholique. Malgré cela, ses discours sont remplis de citations textuelles de la Bible. On remarque, au reste, assez souvent un manque de logique et de langage correct dans ses propos ; il parle quelquefois en vers, mais rarement. Sa vue à distance est très remarquable. Ainsi, il savait toujours dire à M. Bessel, pendant le séjour de celui-ci à Dantzick, ce que faisaient sa femme et ses enfants, demeurant à plus de douze lieues de là. Et lorsqu'un jour M. Bessel lui exprimait des doutes sur l'exactitude de ses assertions, Koelmer lui répétait ce que madame Bessel avait écrit à son mari dans une lettre arrivée la veille, et que ce dernier avait gardée dans son portefeuille sans en faire part à personne ; de même Koelmer savait dire au juste de combien de chapitres se composait l'ouvrage d'un auteur du duché de Mecklembourg qui, en traitant une question de théologie, avait prié M. Bessel de consulter notre somnambule sur ce travail.

Koelmer soutient néanmoins qu'il lui est beaucoup plus facile de se mettre en rapport avec les esprits d'un monde au-dessus de la portée des sens, qu'avec des êtres matériels, vu que ceux-là émettraient au moyen de leurs oscillations (vibrations) spirituelles plus de lumière transcendante. — Des personnes en vie lui apparaissent à distance comme les images de nos songes se présentent à nous ; il est obligé, à ce qu'il dit, de faire des efforts pour les fixer et pour les empêcher de lui échapper. Il trouve plus facilement à distance des personnes vertueuses, quand on y dirige son attention, que des personnes vicieuses, parce que les premières lui enverraient bien plus de rayons de lumière transcendante (spirituelle).

Il s'applique à donner une explication des passages les plus obscurs de l'Apocalypse.

Selon lui, toutes les religions de la terre auraient été fondées par des somnambules, plus ou moins avancés dans leur clairvoyance, laquelle se serait souvent présentée à eux, même hors de leur sommeil somnambulique. Selon lui, Jésus-Christ a préexisté de toute éternité dans l'idée de Dieu, et il a agi, déjà bien longtemps avant son apparition sur la terre, comme le flambeau du plus pur amour dans les régions des esprits plus et moins élevés, vu que les esprits plus élevés avaient connaissance de la pensée de Dieu, d'après laquelle ils devaient un jour avoir dans le Christ un médiateur auprès du Père ; mais le Christ n'aurait pris que depuis son apparition sur la terre, son origine comme être pensant et agissant, semblable en cela à toute autre créature humaine, mais doué d'une plus grande force spirituelle et sans avoir eu un générateur terrestre.

Ce qui, dans les révélations de Koelmer, me paraît offrir le plus d'intérêt, c'est sa théorie du mode de perception, suivie aussi bien par les somnambules que par l'homme dans son état de veille. Koelmer voit, quand nous regardons un objet quelconque, sortir de chacun de nos yeux un rayon lumineux et coloré, se dirigeant sur l'objet fixé. Il voyait sortir de l'œil droit de M. Bessel un rayon composé des sept couleurs de l'arc-en-ciel, tandis que celui sortant de l'œil gauche du même individu ne montrait que quatre de ces couleurs. Ce fait provenait, selon Koelmer, d'une faiblesse du nerf optique de cet œil, et un examen minutieux auquel M. Bessel soumit ses yeux donna raison à l'assertion du somnambule. Celui-ci dit que quand nous regardons un objet avec beaucoup de plaisir et d'intérêt, quand enfin notre esprit participe vivement à cet acte de perception par notre organe de vision matérielle; un rayon plus intense part du plexus solaire (ou du nerf de l'âme, comme il s'exprime), et un autre du cœur pour se porter sur l'objet de notre attention. Tous ces rayons de l'esprit s'accompagnent, s'excitent et se complètent mutuellement. C'est à eux que le rayon spirituel du somnambule se suspend, pour ainsi dire, et au moyen desquels il voit alors ce que nous voyons ou même ce que nous désirons voir. Il appelle cela « la vue par le rayonnement de l'esprit. » Koelmer savait toujours dire à M. Bessel les objets que celui-ci regardait, même quand il s'était placé derrière lui. Quand M. Bessel rappelait vivement à son souvenir une chose très éloignée de lui, soit par le temps, soit par l'espace, Koelmer savait toujours lui dire si le rayon spirituel de son interlocuteur avait dû pénétrer à des distances plus ou moins grandes; mais il ne savait pas reconnaître clairement les « chrysopines » que le rayonnement plastique de l'esprit des autres formait dans l'éther, parce que le développement de sa clairvoyance n'était pas encore assez avancé, à ce qu'il disait lui-même. Un jour, cependant, lorsque M. Bessel, en retraçant vivement dans son imagination l'image de sa maison et de sa famille, engageait Koelmer à suivre le rayonnement de son esprit, celui-ci s'écria : « Oh! voilà que tu viens de sentir profondément par le cœur et de penser vivement par l'esprit; car j'ai vu sortir de ton cœur un rayon resplendissant qui, en se joignant au rayon de ton âme (1), s'est porté vers tes foyers. Maintenant j'ai pu reconnaître en toi la clarté chrysopine que ton esprit vient d'imprimer à l'éther, et ainsi j'ai pu voir en réalité ta maison, ta femme et tes enfants! »

Sur la demande de M. Bessel, le somnambule donnait l'explication suivante des chrysopines, ou images immatérielles que le célèbre Tschocke (2) voyait parfois dans son état somnambulique, et par lesquelles il reconnaissait une grande partie de la vie passée des hommes : « Quand notre esprit ne retrace les choses du passé qu'avec peu d'ardeur, il forme seul les pensées et les images; mais quand un tel travail de notre esprit se fait avec beaucoup d'énergie et avec une pureté de sentiment agréable à Dieu, alors notre ange de paix envoie son rayon spirituel à la rencontre du nôtre, et porte ainsi les chrysopines avec beaucoup de force dans nos âmes, de manière que les sentiments du passé y sont ranimés et que notre imagination est ramenée d'un objet du passé à l'autre. Notre ange plane bien souvent autour de notre âme et l'entoure des chrysopines émanées de son esprit pour exercer ainsi sur elle une action plastique. Or, les chrysopines vues par Tschocke n'étaient autres que celles que son ange formait dans l'éther, pour la perception de son protégé. Mais pour que nous et notre ange puissions un jour embrasser d'un seul coup d'œil toute notre vie passée, celui-ci porte dans sa main droite le livre de notre vie au moyen duquel il intercepte toutes nos chrysopines fortement dessinées, à peu près de la même manière que

(1) Il désigne le rayon partant du plexus solaire par le terme du *rayon du nerf de l'âme.*

(2) Auteur très populaire en Allemagne.

nous recueillons sur une plaque d'argent l'image (daguerréotype) d'un objet matériel. Ce livre n'est cependant pas composé, comme nos livres, d'une suite de pages, mais d'étoiles qui brillent dans la main de l'ange, semblables aux étoiles du firmament, et qui ne sont obscurcies d'ombres que quand de mauvais penchants et des pensées impures débordent notre cœur. Aucune joie que nous avons éprouvée, aucune larme que nous avons versée ne sera perdue pour notre être spirituel. Mais, continue notre somnambule, ce ne sont que les larmes de l'amour, de la miséricorde et de la reconnaissance qui, comme des perles brillantes, nous luiront là-haut. Les larmes de méchanceté, de la vengeance et de l'envie, se trouvent marquées en noir. Vous verrez dans ce livre, marquées en couleurs sombres ou resplendissantes, toutes les personnes sur lesquelles vous aurez dirigé le regard de votre esprit, ou qui l'auront dirigé sur vous en haine ou en amour. » Koelmer prétend que l'ange Gabriel dirige son esprit, et il explique cette direction ou inspiration, en disant que l'ange fait pénétrer le rayonnement de ses chrysopines si bien jusqu'au fond de son âme, que lui, Koelmer, dominé par une exaltation irrésistible, est obligé d'énoncer ce qu'il aperçoit dans ces vibrations (oscillations) spirituelles de l'ange ; il ajoute qu'il y a grande difficulté pour tout somnambule, et surtout pour lui-même, si peu versé dans l'élocution de ses pensées, de trouver les expressions propres à peindre ce qu'il a vu ou senti, et que celles-ci restent toujours bien au-dessous de ses sensations ; que bien souvent il est incapable, vu son état de clairvoyance peu développé, de saisir avec la clarté nécessaire les chrysopines de l'ange, ou bien que celui-ci retire quelquefois son rayon spirituel, et qu'il est alors obligé, lui Koelmer, de parler par la seule force de son propre esprit, ou de celui d'une autre personne quelconque, au rayonnement spirituel de laquelle il s'accroche, pour ainsi dire, dans le sentiment de sa faiblesse ; que quelquefois, mais rarement, il s'opère en lui une métamorphose complète, l'esprit de son ange gardien prenant entièrement possession de son corps, de manière que l'esprit du somnambule plane alors au-dessus de sa dépouille. Koelmer dit qu'il ne peut pas persévérer assez longtemps dans cet état pour s'élever, comme d'autres clairvoyants, vers les régions célestes.

Il est somnambule depuis le mois d'octobre 1851, fait constaté par l'enquête judiciaire.

Sa santé ne s'est pas altérée du tout, et il est assez robuste pour vaquer aux devoirs de sa pénible profession.

Le 21 du mois d'août 1852, il s'est prescrit, pour se tirer de son état somnambulique, la médication que voici :

7 pétales de rose,
16 bractées de tilleul,
14 grains d'hélianthe ;

Le tout bouilli dans 1/8ᵉ de litre d'eau, jusqu'à réduction du liquide au volume de trois cuillerées à soupe.

Cette décoction devait rester enfouie dans la terre pendant six jours, et lui être donnée en trois doses quand il la demanderait pendant son sommeil.

Le 18 du mois d'août, lorsque M. Bessel revint à Dantzick pour voir Koelmer, tous les préparatifs concernant l'ordonnance de celui-ci avaient été faits ; mais notre somnambule, se trouvant alors impliqué dans l'enquête criminelle, subissait le premier examen des médecins et ne pouvait prendre le remède qu'il s'était ordonné.

GUÉRISONS DIVERSES OPÉRÉES PAR LE MAGNÉTISME.

Avant de terminer cette leçon, permettez-moi de vous faire connaître quelques faits de guérison pour vous convaincre de la puissance du magnétisme employé comme moyen de traitement ; vous allez reconnaître que les maladies les plus rebelles à la médecine ordinaire peuvent être guéries par le magnétisme. La raison qui vous dit que vos soins peuvent être infructueux vous trompe souvent. C'est pourquoi vous devez, dans tous les cas possibles, essayer l'emploi du magnétisme, persuadés que, bien dirigé, il ne fera pas de mal s'il ne fait pas le bien que vous en attendez.

Voici un exemple frappant du faux jugement des hommes, et de l'inépuisable bonté de la nature, secondée par le magnétisme.

Caroline Baudoin, âgée de vingt ans, d'un tempérament lymphatique, passa sa première enfance à Genève ; là, sa mauvaise constitution se développa davantage, soit par l'action du climat, soit par l'usage des mauvais aliments. Tout le système glanduleux s'entreprit ; la gorge, les seins, les aisselles, présentèrent des engorgements d'une nature tout à fait scrofuleuse ; plusieurs de ces engorgements s'ouvrirent et donnèrent issue à une suppuration abondante et sans cesse renaissante. On combattit cette maladie avec les moyens les mieux indiqués. On réussit à fermer plusieurs de ces émonctoires ; mais d'autres engorgements se formèrent et s'ouvrirent, un surtout, au bras gauche, intéressa les os et les chairs de manière à nécessiter l'amputation du bras ; elle fut résolue et pratiquée du consentement de la malade qui, fatiguée de souffrir de cette énorme plaie, regardait comme un bienfait d'en être débarrassée.

Ce fut à l'hôpital Saint-Louis que cette opération fut pratiquée. Elle eut tout le succès possible : la cicatrisation eut lieu, un peu lentement cependant, et la malade put sortir de l'hôpital, où elle avait passé plusieurs mois parfaitement traitée. Mais sa constitution infectée de scrofules ne lui laissa aucun repos. Une plaie s'ouvrit au sein et résistait aux traitements les mieux indiqués. C'est dans cet état que je connus cette jeune fille qui, sans aucune fortune, était destinée à souffrir et mourir jeune dans un hôpital. Ému au récit de ses souffrances, je me décidai à la magnétiser plutôt par instinct que par conviction du bien que je pouvais lui faire, car je ne croyais point qu'il fût possible de guérir une maladie semblable.

Au bout de trois minutes de magnétisation elle s'endormit. Elle commença par me dire que si elle m'eût connu sept mois plus tôt elle eût conservé son bras; il y en avait trois qu'il était amputé. Elle s'indiqua des moyens de cicatrisation pour les plaies du bras et du sein, et ces moyens employés réussirent complétement. Il restait à faire la chose la plus importante, changer sa constitution ou la modifier de telle manière que les accidents passés ne reparussent plus, et que ceux à venir fussent neutralisés. Le magnétisme avait développé assez de lucidité pour permettre à cette personne de donner des conseils à d'autres malades, mais pas encore assez pour trouver des moyens de guérison pour elle-même. Un jour qu'elle s'occupait d'un malade et paraissait très préoccupée de son rétablissement, elle interrompit cette consultation et me déclara que le 24 août, à neuf heures du soir, elle tomberait dans un état de sommeil profond qui durerait pendant trente heures; que ce sommeil serait très tranquille, si deux jours avant elle n'était point contrariée; que, dans le cas opposé, elle serait très agitée, et que, par une envie inexplicable, elle chercherait à mordre ses chairs, qu'on eût à prendre les précautions nécessaires pour empêcher un si funeste penchant, et que la surveillance fût de tous les instants. Elle déclara que pendant cette crise de trente heures elle ne prendrait absolument rien, qu'elle n'aurait aucune évacuation, et que toute l'humeur scrofuleuse se rendrait aux intestins pour être ensuite évacuée par un dévoiement qui durerait pendant douze heures ; elle assura que l'on entendrait, pendant son sommeil, un bruissement à l'épigastre, bruissement occasionné par le transport de l'humeur scrofuleuse. Elle prédit ensuite sa guérison parfaite et la cessation de son sommeil lucide. Elle fit cette déclaration devant quinze personnes qui dressèrent et signèrent un procès-verbal, après avoir toutefois constaté l'état scrofuleux de cette fille qui était on ne peut plus manifeste.

Dans l'intervalle qui nous était laissé, plusieurs personnes prirent connaissance de la déclaration et de l'état de la malade, et se promirent de vérifier un fait si étonnant de prévision.

Le jour prédit, plusieurs personnes devaient se rendre directement chez la malade, au Petit-Carreau.

J'avais recommandé aux personnes qui devaient surveiller la malade, avant le développement entier de sa crise, de la faire coucher une demi-heure avant, afin d'éviter avec le plus grand soin qu'elle fût tourmentée. Tout fut enfin exécuté ponctuellement. A neuf heures précises, nous nous rendons en grand nombre près de la malade. En arrivant, nous apprenons que son état de crise s'est développé seulement quelques minutes plus tôt qu'elle ne l'avait prédit, mais qu'il était complet. Nous entrons dans la chambre, et nous trouvons cette pauvre fille, la face gonflée, la langue sortie de la bouche, et serrée et presque coupée par les dents ; une extrême roideur des membres et des mâchoires, qu'il eût été plus facile de briser que d'ouvrir. Après avoir magnétisé les masséters, de manière à faire cesser l'état de roideur des mâchoires, je fis rentrer la langue qui était déjà devenue noire, et qui fort heureusement n'avait été entamée que dans une petite partie. Personne ne s'était aperçu encore qu'un doigt avait été non-seulement mordu, mais qu'il y avait perte de substance; le morceau manquant avait été par elle avalé au commencement de son sommeil. La main fut pansée : il s'échappait de la plaie, non pas du sang, mais une grande quantité de lymphe rosée, ce que tout le monde put constater. La gravité de cette crise ne me permit pas de m'éloigner; je restai pendant les trente heures près de la malade. Je n'eus qu'à me louer de ma détermination; car, pendant plusieurs heures, elle fit des efforts inouïs pour porter sa main à sa bouche et la remordre; elle ne put qu'atteindre le drap et en enlever un morceau.

Tout se passa comme elle l'avait prédit, et je me félicitai de mon nouveau succès.

Encore d'autres exemples :

Une femme de quarante ans, épuisée par d'anciennes souffrances, ne pouvant plus faire un pas sans béquilles, décidée à faire essai du magnétisme, arrive à Paris en litière; elle met deux jours à faire quatorze lieues : plusieurs syncopes ont eu lieu pendant le trajet. Magnétisée à son arrivée, elle tombe en somnambulisme; mais le sommeil ne présente point de lucidité. Les effets magnétiques que le magnétiseur développe sont d'une telle nature (1) qu'il ne craint pas d'annoncer que, dans quelques jours, la malade marchera sans béquilles. Il invite la malade à venir à un jour fixe assister à une soirée dansante qu'il donne dans sa maison. Le doute de la malade et des assistants n'effraie point le magnétiseur; il prévient au contraire beaucoup de monde pour reconnaître et constater son annonce et le triomphe du magnétisme. La malade est magnétisée tous

(1) Pour celui qui aurait vu galvaniser un cadavre, les effets eussent été les mêmes. La malade, d'une maigreur et d'une pâleur extrêmes, immobile avant la magnétisation, était tout à coup remuée avec violence, et retombait dans son immobilité à l'instant où cessait la magnétisation.

les jours, le matin; et tous les jours, on peut constater un nouveau progrès. Au onzième jour, elle commence à faire quelques pas, soutenue sous les bras seulement, et abandonne ses béquilles. Le dix-septième, elle vient à la soirée du magnétiseur, elle monte l'escalier seule, se promène et reste jusqu'à une heure du matin, rentre chez elle sans avoir éprouvé d'autre fatigue que celle qu'aurait ressentie une personne bien portante.

Après de tels faits, quel médecin pourrait dédaigner un auxiliaire si puissant, lorsqu'il ne lui faut qu'un travail de peu de durée pour apprendre ce qu'il en peut tirer d'avantages?

Mademoiselle Lacour, fille d'un commissionnaire au Mont-de-Piété, demeurant à Paris, cour des Fermes, jeune personne de dix-huit ans, malade depuis cinq ans et demi, après avoir, au commencement de sa maladie, éprouvé quelques améliorations par l'emploi de divers traitements, cesse tout à coup, après une chute, de pouvoir marcher: une luxation du fémur, parfaitement caractérisée, survient. Des médecins habiles sont appelés, les moyens indiqués par eux sont employés sans succès. Ces médecins annoncent que la maladie a un caractère scrofuleux, ce qui la rend tout à fait incurable. Cette déclaration est faite aux parents de la malade. M. Dupuytren confirme cette déclaration, et conseille l'amputation de la jambe : on essaie encore cependant l'emploi des moxas, conseillé par M. Broussais : la malade ne va pas mieux. On parle du magnétisme, comme moyen douteux, mais le seul qui restât à essayer. On me demande si je veux en faire l'emploi : je m'y refuse d'abord, pensant que la maladie était trop grave et devait être incurable. Pressé de nouveau, je cède aux sollicitations : je me rends chez la malade, qui ignorait absolument ce que c'était que le magnétisme. Après cinq minutes de magnétisation, elle s'endort : je l'interroge; elle déclare devant plusieurs personnes qu'elle marchera le 25 juillet à midi, sans béquilles, et sans boiter, et qu'elle n'aura jamais de rechute : elle demande seulement à être magnétisée pendant quinze jours de suite ; puis de deux jours l'un, jusqu'au jour indiqué. Nous en étions à cinq semaines. Je me conforme entièrement à son indication : j'engage plusieurs médecins à suivre son traitement. Douze de mes élèves l'examinent attentivement, et s'y rendent plusieurs fois par semaine. Le temps prédit arrive ; toute la famille, qu'une maladie si affreuse affligeait cruellement, ne peut croire à un rétablissement si prochain ; ce serait un miracle, et personne ne croit plus aux miracles ; mais, moi, j'étais bien certain que la malade marcherait. Les effets produits par le magnétisme étaient manifestes pendant chaque séance : une sueur très abondante et gluante venait avertir que les articulations se nettoyaient de l'humeur qui les obstruait ; la peau avait changé de teinte ; les forces reparaissaient aussi ; les digestions étaient redevenues bonnes ; il n'y avait plus que la jambe malade, qui d'abord plus grande que l'autre, et ensuite plus courte, qui présentât encore un raccourcissement assez sensible. Le 24, la malade affirme de nouveau que le lendemain elle marchera à midi, sans béquilles et sans boiter. Il y avait alors six mois qu'on ne l'avait levée, et cinq ans et demi qu'elle était malade. Le 25, à onze heures et demie, je vais chez elle : tout l'appartement était envahi par une foule de personnes venues pour être témoins d'une guérison presque sans exemple. L'incrédulité est peinte sur toutes les figures ; on me taxe d'*enthousiaste*, de *jeune homme :* chacun croit qu'une mystification m'attend. J'avoue que tous ces discours avaient porté dans mon âme un trouble inexprimable : une sueur froide coulait de mon front ; j'étais pâle et tremblant, et cependant quelque chose me disait que dans un instant j'allais recueillir le prix de mes peines, et que ma foi aux prévisions somnambuliques, éprouvée par un grand nombre de prédictions toutes réalisées, allait être encore justifiée. A midi précis, je m'approche de la malade; elle était dans son lit, habillée; je la magnétise devant tout le monde. Lorsqu'elle fut endormie, je lui rappelle sa promesse, je la somme de la tenir; je lui commande avec force de se lever et de marcher : elle sort du lit, lentement, et pose ses pieds à terre, pour qu'on lui mette des souliers. La foule immobile fixe ses yeux sur la jeune fille et sur moi, et reste muette, impressionnée par un spectacle si nouveau ! A un signe de ma volonté, on s'écarte pour ouvrir un passage. Je commande de nouveau à la malade de marcher; elle tâte d'abord le sol avec son pied malade ; elle semble mal assurée, fait un pas, se recueille, et enfin avance jusqu'à l'extrémité de l'appartement, sans être soutenue ni appuyée sur personne. Elle revient à son lit, chacun la suit; je la réveille brusquement et lui dis de marcher, ce qu'elle ne sait pas encore avoir fait. Elle tâtonne de nouveau le sol, et marche avec la même hésitation; mais bientôt, prenant de l'assurance, elle fait plusieurs fois le tour de l'appartement.

Je m'arrête, Messieurs, car il est hors de mes forces et de mon sujet de vous peindre toutes les impressions que ce spectacle si sublime venait de produire sur la foule assemblée.

Croyez-le, Messieurs, je prends seulement quelques guérisons obtenues par moi, car si je voulais vous citer toutes celles qui entre mes mains se sont opérées, quelle que soit votre ardeur à m'écouter, j'épuiserais vos forces, car il faudrait bien des volumes pour en contenir la description, et que serait-ce donc, si je prenais ailleurs qu'en moi, si je fouillais dans tous les ouvrages qui traitent du magnétisme.

Réflexions. — Les anciens philosophes, par leur intelligence, avaient pénétré dans les plus secrets ressorts spirituels de la nature. Ils avaient pensé que non-seulement le principe spirituel de vie est dans la nature de chaque être, pour son existence et pour sa réparation, et suivant l'axiome des sages :

Nature contient nature; nature s'éjouit en nature; nature surmonte nature; nulle nature n'est amendée, sinon en sa propre nature.

« Apprenez, disaient-ils encore, que c'est de la nature seule que vous recevez la guérison et la santé, pourvu que vous sachiez l'aider. Comme vous ne craignez pas que votre lampe s'éteigne, tandis que vous avez de l'huile pour y mettre, ne craignez pas non plus que les maladies vous assaillent, tandis que la nature aura en réserve un si grand trésor. Cessez donc de vous fatiguer nuit et jour dans la recherche de mille remèdes inutiles, et ne perdez pas votre temps dans de vaines sciences, ni dans des opérations fondées sur de beaux raisonnements, en vous laissant entraîner par l'exemple. »

Je viens, Messieurs, de vous donner la preuve que l'on peut, sans aucun remède, guérir beaucoup de maladies regardées aujourd'hui comme incurables, et justifier quelques-uns des axiomes des médecins de l'antiquité.

Désormais, vous considérerez le magnétiseur comme une sorte de machine électrique, mettant en mouvement, par ses propres forces et par sa volonté, un fluide doué des propriétés les plus admirables. Les nerfs conducteurs de ce feu principe, le recevant, le porteront dans toutes les parties de l'individu soumis à la magnétisation, il s'y répandra comme une rosée salutaire, pour humecter les parties mobiles et délicates qui doivent se toucher, sans jamais se réunir; entraînant avec lui la matière nutritive qui doit les soutenir, les développer et les réparer, il établira entre tous les organes une sorte de sympathie conservatrice qui les fera concourir au soulagement les unes des autres; il se mêlera dans l'estomac avec les aliments, deviendra le premier agent de la digestion, et enfin le premier remède auquel auront recours les malades qu'un sot aveuglement ne fera pas préférer une médecine inventée par les hommes vains et orgueilleux à un moyen simple et universel que la nature a établi comme une loi nécessaire à son équilibre.

Dans la prochaine leçon, je vous entretiendrai du magnétisme dans l'antiquité, et de son état actuel en France.

SEPTIÈME LEÇON.

HISTOIRE DES DIVERS SYSTÈMES ÉTABLIS POUR RENDRE RAISON DES EFFETS DU MAGNÉTISME. — AMULETTES. — TRACES DU MAGNÉTISME CHEZ LES PEUPLES DE L'ANTIQUITÉ. — GUÉRISONS DES MALADIES PAR LES ROIS ET LES EMPEREURS. — PRINCIPAUX AUTEURS QUI ONT RÉUNI EN CORPS DE DOCTRINE LES OPINIONS DE LEUR TEMPS SUR LE MAGNÉTISME : PARACELSE, ARNAUD DE VILLENEUVE, AGRIPPA, VAN HELMONT, BOYLE, PORTA, STAHL, MESMER, PUYSÉGUR, FARIA, DELEUZE, BERTRAND, HENIN DE CUVILLERS, GEORGET, ROSTAN, AUBIN-GAUTHIER, MIALLE, GARCIN, THOURET, MONTÈGRE, BOUILLAUD, VIREY, D'ESLON, CUVIER, LAPLACE, ETC.

> « L'âme de l'homme est, dans son esprit, ce que l'œil est dans son corps; tous les deux voient, l'une les choses intelligibles et compréhensibles, l'autre les choses sensibles; et la raison le veut sans contradiction. »
>
> « L'homme doit être l'objet de sa propre observation. C'est la plus grande et la plus sublime étude qu'il puisse faire : mais, pour arriver à ce haut degré de la science, il faut qu'il se sépare de lui-même; c'est-à-dire que l'être intellectuel domine tellement l'être extérieur, qu'il puisse le juger comme s'il lui était aussi étranger que tous ceux qui l'entourent dans l'ordre matériel. »

MESSIEURS,

Dans la dernière séance, je vous ai annoncé que je vous ferais aujourd'hui l'historique des divers systèmes qui avaient été établis pour rendre raison des effets particuliers résultant de l'emploi de ce qu'on appelle le *magnétisme animal;* et qu'ensuite je vous entretiendrais de l'état actuel du magnétisme en France.

Il n'entre pas dans mon plan de rechercher les premières traces de la manifestation du pouvoir que nous croyons aujourd'hui exister en nous. Ce pouvoir a dû nécessairement se manifester dans tous les temps, s'il est, comme nous le pensons, le produit de notre organisation physique.

Il ne faut, en effet, que jeter un coup d'œil sérieux sur l'histoire des divers peuples de l'antiquité, leurs mœurs, leurs opinions, leurs nombreuses religions, et leurs *superstitions*, etc., pour s'assurer que le magnétisme a été connu de tout temps, et pour trouver de nombreuses traces de son existence.

La puissance de cet agent alternativement oubliée et retrouvée, recherchée d'âge en âge, a été l'objet des travaux d'une foule de philosophes : on sait quel pouvoir les anciens accordaient à certaines pratiques.

L'usage des *amulettes*, pratiques magnétiques que les magnétiseurs font revivre aujourd'hui parmi nous, rattache l'époque actuelle aux premiers temps. On les retrouve chez tous les anciens peuples : les palladiums, les pénates, ne furent dans l'origine que des amulettes.

Les prêtres des anciennes religions étaient médecins; ils avaient étudié plus particulièrement la nature, dont ils célébraient l'auteur. C'est avec les connaissances qu'ils avaient acquises dans cette étude que les *mages*, les *hiérophantes*, les *brahmines*, les *gymnosophistes*, les *druides*, etc., etc., ces compagnies si révérées dans l'antiquité et surtout dans l'Orient, dont les chefs étaient à la fois prêtres et rois, qu'ils parvinrent à opérer des phénomènes si extraordinaires en employant des verges, des bâtons, des flèches; c'est à l'aide de ces connaissances, qu'ils faisaient éprouver des sensations fortes, ou occasionnaient des douleurs, qu'ils se vantaient de guérir et guérissaient des maladies par un simple attouchement, une simple direction de la main, un simple regard; en un mot, qu'ils produisaient tant d'effets merveilleux si célèbres dans l'histoire, auxquels on ne croit pas aujourd'hui, parce qu'on en a oublié l'origine, parce qu'on en ignore la cause, et parce qu'on juge mal à propos qu'ils ne sont appuyés que sur l'ignorance, la crédulité, la superstition, etc. La fourberie devint un moyen tout simple d'expliquer ce qu'on ne connaissait pas; le magnétisme passa pour une invention superstitieuse, comme si la superstition inventait quelque chose.

C'est pour n'avoir pas vu que le magnétisme avait été la médecine primitive, qu'on a traité de fables les guérisons qui s'opéraient dans les temples des dieux.

N'allait-on pas dans celui de Sérapis recouvrer le sommeil? n'allait-on pas dans le temple d'Esculape (1) chercher la guérison? n'y éprouvait-on pas des crises, des convulsions, et divers autres symptômes, même sans avoir été touché? n'en sortait-on pas, très souvent, soulagé ou guéri? Cependant on n'y prenait pas de remèdes.

On pourrait citer un grand nombre de ces faits. L'histoire en est remplie.

Pline le jeune rapporte que de son temps on s'occupait beaucoup de leurs recherches.

Apollonius de Thyane, fameux par ses prétendus miracles, se servait de talismans. Ces talismans avaient la réputation de guérir de l'épilepsie.

Périclès, suivant Plutarque, portait un amulette; Ga-

(1) « Esculape fut le dieu de la médecine et estoit principalement adoré en Epidaure, ville de la Grèce, laquelle, à cause du temple de ce dieu, fut en grande estime, ainsi qu'escrit Solin : car, qui cherchoit remède à quelques maladies, alloit dormir en iceluy, et entendoit en songe ce qui lui convenoit faire pour guérir. »

lien (1) lui-même, le prince de la médecine, guérit, dit-on, des épileptiques en leur attachant au cou des racines de péone. Les cures qu'il opéra par des applications magnétiques le firent passer pour magicien, et le contraignirent de sortir de Rome.

Un respect de reconnaissance pour ces figures muettes, à cause de la vertu qu'on leur supposait, les érigea peu à peu en divinités tutélaires; et la superstition, toujours inconséquente parce qu'elle marche dans les ténèbres, étendit la vertu de toutes ces choses à des objets ridicules, et on les condamna comme dangereux. C'est ainsi qu'au rapport de Spartien, on punissait ceux qui en portaient au cou (2).

Le concile de Laodicée, tenu dans le IVe siècle, défendit aussi l'usage des amulettes, sous peine d'excommunication. Cette défense, étendue aux anneaux, fut répétée par les conciles de Rome, en 712, de Milan, en 1565, et de Tours, en 1583.

Par quel préjugé la médecine a-t-elle été longtemps pratiquée par divination, par incantation, par imposition des mains? On menait le pauvre à la porte du temple; le riche était introduit sous les parvis, sans doute, pour y être traité avec plus de soin.

(1) Galien avouait qu'il devait une grande partie de son expérience aux lumières qui lui étaient venues en songe.

(2) A cette époque, les malheureux magnétiseurs, guérisseurs ou sorciers, comme on le voudra, couraient de grands risques s'ils n'avaient pas la prudence de cacher leurs facultés.

Ammien Marcellin nous apprend : « Que l'empereur Valens fit mourir » une vieille femme qui avait coutume, en prononçant quelques mots » innocents, de guérir les fièvres intermittentes. On l'avait mandée, à la » connaissance même de Valens, pour guérir la propre fille de cet em- » pereur. Cette femme simple rendit effectivement la santé à cette fille; » et, pour récompense, l'empereur la fit mettre à mort, comme coupable » et criminelle. »

Précieuses lumières de l'esprit! s'écrie Ammien Marcellin, vous que le ciel accorde à ceux qu'il aime, quels abus n'auriez-vous pas prévenus si vous eussiez pu pénétrer dans ces temps ténébreux!

L'habitude de masser s'est conservée dans l'Inde; l'habileté des brahmes à soulager et même à guérir les malades par attouchement, paraît avérée, soit qu'ils agissent par tradition et sans principes, soit que les Européens, ce qui est aussi vraisemblable, n'aient pas eu l'adresse ou le discernement de leur dérober une science importante.

L'Inde, créatrice de nos institutions et de nos arts, qui a vu toutes les nations tributaires de ses opinions et de ses idées, paraît être le berceau de ces mystères savants et sacrés. Ne comptait-elle pas des initiés à Memphis, à Héliopolis, à Eleusis, et dans l'île de Samothrace. On ne pouvait y admettre que les hommes célèbres par leurs lumières, les médecins renommés et les poëtes fameux, doués pour l'ordinaire d'une sensibilité extrême. La franc-maçonnerie moderne a conservé de ces mystères et le secret et les épreuves, et quelques-uns des signes; mais la chose s'est perdue, les signes sont restés.

« Loin de n'offrir qu'un recueil d'inepties et de mensonges, les pages les plus merveilleuses de l'histoire nous » ouvrent les archives d'une politique savante et mystérieuse dont, en tous les temps, quelques hommes savants » se sont servis pour régir le genre humain, pour le conduire à l'infortune ou au bonheur, à la grandeur ou à la » bassesse, à l'esclavage ou à la liberté (1). »

(1) Ne rejetons pas la sagesse des anciens sans l'entendre; enveloppée dans des paraboles et des allégories que l'homme extérieur prend pour des faits passés, elle renferme des vérités qui ne passent pas. Un jour on méditera leurs écrits et l'on suivra leurs maximes; et alors:

« Le sage qui écoutera en sera plus sage, il entendra la parabole et l'interprétation du sens caché; il comprendra les paroles des sages, leurs » énigmes et leurs dits obscurs; parce que celui qui est instruit en la parole et en la connaissance du souffle animant et spirituel de vie trouvera les biens et le souverain bonheur. » (Prov.)

« Car ceux qui trouvent ces choses et leurs révélations ont la vie et la » santé de toute chair; les maladies fuient loin d'eux. » (Prov.)

Quelle science n'a pas souffert de la rouille de plusieurs siècles?

Qui ne connaît la faculté accordée par les historiens à plusieurs rois, de guérir les malades en les touchant. En 1060, les rois d'Europe s'attribuèrent ce pouvoir. Edouard le Confesseur, roi d'Angleterre, obtint ce don curatif, suivant les historiens, à cause de sa piété; et c'est depuis ce prince qu'on a nommé en Angleterre le vice scrofuleux, le *mal du roi*. Son contemporain, Philippe Ier, roi de France, ne resta pas longtemps sans annoncer qu'il avait lui-même ce pouvoir; et ce n'est que depuis lui, qu'on a accordé aux rois de France la faculté de guérir les écrouelles en les touchant.

Raoul de Presle, avocat, confesseur, historien et poëte de Charles V, parle de son application à guérir les humeurs froides, et Etienne de Conti, qui a fait une histoire de France, rapporte les cérémonies observées par Charles VI, avant de procéder à l'attouchement des malades.

Louis XIII chercha à opérer de pareilles guérisons; et l'on connaît le mot du duc d'Epernon, qui, apprenant le pouvoir exorbitant donné par le roi à Richelieu, lorsque ce dernier fut nommé généralissime contre les Espagnols, s'écria : « Quoi! Louis ne s'est donc réservé que le pouvoir de guérir les écrouelles? » Ses successeurs ont conservé l'usage de toucher les scrofuleux dans la cérémonie de leur sacre, et Louis XVI s'y est conformé : après l'application de la main de ce prince sur chaque malade, on leur a dit encore, en 1775, la formule ancienne : « Le roi te touche, Dieu te guérisse. »

La même faculté fut accordée par les Allemands aux comtes de Hasprug; et Boyle assure qu'un médecin de son temps lui avait confié que, pour guérir la même maladie, il avait employé plusieurs fois le même moyen.

Mais, Messieurs, nous trouvons partout des hommes qui s'attribuent le même pouvoir. Plutarque nous apprend que

Pyrrhus et l'empereur Vespasien guérissaient les malades en les touchant. Il dit du premier : « Il n'y avait pas d'homme si pauvre et si abject qu'il ne soulageât lorsqu'il en était prié. »

Dans les siècles derniers, nous savons qu'il existait une foule de thaumaturges, dont les plus célèbres, Valentin, Greterek et Gassener, guérirent un grand nombre de malades, et ces guérisons sont attestées par une infinité de médecins.

Toutes ces guérisons, je ne crains pas de le dire, n'ont eu d'autres causes que le magnétisme animal.

Pour peu que l'on recherche les traces du magnétisme, on s'aperçoit bientôt que toutes les religions y ont puisé des moyens pour se constituer. Les miracles, les révélations, les vues à distance, appartiennent au magnétisme. — La médecine elle-même n'a pas d'autre origine. — C'est dans les inscriptions somnambuliques et magnétiques, exposées et attachées aux murs des temples anciens, que les descendants d'Esculape, ainsi qu'Hippocrate lui-même, puisèrent une partie des principes et des recettes qui constituèrent d'abord l'art de la médecine.

Aux époques reculées, quelques associations avaient seules le dépôt sacré des lumières et des connaissances; elles n'étaient transmises que sous le sceau du secret. Les savants disaient alors : « Le sage étudiera la sagesse des » anciens et s'exercera dans les prophéties. — L'homme » prudent et sage ne divulguera point le secret de la » science. » Tandis que la science est un bien qui appartient à tous les hommes. Ce n'est que depuis quelques siècles que les philosophes ont pu rechercher les lois de la nature et écrire librement le résultat de leurs observations sur tout ce qui semblait appartenir à un pouvoir occulte, et les répandre dans le monde savant.

Sans nous occuper davantage de ces recherches trop approfondies, nous allons vous signaler ici quelques-uns des premiers observateurs qui rassemblèrent, en corps de doctrine, les opinions qui dominaient de leur temps sur les causes des effets magnétiques que l'on crut reconnaître dans les corps organisés, et vous serez conduits tout à l'heure à penser que Mesmer n'a rien découvert de nouveau; que toutes les idées par lui émises étaient répandues depuis plusieurs siècles, et qu'il n'a fait que les rassembler et les mettre en corps de doctrine. Nous ne lui en devons pas moins beaucoup de reconnaissance pour avoir rappelé les esprits vers l'étude des forces occultes, mais il est naturel et juste de rappeler que nombre de philosophes ont les mêmes droits.

Le magnétisme animal, d'après la définition de Mesmer, est « la propriété du corps animé qui le rend susceptible de l'influence des corps célestes et de l'action réciproque de ceux qui l'environnent, propriété manifestée par son analogie avec l'aimant (1). »

Les premières traces du magnétisme, définies par Mesmer, se trouvent dans les écrits de Paracelse, médecin chimiste, qui naquit en Souabe, en l'an 1500.

« Paracelse avait lu le *Traité de Gilbert sur l'aimant*, dont les phénomènes ont toujours été l'écueil de la philosophie; il en était imbu. Il crut apercevoir dans les êtres animés une vertu secrète, analogue à celle de ce minéral, une qualité attractive qu'ils tiraient des astres, et qu'il nomme *magnale*. »

Quelques exemples de sympathie, d'antipathie, parmi

(1) Cette proposition fausse était bien propre à arrêter les progrès du magnétisme : l'action des corps célestes, inventée sans doute pour cacher la simplicité de l'acte magnétique, n'est pour rien dans le pouvoir que nous pouvons exercer; les effets de cette action ont peu d'analogie avec l'aimant; enfin l'action réciproque d'un individu sur un autre ne peut avoir lieu d'une manière sensible que lorsqu'ils savent quelles sont les conditions nécessaires à son développement.

les animaux ; le mouvement de certaines planètes, qui semble suivre le cours du soleil ; l'action de certains remèdes plutôt sur certaines parties que sur d'autres, fortifiaient cette opinion. Dès lors, on ne vit plus que magnétisme ou attraction dans la nature. C'est dans la connaissance de ces sortes de phénomènes que consistait toute la physique du temps : on commençait par des expériences sur l'aimant, on finissait par l'examen des différentes espèces de magnétisme.

On soupçonna dans l'aimant naturel ou artificiel des propriétés applicables aux maladies ; et des cures obtenues de cette manière parurent si merveilleuses, si faciles à faire, que chacun chercha à les pratiquer, à les expliquer, les uns les regardant comme un effet de la sympathie, d'autres comme un don de Dieu, d'autres enfin comme le résultat d'une vertu particulière.

« Paracelse pose comme fondement de toutes les sciences » occultes la prière par laquelle nous demandons et il nous » est accordé, nous cherchons et nous trouvons, nous frap- » pons et il nous est ouvert.

» A la foi rien n'est impossible.

» L'imagination, qui, si elle s'enflamme dans notre esprit, » s'accorde facilement avec la foi.

» La foi, dit-il dans un autre endroit, surpasse la lumière » naturelle, et, en conséquence, la force et la puissance de » toutes les créatures.

» En outre, dit-il, l'imagination est confirmée et reçoit » tout son développement de la foi. Elle reçoit tout son » développement pour qu'elle vienne à l'acte ; car tout » doute brise l'ouvrage et le laisse imparfait dans le sein » de la nature. La foi fortifie donc l'imagination ; la foi » termine la volonté ; celui qui croit en la nature obtient de » la nature suivant l'étendue de sa foi. »

Léon Suavus, auteur des *Commentaires* sur Paracelse,

qui ont paru en 1567, avait étudié lui-même le magnétisme. Au livre Ier, page 236, il s'exprime ainsi :

« Tous les phénomènes de la volonté ne sont pas in-
» croyables à ces sages, qui comprennent parfaitement les
» vertus et la noblesse de l'esprit humain ; elle n'est arrêtée
» que par la simple interposition du corps ; dans tout le
» reste, elle est censée égale aux anges.

» Nous passons sous silence les fascinations et les diffé-
» rents modes par lesquels l'esprit produit à l'extérieur des
» effets bien étonnants.

» Rien ne coopère davantage à produire ces merveilleux
» effets que l'imagination de celui qui a la plus grande con-
» fiance dans l'objet vers lequel il est porté, soit qu'il soit
» réel, soit qu'il ne soit qu'en idée. »

Les premiers partisans de la doctrine magnétique, après Paracelse, furent, parmi les gens peu instruits, un nommé Rumelius Pharamond, le chevalier Digby ; et, parmi les hommes plus éclairés, Crollius, Bartholin et Anman, qui proposèrent leur doute sur quelques points. La plupart de ces idées étaient passées en France, où elles eurent pour partisans Loysel, Dolé, Gaffarel, etc.

Au commencement du XIVe siècle, Arnaud de Villeneuve, doué d'un esprit vaste et pénétrant, mais d'une imagination trop ardente, versé dans la connaissance des auteurs arabes, y puisa la doctrine magnétique, et l'employa dans les traitements des maladies : les signes dont il se servit passèrent bientôt pour magiques. Médecin de Montpellier, il fut déchiré dans les écrits de ses confrères, et condamné par la Sorbonne. Aigri par le malheur, sur la fin de ses jours, affaissé sous le poids des peines d'esprit, son imagination s'alluma et ne lui présenta que des objets à redouter ; il crut, comme J.-J. Rousseau, être devenu le but de la haine de tous les hommes.

Bientôt après, parut Pierre Pomponace, si célèbre par son esprit et surtout par les chagrins que ses idées métaphysiques lui attirèrent. Son ouvrage sur les *enchantements : De incantationum occulta potestate*, fit le plus grand bruit. Il y témoigne qu'il ne croit pas à la magie, mais *il assure que la vertu qu'ont certains hommes de guérir les maux est inhérente en eux, et qu'ils peuvent opérer des cures par attouchement, sans sortiléges et sans miracles.*

Il ne manque, comme vous le voyez, que le nom de magnétisme à ce système. Il raconte qu'il n'est pas incroyable que « la santé puisse être produite à l'extérieur par l'âme » qui l'imagine ainsi qu'elle le désire. »

— Il trouve aussi : « que son opinion n'est pas la même » que celle des Arabes : suivant Avicenne, l'âme n'agit que » par sa seule connaissance et son seul empire ; selon lui, » au contraire, l'âme n'agit qu'en attirant, et par les vapeurs » qu'elle envoie aux malades. » Il est dans l'esprit de l'homme, dit-il, une certaine vertu de changer, d'attirer, d'empêcher et de lier les hommes et les choses à ce qu'il désire, car tout lui obéit lorsqu'il est porté à un grand excès de passion ou de vertu, mais en tant qu'il surpasse ceux qu'il entend lier.

Corneille Agrippa, qui naquit à Cologne en 1486, poussa très loin les effets de la foi et de l'imagination ; mais il parle très raisonnablement, lorsqu'il dit : « Les passions de l'âme » qui suivent la fantaisie, lorsqu'elles sont très véhémentes, » non-seulement peuvent changer le corps propre, mais » peuvent agir sur le corps d'autrui, et même peuvent aussi » donner ou guérir certaine maladie d'esprit ou de corps ; » car les passions de l'âme sont la cause principale de notre » tempérament. D'où il suit que l'âme fortement élevée et » enflammée par une imagination véhémente, envoie la » santé ou la maladie, non-seulement dans son propre » corps, mais même dans les corps étrangers. »

Agrippa tire des faits observés par lui une conséquence morale pour la conduite de la vie : « Il y a des hommes, » dit-il, qui agissent sur vous par leur seule affection, par » la seule habitude qui les environne. En conséquence, les » philosophes vous ordonnent de fuir la communication des » hommes méchants et malheureux ; car leur âme, pleine de » rayons nuisibles, infecte ceux qui les approchent d'une » contagion de malheur. Par la raison contraire, il conseille » la société des gens heureux. »

Plus tard encore, Nicolas de Lucques avait écrit sur le magnétisme du sang, Laurent Strause sur la *sympathie magnétique*, et Pierre Borel, médecin du roi, associé à l'Académie des science, avait soutenu toute sa vie la même doctrine. Dans une dissertation qu'il publia *sur les cures sympathiques*, il admit non-seulement l'influence du fluide général sur l'économie animale, mais encore celle de la volonté.

Ces doctrines avaient jeté de profondes racines en Allemagne.

Dès l'an 1608, Goglénius, professeur de médecine à Marbourg, avait fait paraître sur les *cures magnétiques* un traité assez long, dans lequel il essaie de prouver que ces sortes de guérisons s'opèrent d'une manière très naturelle, qu'il cherche même à expliquer.

En 1627, Van Helmont, disciple de Paracelse, publia son *Traité de la cure magnétique des plaies*, ouvrage dans lequel il venge son maître des attaques dirigées contre sa doctrine par plusieurs pères jésuites.

L'inquisition, étonnée des profondes connaissances de Van Helmont dans la médecine, le regarda comme un magicien et le fit arrêter. Échappé de ses prisons, il alla comme Descartes, dont il fut le contemporain, chercher la paix et la liberté en Hollande. C'est là qu'il publia chez les Elzevirs son ouvrage intitulé : *Des effets du magnétisme sur le corps de l'homme.* Il y développa des idées fortes et neuves.

« Le magnétisme, dit Van Helmont, agit partout; il n'a rien de nouveau que le nom, il n'est un paradoxe que pour ceux qui se moquent de tout et qui attribuent au pouvoir de Satan ce qu'ils ne peuvent expliquer.

» En supposant, dit-il, qu'une sorcière opère des maléfices, ce n'est point par l'opération du diable, qui ne saurait lui communiquer une puissance qu'il n'a pas ; c'est par une faculté propre à l'homme, inhérente *à la nature humaine*, et dont nous pouvons faire un bon ou mauvais usage, comme de toutes les autres facultés dont nous sommes doués. »

Suivant Van Helmont, « l'âme est douée d'une force plastique qui, lorsqu'elle a produit une idée, la revêt d'une substance, lui imprime une forme et peut l'envoyer au loin et la diriger par la volonté : cette force, infinie dans le Créateur, est limitée dans les créatures, et peut conséquemment être plus ou moins arrêtée par les obstacles. Les idées ainsi revêtues d'une substance agissent physiquement sur les êtres vivants par l'intermède du principe vital ; elles agissent plus ou moins, selon l'énergie de la volonté qui les envoie, et leur action peut être arrêtée par la résistance de celui qui les reçoit. »

Quelques savants du temps de Van Helmont croyaient que la puissance sympathique émanait des astres. Van Helmont soutenait le contraire.

« J'en vois la source, disait-il, dans un sujet plus rapproché de nous. Ce sont les idées qui dirigent, et ces idées sont produites par la charité ou par une volonté bienveillante.

» Aussi, dans l'action sympathique, je mets ces astres de notre intelligence (l'attention et la charité) bien au-dessus des astres des cieux. Les idées excitées par le désir de faire du bien s'entendent au loin ; elles sont dirigées sur l'objet que la volonté leur désigne à quelque distance qu'il soit. »

Il est impossible d'avoir des idées plus justes sur la nature de l'agent magnétique ; il est fâcheux que ces vérités soient accolées à des choses peu vraisemblables. Van Helmont fut soutenu dans la lutte qui survint par *Robert Flud*, écossais, auteur de plusieurs ouvrages sur la philosophie.

Suivant Robert Flud, l'homme a ses pôles comme la terre ; pour que son magnétisme ait lieu, il faut que le corps soit dans une position convenable. Après avoir examiné sur ce point l'opinion des auteurs, surtout celles de Platon, de Pythagore, d'Aristote et d'Empédocle, il conclut qu'outre l'action des pôles dans l'homme, qu'il admet comme démontrée, il existe deux principes qui agissent continuellement sur lui.

Lorsque deux personnes s'approchent, dit-il, et que les rayons qu'elles envoient, ou leur émanation, se trouvent repoussés, réfléchis, répercutés de la circonférence au centre, l'antipathie existe, et le magnétisme est *négatif*. Si, au contraire, il y a abstraction de part et d'autre et émission du centre à la circonférence, le magnétisme est positif.

Il admet plusieurs sortes de magnétisme ; et les recherches auxquelles il se livre pour donner des preuves de ses assertions sont extrêmement curieuses.

Robert Flud, dans l'origine des choses, n'admet qu'un principe ou élément primitif d'où dérivent tous les autres, qui n'en sont que des modifications ou des métamorphoses. Cette idée, d'une grande beauté, est développée dans toute son étendue. Il considère l'âme comme une portion de ce principe qu'il nomme *universel* ou *catholique*.

Il définit le magnétisme en deux mots : *le consentement des esprits*. Ce sentiment entre deux corps animés, lorsqu'il est amical de part et d'autre, s'appelle *sympathie*. Il prend les noms d'*antipathie*, d'*horreur des dissemblables* lorsqu'il est désagréable : d'où résulte la distinction du magnétisme en *sympathéisme* et en *antipathéisme*.

Robert Boyle, fondateur de la Société royale de Londres, mathématicien profond, physicien éclairé, entrevit l'action et la réaction que les individus pouvaient exercer entre eux, et il admit un fluide général qui les produisait.

Dans son traité, justement estimé, sur les *effluences corporelles*, en prouvant leur admirable subtilité, il établit leur pouvoir et leur influence.

Les mêmes recherches avaient été faites par l'Espagnol Balthazar Gracian : l'attraction qu'il semble avoir reconnue est appelée par lui, avec assez de justesse, la *parenté naturelle* des esprits et des cœurs. Il entrevit ce flux et ce reflux permanent du principe vital et des humeurs corporelles dans l'homme, sans lequel le mouvement de la vie s'arrête, et il expliquait ces effets de la sympathie et de l'antipathie qui deviennent plus naturels et moins merveilleux d'après son explication. L'atmosphère particulière à chaque individu, dit-il, retient du fluide général l'attraction et la répulsion qui lui sont propres. Dans les croisements divers de ces atmosphères individuelles, telles émanations sont plus attractives entre deux êtres, et telles autres plus répulsives, etc. Cette doctrine ne s'éloigne guère de celle de l'ancien rabbin Abraham Benhannas. « L'aimant, disait-il, attire le fer ; le fer est partout : tout est donc soumis au magnétisme. Ce n'est qu'une modification du principe général qui unit ou divise les hommes et fait naître entre eux la sympathie, l'antipathie et les passions. »

Le père Kircher, qui rend compte de l'ouvrage de Robert Flud à la fin du sien, dit : « que cette œuvre ne peut être sortie que de l'école du diable. »

Cependant, dans son ouvrage, le père Kircher donna beaucoup plus d'extension que tous les autres à tous les exemples de sympathie et d'antipathie connus, ainsi qu'à tous les genres d'affinités qu'on observe dans la nature et qui lui parurent autant d'espèces de magnétismes. Il en distingue plusieurs genres : le magnétisme des corps métalliques, celui du soleil, de la mer; celui des animaux, ou magnétisme animal, qu'il nomme *zoo-magnétismos*.

Kircher abondait tellement dans son sens, que toute la nature lui parut magnétique.

Un autre auteur, Jean-Baptiste Porta, dont la maison fut le rendez-vous de tous ceux qui cultivaient les lettres, et qui fonda à Naples l'Académie des secrets (*dei secreti*), parce que, pour y être admis, il fallait apporter un secret ou une découverte, adopta en partie les idées de Kircher, et publia un livre sur la *philosophie corpusculaire*, qui contient plusieurs recettes magnétiques et un *Traité de magie naturelle*. Les cures opérées par Porta parurent si extraordinaires à la cour de Rome, qu'y soupçonnant de la magie, elle lui fit défendre de guérir.

Coclès et Porta, abusant du magnétisme, et y réunissant mal à propos l'étude de l'astrologie judiciaire, se mêlèrent de prédire l'avenir. Le hasard fit deviner au premier le genre de sa mort et annoncer à Caponi, son assassin, qu'avant la nuit il commettrait un crime dont, en effet, il fut la victime. Le second prédit au Génois Spinola ses succès, s'il voulait suivre la carrière des armes, prédiction que ce dernier remplit.

Wirdig, professeur de médecine à Rostoch, se persuada qu'il y avait dans la nature et dans les corps plus de vie, plus de mouvement, plus de magnétisme, plus d'intelligence qu'on n'en avait admis. Doué de beaucoup de génie, il anima tout; il étendit le système de Képler. Celui qu'il créa parut sous le titre de *Médecine nouvelle des esprits*; il l'adressa à la Société royale de Londres, et il fut imprimé en 1673.

Selon Wirdig, l'influence magnétique a lieu non-seulement entre les corps célestes et les corps terrestres, mais cette influence est réciproque; le monde entier, dit-il, est soumis à la puissance du magnétisme. La vie se conserve par le magnétisme, tout périt par le magnétisme.

On trouve dans Wirdig un ordre, un plan, un enchaînement d'idées, une marche, une liaison. C'est un autre Prométhée qui dérobe le feu du ciel et le communique à tous les êtres; tout s'anime par le feu de son génie, les astres, les éléments, l'homme, la terre, les plantes, les eaux, les minéraux, tout, jusqu'aux ténèbres, se trouve doué d'une sorte d'intelligence et d'activité. On aime à voir, dans le développement et le détail, comment ces esprits régisseurs de l'univers circulent, se meuvent, se choquent, s'évitent, donnent lieu par leur rencontre à de nouveaux corps, retournent à leur source ou forment des masses, en dessinent les formes, en épanouissent les couleurs, et les détruisent enfin par leur combat, pour se reproduire eux-mêmes sous d'autres formes, sans jamais périr.

Stahl, à qui la chimie doit tant de lustre et de gloire, trouva dans les anciens la doctrine du magnétisme et en fit des applications nouvelles et heureuses. Sa *Vraie théorie médicale*, imprimée en 1708, annonça le génie étendu avec lequel il savait lier toutes les parties de son art. On y trouve des pensées profondes qui sont toutes fondées sur l'existence d'un principe vital qui circule dans tous les êtres, qui les modifie, qui entretient leur jeu, qui a dans l'homme une sorte de flux et de reflux comme tous les courants, et dont l'absence produit en lui des obstructions, des paralysies, des épilepsies, des mouvements convulsifs et la mort.

Maxwell, médecin écossais, qui vint avant Stahl, avait eu les mêmes idées; il fit un corps de doctrine de toutes ses observations, les réduisit en principes, et s'occupa de perfectionner la médecine magnétique qu'il se flatte d'avoir tirée le premier du chaos.

Son ouvrage parut à Francfort. Ferdinand Santanelli le réduisit en aphorismes.

Au milieu de beaucoup de choses, inintelligibles pour ceux qui ne sont pas familiarisés avec l'étude des phénomènes occultes, on y rencontre parfois des idées ingénieuses servant à expliquer l'action qu'un individu exerce sur un autre, et quelquefois sur sa propre organisation.

« Il s'émane, dit-il, de tout corps, des rayons corporels qui sont autant de véhicules par lesquels l'âme transmet son action, en leur communiquant son énergie et sa puissance pour agir ; et ses rayons non-seulement sont corporels, mais ils sont même composés de diverses matières.

» Lorsque l'esprit, intimement uni aux qualités d'un corps, communique avec un autre corps, il se forme, par un flux et reflux mutuel des esprits de l'un à l'autre corps, une sorte de sympathie et d'union qu'il n'est pas aussi facile de dissoudre que celle qui est l'ouvrage de l'imagination.

» Le remède universel n'est autre chose que l'esprit vital renforcé dans un sujet convenable. Selon l'intention première de la nature, aucun sujet ne reçoit que l'esprit vital nécessaire pour sa conservation selon son espèce ; il est cependant possible que la nature, par le travail d'un philosophe, produise des choses supérieures à leur principe.

» Voulez-vous opérer des prodiges, retranchez de la corporéité des êtres, procurez au corps une plus grande somme d'esprit, tirez l'esprit de son assoupissement. Si vous ne faites quelques-unes de ces choses, si vous ne savez lier l'idée qui prépare une régénération, vous ne ferez jamais rien de grand. »

Nous ne parlerons pas ici d'une foule d'autres auteurs

qui soutinrent les mêmes doctrines. Les plus grands philosophes en étaient imbus et croyaient à l'action qu'un individu peut exercer sur un autre; il est même probable que cette action a été la première médecine.

« Avant Hippocrate, dit *Denarius medicus*, il s'est trouvé plusieurs hommes habiles qui n'ont point fait usage de la médecine corporelle, mais bien uniquement des facultés de l'âme.

» Ainsi ils connaissent deux puissances pour guérir les maladies et pour faire des choses extraordinaires : l'une qui agit directement sur le corps et qui réside dans les propriétés de certaines plantes, de certains minéraux, etc.; l'autre qui agit par la seule volonté, le seul regard, la seule imagination, je le veux, je l'ordonne, sans autre secours. »

Nous arrivons à Mesmer. Vous connaissez déjà l'histoire de ce médecin; je ne dois vous tracer ici que son système : vous allez reconnaître qu'il offre plus d'un point de ressemblance avec ceux que je vous ai cités.

Voici l'exposé de sa doctrine en vingt-sept propositions :

PROPOSITIONS DE MESMER (1).

1° Il existe une influence mutuelle entre les corps célestes, la terre et les corps animés.

2° Un fluide universellement répandu et continué de manière à ne souffrir aucun vide, dont la subtilité ne permet aucune comparaison, et qui, de sa nature, est susceptible de recevoir, propager et communiquer toutes les impressions du mouvement, est le moyen de cette influence.

3° Cette action réciproque est soumise à des lois mécaniques, inconnues jusqu'à présent.

(1) *Mémoires et aphorismes de Mesmer, suivis des Procédés d'Eslon* Nouvelle édition, 1846, 1 vol. in-18, p. 42.

4° Il résulte de cette action des effets alternatifs qui peuvent être considérés comme un flux et reflux.

5° Ce flux et reflux est plus ou moins général, plus ou moins particulier, plus ou moins composé, selon la nature des causes qui le déterminent.

6° C'est par cette opération (la plus universelle de celles que la nature nous offre) que les relations d'activité s'exercent entre les corps célestes, la terre et ses parties constitutives.

7° Les propriétés de la matière et du corps organisé dépendent de cette opération.

8° Le corps animal éprouve les effets alternatifs de cet agent; et c'est en s'insinuant dans la substance des nerfs qu'il les affecte immédiatement.

9° Il se manifeste particulièrement dans le corps humain des propriétés analogues à celles de l'aimant; on y distingue des pôles également divers et opposés qui peuvent être communiqués, changés, détruits et renforcés; le phénomène même de l'inclinaison y est observé.

10° La propriété du corps animal qui le rend susceptible de l'influence des corps célestes et de l'action réciproque de ceux qui l'environnent, manifestée par son analogie avec l'aimant, m'a déterminé à la nommer *magnétisme animal*.

11° L'action et la vertu du magnétisme animal, ainsi caractérisées, peuvent être communiquées à d'autres corps animés et inanimés. Les uns et les autres en sont plus ou moins susceptibles.

12° Cette action et cette vertu peuvent être renforcées et propagées par ces mêmes corps.

13° On observe à l'expérience l'écoulement d'une matière dont la subtilité pénètre tous les corps sans perdre notablement de son activité.

14° Son action a lieu à une distance éloignée sans le secours d'aucun corps intermédiaire.

15° Elle est augmentée et réfléchie par les glaces, comme la lumière.

16° Elle est communiquée, propagée et augmentée par le son.

17° Cette vertu magnétique peut être accumulée, concentrée et transportée.

18° J'ai dit que les corps animés n'en étaient pas également susceptibles : il en est même, quoique très rares, qui ont une propriété si opposée, que leur seule présence détruit tous les effets de ce magnétisme dans les autres corps.

19° Cette vertu opposée pénètre aussi tous les corps; elle peut être également communiquée, propagée, accumulée, concentrée et transportée, réfléchie par les glaces, et propagée par le son; ce qui constitue non-seulement une privation, mais une vertu opposée positive.

20° L'aimant, soit naturel, soit artificiel, est, ainsi que les autres corps, susceptible du magnétisme animal et même de la vertu opposée, sans que ni dans l'un ni dans l'autre cas son action sur le fer et l'aiguille souffre aucune altération, ce qui prouve que le principe du magnétisme animal diffère essentiellement de celui du minéral.

21° Ce système fournira de nouveaux éclaircissements sur la nature du feu et de la lumière, ainsi que dans la théorie de l'attraction, du flux et reflux, de l'aimant et de l'électricité.

22° Il fera connaître que l'aimant et l'électricité artificielle n'ont, à l'égard des maladies, que des propriétés communes avec plusieurs autres agents que la nature nous offre, et que, s'il est résulté quelques effets utiles de l'administration de ceux-là, ils sont dus au magnétisme animal.

23° On reconnaîtra par les faits, d'après les règles pratiques que j'établirai, que ce principe peut guérir immédiatement les maladies des nerfs, et médiatement les autres.

24° Qu'avec son secours le médecin est éclairé sur l'usage des médicaments; qu'il perfectionne leur action, et qu'il provoque et dirige les crises salutaires de manière à s'en rendre le maître.

25° En communiquant ma méthode, je démontrerai par une théorie nouvelle des maladies l'utilité universelle du principe que je leur oppose.

26° Avec cette connaissance, le médecin jugera sûrement l'origine, la nature et les progrès des maladies, même des plus compliquées; il en empêchera l'accroissement et parviendra à leur guérison sans jamais exposer le malade à des effets dangereux ou des suites fâcheuses, quels que soient l'âge, le tempérament et le sexe. Les femmes même dans l'état de grossesse et lors des accouchements jouiront du même avantage.

27° Cette doctrine enfin mettra le médecin en état de bien juger du degré de santé de chaque individu et de le préserver des maladies auxquelles il pourrait être exposé. L'art de guérir parviendra ainsi à sa dernière perfection.

Vous connaissez, messieurs, l'examen qui a été fait de cette doctrine par les *Bailly*, les *Lavoisier*, les *Franklin*, etc.; vous savez que ces savants reconnurent tous les effets de la magnétisation, mais qu'ils adoptèrent d'autres causes à leurs explications que le fluide universel de Mesmer, ses pôles et ses baquets; ils crurent que le pouvoir de l'imagination, la tendance à l'imitation, pouvaient rendre suffisamment raison des effets extraordinaires qu'ils étaient appelés à constater.

Il n'entre point dans mon plan de vous détailler toutes les expériences qui furent faites et celles qui furent proposées pour juger la théorie de Mesmer; plusieurs de ces propositions ne pouvant soutenir l'examen, le système entier croula de toutes parts.

Mais avec ce système, comme sans lui, on continua d'obtenir des effets : alors tous les magnétiseurs, s'apercevant que, dans certains cas, l'imagination, l'imitation, l'attouchement, ne pouvaient expliquer les effets qu'ils obtenaient, jugèrent les rapports des commissaires comme portant à faux et ne rendant point suffisamment raison des phénomènes qu'ils produisaient.

Il survint alors une foule de doctrines nouvelles : les magnétiseurs, en grand nombre, répandus par toute la France et l'Allemagne, s'empressèrent de donner des explications aux effets produits par le prétendu magnétisme. Les uns crurent reconnaître la puissance de Dieu, d'autres la puissance du diable. Plusieurs crurent à l'existence d'un fluide magnétique, d'autres la nièrent. Mais ce qui est positif, c'est que tous ceux qui magnétisèrent obtinrent des effets physiques et des guérisons, quelle que fût d'ailleurs leur croyance.

La découverte du somnambulisme par M. de Puységur vint apporter quelques changements dans la pratique et dans la manière d'entendre et de s'expliquer le magnétisme; on remarqua que la volonté jouait un grand rôle dans la production des faits : dès lors, on abandonna une partie de la doctrine de Mesmer, et l'on adopta le système de M. de Puységur, système qui était renfermé dans ces deux mots : *Croyez et voulez.*

Les magnétiseurs s'attachèrent à bien vouloir et à avoir le plus de foi possible ; ce n'étaient cependant pas les seules conditions pour réussir, il fallait encore diriger l'action de la volonté sur le patient, pendant un certain temps.

Les magnétiseurs les plus célèbres de cette époque n'avaient point d'autre méthode. Un seul cependant prétendit qu'une partie de ces conditions étaient inutiles; voici comment il procédait. Il faisait placer dans un fauteuil la personne qu'il voulait rendre sensible au magnétisme. Il l'engageait à fermer les yeux en se recueillant, puis lui faisait quelques passes sur les membres et sur le tronc, et tout à coup il prononçait d'une voix forte le mot : *Dormez*. — Si la première tentative ne réussissait pas, il soumettait le patient à une seconde épreuve, quelquefois même à une troisième; après cela il le déclarait incapable d'entrer dans le sommeil lucide.

L'abbé Faria (1), auteur de ce système, ne croyait point à l'existence de l'agent magnétique; il expliquait les divers effets que ces procédés lui faisaient obtenir par des causes particulières. Les mots *magnétisme* et *magnétiseur* étaient remplacés par les mots *concentrateur* et *concentré*, le mot *somnambule* par l'expression grecque *époptc*; mais l'explication qu'il donne de la cause du somnambulisme ne nous paraît nullement fondée. Voici cette explication, qui ne vous paraîtra probablement pas plus claire qu'à nous.

« En indiquant, dit l'abbé Faria, comme cause du sommeil lucide la concentration, que nous avons substituée au mot *magnétisme*, nous n'avons voulu que signaler ici la cause immédiate qui provoque le sommeil en général.

» Les sommeils ont leurs nuances; celui qui est le plus profond est ce que nous avons appelé le sommeil lucide. Ce sommeil n'existe qu'avec une extrême liquidité dans le sang.

» La liquidité dans le sang contribue non-seulement à la profondeur du sommeil, mais aussi à sa promptitude.

» L'expérience m'a fait voir, ajoute-t-il, que l'extraction d'une certaine dose de ce fluide rendait époptes dans vingt-quatre heures ceux qui n'y avaient aucune disposition anté-

(1) Abbé de Faria, *De la cause du sommeil lucide, ou étude de la nature de l'homme*, 1819, t. I. (C'est le seul qui a été publié.)

rieure. Voilà la véritable cause de ce qu'on appelle le somnambulisme naturel, cause jusqu'à présent regardée comme mystérieuse parmi les enfants d'Esculape, etc. » L'abbé Faria aurait dû nous dire ce qu'il entendait par liquidité dans le sang. Il n'est pas vrai qu'une saignée rende somnambule.

D'autres systèmes vinrent bientôt s'enter sur ceux que je vous ai fait connaître. Comme ils ne vous apprendraient rien et que je dois ménager votre temps, je ne vous en entretiendrai pas.

J'arrive, Messieurs, à vous parler des doctrines d'un homme dont les lumières et le savoir sont généralement connus.

Deleuze, ancien aide-naturaliste et bibliothécaire au Jardin des plantes, est toujours descendu dans l'arène quand il s'est agi de défendre le magnétisme contre les attaques auxquelles il a été en butte. Cet homme respectable employa constamment dans sa défense la logique des faits. Ses ouvrages resteront comme des modèles qu'il sera difficile d'imiter (1). Traduits dans toutes les langues, ils ont porté partout la connaissance du magnétisme ; mais, en rendant justice à Deleuze, nous ne devons cependant pas rester muets sur les vices de sa théorie, qui, à notre avis, contient quelques erreurs : la pratique du magnétisme vous les révélera bien mieux que je ne pourrais le faire ici ; je vais seulement vous citer quelques passages de ses ouvrages, qu'il m'a paru nécessaire d'examiner.

(1) Deleuze, *Mémoire sur la faculté de prévision*, avec des notes et des pièces justificatives, et avec une certaine quantité d'exemples de prévisions recueillis chez les anciens et les modernes, 1836, in-8, br. — *Histoire critique du magnétisme animal*, 2e édition, 1819, 2 vol. in-8. — *Instruction pratique sur le magnétisme animal*. Nouvelle édition précédée d'une Notice historique sur la vie et les ouvrages de l'auteur et suivie d'une lettre d'un médecin étranger, 1853, 1 vol. gr. in-18. — *Défense du magnétisme animal* contre les attaques dont il est l'objet dans le *Dictionnaire des sciences médicales*, t. XXIX, p. 463 à 558, 1819; 1 vol. in-8.

Dans le premier chapitre de son *Instruction pratique* (1), M. Deleuze dit :

« L'homme est composé d'un corps et d'une âme, et l'influence qu'il exerce participe à la fois de l'un et de l'autre. Il s'ensuit qu'il y a trois actions dans le magnétisme : 1° l'action physique, 2° l'action spirituelle et 3° l'action mixte. » Il assure ensuite qu'il est facile de distinguer quels phénomènes appartiennent à chacune de ces actions.

Sans rechercher jusqu'à quel point cette assertion est fondée, nous devons dire ici que ces distinctions d'actions furent d'abord nuisibles, en ce que plusieurs magnétiseurs partirent de là pour se croire capables de faire des miracles et répandre dans le public des faits erronés. A croire ces magnétiseurs, rien ne résistait à leur puissance spirituelle, pourvu toutefois que l'on ait eu une grande croyance; mais si vous leur parliez du magnétisme animal, ils souriaient de pitié : l'agent qu'ils employaient était bien plus relevé, et comme une portion de la Divinité mise à leur disposition et qu'ils exploitaient par privilége.

Il leur suffisait, pour cela, d'avoir beaucoup de confiance en eux et de ne pas avoir affaire à des réprouvés : c'est ainsi qu'ils qualifiaient ceux qui avaient le malheur de ne rien ressentir de leur intercession.

Deleuze fut très loin d'autoriser de semblables pratiques. Mais nous devons le dire, on peut puiser dans ses œuvres toute espèce de croyances et de méthodes. Beaucoup de faiseurs de miracles ont une doctrine mystique qui ne s'éloigne guère de certains principes qui font la base du système de Deleuze.

Les procédés magnétiques enseignés par cet auteur ne sont pas, non plus, exempts de critique.

On peut, avec plus de certitude, obtenir la production

(1) Deleuze, *Inst. pratique*, p. 9, édit. de 1853.

de phénomènes magnétiques en suivant une méthode plus simple que la sienne; il n'est pas besoin de se toucher les pouces, d'avoir les genoux et les pieds contre les genoux et les pieds de celui qu'on magnétise; les passes, faites de la manière que Deleuze indique, ne sont pas non plus rigoureusement nécessaires, vous pouvez les faire en long, en large, en travers, en descendant, en remontant, pour obtenir le même effet, sous la condition cependant qu'elles soient faites en face du trajet des nerfs des principaux organes de l'individu que vous magnétisez. Mais je vous expliquerai cela dans un autre moment.

Ce magnétiseur admet que les femmes doivent magnétiser les femmes. Sans contester qu'elles puissent le faire avec succès, je ne crois pas qu'elles doivent s'y livrer dans le cas où le somnambulisme existe accompagné de l'extase.

Si un seul des faits que je vous ai cités dans la dernière séance est vrai, je vous demande en quelle situation terrible se trouverait une femme en présence d'accidents qui peuvent menacer la vie de celui qu'on magnétise.

On peut encore reprocher à cet écrivain de n'avoir pas assez généralisé l'emploi que l'on peut faire du magnétisme dans nos maladies, de n'en avoir pas assez précisé les véritables dangers, et d'adopter comme nécessaires une foule de conditions morales et physiques qui sont loin d'être utiles.

Par les procédés que vous indique cet auteur, vous allez lentement au but, qui est d'arriver à la production des phénomènes magnétiques; vous courrez moins, il est vrai, les risques de faire du mal que si vous vous abandonniez sans règles et sans guide à toute l'énergie de votre action; mais aussi, par cela même que vos effets sont moins prononcés, les guérisons sont plus rares.

Je passe rapidement sur toutes les autres observations

qu'il y aurait à faire relativement à la manière dont Deleuze entend et explique le magnétisme; il est fâcheux pour la science qu'il n'ait pas développé et appliqué plus rigoureusement qu'il ne l'a fait un des axiomes qu'il a émis, axiome qui semble en contradiction avec ce que je vous ai cité tout à l'heure.

« Je crois à une émanation de moi-même, dit Deleuze, parce que les effets magnétiques se produisent sans que je touche le malade : *ex nihilo nihil.* J'ignore la nature de cette émanation, je ne sais si elle est naturelle ou spirituelle, je ne sais à quelle distance elle agit, mais je sais qu'elle est lancée et dirigée par ma volonté; car lorsque je cesse de vouloir elle n'agit plus. »

C'est cette action qu'il fallait étudier.

Deleuze était sur le chemin de la vérité, il n'a pas poursuivi.

Si le magnétisme avait rencontré quatre hommes du caractère de Deleuze, il serait aujourd'hui à l'état de science. Malgré quelques imperfections qu'on rencontre dans ses écrits, nous ne serions trop en recommander la lecture.

Voici, Messieurs, une autre doctrine qui contredit en tout point celle de Deleuze.

Le docteur Bertrand, après avoir publié sa croyance au magnétisme et au fluide et s'être déclaré le partisan de Deleuze, ce docteur a fait une rétractation complète. Il ne croit plus : entendons-nous cependant, il croit encore, non au fluide, mais à tous les effets produits par la magnétisation, et il adopte une nouvelle manière de les expliquer (1). Le somnambulisme n'est plus pour lui que l'extase, et sa manifestation, de nos jours, qu'une épidémie que l'on doit attribuer à des causes accidentelles que met en jeu le magnétisme. Il est vrai de dire que ce médecin glisse légère-

(1) L'*imagination*, la *conviction*, l'*imitation*, la *sympathie*.

ment sur les difficultés qu'il rencontre et qui semblent le contrarier : l'action à distance, la communication des pensées, et bien d'autres phénomènes qu'il adopte cependant, mais qui ne l'empêchent point de courir au but qu'il s'est proposé d'atteindre et où il croit être arrivé.

Il rattache tous les phénomènes du magnétisme, du somnambulisme, à ceux qu'ont présentés les *convulsionnaires* de tous les pays, les *possédés*, les *trembleurs des Cévennes*, etc.

En lisant attentivement les faits que le docteur Bertrand admet comme démontrés et tout à fait incontestables, on pouvait espérer que ce médecin serait revenu à l'explication naturelle, et la seule vraie, qu'il avait précédemment adoptée sur la cause de la production des phénomènes magnétiques. Malheureusement ce médecin fut surpris par la mort, et sa perte est grande pour les sciences. Malgré le changement d'opinion de Bertrand, ses ouvrages n'en sont pas moins instructifs et méritent d'être consultés par tous ceux qui s'occupent de l'étude du magnétisme (1).

On peut ranger dans la catégorie des magnétiseurs qui rejettent l'hypothèse d'un agent magnétique, le baron d'Hénin de Cuvillers, auteur qui a écrit plusieurs volumes sur cette science (2). Rien n'est plus contradictoire que les faits qu'il cite, et le tout est accompagné de sarcasmes et de déclamations contre ses collègues qui ont le malheur de ne pas adopter ses idées. La possibilité de l'existence d'un

(1) Bertrand, *Traité du somnambulisme* et des différentes modifications qu'il présente, 1823, 1 vol. in-8.—*Du magnétisme animal en France* et des jugements qu'en ont porté les sociétés savantes, suivi de considérations sur l'apparition et l'*extase* dans les traitements magnétiques, 1826, 1 vol. in-8.

(2) D'Hénin de Cuvillers, *Archives du magnétisme animal*, 1820 à 1823, 8 vol. in-8. Le même auteur a aussi publié l'*Exposition critique du système et de la doctrine mystique des magnétistes*, 1822, 1 vol in-8, et le *Magnétisme retrouvé dans l'antiquité*, 2e édit., 1821, 1 vol. in-8. Mais ces deux ouvrages sont extraits des *Archives*.

agent le révolte, il se fâche, et sa colère le fait sortir des bornes d'une critique mesurée. Il me faudrait trop de temps pour vous faire connaître les doctrines de d'Hénin, mais je dois vous dire qu'il adopte comme vrais les phénomènes les plus merveilleux du magnétisme; et pour vous convaincre et vous faire juges de la valeur de ces explications, voici des faits rapportés par cet auteur. Nous allons le laisser parler :

« Une dame indienne, qui demeure à Paris, et qui possède une grande force magnétique, a été sollicitée par une dame avec qui j'étais de nous donner une preuve de l'énergie de sa volonté. Elle avait à son service une femme qu'elle traitait par le moyen du magnétisme et qu'elle mettait souvent en somnambulisme. Elle était alors à travailler dans une chambre entièrement séparée de nous; on a demandé à cette dame indienne si cette femme pouvait se présenter devant nous d'après son ordre *mental.* Aussitôt la maîtresse se recueillit un instant et la magnétisa de l'endroit où elle était, sans parler et sans faire aucun mouvement; quelques minutes après, nous avons vu entrer la servante dans la chambre où nous étions, qui venait demander à sa maîtresse quels ordres elle avait à lui donner. »

D'Hénin ajoute les réflexions que voici : « Il se trouvera des personnes assez raisonnables pour ne pas croire que je me suis laissé tromper par une si forte illusion et pour être persuadées que je ne me serais pas hasardé à affirmer un fait de cette espèce si je n'en avais pas été convaincu d'une manière évidente. »

Si ce fait est vrai, ce que je ne mets point en doute, que deviennent tous les arguments de d'Hénin contre l'agent magnétique. Il semble lui-même n'être pas certain de la solidité de son système, comme je vais le faire connaître. Il dit :

« On peut de même aussi, du bout du doigt, par des

gestes et sans gestes, ou par des passes, etc., mais toujours accompagnés d'un acte de volonté, faire mouvoir comme un automate le somnambule en crise, sur lequel on exerce une influence magnétique animale, et le réduire à penser, à obéir et à agir au moyen d'un seul acte mental et sans le concours de l'imagination du patient, etc. »

Un autre auteur, Georget, médecin de la Salpêtrière, semble venir tout exprès pour renverser à son tour les doctrines du docteur Bertrand et du baron d'Hénin. Il adopte franchement le magnétisme. L'existence de l'agent lui paraît démontrée. Ecoutez-le parler (1) :

« Il est nécessaire, dit-il, que les deux pièces de l'*élément magnétique* dirigent autant que possible, exclusivement et fortement, toute l'action cérébrale vers la production du phénomène en question ; que le magnétiseur et le magnétisé aient l'*intention*, *veuillent* que le somnambulisme soit déterminé: rien ne m'a été plus facile que de constater ce fait. Toutes les fois que j'étais distrait, que ma pensée était toute à des idées étrangères, que j'étais tourmenté par quelques affections morales, que je ne pensais point à l'action que j'allais entreprendre, souvent je ne pouvais produire absolument aucun phénomène. Tout à coup, lorsque je croyais avoir fini l'opération, la somnambule ouvrait les yeux en me disant qu'elle ne ressentait rien ; et pourtant, moi seul, je pouvais juger de la situation de mon esprit. Il en était à peu près de même lorsque la personne influencée ne *voulait pas ;* cependant j'ai déterminé le somnambulisme *malgré celle-ci,* et quelquefois à leur grand déplaisir, d'autres fois à leur insu, comme par exemple pendant des accès d'épilepsie où il y a perte complète de connaissance; la même chose avait lieu lorsqu'il s'agissait de la cessation du somnambulisme. » Georget ajoute quelques réflexions à son

(1) Georget, *Physiologie du système nerveux*, 1821, t. I, p. 290.

récit. « Comment expliquer, dit-il, par cette supposition (l'imagination ou l'ennui), la production du sommeil en quelques minutes, malgré la personne, laquelle assure ne vouloir ou n'avoir point envie de dormir ; des paralysies et autres phénomènes que l'on détermine sans être soupçonné d'avance et sans être aperçu ? *Comme il n'y a pas d'effet sans cause, il est nécessaire d'admettre un agent de communication entre les deux pièces de l'élément magnétique.* »

Quelle réflexion faire ici? Il faut nécessairement que l'un ou l'autre de ces deux docteurs soit dans l'erreur; mais Georget a un avantage, c'est qu'il n'est pas seul de son opinion. Les faits qu'il annonce ont été vérifiés très attentivement par un autre observateur, M. Rostan, ancien médecin de l'hôpital de la Salpêtrière et aujourd'hui professeur de clinique médicale à la Faculté de médecine de Paris.

Il les confirme entièrement; il fait plus, il cite des expériences faites par lui qui mettent dans tout son jour l'existence de cette nouvelle vérité, que les phénomènes magnétiques sont dus à l'action que produit sur notre système nerveux l'émission d'un principe particulier qui semble soumis à notre volonté. Il ajoute que cet agent n'est autre que le fluide nerveux; et partant de ce point, il indique des procédés pour obtenir le somnambulisme (1).

Je vous ai dit, dans la dernière séance, que ces observateurs s'étaient trop pressés de conclure, et que le petit nombre des faits recueillis par eux ne permettait pas qu'ils jugeassent en connaissance de cause toutes les conditions nécessaires à l'action magnétique; aussi leurs règles sont quelquefois vicieuses. Ils admettent dans le magnétisme des dispositions qui ne sont pas toujours nécessaires. On reconnaît aisément qu'ils ont été influencés par les

(1) *Dictionnaire de médecine* en 21 vol. in-8, 18 3, t. XIII, article **Magnétisme animal**, p. 421 à 469.

idées dominantes de leur époque, idées que le talent et le rang de Deleuze ont soutenues malgré leur peu de solidité. Il importe fort peu, en effet, que le magnétisé veuille être endormi, qu'il le désire, pour que la production du sommeil ait lieu d'une manière plus prompte. Je dirai plus : cette disposition, selon moi, neutralise les effets magnétiques et, jusqu'à un certain point, retarde leur développement.

J'ai remarqué que, toutes choses égales d'ailleurs, un individu qui ignore complétement ce que vous faites et ce que vous attendez de lui éprouve plus d'effets de votre action que celui qui, prêtant attention à ce qui va se passer, s'attend à éprouver des modifications dans sa manière d'être ; il semble, dans ce cas, que la résistance soit plus grande à surmonter, en raison des opérations qui s'exécutent dans son esprit, opérations qui augmentent et prolongent son état de veille.

Malgré quelques erreurs de ce genre, les observations de M. Rostan et de Georget (1) ont fixé d'une manière beaucoup

(1) Georget constata, par de nombreuses expériences, les plus curieux phénomènes du somnambulisme lucide. Il en avait étudié la cause et se proposait de faire un travail sur un sujet si intéressant, quand la mort le frappa. C'est ainsi qu'elle éteint souvent de précieuses lumières à l'instant où leur clarté allait se répandre. Il a laissé un testament dont voici un passage :

« .... Je ne terminerai pas, dit-il, cette pièce sans y joindre une déclaration importante. En 1821, dans mon ouvrage sur la *Physiologie du système nerveux*, j'ai hautement professé le matérialisme. L'année précédente, j'avais publié un *Traité sur la folie*, dans lequel sont émis des principes contraires, où, du moins, sont exposées des idées en rapport avec les croyances généralement reçues (pages 48, 51, 52 et 114). Et à peine avais-je mis au jour la *Physiologie du système nerveux*, que de nouvelles méditations sur un phénomène bien extraordinaire, le *somnambulisme*, ne me *permirent plus de douter de l'existence, en nous et hors de nous, d'un principe intelligent, tout à fait différent des existences matérielles.* Ce sera, si l'on veut, l'*âme* et *Dieu*. Il y a chez moi, à cet égard, une *conviction profonde, fondée sur des faits* que je crois incontestables. »

plus précise qu'on ne l'avait fait avant eux les lois de la manifestation des effets magnétiques; on regrettera toujours que ces observateurs judicieux n'aient pas poussé plus avant leurs recherches. Jamais cependant phénomènes n'ont été aussi dignes d'attention. « Mais la pratique du » magnétisme absorbe les facultés du magnétiseur. Il faut » qu'il fasse momentanément le sacrifice de son temps, de » ses affaires, et par conséquent d'une partie de sa fortune. » Ce sont des efforts qui, pour beaucoup de personnes, ne » peuvent durer qu'un certain temps et non toute la vie. La » pratique du magnétisme n'aura un succès constant et » inébranlable que lorsque le gouvernement, éclairé sur ses » véritables intérêts, voudra se déterminer à s'en déclarer » le protecteur. »

Il me resterait, Messieurs, à vous parler de beaucoup d'autres médecins modernes qui ont émis leur opinion sur le magnétisme; mais, comme ils n'ont apporté aucune doctrine nouvelle et que les faits avoués par eux sont identiques avec ceux que je vous ai fait connaître, je m'abstiendrai d'en parler.

Je ne dois pas oublier de vous citer deux hommes qui ont rendu de grands services au magnétisme. L'un, encore jeune, est décédé le 24 mars 1854. Pendant les vingt dernières années de sa vie, il s'est exclusivement occupé du magnétisme, et cela malgré sa famille : cet homme est Aubin Gauthier, dont les savants ouvrages se trouvent entre les mains de tout le monde et ont puissamment contribué depuis 1840 à la propagation du magnétisme (1). L'autre est un homme de lettres très modeste, savant distingué, auteur et collaborateur de plusieurs bons ouvrages qui ont servi à la

(1) Aubin Gauthier, *Introduction au magnétisme*, 1840, 1 vol. in-8. — *Histoire du somnambulisme*, 1842, 2 vol. in-8. — *Traité pratique du magnétisme et du somnambulisme*, 1845, 1 vol. in-8. — *Le magnétisme catholique*, 1847, 1 vol. in-8. — *Revue magnétique*, 1844-45, 2 vol. in-8.

propagation du magnétisme : son nom est M. Mialle (1), élève et ami de Puységur et Deleuze. Depuis un grand nombre d'années, il s'occupe de réunir la plus belle collection qui existe des ouvrages publiés pour, sur, ou contre le magnétisme.

M. le docteur Garcin, dans sa *Nouvelle théorie du magnétisme* (2), s'est proposé de trouver une théorie du somnambulisme, en ramenant à un même principe, diversement modifié, les phénomènes de l'état magnétique et ceux de l'état naturel. Sans être mystique, l'auteur est franchement spiritualiste, et, sous ce point de vue, malgré la nouveauté de ses idées, il se rattache moins à Mesmer qu'à Deleuze et à Puységur.

Son système, aussi simple qu'original, peut se résumer ainsi :

« Entre l'âme ou le principe pensant et nos organes, il existe un principe en quelque sorte intermédiaire qui préside à la fois aux fonctions de l'économie et à l'exercice des sens. Ce principe, il l'appelle *fluide vital :* ce n'est autre chose que la force même dont chacun de nous dispose pour imprimer le mouvement au corps et recueillir les nombreuses impressions que nous envoient les objets. Les modifications diverses dont le fluide vital est susceptible donnent lieu à la veille, au sommeil, au somnambulisme naturel et au somnambulisme magnétique. »

« La comparaison suivante, tirée du livre même du doc-

(1) Parmi toutes les publications de M. Mialle, la plus importante est l'*Exposé des cures opérées en France par le magnétisme animal*, depuis Mesmer jusqu'à nos jours, 1774-1826, 2 vol. in-8. — *Rapport confidentiel sur le magnétisme animal*, 1839, in-8. Deleuze, en confiant à M. Mialle la publication de son *Mémoire sur la faculté de prévision*, l'a aussi chargé d'y ajouter une certaine quantité d'exemples de prévision recueillis chez les anciens et les modernes. (Voir ce Mémoire, p. 73.)

(2) Garcin, le *Magnétisme expliqué par lui-même*, ou *nouvelle théorie* des phénomènes de l'état magnétique comparés aux phénomènes de l'état ordinaire, 1855, 1 vol. in-8.

teur Garcin, fait assez bien comprendre son ingénieuse théorie :

« De même que la lumière, en tombant sur le prisme, se décompose en sept rayons partiels, de même le fluide vital, en jaillissant du cerveau, qui est son foyer, sur le système nerveux, se divise pour ainsi dire en cinq sensations, car il a pour objet d'alimenter les sens. Otez le prisme, les sept rayons se réunissent en un seul faisceau lumineux. L'action magnétique produit un effet analogue : par elle le fluide vital, ramené à son point de départ, retrouve son unité primitive. La lumière non encore décomposée par le prisme renferme en elle-même les sept rayons partiels, bien qu'elle ne soit aucun d'eux en particulier; de même le fluide, à son origine, possède toutes les propriétés des sens, mais n'est aucun d'eux spécialement. »

« L'état naturel ou la veille, c'est donc le fluide divisé, particularisé par le système nerveux; l'état lucide, au contraire, c'est le même fluide concentré au cerveau et synthétisé, de telle sorte que, s'il est dirigé par le sujet sur tel ou tel objet lointain, il y porte avec lui tous les sens, dont il est le principe générateur. Cet objet devient présent au sujet comme s'il le voyait et le touchait, avec cette différence pourtant que, dans la veille, le fluide est limité par les organes mêmes qu'il anime, tandis que cette limite n'existe plus dans l'état magnétique. »

Nous ne pouvons parcourir ici toutes les applications que le docteur Garcin fait de son système; c'est assez d'en avoir indiqué le côté le plus saillant. »

Je dois maintenant vous faire connaître la logique et le langage des antagonistes du magnétisme. Je le dois, « car il ne faut pas que la même renommée demeure à l'homme de bien et à l'homme méchant; et, avec des intentions pures et la certitude d'avoir travaillé au bonheur de ses semblables, il me semble qu'on manque à la vérité et à la vertu quand on se tait devant la calomnie. » Je vais prendre quatre des plus célèbres de nos adversaires et les traduire devant vous; vous apprécierez jusqu'où peut aller le fanatisme de l'aveuglement.

Parmi les auteurs qui ont écrit contre Mesmer et sa doctrine, il n'en est pas un seul qui ait commencé par se rendre témoin des faits.

Le docteur régent *Thouret* (1) avouait n'avoir rien vu, et, prévenant l'objection qu'on pourrait lui faire à ce sujet, il cherche à montrer « comment il est plusieurs choses qu'on » juge plus sainement quand on les considère d'un certain » éloignement. »

Toute l'érudition de Thouret se réduit ensuite à nous faire voir que la doctrine du magnétisme n'est pas aussi nouvelle qu'on veut le faire croire, et qu'elle a été enseignée par des médecins et des physiciens des siècles précédents. D'où il conclut que, n'ayant point été admise dans ce temps-là, on doit la regarder comme jugée définitivement.

Montègre, autre antagoniste du magnétisme, conseille très fortement aux gens du monde d'éviter avec le plus grand soin de se rendre témoins des scènes de magnétisme. Montègre a fait un livre où il a entassé toutes les mauvaises raisons que les gens comme lui avaient débitées pendant vingt ans contre le magnétisme (2).

M. Bouillaud, professeur à la Faculté de médecine de Paris, *n'a rien vu* ; mais, dans un article sur le magnétisme, article dont il a appauvri le *Dictionnaire de médecine et de chirurgie pratiques* en 15 vol. in-8° (3), il n'en prononce pas moins anathème contre le magnétisme : tous les magnétiseurs sont des charlatans, etc., etc.

(1) Thouret, *Recherches et doutes sur le magnétisme animal*, 1784, 1 vol. in-12.

(2) Montègre, *du magnétisme animal et de ses partisans*, 1812, in-8.

(3) *Dictionnaire de médecine et chirurgie pratiques*, t. XI, article MAGNÉTISME ANIMAL, p. 299.

Virey (1), connu par de nombreux ouvrages, a été un des plus acharnés contre les magnétiseurs ; il ne s'est cependant jamais annoncé comme ayant observé un seul cas de somnambulisme ; et voulez-vous connaître comment il traite les personnes qui se sont occupées de répandre cette découverte, écoutez :

« La plupart des magnétiseurs ou des croyants au magnétisme, dit ce docteur, sont des individus ignobles par » le défaut de toute instruction, des empiriques, d'infâmes » charlatans, des imposteurs, des mystagogues, des hommes » sans honneur et sans probité, des fanatiques, des séducteurs de sots, des arrogants, des gens qui ressemblent à » ceux qui habitent les taudis de la sottise ou les huttes des » Lapons ; des fous, des fous dignes des Petites-Maisons, » des individus ignobles, marqués sur le front du signe de la » bête. »

Il est triste, n'est-ce pas, Messieurs, d'user sa vie à propager une vérité, lorsqu'on ne doit trouver, pour récompense des peines qu'on éprouve à ce métier pénible, que des gens qui vous flétrissent et vous jettent de la boue au visage. Ah ! Messieurs *Virey*, *Bouillaud*, *Dubois d'Amiens* et compagnie, vous êtes certainement de très illustres savants, et surtout des hommes fort polis.

Ce n'est pas moi qui vais répondre à tant d'injures, c'est un homme qui fut plus avancé dans la science et, qui, dans la hiérarchie médicale, eut un rang aussi élevé que Virey.

Voici comment s'exprimait un médecin qui, fatigué de l'injustice et de la mauvaise foi de ses confrères, mit à nu leurs mauvaises passions :

« Parlez à nombre de médecins du *magnétisme animal*, ils » souriront d'un air supérieur à votre crédulité, ils ne vous » laisseront apercevoir que l'indifférence la plus calme ;

(1) Virey, auteur de l'article MAGNÉTISME ANIMAL dans le *Dictionnaire des sciences médicales*, t. XXIX, p. 463 à 558.

» vous fournirez tout au plus quelques aliments à leur » gaieté, et ce sera beaucoup s'ils daignent aller jusqu'à se » moquer ouvertement de la chose et de vous. Tout cela » n'est qu'un jeu mal concerté. Voulez-vous le faire cesser, » écartez les plaisanteries, qui ne vont pas au but, substi- » tuez-en de plus directes, ou bien faites parler la raison et » les faits : bientôt vous verrez, suivant le caractère de cha- » cun, les traits de leur visage s'altérer, leur front se rider » ou s'animer, leur langue s'emporter, car ils ne se posséde- » ront plus et l'injure naîtra sur leur bouche pour en dé- » couler avec amertume.

» Animés par le même intérêt, pressés des mêmes désirs, » réveillés par la crainte commune qu'il ne s'égare quelques » portions de l'or qu'ils couvent des yeux, ils tâchent d'écra- » ser sous leurs pieds la tête de la vérité, et, dussent-ils » n'arriver à cette victoire qu'à travers les dégoûts et les » mépris, ils comptent y parvenir, parce qu'ils savent bien » que tout est faiblesse au souvenir des souffrances et que » tout est terreur à l'aspect de la mort. La vérité, destruc- » tive de tant d'abus, percera malgré eux, plus tard sans » doute qu'elle n'aurait dû, mais elle percera.

» Docteur D'ESLON, *doyen de la Faculté, premier* » *médecin du comte d'Artois.* »

Oui, d'Eslon, la vérité triomphera et laissera sur le front de ces Messieurs la tache qu'ils ont voulu imprimer sur le nôtre, car on pardonne à l'ignorance, mais à la mauvaise foi, jamais !

Je reviens à Virey. Que devons nous penser de lui ? Voici ce que nous trouvons dans ses ouvrages :

« Nous pouvons montrer que notre âme a des mouve- » ments spontanés, plus prompts que la pensée, et qu'elle » tend à la conservation du corps. Entre les déterminations » involontaires de l'instinct, qui ne connaît toutes les actions » des mensambules ! »

Ailleurs (1) le même auteur dit que « l'instinct des » mensambules découvre la cause des maladies et indique » les remèdes d'une manière plus clairvoyante que ne peut » le deviner le médecin le plus instruit. »

Plus loin encore, Virey convient que *le magnétisme, dans la plupart des névroses, a offert des cures éclatantes;* car il agit uniquement sur le système nerveux.

Il ajoute, en parlant du fluide nerveux : « Quoique ce » principe ait peut-être plus de subtilité que la lumière, il » paraît être une substance corporelle, capable de s'accu- » muler, et même de passer d'un corps dans un autre.

» Aimer, dit-il, c'est exhaler sa vie ; elle jaillit dans les re- » gards... Tous les corps vivants se soutiennent de concert » par cette transpiration de principe vital.

» L'animal est une fontaine de vies ; il en perd chaque » jour et il en recueille de nouvelles dans les corps envi- » ronnants.

» Et qu'on ne dise pas que la crédulité et surtout la dis- » position corporelle fassent toute la réalité de ces pressen- » timents nocturnes... Car notre âme peut se mettre en » telle harmonie avec une autre âme qu'elle en devinera » plusieurs accidents, quoique les corps soient éloignés.

» Lorsque les volontés se conjoignent, les âmes s'enten- » dent et conversent ensemble malgré les distances. »

Maintenant réfléchissez si ce que Virey reconnaît n'est pas précisément ce que nous cherchions à prouver!

« Mais les antagonistes du magnétisme ont toujours procédé de cette manière : au lieu de se borner à examiner, ils ont déclaré que l'examen était une mauvaise méthode, et n'en ont pas moins prononcé sur la validité des observations faites par des personnes qui ne leur étaient nullement inférieures en talents. »

Eh! Messieurs, vous allez entendre de bien grandes

(1) *Art de perfectionner l'homme*, t. II, p. 324.

preuves de ce que je vous avance, et votre étonnement va redoubler.

Voici comment s'exprimaient, à l'époque des publications dont je vous ai donné un extrait, MM. Cuvier et Laplace.

Le premier de ces écrivains célèbres dit dans ses *Leçons d'anatomie comparée* (1) :

« Il faut avouer qu'il est très difficile, dans les expé-» riences qui ont pour objet l'action que deux systèmes ner-» veux peuvent exercer l'un sur l'autre, de distinguer l'effet » de l'imagination de la personne mise en expérience d'avec » l'effet physique produit par la personne qui agit sur elle... » Cependant, les effets obtenus sur des personnes déjà sans » connaissance, avant que l'opération commençât, ceux qui » ont eu lieu sur d'autres personnes après que l'opération » même leur a fait perdre connaissance, et ceux que pré-» sentent les animaux, ne permettent guère de douter que » la proximité de deux corps animés dans certaine position » et certains mouvements *n'ait un effet réel*, indépendant de » toute participation de l'imagination d'un des deux ; il pa-» raît assez clairement aussi que ces effets sont dus à une » communication quelconque qui s'établit entre leurs sys-» tèmes nerveux, etc. »

M. de Laplace, autorité non moins imposante, dit, dans son *Traité analytique du calcul des probabilités*, page 358 :

« Les phénomènes singuliers qui résultent de l'extrême » sensibilité des nerfs dans quelques individus ont donné » naissance à diverses opinions sur l'existence d'un nouvel » agent que l'on a nommé *magnétisme animal*... Il est natu-» rel de penser que l'action de ses causes est très faible, et » peut être facilement troublée par un grand nombre de » circonstances accidentelles : ainsi, de ce que, dans plu-» sieurs cas, elle ne s'est point manifestée, on ne doit pas » en conclure qu'elle n'existe jamais. Nous sommes si éloi-

(1) Cuvier, *Leçons d'anatomie comparée*, an VIII, t. II, p. 117.

» gnés de connaître tous les agents de la nature et leurs » divers modes d'action, qu'il serait peu philosophique de » nier l'existence des phénomènes, uniquement parce qu'ils » sont inexplicables dans l'état actuel de nos connais- » sances. »

Qu'opposera-t-on à de semblables témoignages? — Des dénégations, elles ne sont pas admissibles; elles ne peuvent renverser des faits.

Vous venez de voir, Messieurs, combien de personnes se sont occupées du magnétisme : les écrits sur cette découverte sont nombreux, on peut les compter par centaines.

Partout on peut trouver des théories et des procédés enseignés par des gens instruits; mais nulle part on ne trouve d'unité dans les croyances.

La connaissance du magnétisme est répandue partout; dans toutes les villes il y a des partisans, et comme toutes les vérités physiques démontrées, aucun de ceux qui ont expérimenté, ne se rétracte; seulement presque tous envisagent la cause des phénomènes qu'ils obtiennent d'une manière différente.

Si nous jetons nos regards sur Paris, nous voyons combien le magnétisme y a fait de progrès : ce ne sont plus des individus isolés qui le mettent en pratique, la majeure partie des gens éclairés a vérifié les phénomènes qu'il présente; on a d'abord procédé froidement à son étude, mais l'enthousiasme et le charlatanisme ont fini par l'envahir, il en est résulté des abus. Les tribunaux ont eu à prononcer sur des causes graves, résultant d'accidents majeurs produits par le mauvais emploi du somnambulisme; tous n'ont cependant pas été révélés, et je ne suis pas chargé de les divulguer. Voilà, d'ailleurs, ce que cette situation m'avait inspiré il y a déjà quatre ans, et aujourd'hui encore rien n'est changé.

LES BOHÈMES.

Il fut un temps où le magnétisme fuyait la grande lumière ; il se cachait dans l'ombre, dissimulant son existence comme ses vertus. On ne parlait de lui, on ne prononçait son nom que bien bas et à l'oreille des initiés, craignant de soulever de violentes discussions sur son existence. Les partisans de ce Champy, de cet enfant naturel, craignaient même de passer pour l'avoir adopté et pris sous leur protection. Il est vrai qu'il avait des ennemis puissants qui essayèrent cent fois de le faire disparaître du monde. Sa mort avait été résolue ; il fut même saisi plusieurs fois par de terribles académiciens ; mais, comme la vapeur, il s'échappa de leurs mains. Ils déclarèrent pourtant qu'il était bien mort, constatèrent son décès dans d'immortels mémoires, et se réjouirent entre eux de cet assassinat. La presse enregistra ce décès, en louant, comme des écrivains à gages, la haute probité, les grandes lumières des pères de la science.

Cet enfant grandissait pourtant ; il n'était point, il est vrai, couvert d'habits de luxe. Hélas ! les gens qui s'intéressaient à son sort et à ses malheurs n'étaient point riches, tant s'en faut ; mais leurs soins suffirent. Et, voyant ses forces croître de jour en jour, ils l'adoptèrent enfin. Beaucoup, il faut le dire, espéraient en tirer profit : « Nous » l'exhiberons à la foule ; nous irons avec lui dans les foires, » et en montrant ce qu'il sait faire, le peuple nous récom» pensera. Les savants ne pourront le reconnaître ainsi » défiguré et couvert de haillons ; il deviendra nôtre. » Profond calcul ! L'enfant se laissa faire.

Ici, il disait : Je suis la double vue, couvrez-moi de bandeaux, je vais examiner vos poches et dire ce qu'elles contiennent, pourtant sans vous toucher. Je verrai même vos pensées, s'il m'en prend envie, et dirai à chacun ce qu'il a dans le fond de son cœur. Le public payait, quoique ne croyant point encore; car le tour lui paraissait ravissant et tout nouveau.

Ailleurs, il disait : Aujourd'hui je suis fille, mais demain vous nous verrez sous les traits d'un jeune garçon; et se multipliant comme il l'avait promis, il se fit voir dans vingt endroits à la fois.

Mais, lui dirent ses maîtres, ton début n'est qu'un noviciat; il faut maintenant monter sur un théâtre plus digne, et perfectionner ton éducation. Tu t'attaches à ceux qui t'approchent; tu vas être attractif et répulsif; tu chanteras et feras mille petits tours; tu joueras aux cartes, les yeux bandés, et cela sans tricher aucunement, parce qu'on te prendrait pour un grec. Tu peux plus encore. Nous avons découvert tes facultés merveilleuses : tu verras toutes les maladies, rien qu'en touchant des cheveux; tu découvriras les trésors; et si l'on te met à la recherche des voleurs, ne crains point de passer pour un mouchard : il n'y a point de sot métier, il n'y a que de sottes gens. Et cet enfant d'illustre origine, et si digne d'un meilleur sort, fit tout ce qu'on lui demandait. Ennuyé quelquefois de vivre en si mauvaise compagnie, il se permettait quelques espiègleries; il feignait d'être aveugle, désignait une chose pour une autre, montrait la chose perdue ou dérobée où elle n'était point, et compromettait parfois d'honnêtes gens, en les faisant passer pour des voleurs.

Sa réputation allant en augmentant, il fut consulté par les joueurs de Bourse, par les financiers délicats, qui, croyant trouver en lui un moyen certain de dévaliser leur prochain, s'en servirent pour connaître d'avance la hausse ou la baisse, afin de jouer à coup sûr. Le remords le saisit; il en ruina plusieurs en leur donnant de fausses nouvelles. C'était bien déjà !

Les femmes jalouses consultèrent à leur tour; elles crurent prendre leurs maris en flagrant délit; mais notre espiègle devina la ruse, et divulgua le nom de fausses maîtresses, sachant bien que cela ferait un bruit d'enfer. Mais il espérait que la justice viendrait à son secours et qu'elle le tirerait de la main de gens qui abusaient étrangement de lui, en le forçant à se prêter à des œuvres coupables.

Pauvre fils de la nature! Vingt tireuses de cartes se l'arrachaient à la fois. L'accommodant avec du blanc d'œuf et du marc de café, elles prétendaient en faire sortir des oracles : il fit le muet. Mais comme celles-ci n'y trouvaient point leur compte, elles parlèrent pour lui, et comme beaucoup de ceux qui consultaient étaient ignorants, elles fermèrent les yeux et dirent effrontément : C'est nous qui sommes *voyantes*. Elles voyaient, en effet, mais seulement les niais qui les entouraient. C'était cependant suffisant pour qu'elles reçussent leur salaire.

Il eut des professeurs en grand nombre, et chacun d'eux, sans tenir compte de son propre génie et de ses hautes facultés, lui apprenait à paraître en public, à tenir les discours du joueur de gobelets, et ces charmants à-propos qui embellissent encore ses talents.

Ainsi défiguré, Mesmer même ne l'eût point reconnu; Deleuze et Puységur eussent détourné la tête en le voyant, et n'auraient point consenti à lui donner la main.

Et de tous côtés cependant, on entendait des voix qui criaient : « Venez voir la merveille des merveilles! la lucide, l'extra-lucide, la voyante, la pythonisse l'oracle. Quels que soient ses noms, c'est toujours la même. Nous avons des places à 25 et à 50 centimes; nous en avons même à 1 franc et à 1 franc 50 centimes. Entrez, c'est le moment! La soirée sera terminée par un charmant spectacle, des tours brillants d'escamotage, etc.

Cependant l'enfant grandit toujours. Il est mauvais sujet, même un peu débauché; qu'importe, il vit, il est accueilli sous ses grossiers habits; il se popularise, chacun connaît son nom. S'il est quelquefois ennuyeux, parfois il amuse et divertit : ce qu'on lui demande aujourd'hui, c'est le savoir de Munito et de l'âne savant ; il avance vers cette perfection, c'est le signe de sa décadence et de son avilissement.

Pauvre enfant! tu ne te rappelles plus tes parrains, ces riches seigneurs de la cour de Louis XVI. On efface de ton front le sceau divin. Toi, appelé à régner sur l'univers, serais-tu devenu indigne de tes hautes destinées? Plus qu'un fils de roi, car ton origine est aussi ancienne que le monde, tu eus jadis des autels et des adorateurs ; on t'appelait *nature, fils des immortels, Isis, âme du monde*. Mesmer, en te retrouvant, te nomma *agent universel, principe de la conservation des êtres*. Pourquoi es-tu donc tombé si bas, que l'on a peine à te reconnaître? Laisse tes guenilles et quitte les tréteaux. Ne vois-tu pas que tu seras abandonné sans peine le jour où tes pères adoptifs auront trouvé quelque monstre ou quelques bêtes curieuses pour te remplacer? Que leur importe ta céleste origine, les hommes grossiers qui montraient autrefois les mystères de la Passion avec des pantins de carton ou de bois n'appréciaient guère les vertus du Christ; ils seraient paillasses aujourd'hui. La gloire, pour certains hommes, se traduit en gros sous. Ils ne méritent point de haine, ils ne sont point coupables; peut-être même leur devra-t-on quelque reconnaissance, car ils te sauvèrent de la main des hommes qui avaient juré de te replonger dans le sombre oubli?

Oh! pitié pour eux : voilà les misérables qu'il faudrait punir, voilà les traîtres et les infidèles ! voilà les marchands du temple. Ils sont aujourd'hui encore de toutes les académies ; beaux parleurs, sans foi et sans vertu, aucun n'est digne de te considérer, vérité puissante ! car tu es brillante comme une fille du ciel, la flamme que tu jettes était trop forte pour leurs faibles yeux. Comme ces animaux immondes qui vivent dans la matière, les maîtres de la science officielle n'ont pas besoin de lumière pure, souvent un égout leur suffit. Voilà pourquoi leur science est morte ; voilà pourquoi l'empire est à deux doigts de sa perte ; voilà pourquoi tout est songe et mensonge ; voilà pourquoi les choses sacrées sont devenues méprisables et qu'on ne sait plus même s'il existe un Dieu !

O charlatans titrés ! j'attends, moi aussi, que vous me fassiez mon procès, que vous me traîniez devant un tribunal ; si j'ai quelquefois rougi d'être confondu avec ceux que vous écrasez du pied, c'était dans l'espoir qu'un jour vous me distingueriez assez pour oser me frapper.

O génie puissant, magnétisme, force incréée, principe rénovateur des sciences ! tes vrais amants sont peu nombreux, mais ils sont assez forts pour te défendre et démasquer les hypocrites qui, ne pouvant plus te frapper eux-mêmes, appelleront peut-être la justice à leur secours. Elle viendra pour eux, cette justice ; ils rendront compte de leurs œuvres iniques, car ce qui fut créé pour le bien des hommes va augmenter leurs maux jusqu'à ce qu'enfin la mesure soit comblée ; alors Dieu enverra un nouveau sauveur, et la loi nouvelle t'inscrira dans son code.

Voilà le vrai sens et la signification de la vérité mesmérienne ; elle annonce aux hommes de meilleurs jours, mais ceux qui existent maintenant ne doivent jamais les voir.

Et vous qui profanez la vérité et la faites servir à des œuvres coupables, elle va se tourner contre vous. Comme des enfants, vous jouez avec le feu ; ce que vous faites, nul de vous ne s'en doute ; vous êtes aveugles, car ce que vous enseignez n'est pas la science : vous pervertissez au lieu d'éclairer. Vous n'avez qu'un moyen de vous faire absoudre, c'est d'apprendre vous-mêmes les premiers principes d'un art qui vous est tout à fait inconnu. Vous croyez, dans votre orgueil, être les héritiers, les successeurs des grands hommes que le magnétisme a déjà fournis. Vous vous trompez ; car si vous étiez interrogés devant le public par un homme instruit, vous ne sauriez répondre : il pourrait vous couvrir de confusion.

Croyez-vous être des magnétiseurs parce que la nature vous livre des faits et répond parfois à votre appel? Sachez que produire est un jeu d'enfant, car tous peuvent, par le plus léger poids, faire mouvoir les plateaux d'une balance; mais agir sur les facultés de l'âme, mettre en mouvement les forces morales, c'est un travail au-dessus de vos forces. Voilà plus de quarante ans que j'étudie les ressorts secrets du magnétisme, de ce levier puissant, et j'avoue, sans honte, qu'il me reste les choses les plus essentielles à acquérir.

Je dépose ici ma douleur, afin qu'elle soit un témoignage public que je ne pactise point avec cette nouvelle espèce de bohèmes, et pour appeler sur la science officielle un blâme sévère. Dieu fit sortir du chaos le globe où nous vivons; tous les éléments étaient alors confondus; peut-être doit-il sortir un bien de ce que je crois être un mal : je juge par mes sens; mais Dieu a des voies si mystérieuses qu'il déroute le plus habile. Et que suis-je donc, moi, pour parler des choses à venir? Comme tous, un simple instrument de la Providence, un homme qui marche parce qu'il est poussé, et qui écrit aujourd'hui ceci parce qu'il sent que c'est le jour où il le faut.

Messieurs, pour vous prouver l'existence du magnétisme animal, j'ai pris mes preuves parmi les savants les plus distingués, ceux connus surtout pour très peu crédules et placés par leur position au-dessus de toute influence.

Ajouterai-je de nouveaux noms à ceux que je vous ai cités? il me serait facile de les multiplier à l'infini. Mais je n'ai pas besoin de nouvelles preuves pour vous convaincre. Celles que je vous ai données sont suffisantes, car il n'y a que l'ignorance qui puisse les rejeter.

Messieurs, les vérités restent quelquefois stationnaires, mais elles ne font point de pas rétrogrades.

Il faut, tôt ou tard, se rendre à l'évidence; et ici la croyance est commandée par des faits.

Les médecins ne peuvent pas rester étrangers à une question que l'on dit intéresser au plus haut point la physiologie et la médecine (1).

Quand, de tous côtés dans le monde, des gens éclairés assurent avoir vu, avoir expérimenté et reconnu l'existence du magnétisme, continueront-ils de garder le silence? Et d'ailleurs la multiplicité des accidents causés par cet agent fera que bientôt on leur demandera des conseils. Que répondront-ils, s'ils n'ont pas cherché à s'éclairer sur la valeur réelle du magnétisme?

Quelle sera alors leur position? Je crains qu'ils ne sentent pas toute l'importance de la découverte de Mesmer, et qu'ils laissent échapper une occasion qu'ils ne trouveront plus, car la nature se laisse rarement pénétrer, et le titre de bienfaiteur de l'humanité ne s'obtient jamais par des résistances à la vérité.

Ne croyez point, Messieurs, que les dangers du magnétisme en fassent abandonner l'emploi; les phénomènes qui naissent ont cela de particulier qu'ils flattent l'amour-propre de celui qui les produit, et que la curiosité n'est jamais satisfaite à cause du merveilleux qui vous accompagne constamment dans cette étude.

(1) « Ils veulent qu'on pense que personne n'est plus instruit qu'eux; c'est pourquoi ils ne veulent pas vous écouter. — Ces médecins vont venir, ils ont beaucoup parlé de moi; celui qui est trop savant ou trop peu dira après que mon cheveu sera rendu : Je suis très fâché de n'avoir pas été présent. Ils sont bien mécontents; ils sont comme cet homme qui était dans un tonneau et qui disait à Alexandre : *Ote-toi de devant moi.* — Ici, croyant achever la pensée de la somnambule, j'ajoutai : *Tu m'ôtes mon soleil*, n'est-ce pas? Non, reprit gravement la malade : *Tu m'ôtes ma vie.* » (*Hermès, journal du magnétisme*, 1826, t. I, p. 351.)

Le magnétisme triomphera malgré ses antagonistes et malgré les doctrines absurdes de quelques-uns de ses partisans. Permettez-moi d'entrer dans quelques détails à ce sujet et de vous signaler ici les causes qui empêchent le magnétisme de faire de plus rapides progrès.

L'esprit de l'homme marche au hasard quand c'est le vague des opinions qui le conduit.

Je vous ai déjà dit que presque tous les magnétiseurs français, allemands ou russes, avaient une manière différente d'envisager les phénomènes magnétiques. Pour peu de magnétiseurs le magnétisme est une science physique; les autres ne mettent point de bornes à leur croyance : ils ne considèrent le magnétisme que comme un talisman qui dispense de toute instruction; s'ils ont vu quelques phénomènes extraordinaires qu'ils n'ont pu tout à coup expliquer, ils partent de là pour vous raconter avec un rare sang-froid les prodiges les plus inouïs, prodiges qui, s'ils étaient vrais, renverseraient toutes les lois de la nature; ils font plus que les raconter, ils en font imprimer les récits.

D'autres magnétiseurs, aussi peu raisonnables que ces derniers, pénétrés cependant de l'existence d'un agent, inventent les choses les plus bizarres à l'appui de leur croyance, comme si les effets que produit cet agent sur la nature humaine ne suffisaient pas pour en démontrer la réalité d'une manière rigoureuse.

Aussi, Messieurs, ces magnétiseurs cherchent le magnétisme partout où il n'est pas : ils n'ont pas vu que les phénomènes magnétiques ne peuvent se manifester que sur des êtres sensibles ; qu'il faut, pour en éprouver les effets, avoir un système nerveux bien organisé en action vitale, car le fluide magnétique est une sécrétion de la machine humaine, qui ne peut avoir son analogue que chez les animaux, un fluide qui paraît être l'âme sensible des corps vivants, et qu'une somnambule appelait *flamme coulante dont le trajet se fait par les nerfs.*

Ils n'ont pas vu que ce principe échappe à toute analyse, que c'est en vain qu'on prétend le retenir, que rien ne l'isole, et qu'il n'offre avec les autres agents de la nature qu'un seul point de ressemblance qu'ils n'ont point reconnu.

La science douteuse ne produit que des effets douteux.

De là les faux jugements qu'ils portent sur le magnétisme. Ils ont signalé des dangers qui n'existent pas dans sa pratique et ont laissé ignorer les véritables dangers qui sont cependant inhérents à la magnétisation ; ils se sont attachés à faire craindre l'emploi du magnétisme d'homme à femme, laissant soupçonner et disant même que les mœurs y étaient intéressées. Ignorance complète de son action ! Ils n'ont pas reconnu que le sentiment très vif qui se développait quelquefois chez le magnétisé pour le magnétiseur ne pouvait être de l'amour, puisque les hommes éprouvent ce sentiment de même que les femmes et les enfants, et que les animaux n'y étaient point étrangers.

Ils n'ont pas vu que le rétablissement de la santé anéantissait complétement les affections nées pendant la maladie ; et, s'il m'était permis de dire ici toute ma pensée, vous apprendriez que l'action magnétique ne fait que développer chez les personnes malades un instinct de conservation plus fort qu'il ne l'est dans l'état ordinaire ; que ce sentiment, qui fait que les malades recherchent avec empressement les êtres qui leur font du bien, et qui les empêche de voir avec indifférence le partage de leurs soins, n'est qu'un pur égoïsme. Et cela est si vrai, que vous voyez cesser par degrés, et à mesure que le magnétisé peut se passer du magnétiseur, ces témoignages de reconnaissance, ces expressions vives qui devaient durer autant que la vie, et qui durent autant seulement que l'on a besoin de vos soins.

Messieurs, les dangers sont dans la pratique du magnétisme lorsqu'on l'applique mal, lorsqu'on laisse dormir des somnambules pendant cinquante heures dans un état d'isolement complet, comme cela est arrivé à certain magnétiseur, qui n'a pas craint de publier ces hauts faits. Cet état prolongé de somnambulisme s'oppose à tous les efforts de la nature contre la maladie, augmente l'aberration. C'est le cas de l'arc toujours tendu qui perd de son élasticité (1).

Les dangers existent lorsque vous empêchez le développement de certaines crises qui seraient utiles et dont vous ne pouvez plus, quoi que vous fassiez, obtenir la manifestation. Ils existent lorsque, par amour du merveilleux ou par ignorance, vous voulez obtenir la cessation subite de certaines affections du système nerveux. La nature, alors violentée, obéit. Le malade marche. Votre orgueil est satisfait ; on crie au miracle ! Mais une rechute rend la maladie incurable, lorsque avec moins de précipitation vous pouviez en espérer la guérison.

Les dangers existent encore lorsque, abusant de la puissance que vous avez su prendre sur le somnambule, vous le forcez de faire des choses contraires à son rétablissement, comme de prolonger sa lucidité au delà du terme que la nature avait fixé. Il est encore d'autres abus qui deviennent criminels ; mais on peut tous les éviter, en ne confiant ni sa santé ni sa vie à des êtres immoraux, qui se font un jeu de vos souffrances, et qui, pour satisfaire leur vanité ou leur cupidité, éternisent un état qui est toujours de peu de durée lorsqu'il est bien dirigé.

Les filtres, les amulettes, les conjurations et le magnétisme animal n'ont jamais rendu amoureux ceux qui ne devaient pas l'être dans les conditions de la vie habituelle.

(1) Les racines des arbres et les semences des végétaux se nourrissent d'eau et vivent d'eau ; mais s'il y en a en trop grande abondance, elles se noient et meurent. En cela comme en toutes choses, il faut de la prudence.

Le magnétiseur n'est pas plus à redouter avec son magnétisme que le médecin avec ses ordonnances : les dangers sont égaux.

S'il me fallait, Messieurs, relever toutes les absurdités que l'on a débitées sur le magnétisme, il me faudrait un cours entier. Mais vous ferez vous-mêmes justice des doctrines erronées. Vous en userez ainsi lorsque l'on vous parlera de la puissance de certains hommes qui ont la réputation de faire des miracles ou d'endormir le premier venu ; vous vous rappellerez la fable des bâtons flottants.

Vous vous affranchirez des erreurs, parce qu'elles ne sont que le produit de l'imagination et non de la nature.

Mais vous vous garderez de rejeter de même la plus grande des vérités qui aient été surprises à la nature.

Vous reconnaîtrez que l'homme, dans certaines circonstances que vous apprendrez à distinguer, peut exercer sur son semblable une action qui produit dans son organisation *les phénomènes* les plus curieux et peut-être les plus utiles, un développement d'intelligence que vous pouvez rendre permanent pendant un certain temps et dont vous ne pouvez trouver d'exemples que dans quelques maladies extrêmement rares.

Plus sage que beaucoup de magnétiseurs, vous vous tiendrez en garde contre votre propre imagination. Lorsque vous obtiendrez des guérisons, vous ne croirez point opérer de miracles et vous n'irez point chercher ailleurs qu'en vous la cause des effets que vous aurez obtenus, car toute propriété est inhérente au corps, elle ne peut exister autre part. Vous ne vous rebuterez point non plus lorsque vous aurez à magnétiser des malades qui auraient déjà été soumis à un magnétisme mystique, parce que là où la grâce n'a point opéré, le magnétisme peut encore donner quelques résultats utiles. Avec cette manière de procéder, vous arriverez à avoir des idées justes sur le magnétisme ; vous reconnaîtrez quelques-unes des lois qui n'avaient point été aperçues, et un jour vous aiderez à tracer des règles certaines pour l'emploi d'un moyen de guérir que l'on dit être le plus puissant de tous.

Gardez-vous de croire cependant que toutes les maladies soient curables. Malheureusement il n'en est point ainsi. Vos soins seront souvent infructueux, quelquefois même un dernier effort de la nature vous trompera et vous fera trop espérer des suites de votre traitement; ce mécompte est cruel. C'est pour cela qu'il ne faut pas trop promettre et ne croire véritablement à votre triomphe qu'après la disparition de tous les symptômes de la maladie.

En général, le magnétisme guérit beaucoup de maladies, pourvu que les ressources de la nature ne soient pas entièrement épuisées (1) et que la patience soit à côté du remède, car il est dans la marche de la nature de rétablir lentement ce qu'elle a miné. Quoi que l'homme désire et fasse dans son impatience, il est peu de maladies d'une année dont on guérisse en un jour.

La funeste habitude des médicaments opposera longtemps des obstacles aux progrès du magnétisme : les maux auxquels nous livre la sévère nature ne sont ni si communs, ni si longs, ni si résistants que les maux accumulés sur nos têtes par cette faiblesse. Un jour cette vérité sera démontrée. En attendant, il est juste d'observer que, si le magnétisme guérit quelquefois des médicaments déjà pris, il ne guérit jamais de ceux qu'on prendra par la suite.

« Messieurs, c'est surtout par votre bienfaisance et votre
» humanité que vous inspirerez le désir de vous croire et de
» se rapprocher d'une vérité dont l'expérience attestera
» chaque jour l'utilité. Secourez donc l'homme souffrant
» par des procédés simples et faciles; dégagez-les de tout

(1) « Médecine est seulement aydente à nature; car si nature n'y est, elle ne peut avoir effet. » (AVICENNE et RHAZÈS.)

» appareil imposant; enseignez-les avec la même simplicité » à la mère tendre et sensible, vous ne l'étonnerez point, la » nature avant vous les grava dans son cœur! Donnez au » fils la jouissance de soulager et de prolonger la vieillesse » de ses parents, et, puisque vous savez tout ce qu'un » tendre intérêt peut ajouter à vos soins, dites-lui que, s'il » est vertueux et sensible, il leur rendra la santé en les » pressant contre son sein. Un regard paternel le pénétrera » de cette vérité, il en jouira, et vous l'aurez rendu meilleur, » plus tendre et plus heureux. »

C'est ainsi, Messieurs, qu'en présentant d'abord et uniquement à l'homme des vérités qui parleront impérieusement à son cœur, vous le préparerez, vous l'accoutumerez à recevoir avec confiance l'ordre et la chaîne des grandes vérités que vous aurez longtemps étudiées et profondément méditées.

HUITIÈME LEÇON.

HISTOIRE ET DESCRIPTION DES PROCÉDÉS MAGNÉTIQUES. — BAQUET MESMÉRIEN. — EMPLOI DE LA BAGUETTE, DES DOIGTS ET DES ATTOUCHEMENTS. — INSTRUCTIONS DE MESMER, PUYSÉGUR ET DELEUZE. — RÉFLEXIONS. — EMPLOI DU MAGNÉTISME. — MODÈLE D'UN TRAITEMENT MAGNÉTIQUE, ACCOMPAGNÉ DE SOMNAMBULISME. — MAGNÉTISATION INTERMÉDIAIRE. — PROCÉDÉS DE M. DU POTET.

« L'action magnétique pure donne la paix, le repos, et affine les sens. L'action mauvaise injecte le trouble et l'inquiétude. »

« L'instinct est dans la nature; c'est un effet invariable et déterminé de l'harmonie universelle. La raison est un travail factice. L'instinct est uniforme et sûr; la raison est incertaine, et chacun a la sienne. »

MESSIEURS,

Dans la dernière séance, je vous ai tracé brièvement l'historique de divers systèmes qui furent créés dans ces derniers temps pour expliquer les phénomènes magnétiques, et je vous ai annoncé qu'aujourd'hui je vous ferais connaître les *procédés* mis en usage pour obtenir la manifestation des effets qui résultent de l'emploi du magnétisme.

Nous devons, pour faire cet examen, vous reporter jusqu'à Mesmer et vous apprendre ce qui se passait dans les traitements publics que ce médecin avait établis à Paris.

Ensuite nous vous parlerons des magnétiseurs qui apportèrent quelques changements à la pratique enseignée par Mesmer.

Vous savez déjà que plusieurs écoles se formèrent : qu'après celle de Mesmer vint celle de M. de Puységur, puis celle des *spiritualistes*.

Vous savez que ces trois écoles diffèrent pour la théorie et les procédés. On peut les comparer aux trois principales écoles de philosophie.

Celle de Mesmer se fonde sur un système analogue à celui d'Épicure, tel qu'il est exposé dans les beaux vers de Lucrèce; celle des spiritualistes, qui a eu beaucoup de partisans à Lyon, en Prusse, en Allemagne, rappelle la philosophie platonicienne; celle de M. de Puységur est établie sur l'observation.

Vous savez que Mesmer admet l'existence d'un fluide universel, qui remplit l'espace, et qui est le moyen de communication entre tous les corps, et qu'il admet, comme Épicure, une matière subtile, des émanations, etc.

Les spiritualistes croient que tous les phénomènes sont produits par l'âme.

« M. de Puységur reconnaît une action physique dans laquelle l'âme intervient par la puissance de la volonté et par des pratiques que l'expérience seule nous a fait connaître.

» Les spiritualistes prétendent que tout dépend de la volonté : après avoir établi un rapport pour déterminer et fixer leur attention, ils croient n'avoir plus besoin du toucher, ils agissent par la pensée, par l'intention, par la prière, etc. »

La plupart des magnétiseurs actuels, sans être spécialement attachés à l'une de ces écoles, prennent quelque chose de chacune.

Aucun des auteurs qui ont écrit sur le magnétisme n'a fait, après les Mesmer, les Puységur et Deleuze que je vous ai nommés, autorité sur cette matière.

Avant d'entrer plus avant dans l'examen des procédés qui découlèrent de tous ces systèmes, et de vous parler de la pratique de Mesmer, veuillez vous rappeler que ce médecin faisait intervenir, comme causes des effets magnétiques, des agents que nous regardons aujourd'hui comme leur étant tout à fait étrangers; qu'il ne parla jamais de la volonté comme étant essentielle à la production des effets ; qu'il admettait des pôles dans le corps humain ; et enfin, que le phénomène le plus curieux que nous devions à la magnétisation, le somnambulisme, était complétement inconnu du temps de Mesmer, quoique cependant tout porte à croire que ce médecin en possédait la connaissance.

Voici la description des procédés magnétiques et des appareils qui furent employés dans les traitements qui servirent à établir la doctrine de Mesmer, et qui furent soumis à l'examen des anciens commissaires.

Baquet magnétique. — Au milieu d'une salle était une cuve de quelques pieds de hauteur, garnie d'un couvercle à deux battants, percé de trous, par lesquels sortaient des tiges de fer recourbées et mobiles. L'intérieur de cette cuve était rempli de bouteilles pleines d'eau, que l'on avait eu soin de magnétiser ; ces bouteilles étaient placées les unes sur les autres, de manière cependant que leur cou répondait au centre de la cuve, et leur base à la circonférence;

et les autres en sens inverse. Le baquet contenait lui-même une certaine quantité d'eau remplissant les vides formés par l'adossement des bouteilles ; mais cette circonstance de la confection du baquet n'était pas indispensable. Quelquefois on ajoutait à l'eau du baquet une certaine quantité de limaille de fer, de verre pilé, du soufre, du manganèse et diverses autres substances.

Les malades se rangeaient autour de cet appareil et dirigeaient les tiges de fer sur les parties affectées, ou s'entouraient le corps d'un cerceau suspendu à cet effet à leur sommet ; quelquefois se tenant les uns aux autres par le pouce et le doigt indicateur, ils formaient ce que l'on appelait la *chaîne*. Le magnétiseur, muni d'une baguette de fer qu'il promenait sur les malades, semblait diriger à son gré les mouvements du fluide magnétique. Tout cet appareil d'eau, de bouteilles et de tiges métalliques, était supposé propre à dégager l'agent magnétique ; quelquefois on jouait du piano ou de *l'harmonica ;* car, d'après une des propositions de Mesmer, le magnétisme était surtout propagé par le son.

Baguette, doigts, attouchements. — Ces procédés formaient la base du traitement en commun, ou du traitement par le baquet. La magnétisation pouvait en outre s'exercer de plusieurs autres manières. Le fluide universel étant partout, le magnétiseur en avait en lui une certaine quantité qu'il pouvait communiquer et diriger, soit au moyen d'une baguette, soit simplement par le mouvement de ses doigts allongés. A ces gestes, exécutés à distance, on joignait aussi certains attouchements légers sur les hypochondres, sur la région épigastrique, ou sur les membres. Pour ajouter à l'effet de ces pratiques, on magnétisait les arbres, l'eau, les aliments, ou autres objets, car tous les corps de la nature étaient, selon Mesmer, susceptibles de magnétisme.

La théorie de Mesmer avait, dans son application, quelque chose de séduisant.

« Une aiguille non aimantée, disait-il, mise en mouve-
» ment, ne reprendra que par hasard une direction déter-
» minée, tandis qu'au contraire celle qui est aimantée
» ayant reçu la même impulsion, après différentes oscilla-
» tions proportionnées à l'impulsion et au magnétisme
» qu'elle a reçus, retrouvera sa première position, et s'y
» fixera. C'est ainsi que l'harmonie des corps organisés,
» une fois troublée, doit éprouver les incertitudes de ma
» première supposition, si elle n'est rappelée et détermi-
» née par l'agent général dont je reconnais l'existence :
» lui seul peut rétablir cette harmonie dans l'état naturel.

» Aussi a-t-on vu, de tous les temps, les maladies s'ag-
» graver et se guérir avec et sans le secours de la méde-
» cine, d'après différents systèmes et les méthodes les plus
» opposées; ces considérations ne m'ont pas permis de
» douter qu'il n'existe dans la nature un principe univer-
» sellement agissant, et qui, indépendamment de nous,
» opère ce que nous attribuons vaguement à l'art et à la
» nature. »

Instruction de Mesmer. — Mais voici qui vous fera mieux connaître la partie pratique du magnétisme d'après les idées de Mesmer : c'est lui qui va vous l'enseigner.

Cette instruction, confiée à ses élèves, est rédigée en forme de catéchisme. — Je ne vous donne ici que ce qui est relatif à l'application.

D. Comment démontrer les effets du fluide animal?

R. Lorsqu'un sujet bien sain est en contact immédiat avec un sujet malade, ou seulement dont une des fonctions est viciée, il lui fait éprouver dans la partie malade des sensations plus ou moins vives.

D. Comment faut-il toucher un malade pour lui faire éprouver les effets du magnétisme?

R. Il faut d'abord se placer en face de ce malade, le dos tourné au nord, et approcher les pieds contre les siens; ensuite porter, sans appuyer, les deux pouces sur les plexus des nerfs qui se trouvent au creux de l'estomac, et les doigts sur les hypochondres. Il est bon, de temps en temps, de promener les doigts sur les côtés, et principalement vers la rate. Après avoir continué environ un quart d'heure cet exercice, on opère d'une autre manière, et cela relativement à l'état du malade.

D. Que doit-on faire avant de cesser le magnétisme?

R. Il faut chercher à mettre le magnétisme en équilibre dans toutes les parties du corps. On y parvient en présentant l'*index* de la main droite au sommet de la tête du côté gauche, et en le faisant descendre le long du visage, sur la poitrine et sur les extrémités inférieures. On peut, pour cette manœuvre, employer une baguette de fer en place du doigt.

D. Ne peut-on pas augmenter la force ou la quantité du fluide magnétique sur les individus?

R. On augmente la puissance du magnétisme en établissant une communication directe entre plusieurs personnes.

D. Comment peut-on établir cette communication?

R. De deux manières. La plus simple est de former une chaîne avec un certain nombre de personnes en les faisant tenir par la main; on le peut aussi par le moyen du baquet, etc.

Les effets produits par de tels procédés n'étaient pas moins bizarres que les procédés eux-mêmes.

Je vous ai déjà fait connaître quelques phénomènes extraordinaires qui naissaient de cette action; en voici d'autres qui ne sont pas moins curieux.

Les malades soumis à cette magnétisation éprouvaient diverses *sensations insolites* : c'étaient des douleurs vagues par tout le corps, mais surtout à la tête et à l'estomac;

l'augmentation ou la suppression de la transpiration cutanée, des palpitations de cœur et des étouffements momentanés; quelquefois une certaine exaltation du moral et un vif sentiment de bien-être; le système nerveux paraissait surtout affecté; les organes des sens éprouvaient des modifications inaccoutumées, telles que des tintements dans les oreilles, des vertiges, et quelquefois une sorte de somnolence d'un caractère particulier. Ces effets diversifiés à l'infini, suivant la nature des maladies et l'idiosyncrasie des malades, allaient toujours en croissant, à mesure que la magnétisation se continuait, et cette série de phénomènes se terminait aussi par le plus remarquable de tous et le plus constant, les *convulsions*. Une fois que l'état convulsif s'était établi chez un des malades, ce qui n'arrivait quelquefois qu'au bout de plusieurs heures, il ne tardait pas à se manifester sur tous les autres : c'est ce qu'on désignait sous le nom de *crises* magnétiques. Comme cette crise était ordinairement le dénoûment des effets produits, on la regardait comme le but de l'action magnétique, et comme le moyen employé par la nature pour amener la guérison.

Les *convulsions* étaient effrayantes par leur force et par leur durée; les malades qui s'en trouvaient pris étaient aussitôt transportés dans une salle voisine, nommée à cause de sa destination, *salle des crises*, où ils reprenaient peu à peu leurs sens. Une chose extrêmement remarquable, c'est qu'il ne leur restait qu'un léger sentiment de fatigue, et plusieurs accusaient même un soulagement marqué.

A ces accidents physiologiques se joignaient des *phénomènes moraux très extraordinaires :* les malades soumis à la même action, riaient aux éclats ou fondaient en larmes; entraînés souvent les uns vers les autres, par des mouvements irrésistibles de sympathie, ils se donnaient des témoignages de la plus vive affection. Mais la plus surprenante circonstance était l'influence prodigieuse du magnétiseur sur les malades. Un signe de sa volonté suscitait ou calmait les convulsions, commandait l'amour ou la haine; sa baguette semblait un instrument magique auquel obéissaient et les âmes et les corps.

Ces effets étonnants avaient également lieu dans les traitements particuliers, mais à un degré moindre.

Tels étaient les effets que les anciens commissaires constatèrent et qu'ils décrivirent minutieusement dans leurs rapports.

Je vous ai fait connaître les conclusions qui furent tirées de ces effets, aussi ne vous en parlerai-je plus. Je ne m'occuperai point de rechercher si tous ces divers phénomènes physiologiques amenaient des guérisons. Je pense qu'elles devaient être rares, parce que le magnétisme demande, pour agir avec efficacité, du silence, du recueillement, et un grand discernement dans le choix des moyens que le magnétiseur a à sa disposition pour diriger son action; tandis que chez Mesmer tout était sacrifié à la pompe, au spectacle. Les magnétiseurs étaient heureux de montrer leur puissance (1) : l'état de convulsion leur en fournissait l'occasion, et ils recherchaient avec empressement les moyens de faire arriver les malades à cet état.

Ce ne fut qu'au bout d'un certain temps qu'ils reconnurent que le but que l'on devait se proposer, la guérison des malades, était difficile à obtenir avec leurs procédés. Ils commencèrent alors à étudier avec plus de soins les effets magnétiques, et cette étude les conduisit à l'abandon d'une partie des procédés de Mesmer. Ils reconnurent, en même temps, le vice de la théorie qu'on leur avait enseignée, *la théorie du fluide universel*, et la modifièrent. L'agent que les magnétiseurs croyaient alors mettre en action n'était

(1) L'habitude de diriger ses forces nerveuses donne à celui qui la contracte une supériorité marquée sur les autres hommes.

plus qu'un fluide vital particulier, sécrété ou au moins accumulé dans le cerveau, et auquel les nerfs servaient de conducteur.

Ce fluide était soumis à la volonté, et pouvait, sous son influence, être lancé au dehors, et dirigé et accumulé sur telle ou telle partie du corps vivant.

Ce qui contribua puissamment à ce changement, ce fut la *découverte du somnambulisme* en 1784. Puységur écrivait à cette époque : « Il faut que le magnétiseur *croie* et *veuille*; ces deux conditions sont indispensables à l'accomplissement de l'action magnétique. Il faut qu'il veuille fortement, que son attention ne soit pas distraite, et qu'à ces actes de volonté se joigne l'intention de faire du bien et de guérir son malade. »

Voici l'*instruction* qu'il publia en forme de *catéchisme* pour diverses Sociétés qui s'occupaient sous sa direction de propager le magnétisme en France; vous y puiserez vous-même, Messieurs, d'utiles renseignements.

CATÉCHISME MAGNÉTIQUE DE PUYSÉGUR (1).

§ I. *De la manière d'entendre et de s'expliquer le mécanisme du magnétisme animal.*

D. Qu'entendez-vous par magnétiser ?

R. C'est toucher un malade à l'endroit de son mal, ou aux parties les plus sensibles de son corps, afin d'y occasionner de la chaleur.

D. Croyez-vous que cette chaleur puisse pénétrer dans le corps d'un malade ?

R. Oui, et c'est à quoi l'on doit tendre; si cette chaleur n'était que superficielle, elle ne produirait pas beaucoup d'effet.

(1) Puységur, *Magnétisme animal*, 2e édit., 1820, p. 150 à 171.

D. Comment considérez-vous cette chaleur ?

R. Comme l'effet de l'accélération du mouvement tonique existant dans le corps du malade.

D. Le magnétisme animal est donc l'art d'accélérer le mouvement tonique des corps de nos semblables ?

R. Ce n'est point un art, c'est une faculté.

D. Tous les hommes ont-ils cette faculté ?

R. Ils l'ont tous plus ou moins, selon le degré d'énergie de leur force et de leur santé.

D. Ils peuvent donc tous magnétiser ?

R. Sans doute, lorsqu'ils en ont la volonté.

D. Pourquoi ajoutez-vous lorsqu'ils en ont la volonté ?

R. C'est que les hommes ne se déterminent à faire un acte quelconque, que lorsqu'ils ont la volonté de le faire.

D. C'est donc une action, de magnétiser?

R. C'est un acte aussi physique que de battre, caresser, piler quelque chose dans un mortier, travailler à un métier difficile, ou à la composition d'ouvrages qui demandent de l'adresse, de la force et de l'application, enfin comme tous les actes que quelques motifs nous inspirent la volonté de produire.

D. Si tous les hommes ont la faculté de magnétiser, comment se fait-il qu'ils ne l'aient pas plus tôt découverte en eux?

R. Tout atteste qu'autrefois les hommes ont joui pleinement de leur puissance magnétique. Les fables, les mystères, les cérémonies des peuples anciens en laissent apercevoir des traces; mais probablement les formes, les procédés extérieurs pour magnétiser, étouffèrent bientôt l'esprit qui les avait institués. L'usage de cette faculté une fois perdu, l'ignorance et les superstitions ont constamment persécuté les hommes qui, à différentes époques, ont annoncé l'avoir recouvré.

D. Une fois persuadé que l'on a en soi la puissance

magnétique, ne s'agit-il plus que d'avoir la volonté de l'exercer pour produire des effets ?

R. Oui, pour produire des effets quelconques, il ne faut pas davantage; mais pour n'en produire que d'utiles et jamais de nuisibles, il faut encore agir d'une manière constante et régulière.

D. Qu'entendez-vous par agir d'une manière constante et régulière ?

R. Une comparaison vous le fera comprendre. C'est par l'agitation de l'air sur les ailes d'un moulin que son mécanisme se meut; que cette agitation s'affaiblisse ou cesse, la meule du moulin se ralentit ou s'arrête à l'instant; que le vent change ou devienne trop violent, le mécanisme du moulin se désorganise aussitôt. Notre action magnétique, c'est le vent qui donne ou plutôt accélère le mouvement tonique d'un malade ; notre volonté est ce qui donne à notre action sa direction convenable et nécessaire.

D. On pourrait donc faire du mal en magnétisant ?

R. Sans doute. Si l'on touche un malade sans intention ou sans attention, on ne lui fait ni bien ni mal ; mais lorsque, après lui avoir fait effet, on contrarie la première impression donnée par une autre, on occasionne alors en lui, nécessairement, du trouble et du désordre. Si, par indifférence ensuite ou par crainte, on ne remédie pas à ce désordre, il peut s'ensuivre les plus fâcheux résultats. Il n'est qu'une manière de magnétiser toujours utilement, c'est de vouloir fortement et constamment le bien et l'avantage de son malade, et de ne jamais changer ni varier la direction de sa volonté.

D. Mais avec la volonté ferme et constante de procurer le plus de bien possible à un malade, ne pourrait-on pas quelquefois produire trop d'action en lui ?

R. Jamais.

D. Comment jamais ? Cependant les meilleurs médicaments nuisent souvent, lorsqu'ils sont administrés sans mesure et sans discernement.

R. On ne doit jamais comparer l'effet des médicaments à l'effet de l'action magnétique, puisque les premiers agissent d'abord sur des organes, tandis que le deuxième agit toujours immédiatement sur le principe vital, auquel il communique l'impression d'un mouvement qui lui est analogue, et qui ne vient qu'ajouter aux efforts qu'il fait sans cesse de lui-même pour entretenir l'équilibre ou la santé.

D. Quoique tous les hommes aient plus ou moins la puissance magnétique, ne croyez-vous pas cependant que les médecins en feraient toujours usage avec plus de discernement que d'autres ?

R. Cela serait vrai, si le magnétisme animal était une science ou un art ; mais dès lors que ce n'est qu'une faculté, tous les hommes, indistinctement, la peuvent exercer également bien.

D. Mais n'est-il pas des cas où il faut augmenter, et d'autres où il faut diminuer l'action du principe vital dans un malade ?

R. Oui, certainement.

D. Qui peut mieux donc qu'un médecin juger d'avance s'il faut augmenter ou tempérer l'action du principe vital d'un malade?

R. La science de l'observation de l'état du principe vital des malades, jointe à la connaissance des médicaments propres à lui procurer le ton du mouvement qui lui est nécessaire, est en effet l'art de la médecine ordinaire, aussi les médecins guérissent-ils beaucoup de maladies ; mais les plus instruits et les plus expérimentés conviennent en même temps que la nature en sait encore plus qu'eux. Or, le magnétisme animal étant l'agent de la nature, il est tout naturel qu'il agisse toujours plus sciemment qu'eux.

D. Il n'est donc pas nécessaire de connaître ni l'espèce ni la cause des maladies pour s'employer à les guérir par le magnétisme animal ?

R. Nullement : l'action magnétique, dirigée et soutenue par la volonté ferme de soulager les maux d'un malade, donnera toujours à son principe vital une action qui lui sera le plus favorable.

D. Et le fluide universel, vous n'en parlez pas ?

R. C'est que cela est inutile.

D. Est-ce que vous ne croyez pas qu'il y ait un fluide universel ?

R. Je n'ai jamais dit qu'il y avait ou qu'il n'y avait pas de fluide universel ; je ne sais pas davantage s'il y a des fluides magnétique, électrique, lumineux, etc. Ce dont seulement je suis sûr et très certain, c'est qu'il est absolument inutile de savoir s'il existe ou s'il n'existe pas un seul de ces fluides-là pour bien magnétiser.

D. Comment admettre l'effet de l'action d'un corps sur un autre corps, sans l'intermédiaire d'un milieu qui lui communique et transmette son impulsion ?

R. Le magnétisme animal n'est point l'action d'un corps sur un autre corps, mais l'action de la pensée sur le principe vital des corps.

D. C'est justement cela qui peut encore le moins se comprendre.

R. J'en conviens, aussi ne doit-on pas chercher à se l'expliquer. *Cela est parce que cela est : la pensée meut la matière.* C'est cette vérité que Virgile a si bien rendue par ce beau vers de l'*Énéide*, que vous avez adopté pour l'inscription de vos salles de traitement :

Mens agitat molem et magno se corpore miscet.

D. Si la pensée meut la matière, elle est donc d'une essence supérieure à la matière ?

R. Je ne vous répondrai point à cette question, qui ne vous instruirait que de mon opinion particulière; chacun doit être libre de la résoudre selon la mesure et les aperçus de son intelligence. Pour terminer cette première partie d'instruction aux nouveaux magnétiseurs, il suffit de leur répéter que n'importe la manière de se rendre raison du principe de toutes nos volontés et de nos actions, tout homme qui, avec l'esprit sage et le cœur compatissant, croira à sa puissance magnétique, et voudra l'exercer, se procurera les jouissances les plus douces qu'il soit possible de goûter.

§ II. *Mon opinion sur la cause de l'action magnétique de l'homme.*

L'observation que j'ai faite qu'une boule ne roule que lorsqu'une main la détermine à ce mouvement, m'a porté à juger que, puisque la terre et les planètes roulent dans l'espace, il faut de même qu'un agent quelconque leur ait communiqué l'impulsion qui détermine leurs révolutions.

Mais une boule roulante s'arrête au moment où cesse l'action de la force d'impulsion qu'elle a reçue; donc, puisque les planètes ne s'arrêtent pas, c'est la preuve, à mon sens, que l'impulsion de l'agent principe de leur mouvement ne discontinue pas.

Je vois, de plus, un mouvement tonique ou intestin, tant dans la masse entière de la terre, que dans toutes les parties qui la composent : les vents, les orages, les marées, les intempéries, les feux souterrains, les météores, etc., d'une part; la cristallisation des minéraux, la végétation des plantes, la génération des êtres, de l'autre, en sont pour moi la manifestation ; tout enfin m'annonce un mouvement imprimé à la matière, et la continuité de l'action principe de ce mouvement.

Mais au lieu d'admettre un agent moteur du mouvement

dans la matière, ne serait-ce pas la matière elle-même qui serait la cause et le principe de tous ses effets? Non, cela n'est pas possible ; mon intelligence et mes sens me disent que rien ne se meut de soi-même. Dès lors donc que la matière est en mouvement, elle est nécessairement soumise à l'action d'un principe supérieur à elle, et ce principe supérieur à la matière est Dieu, que je ne puis comprendre, il est vrai, n'étant qu'un des produits de sa toute-puissance, mais de l'existence duquel je suis certain.

Voici donc, jusqu'ici, deux réalités pour moi : 1° *Dieu;* 2° *son action :* Dieu principe et cause; la vie de l'univers, son action.

Voyons, à présent, ce qui se passe lorsque je magnétise : la compassion que m'inspire un malade fait naître en moi le désir ou la pensée de lui être utile, et du moment que je me détermine à tenter de le soulager, son principe vital reçoit l'impression de l'action de ma volonté.

N'apercevez-vous pas encore ici deux réalités : 1° *le principe de ma volonté;* 2° *son action :* le principe de ma volonté, autrement dit mon *âme*, cause de mon action ; l'effet ressenti par le malade, le résultat de cette action ?

L'effet de l'action de Dieu est le mouvement dans la matière *indéfinie*.

L'effet de l'action de mon âme est le mouvement dans la matière *finie*.

De la similitude dans les effets, je conclus qu'il y a similitude dans les causes.

Donc Dieu et mon âme sont de la même essence.

Or, Dieu est supérieur à la matière, par conséquent immatériel ; donc mon âme est de même immatérielle.

Dieu, cause première, dont l'essence immatérielle n'est point renfermée dans les limites des formes, de l'espace et du temps, ayant tout créé et tout formé, peut tout détruire et tout conserver.

Mon âme, cause seconde, dont l'essence immatérielle est renfermée dans des limites des formes, de l'espace et du temps, ne peut rien créer, rien former, et ne peut seulement qu'entretenir et restaurer.

Je m'arrête à ce dernier aperçu d'une théorie métaphysique, qui non-seulement s'accorde avec celle que je vous ai précédemment donnée de l'action et des effets physiques du magnétisme animal, mais qui, de plus, en est véritablement la preuve et le complément.

Je laisse à des esprits plus éclairés que moi à déduire de la certitude de l'existence de Dieu et de celle de notre âme, les règles de nos devoirs moraux, politiques et religieux; mon but n'est que de prouver la réalité du magnétisme animal, et je ne sortirai pas des bornes que je me suis prescrites.

§ III. *Des procédés que j'emploie pour magnétiser.*

D. Quelle est la manière de s'y prendre pour magnétiser?

R. Je vous ai dit, dans la première section de cette instruction, que, pour magnétiser, il n'était nullement nécessaire de savoir s'il existait ou non un fluide magnétique; je vous le répète encore, cela est parfaitement inutile; néanmoins, pour mieux fixer son attention en magnétisant, on peut en admettre l'hypothèse.

D. Pourquoi dites-vous en admettre l'hypothèse?

R. C'est que je ne suis pas aussi certain de l'existence du fluide magnétique, que je le suis de l'existence de Dieu et de celle de mon âme; dès lors ce fluide n'est pour moi qu'une hypothèse, et non une réalité.

D. Cependant l'opinion générale est qu'il existe un fluide magnétique?

R. Vous pouvez y croire aussi, si bon vous semble; il n'y a aucun inconvénient à cela. Bien mieux, cette conviction pourra même vous servir à fixer votre attention, lorsque vous magnétiserez.

D. Comment cela?

R. Considérez-vous comme un aimant dont vos bras et surtout vos mains sont les deux pôles ; touchez ensuite un malade, en lui posant une main sur le dos, et l'autre en opposition sur l'estomac; figurez-vous ensuite qu'un fluide magnétique tend à circuler d'une main à l'autre, en traversant le corps du malade.

D. Ne peut-on pas varier cette position?

R. Oui, on peut porter une main sur la tête sans déranger l'autre main; et, continuant toujours, faire la même attention et avoir la même volonté de faire du bien. La circulation d'une main à l'autre continuera ; la tête et le bas de l'estomac étant les parties du corps où il aboutit le plus de nerfs, ce sont les deux endroits où il faut porter le plus d'action.

D. Faut-il frotter fortement ces parties?

R. Cela n'est point nécessaire; il suffit de les toucher avec attention, en cherchant à reconnaître une impression de chaleur dans le creux des mains, ce qui, toujours, est la preuve qu'on produit un effet.

D. Quel est l'effet le plus désirable à obtenir en magnétisant?

R. Tous les effets sont également salutaires. Un des plus satisfaisants est le somnambulisme ; mais il n'est pas le plus fréquent, et les malades, sans entrer dans cet état, peuvent également guérir.

D. Ne doit-on pas toujours avoir la volonté de produire le somnambulisme ?

R. Non, car le désir de produire un effet quelconque est presque toujours une raison pour n'en produire aucun. Un magnétiseur doit aveuglément s'en reposer sur la nature, du soin de régler et de diriger les effets de son action magnétique.

D. A quelle indication peut-on reconnaître qu'un malade est susceptible d'entrer dans l'état de somnambulisme?

R. Lorsqu'en magnétisant un malade, on s'aperçoit qu'il éprouve de l'engourdissement ou de légers spasmes accompagnés de secousses nerveuses ; si alors on lui voit fermer les yeux, il faut les lui frotter légèrement avec les pouces, de même que les deux sourcils, pour empêcher le clignotement. Quelquefois même il n'est pas nécessaire de toucher les yeux ; à une petite distance, l'action pénètre avec autant d'activité.

D. Quoi, il n'y a pas autre chose à faire pour mettre un malade dans l'état de somnambulisme?

R. Non. En touchant un malade de la façon que je viens d'indiquer, avec beaucoup d'attention et avec une volonté bien ferme de lui faire du bien, vous obtiendrez souvent ce satisfaisant résultat.

D. A quoi pourrai-je reconnaître qu'un malade est dans l'état magnétique?

R. Lorsque vous le verrez sensible, de loin, à vos émanations, soit en présentant le pouce devant le creux de son estomac, soit en le lui portant devant le nez.

D. N'y a-t-il pas encore d'indication plus forte?

R. Un malade en crise magnétique ne doit répondre qu'à son magnétiseur, et ne doit pas souffrir qu'un autre le touche ; l'approche des chiens et de tous les êtres animés doit lui être insupportable ; et lorsque, par hasard, il en a été touché, le magnétiseur seul peut calmer la douleur que cela lui a occasionné.

D. Le magnétiseur a donc un empire absolu sur le malade qu'il a mis en crise magnétique?

R. Cet empire est absolu en tout ce qui peut concerner le bien-être et la santé du malade ; il peut encore obtenir de lui des choses indifférentes en elles-mêmes, telles que de le faire marcher, boire et manger, écrire, etc., enfin tout ce que l'on pourrait obtenir de la complaisance d'une personne dans l'état naturel ; mais si l'on voulait en exiger des choses faites pour lui déplaire, alors on le contrarierait beaucoup, et il n'obéirait pas.

D. Si l'on s'obstinait à lui vouloir faire exécuter des choses qui ne lui conviendraient pas, qu'en résulterait-il?

R. Le malade, après beaucoup de souffrances, sortirait subitement de l'état magnétique, et le mal qui en résulterait pour lui aurait bien de la peine à être réparé par son magnétiseur.

D. L'état magnétique, autrement dit le *somnambulisme*, est donc un état qui exige les plus grands ménagements?

R. Il faut considérer l'homme en état magnétique comme l'être le plus intéressant qui existe par rapport à son magnétiseur ; c'est la confiance qu'il a en vous qui l'a mis dans le cas de vous en rendre maître ; ce n'est que pour son bien seul que vous pouvez jouïr de votre pouvoir : le tromper dans cet état, vouloir abuser de sa confiance, c'est faire une action malhonnête ; c'est enfin agir en sens contraire à celui de son bien, d'où doit s'ensuivre par conséquent un effet contraire à celui que l'on a produit en lui.

D. Y a-t-il différents degrés de somnambulisme?

R. Oui ; quelquefois on procure seulement à un malade un simple assoupissement ; à un autre, l'effet du magnétisme est de lui faire fermer les yeux sans qu'il puisse les ouvrir de lui-même ; alors il entend tout le monde, et n'est point complétement dans l'état magnétique. Cet état de demi-crise est très commun.

D. Ces deux effets sont-ils aussi salutaires que le somnambulisme complet?

R. Ils ne sont pas aussi satisfaisants pour le magnétiseur, parce qu'il ne peut rien apprendre du malade; mais ils sont aussi très salutaires.

D. Y a-t-il quelques précautions à prendre envers un malade qui entre dans l'état de somnambulisme magnétique?

R. Sitôt que l'on s'aperçoit qu'un malade a fermé les yeux et a manifesté de la sensibilité à l'émanation magnétique, il ne faut pas d'abord l'accabler de questions, encore moins vouloir le faire agir d'aucune manière. L'état où il se trouve est nouveau pour lui; il faut, pour ainsi dire, lui en laisser prendre connaissance. La première question doit être : *Comment vous trouvez-vous?* ensuite : *Sentez-vous si je vous fais du bien?* Exprimez-lui ensuite le plaisir que vous ressentez à lui en procurer. De là, peu à peu, vous venez aux détails de sa maladie, et l'objet de vos premières questions ne doit pas s'étendre au delà de sa santé.

D. Pourquoi cela?

R. C'est que votre but étant, en magnétisant, de guérir, toutes les facultés du malade se tournent vers l'objet qui vous a intéressé en le magnétisant. C'est donc de sa santé seule qu'il s'occupe, et, en raison de sa plus ou moins grande sensibilité, il est plus ou moins clairvoyant sur son état présent, comme sur sa guérison future.

D. Quelle est la conduite qu'il faut tenir avec un somnambule magnétique?

R. C'est de ne jamais rien faire qu'avec sûreté, de ne pas le contrarier; c'est ensuite de le consulter sur les heures où il veut être magnétisé, sur le temps qu'il veut rester en crise, sur les médicaments dont il a besoin, et de suivre à la lettre ses indications, sans y jamais manquer d'une minute.

D. Est-ce qu'une personne en état magnétique ne peut pas s'ordonner des médicaments contraires à son état?

R. Jamais cela ne peut être : quelque éloignée que soit l'ordonnance d'un somnambule des idées que l'on peut avoir prises en médecine, sa sensation est plus sûre que toutes les données résultantes de l'observation; la nature s'exprime, pour ainsi dire, par sa bouche. C'est un instinct lucide qui lui dicte ses demandes; n'y point obéir à la lettre, serait manquer le but qu'on se propose, qui est de le guérir.

D. Comment fait-on sortir un malade de l'état magnétique?

R. Lorsque vous l'avez magnétisé, votre but était de l'endormir, et vous y avez réussi par le seul acte de votre volonté; c'est de même par un autre acte de volonté que vous le réveillez.

D. Quoi, il n'est besoin que de vouloir qu'il ouvre les yeux pour opérer son réveil?

R. C'est la principale opération; ensuite, pour mieux attacher votre idée à l'objet qui vous occupe, vous pouvez lui frotter légèrement les yeux, en voulant qu'il les ouvre, et jamais cet effet ne manquera d'arriver.

D. Est-il d'autres renseignements à prendre dans la conduite du magnétisme?

R. Il peut arriver quelquefois qu'un malade prenne des tremblements ou de légers mouvements convulsifs, la première fois qu'il est magnétisé : dans ce cas, il faut tout de suite cesser sa première action pour ne plus s'occuper que de calmer ses souffrances.

D. Quel moyen employer pour cela?

R. D'abord la volonté que ses maux s'apaisent et qu'il ne souffre plus; porter ensuite toute votre attention, vos attouchements aux parties souffrantes; étendre pour ainsi dire le *fluide* dans toute l'étendue de son corps, et ne jamais abandonner le malade qu'il ne soit dans un état calme et tranquille.

D. Est-on toujours le maître d'arrêter les convulsions ou les souffrances d'un malade?

R. Oui, lorsqu'elles sont causées par votre magnétisme;

car vous devez vous rappeler que nous avons dit que le magnétisme animal, prenant toujours le caractère de la volonté du magnétiseur, doit apaiser les maux accidentels provenant de la première impression que l'on a donnée.

D. Et les souffrances habituelles d'un malade sont-elles de même dans le cas d'être anéanties par l'influence du magnétisme?

R. Non, parce que quelquefois le mal a fait de si grands progrès et a jeté de si profondes racines, que l'influence du magnétisme ne peut en détruire les symptômes qu'à force de temps et de soins.

D. Si, après avoir fait tous ses efforts pour arrêter les convulsions que le magnétisme a produites, on n'en vient point à bout, que faut-il faire?

R. Alors il faut ne pas s'en effrayer, et croire qu'apparemment la nature de la maladie exige une pareille crise pour débarrasser entièrement le malade; mais cette tranquillité ne doit être entière qu'après que l'on se sera senti véritablement innocent sur la conduite que l'on a tenue. En général, le cas où un malade conserve des impressions fâcheuses, malgré son magnétiseur, est très rare : cela ne m'est jamais arrivé qu'une fois; et l'on sera toujours dans le cas de douter des bonnes dispositions d'un magnétiseur, quand plusieurs fois de suite on saura qu'il n'a pu empêcher les convulsions non prévues de se manifester.

D. N'avez-vous plus rien d'intéressant à m'apprendre sur la pratique du magnétisme?

R. Non, si ce n'est de vous ressouvenir de la grande base sur laquelle est fondée la doctrine du magnétisme animal, telle que je l'ai conçue et telle que je vous en ai fait part dans nos leçons. Souvenez-vous que l'homme n'agissant jamais que pour son plus grand intérêt, il fera rarement du bien s'il ne trouve pas un grand intérêt à le faire, et ce n'est qu'en reconnaissant en lui un principe spirituel émané immédiatement du principe créateur de tout l'univers qu'il peut sentir la nécessité de satisfaire le besoin continuel de son âme, laquelle, de même que son principe, ne peut se plaire que dans le bien, l'ordre et la vérité. Rapprochez quelquefois votre âme de son principe, que votre pensée le reconnaisse sans cesse, ce sera l'hommage le plus pur que vous puissiez lui rendre, et cette conviction intime augmentera beaucoup votre pouvoir de faire du bien.

Ce changement presque complet dans la manière de magnétiser modifia singulièrement les effets du magnétisme. Les crises effrayantes cessèrent presque complétement; la toux, le hoquet, les rires immodérés, si fréquemment dus au traitement de Mesmer, ne parurent que rarement; et lorsqu'ils avaient lieu, on les faisait cesser facilement.

Tous les magnétiseurs n'étaient cependant pas d'accord sur cette nouvelle méthode. Les uns prétendaient que les gestes exécutés sans être accompagnés de la volonté d'agir, et même avec une volonté contraire, n'en étaient pas moins magnétiques et produisaient les effets accoutumés; les autres magnétistes croyaient au contraire que la volonté d'agir devait constamment accompagner les gestes, et que, sans elle, ceux-ci étaient impuissants; il y en avait même qui regardaient les gestes comme inutiles au développement du magnétisme, et n'y voyaient qu'un moyen mécanique, bon pour fixer l'attention du magnétiseur et soutenir sa volonté, laquelle était sensée être la seule cause des phénomènes.

Mais, malgré la grande divergence d'opinions, les gestes n'en formaient pas moins la base du traitement et des expériences. Les procédés de Puységur étaient presque généralement suivis.

Ce dernier avait remarqué que les malades qui ne tombaient point en crise étaient plutôt guéris que ceux qui en étaient pris ; et, par suite de ces nombreuses observations, il crut pouvoir établir, contradictoirement à son maître, que les convulsions étaient un état contre nature ; que bien loin de servir à la guérison des maladies, elles s'y opposaient sensiblement, et qu'enfin on devait chercher plutôt à les calmer qu'à les faire naître.

Ainsi se forma une doctrine nouvelle : malheureusement pour le magnétisme, cette doctrine était aussi peu satisfaisante que celle de Mesmer ; et cette vérité, méconnue par Puységur, fut signalée par ses adversaires. Ce ne fut que plus tard, et longtemps après la publication de ses mémoires, que cet auteur reconnut que ses explications étaient fausses.

La pratique du magnétisme avait beaucoup gagné à cette publication ; mais les personnes qui aiment à raisonner ne furent point satisfaites de la physique de Puységur. Plusieurs savants rejetèrent encore le magnétisme, faute de pouvoir s'en expliquer les effets d'une manière satisfaisante.

Les magnétiseurs qui suivirent l'école de Puységur s'emparèrent cependant des nouvelles idées, les développèrent et fondèrent les doctrines qui règnent aujourd'hui.

Je dois vous citer ici le fait magnétique qui éclaira Puységur, en lui faisant reconnaître combien les procédés qu'il avait enseignés étaient peu d'accord avec les lois du magnétisme.

Voici cette expérience :

« Selon mon usage accoutumé, dit Puységur, je magnéti-
» sais un jeune homme en lui mettant une main sur la
» tête et l'autre sur l'estomac. Au bout d'un quart d'heure
» d'attention et de concentration de ma part, et de tranquil-
» lité de la sienne, il me dit qu'il n'éprouvait rien. Comme
» il n'était pas malade, cela me paraissait tout simple ;
» néanmoins je le repris encore entre mes deux mains,

» pour essayer si je ne serais pas plus heureux; mais il » n'éprouva pas plus cette seconde fois que la première; » et j'allais enfin le quitter, quand en éloignant lentement » ma main de son estomac, il fit un soupir et se plaignit que » je lui faisais mal; comme je ne le touchais pas, je n'en » crus rien : mais lui, de me saisir la main avec précipita- » tion et de l'abaisser en me disant qu'elle l'empêchait de » respirer. Je me remets bien vite en contact immédiat » avec lui, croyant qu'il allait éprouver un effet plus mar- » qué, ce fut tout le contraire, la pression de ma main ne » lui fit plus aucun effet; je l'éloigne à un pied environ de » lui, il se plaint de nouveau : à deux pieds, sa poitrine » s'oppresse, et il me prie de me retirer ; je me recule gra- » duellement et je ne m'arrête que lorsqu'il me dit ne » plus souffrir et ne rien éprouver; je me trouvais à cinq » pas de lui, je le magnétisai à cette distance, en oscillant » la main lentement et circulairement; aussitôt sa tête se » penche sur son épaule, et le somnambulisme se déclare. »

Depuis l'époque de cette belle expérience, c'était en 1811, Puységur ne magnétisa plus qu'à distance tous les malades auxquels il donnait des soins ; et dans son dernier mémoire, il assure qu'un grand nombre de faits ne lui ont laissé aucun doute sur l'efficacité de cette nouvelle manière de magnétiser.

Vous reconnaîtrez bientôt, Messieurs, que toutes les doctrines enseignées sont prématurées, et que bien qu'elles reposent sur un grand nombre de faits, ces faits ont été pour la plupart mal observés, les méthodes qui en découlent ont dû nécessairement entraver la marche du magnétisme.

En parcourant tous les ouvrages qui ont été publiés pour expliquer le magnétisme, on ne trouve qu'une métaphysique obscure et des hypothèses qui n'ont fait que rendre inintelligible ou ridicule cette nouvelle vérité ; et les gens qui eussent été disposés à l'examiner, l'ont repoussée parce qu'ils ne voyaient souvent en elle qu'une erreur de l'esprit humain, une chose mystique et sans fondement. On disait dans le monde que pour être magnétiseur, il fallait posséder les trois vertus théologales, *la Foi*, *l'Espérance et la Charité*.

Jamais découverte n'a prêté autant au ridicule que le magnétisme animal ; et nous devons avouer que les contradictions sans nombre dans lesquelles tombaient ceux qui voulaient en expliquer les effets, devaient nécessairement donner aux adversaires du magnétisme des moyens de le combattre avec avantage.

Instruction de Deleuze. — Je néglige de vous parler d'une foule d'auteurs qui préconisèrent des méthodes particulières : le comte de Lutzelbourg, le chevalier Barbarin Fariat, de Mont-Ferrier, etc. Je ne dois m'attacher qu'à ceux qui ont fait quelque sensation par leurs écrits. Tel fût, parmi ces derniers, Deleuze. Je vais vous donner les procédés enseignés dans ses ouvrages (1), et je les accompagnerai de quelques réflexions, qui vous seront utiles pour en juger le mérite.

« Lorsqu'un malade désire que vous essayiez de le guérir par le magnétisme, dit Deleuze, et que sa famille et son médecin n'y mettent aucune opposition ; lorsque vous vous sentez le désir de seconder ses vœux, et que vous êtes bien résolu de continuer le traitement autant qu'il sera nécessaire, fixez avec lui l'heure des séances, faites-lui promettre d'être exact, de ne pas se borner à un essai de quelques jours, de se conformer à vos conseils pour son régime, de ne parler du parti qu'il a pris qu'aux personnes qui doivent naturellement en être informées.

» Une fois que vous serez ainsi d'accord et bien convenus de traiter gravement la chose, éloignez du malade toutes

(1) Deleuze, *Instruction pratique sur le magnétisme animal*. Nouvelle édition, 1853, 1 vol. gr. in-18.

les personnes qui pourraient vous gêner, ne gardez auprès de vous que les témoins nécessaires (un seul s'il se peut), demandez-leur de ne s'occuper nullement des procédés que vous employez et des effets qui en sont la suite, mais de s'unir d'intention avec vous pour faire du bien au malade ; arrangez-vous de manière à n'avoir ni trop chaud ni trop froid, à ce que rien ne gêne la liberté de vos mouvements, et prenez des précautions pour ne pas être interrompu pendant la séance.

» Faites ensuite asseoir votre malade le plus commodément possible, et placez-vous vis-à-vis de lui, sur un siége un peu plus élevé, et de manière que ses genoux soient entre les vôtres et que vos pieds soient à côté des siens. Demandez-lui d'abord de s'abandonner, de ne penser à rien, de ne pas se distraire pour examiner les effets qu'il éprouvera, d'écarter toute crainte, de se livrer à l'espérance, et de ne pas s'inquiéter ou se décourager si l'action du magnétisme produit chez lui des douleurs momentanées.

» Après vous être recueilli, prenez ses pouces entre vos deux doigts de manière que l'intérieur de vos pouces touche l'intérieur des siens, et fixez vos yeux sur lui. Vous resterez de deux à cinq minutes dans cette situation, ou jusqu'à ce que vous sentiez qu'il s'est établi une chaleur égale entre ses pouces et les vôtres. Cela fait, vous retirerez vos mains, en les écartant à droite et à gauche, et les tournant de manière que leurs surfaces intérieures soient en dehors, et vous les élèverez jusqu'à la hauteur de la tête ; alors vous les poserez sur les deux épaules, vous les y laisserez environ une minute, et vous les ramènerez le long des bras jusqu'à l'extrémité des doigts, en touchant légèrement. Vous recommencerez cette passe cinq à six fois, toujours en détournant vos mains et les éloignant un peu du corps pour remonter. Vous placerez ensuite vos mains au-dessus de la tête. Vous les y tiendrez un moment et vous les descendrez, en passant devant le visage à la distance d'un à deux pouces, jusqu'au creux de l'estomac : là vous vous arrêterez encore environ deux minutes, en posant les pouces sur le creux de l'estomac et les autres doigts au-dessous des côtes ; puis vous descendrez lentement le long du corps, jusqu'aux genoux. Vous répéterez les mêmes procédés pendant la plus grande partie de la séance. Vous vous rapprocherez aussi quelquefois du malade, de manière à poser vos mains derrière ses épaules, pour descendre lentement le long de l'épine du dos, et de là sur les hanches et le long des cuisses jusqu'aux genoux ou jusqu'aux pieds.

» Lorsque vous voudrez terminer la séance, vous aurez soin d'attirer vers l'extrémité des mains et vers l'extrémité des pieds en prolongeant vos passes au delà de ces extrémités, en secouant vos doigts à chaque fois. Enfin, vous ferez devant le visage et même devant la poitrine quelques passes en travers, à la distance de trois ou quatre pouces.

» Il est essentiel de magnétiser toujours en descendant de la tête aux extrémités, et jamais en remontant des extrémités à la tête.

» Les passes qu'on fait en descendant sont magnétiques, c'est-à-dire qu'elles sont accompagnées de l'intention de magnétiser. Les mouvements que l'on fait en remontant ne le sont pas.

» Lorsque le magnétiseur agit sur le magnétisé, on dit *qu'ils sont en rapport ;* c'est-à-dire qu'on entend par le mot *rapport* une disposition particulière et acquise, qui fait que le magnétiseur exerce une influence sur le magnétisé ; qu'il y a entre eux une communication de principe vital.

» Une fois que le rapport est bien établi, l'action magnétique se renouvelle dans les séances suivantes, à l'instant où l'on commence à magnétiser. »

Réflexions. — Je vous fais grâce, Messieurs, d'une foule

d'autres détails sur les passes à faire pour porter le fluide sur telle ou telle partie, l'ôter quand il est en trop grande abondance, etc., etc.

Vous êtes naturellement portés à croire qu'en suivant rigoureusement les procédés que je viens de vous faire connaître vous devez obtenir des effets, car il est impossible de mieux décrire une méthode, rien ne paraît y être oublié; les passes que vous devez faire sont notées avec une attention minutieuse; il semble que vous n'ayez plus qu'à tourner la manivelle, pour obtenir le somnambulisme avec toutes ses merveilles, et qu'il vous suffirait d'un peu de mémoire, de patience et de résignation, pour être un bon magnétiseur.

Gardez-vous cependant de le croire, car il n'en est pas toujours ainsi.

L'action magnétique ne réside pas dans les gestes, il faut un intermédiaire, que les mouvements ne font que mettre en jeu, quand la volonté l'ordonne; cet intermédiaire, ce sera ce qu'on voudra, le principe vital, la vie spiritualisée, l'éther, le spiritus, le fluide universel, le fluide magnétique et le fluide nerveux, etc., etc. Peu importe. Mais à coup sûr, il y a émission d'un agent quelconque, car rien ne fait rien. Vos passes faites avec le plus grand soin ne produiront pas le plus petit effet magnétique, si vous ignorez les conditions qui doivent les accompagner.

Si nous n'avions pas besoin de monter notre moral d'une manière particulière, si les conditions propres à favoriser l'émission du principe magnétique se développaient dans l'état habituel de la vie, il y a longtemps que le magnétisme serait reconnu et devenu vulgaire; mais il n'en est point ainsi, Messieurs, il faut une opération intellectuelle, qui ne peut exister que lorsqu'elle est commandée ou lorsque le hasard la fait naître. Il faut enfin apprendre *à vouloir*, et *à connaître l'énergie* de sa volonté; car sans ces deux conditions réunies, on n'obtiendra du magnétisme que de médiocres résultats.

On peut reprocher à Deleuze d'avoir attaché trop d'importance à la manière de magnétiser. Les personnes qui veulent se livrer à cette pratique, sont effrayées lorsqu'elles considèrent combien il leur faut d'attention pour réussir, et il arrive à plusieurs d'entre elles de se récuser avant même d'avoir tenté un essai.

Nous voyons tous les jours des magnétiseurs produire promptement des effets par des procédés beaucoup moins compliqués. Ils se bornent à diriger les mains comme le docteur Rostan l'enseigne. Ils actionnent le trajet des nerfs en touchant légèrement l'individu à la tête et à l'épigastre.

Je connais d'autres magnétiseurs qui ne touchent jamais leurs malades ; ils agissent à la distance de quelques pouces, et ils ont une règle de conduite particulière pour diriger les effets qu'ils font ainsi naître. Ces derniers expérimentateurs paraissent obtenir plus de succès que ceux qui ont une méthode plus compliquée.

Ainsi, Messieurs, vous reconnaîtrez qu'il n'est pas indifférent de magnétiser d'après tels ou tels principes, et vous apprendrez à choisir la meilleure méthode.

Vous éviterez le grand défaut des magnétiseurs en général, qui est d'écouter plutôt leur imagination que la nature ; ils vont prétendant dicter des lois à cette dernière, sans avoir, au préalable, étudié ses forces. Ils sont à cet égard dans la même erreur où serait un physicien qui prétendrait maîtriser et conduire le fluide électrique lorsqu'il est une fois parvenu dans le système nerveux d'un animal.

Ils vous disent avec assurance : si vous voulez obtenir tel effet, magnétisez de telle manière ; magnétisez de telle autre, si vous voulez produire tel résultat.

Aussi, ne voyons-nous pas dans la pratique du magnétisme, pour ne vous avoir cité que quelques exemples, combien les magnétiseurs raisonnent mal et combien les conseils qu'ils vous donnent sont peu éclairés?

Vous voulez obtenir le somnambulisme, et vous guidant d'après leurs principes, vous vous empressez de magnétiser le cerveau du patient. Eh bien! loin que cette manœuvre augmente la tendance au sommeil, elle le neutralise et l'empêche quelquefois complétement, en produisant un état d'agitation qui tient l'individu dans un état de veille plus prononcé que celui qui existait avant l'opération (1).

Tandis que si vous aviez magnétisé le même homme sans actionner la tête plus que les autres parties de son corps, il se serait peut-être endormi. Quelquefois même, pour obtenir cette crise, il faut magnétiser des organes qui sont loin du cerveau, car ceux-ci exercent une action sympathique sur cet organe, et déterminent la crise que vous n'auriez pu obtenir autrement.

Il en est de même de certaine sécrétion que l'on prétend pouvoir activer ou ralentir par certains procédés, tandis que l'on produit souvent le contraire de ce qu'on voulait obtenir.

Il en est encore de même pour le réveil d'un somnambule; je me rappelle avoir été souvent fort embarrassé, car il est convenu entre les magnétiseurs que l'on peut quand on le veut réveiller un somnambule en lui faisant des passes en travers sur les yeux et sur la face. Eh bien, messieurs, il m'est arrivé bien souvent d'être forcé de laisser dormir le somnambule, faute de pouvoir le réveiller, malgré l'emploi de tous les moyens indiqués en pareils cas; j'avais beau lui frotter les paupières, quelquefois même ce manége produisait des ecchymoses sur ces parties très sensibles, et

(1) La volonté, disait une somnambule, doit toujours *laisser le commandement* à la nature.

malgré la cuisson qui devait en résulter, le sommeil persistait bien au delà de la durée que je lui avais assignée ; et, chose remarquable, son intensité était plus grande que lorsque le sommeil magnétique habituel n'avait pas été dérangé.

Il faut bien le répéter, nous avons un très petit nombre de bons traités sur le magnétisme ; tout reste encore à faire et à enseigner ; et malgré ses quatre vingts années de date et ses cinq cents volumes, cette science est encore dans l'enfance. Vous acquerrez à chaque instant des preuves de la fausseté des règles enseignées. C'est surtout lorsque vous voulez employer le magnétisme comme moyen thérapeutique, que vous pouvez reconnaître combien est vrai ce que j'avance ; ici, tout est confusion ; tant qu'il ne s'est agi que de produire des effets quelconques, vous pouviez jusqu'à un certain point suivre les indications qui vous avaient été fournies : ou plus tôt ou plus tard vous obteniez toujours quelques phénomènes ; mais dans le cas que j'indique et que je veux vous signaler, les règles pèchent essentiellement et varient à l'infini.

Les plus sages magnétiseurs sont ceux qui, sans prétentions s'abandonnent à la nature, qui n'aspirent point à lui dicter des lois ; mais le nombre en est petit, comparativement aux autres : c'est à qui fera le plus de tours de force, et s'exagérera le plus sa puissance ; cependant cette puissance a des bornes qu'il ne nous est pas donné de franchir : car s'il en était autrement, nous serions des dieux.

L'exercice du magnétisme a gagné cependant : nous ne voyons plus que rarement, dans les traitements, le développement de ces crises affreuses qui étaient regardées comme critiques et jugées nécessaires. Aujourd'hui, on les fait cesser aussitôt qu'elles se manifestent ; on fait bien dans beaucoup de cas, mais il est des circonstances où elles seraient très urgentes. On regrette alors que les magnétiseurs n'aient pas appris à les distinguer.

Tout magnétiseur doit, comme le médecin, « savoir que » tantôt il faut accroître l'intensité des crises, d'autres fois » en diminuer la force, dans certaines occasions les exciter, » lorsque la nature, accablée sous le poids du mal, est » presque impuissante pour réagir. C'est à la faveur de ces » sortes d'insurrections organiques bien conduites, que l'on » parvient à faire lutter avec avantage la nature, et qu'elle » se débarrasse du principe morbifique. » Mais une telle direction n'appartient qu'à celui qui a fait une étude suivie du magnétisme, et peu de magnétiseurs sont dans ce cas ; on peut dire sans crainte d'être démenti, qu'ils ne savent jamais s'ils font bien ou mal (1).

Quelquefois, dans les *maladies chroniques,* lorsque le mal devient extrême et menace de produire les derniers accidents qui doivent précéder le terme de la vie, on a vu le magnétisme agir et déterminer un si grand changement, que les malades, au lieu de succomber, recouvraient la santé. Il semble même qu'il fallait cette aggravation et ce moment suprême où les deux forces sont en lutte, celle qui conserve et celle qui détruit, pour que la nature pût, par l'aide du puissant agent magnétique, faire tourner à son avantage les résultats de la bataille.

Je n'insiste pas davantage sur l'application du magnétisme comme moyen de traitement ; il faudrait, pour faire cet enseignement avec succès, avoir un hôpital où seraient traités un certain nombre de malades sur lesquels on ferait des expériences comparatives, ce qui ne peut se faire dans le monde, car les malades en général répugnent à se laisser magnétiser en public. C'est un malheur pour la science, mais nous ne sommes pas encore arrivés au point de convaincre le gouvernement des avantages qui pourraient ré-

(1) On peut lire mon *Manuel de l'étudiant magnétiseur*, 3e édit., 1854, 1 vol. grand in-18, où j'ai indiqué autant qu'il était en moi les règles d'une sage conduite.

sulter pour l'humanité de l'emploi du magnétisme comme moyen de traitement; les Facultés de médecine lui laisseront ignorer cette vérité, et pourtant tous les jours des personnes, dont la vie pourrait être prolongée, meurent, d'autres souffrent, délaissées par la médecine, qui pourraient être soulagées (1); mais il faut suivre la routine aveugle et donner la conduite de sa vie à des hommes qui ignorent eux-mêmes comment ils doivent gouverner la leur. Ne sera-ce que pour le magnétisme qu'on fera exception aux règles? ne servît-il qu'à consoler, pourquoi repousser ce bienfait? mais il fait plus que consoler, il guérit; quel aveuglement domine donc les hommes?

Rendons toutefois justice à quelques membres de l'Académie de médecine, qui ont osé faire l'apologie du magnétisme en face l'Académie assemblée : leurs noms seront un jour glorieusement cités, mais leurs adversaires ne recevront de la postérité que la flétrissure qui accable encore aujourd'hui les juges de Galilée; car s'il est prouvé que, malgré le sentiment de ces derniers, la terre tourne, il n'est guère moins certain que le magnétisme animal existe et produit les effets contestés par nos savants modernes.

Je reviens aux procédés de Deleuze: cet auteur, pour établir sa doctrine, est parti de l'hypothèse d'un agent, comme beaucoup d'écrivains qui l'avaient précédé.

Vous connaissez les conditions morales que Deleuze exige pour que l'on puisse mettre en œuvre cet agent. Il faut avoir confiance en ses forces, il faut vouloir et être mû surtout par un sentiment de bienveillance. La confiance doit exister chez ceux qui sont appelés à prendre part à vos expériences. Deleuze veut surtout que les incrédules soient éloignés du théâtre de vos opérations; la prière même peut augmenter votre action : erreurs étranges.

(1) Apaiser les douleurs des maladies, c'est éloigner par là le temps de la mort, puisque la douleur en est le chemin.

S'il fallait, Messieurs, toutes ces conditions pour réussir, et pour que l'agent magnétique se manifestât, il serait difficile d'en jamais faire une science.

Mais il n'en est point ainsi ; vous ne devez attacher que peu d'importance à toutes les règles tracées sous l'influence d'une crainte bien pardonnable mais chimérique.

On ne doit récuser personne pour l'application et l'appréciation des phénomènes magnétiques. L'incrédulité d'un individu n'empêche pas plus le développement des effets du magnétisme sur lui-même, que sur un tiers, quand l'un et l'autre ont une organisation altérée par une maladie ; et j'ai donné des preuves évidentes de cette vérité, dans une foule de circonstances où je n'avais pour sujet et pour témoins de mes essais qu'un grand nombre d'incrédules : lorsqu'on défend la vérité, on doit surmonter toute timidité et suivre cette maxime d'Épictète :

« Lorsque vous avez jugé qu'une chose pouvait se faire, » ne craignez pas d'être vu quand vous la faites, quoique » tout le monde suppose que vous ayez tort. Si vous n'agissez » pas ainsi, évitez de la faire ; mais si vous la faites, ne » craignez pas d'être censuré mal à propos. »

S'il fallait réunir toutes les qualités que certaines personnes exigent pour être bon magnétiseur, ces derniers seraient bien rares : il ne faut rien moins qu'être bien organisé au physique comme au moral, jouir d'une santé parfaite, être de mœurs douces, etc..... Si ces qualités sont bonnes, et s'il est bien de les désirer, elles ne sont pas indispensables. J'ai vu des individus fort mal organisés, même difformes, d'une santé délicate, obtenir, par leur action, la production de phénomènes que n'auraient pas toujours pu produire des êtres moins disgraciés par la nature et plus confiants dans leurs forces :

Chacun de cette flamme obtint une étincelle.

Pour rendre concevable le magnétisme, il faut le matérialiser et le présenter sous la forme électrique; voici d'ailleurs ce que les médecins disent de notre corps aujourd'hui. Plus tard ce qu'ils attribueront à cette force changera de nature : prenons seulement pour un instant les hypothèses de nos antagonistes.

Notre corps est une grande pile électrique, ou plutôt un appareil composé d'un nombre immense de petites piles ; le système nerveux en est une des pièces principales. L'électricité développée, modifiée par la vie, aide à la manifestation de toutes les fonctions. Dans l'état de santé, les fluides sont en équilibre, et les éléments organiques se trouvent entre eux dans des rapports déterminés de polarité. Dans l'état de maladie, cet équilibre est dérangé, ces rapports changés, les fonctions viciées, et l'électricité artificielle, par identité ou analogie de nature, est l'agent qui, bien appliqué, ramène l'équilibre et rétablit les véritables rapports.

Il ne faut pas assimiler les magnétiseurs aux saludadores en Espagne, dont Victoria et Crucius ont raconté les miracles.

Pour jouir de leurs priviléges, il fallait être de la famille de sainte Catherine, être né en mars ou en avril, et passer par l'épreuve du feu; si vous étiez véritablement de la famille de sainte Catherine, vous sortiez sain et sauf de cette épreuve, mais on en a vu qui ont été cruellement grillés.

Plusieurs magnétiseurs s'imaginent avoir des vertus plus étendues, des facultés magnétiques plus développées que chez le reste des hommes ; cette façon de voir ramènerait bientôt parmi nous ces croyances en un pouvoir occulte, croyances qui ont conduit au bûcher une foule de malheureux humains, qui n'avaient eu d'autres torts que celui de s'être reconnu une faculté que nous avons tous, mais une faculté qui ne se développe que dans certaines circonstances, que le hasard leur avait fait découvrir en eux. Pour trouver des exemples de ces faits, nous n'avons pas besoin de remonter à l'antiquité la plus reculée ; si nous ouvrons seulement les annales de ces temps barbares qui ont précédé la renaissance des lettres, et si nous suivons même les historiens les plus modernes des temps plus éclairés qui ont succédé presque jusqu'à nos jours, qu'y voyons-nous? Des corps d'accusations bien formelles intentées par des cours supérieures contre de prétendus sorciers. Ces corps d'accusation portaient sur des faits réels ; les accusés convenaient des faits qu'on leur imputait, des témoins venaient à l'appui, déclaraient dans la pureté de leur conscience, ce qu'ils avaient éprouvé, ce qu'ils avaient vu ; on condamnait tous ces malheureux, et le supplice le plus cruel était communément la fin tragique qui terminait les jours de ces infortunés (1).

Rappelez-vous Urbain Grandier, et sachez que l'on soutient encore aujourd'hui les doctrines épouvantables qui conduisirent ce malheureux à la mort.

Toutes nos expériences sont regardées comme diaboliques, et nos somnambules comme des personnes ensorcelées et possédées par le démon.

Je sais, Messieurs, que ces doctrines sont peu à craindre aujourd'hui, qu'elles ne feront pas fortune dans la classe éclairée ; mais ce n'est pas là non plus qu'on cherche à leur faire prendre racine ; et si je vous mettais au fait des peines infinies qu'on s'est données pour arrêter la propagation du magnétisme et des moyens employés pour y parvenir, vous seriez indignés contre des gens qui, revêtus d'un saint ministère, s'en servent pour paralyser de louables efforts.

(1) Le père Sprée, jésuite, n'a pas craint lui-même de réclamer contre la manière dont on procédait contre les sorciers; il atteste que sur différents sorciers qu'il a conduits et exhortés à la mort, il y en avait de l'innocence desquels il était sûr comme de son existence.

Nous devons travailler constamment à empêcher le renouvellement de ces scènes scandaleuses et déshonorantes pour l'humanité.

Nous devons faire connaître hautement, publiquement, les causes véritables de ces prétendues possessions et obsessions, et indiquer les moyens de guérir certaines maladies dont la nature, quoique cachée, ne vient certainement pas du diable.

Combien de fois, Messieurs, le fer ou le feu n'ont-ils pas été employés par des gens aveuglés par un fanatisme imbécile, ou par une politique monstrueuse, contre des malheureux dont tous les torts, comme nous l'avons déjà dit, étaient de s'être reconnu une faculté que la nature leur avait accordée. Je ne vous citerai qu'un exemple entre plusieurs milliers. Grégoire de Tours rapporte le fait suivant :

« Un bûcheron du territoire de Bourges était entré dans » une forêt pour y couper du bois ; voilà que tout à coup il » est environné d'un essaim d'abeilles et couvert de leurs » piqûres, *ce qui le rendit fou, ou comme fou*, pendant deux » ans. Après cet événement, le bûcheron ayant traversé les » villes voisines, il se rendit dans la province d'Arles, et là, » revêtu de peaux comme un hermite, il se livrait à la » prière ; mais pour le tromper, le démon lui transmit la » faculté de deviner : bientôt il quitte la province d'Arles et » s'avance dans le Gévaudan. Là, le peuple se portait en » foule auprès de lui, et lui présentait les malades et les » infirmes ; il les guérissait en les touchant. On lui donnait » de l'or, de l'argent, des vêtements : il en faisait des » aumônes aux pauvres, se prosternant par terre et priant » sans cesse. Il prédisait l'avenir, il annonçait aux uns des » maladies, aux autres des pertes. Il faisait tout cela, dit » Grégoire de Tours, *par des arts diaboliques*, et par je ne » sais quels prestiges. Il séduisait une grande quantité de

» peuple, et non-seulement des gens de la campagne, mais
» même des ecclésiastiques. »

Quelques bains, des saignées, eussent guéri cet homme prétendu possédé. *Aurélius*, évêque du Puy, le fit tuer par surprise. Mais non, il fallait faire croire au vulgaire ignorant qu'il existait des prestiges, des fascinations, des obsessions de l'esprit des ténèbres avec lesquels de prétendus sorciers auraient fait un pacte et dont ils n'étaient, disait-on, que les vils instruments (1).

Nous devons élaguer tout le merveilleux que présentent certains effets du magnétisme.

Nous devons détruire toutes espèces de mysticité, employées dans les procédés qui font naître les phénomènes magnétiques et montrer enfin que l'agent que Mesmer a découvert, que Puységur et tant de philosophes ont mis en œuvre, est tout à fait physique, qu'il ne faut point de foi particulière pour croire à ses effets, qu'il ne présente rien de contraire à l'ordre naturel des choses, et que son action, facile à saisir, est accessible à tous et n'attaque en rien la religion.

J'espère contribuer à établir l'évidence de ces vérités, et à faire reconnaître que l'opposition qui existe maintenant contre le magnétisme, ne vient que de la part d'hommes qui obéissent à des haines cachées et puissantes, ou bien égarés par ce fanatisme qui veille toujours à côté des anciennes opinions, pour éterniser leurs empires.

Je vous ai dit, dans une autre séance, que la personne que vous magnétisiez n'avait nullement besoin de croire en votre puissance pour être disposée à éprouver des effets de cette puissance. Je vous ai dit que, toutes choses égales d'ailleurs, un individu tout à fait passif était plus susceptible

(1) Il n'y a que peu de temps encore, Messieurs, qu'un juge, à un tribunal de Paris, traitait en pleine audience les magnétiseurs d'*assassins*. Rétrogradez de deux siècles, et vous aurez un Laubardemont de plus.

d'être magnétisé avec succès, que dans aucun des autres états de la vie. J'ai ajouté que les passes servant à conduire l'agent magnétique sur le patient pouvaient, contrairement à ce qui a été avancé par tous les magnétiseurs, être faites en long, en large, pour produire le même effet ;

Que l'effet sensible du magnétisme, l'effet apparent, semblait ne se produire que lorsqu'il y avait commencement de saturation ou saturation complète du système nerveux du patient, par un fluide qui semblait venir de nos nerfs ;

Que la condition la plus favorable pour recevôir avec fruit cette saturation magnétique, n'était pas encore bien déterminée ; que cependant l'état maladif nous y disposait, mais que des individus qui paraissent bien portants en avaient parfois senti vivement les effets ;

Qu'il n'était plus question aujourd'hui de pôles dans le corps humain, que l'on pouvait magnétiser dans toutes les circonstances de la vie ; qu'il fallait seulement que les organes de l'entendement fussent assez sains pour pouvoir permettre à la volonté d'être bien déterminée. J'ajouterai cependant ici, qu'il est évident pour moi que l'individu continent possède, toutes choses égales d'ailleurs, une action plus énergique que celui qui fait abus de ses forces.

J'appuie sur une autre vérité : Je vous ai dit que le plus petit effet magnétique, comme le plus développé de ces phénomènes, n'étaient que des manières d'être du même principe, agissant en raison de l'idiosyncrasie de chaque individu ;

Qu'il n'appartenait point aux magnétiseurs de pouvoir changer les dispositions existantes chez le magnétisé ; et enfin, que le magnétisme agissait bien évidemment en vertu de lois qui lui étaient particulières, de lois différentes, sous beaucoup de rapports, de celles qui régissent les corps inorganiques ; mais que cependant les recherches de MM. Provost, Dumas, de Humboldt et de beaucoup d'autres observateurs, semblaient disposées à faire croire que l'électricité, le galvanisme, le magnétisme minéral et le magnétisme animal, n'étaient que des modifications d'un seul et même principe répandu généralement dans l'atmosphère, différant seulement parce qu'il traverse des milieux qui le modifient.

Ainsi, Messieurs, il n'est nullement besoin de prière pour l'œuvre magnétique. Il ne faut pas recourir à une puissance occulte, qui ne vous obéit pas toujours. Lorsque vous avez en vous tout ce qu'il faut pour agir, les bonnes intentions, la bienveillance ne nuisent pas, mais elles ne servent pas autant que certains magnétiseurs se l'imaginent. Ce n'est pas tout cela qu'il vous faut, c'est de l'*énergie*, c'est de la violence morale ; « et tout ainsi qu'en un mirouere se venant à resserer les raiz du soleil, fut-ce en plein cœur de l'yver, qui auparavant espandus n'échauffoient que bien lâchement, et en ce racueil ils enflamment les étoffes qu'on leur expose ; est semblable l'intellect humain, qui est en lieu de mirouere venant à recueillir ses raiz, enflamme son âme conjointe à soi, etc. » Il faut vouloir avec persévérance, avec entêtement même. Il ne faut pas plaindre, lorsque vous pouvez secourir ; ne faites pas de vœux, mais croyez en votre puissance et agissez.

C'est une grande hérésie que j'émets là ; certains magnétiseurs vont se récrier, mais j'ai pour moi des faits en très grand nombre : mon opinion vous paraîtra donc de quelque poids. Moi, j'ose croire qu'elle est entièrement fondée : lorsque je vous demande de l'énergie, ce n'est pas de la colère, il n'est pas nécessaire que vous roidissiez vos membres, comme quelques magnétiseurs le font. Vous apprendrez bientôt que cette disposition neutralise les effets en consumant le principe qui doit les faire naître. Il faut au contraire un certain abandon, et tout en envoyant à vos extrémités le mobile ou la force qui serait nécessaire pour lever un fardeau considérable, il faut n'avoir à mouvoir que le poids de vos membres. C'est le surplus de cette force qui frappe le patient et produit tous les phénomènes magnétiques. Rejetez les procédés de Deleuze, parce qu'avec eux vous n'obtenez pas tout ce que vous pouvez obtenir et que vous ne savez jamais, vous qui voulez vous instruire, si les effets que vous obtenez sont le produit de la monotonie des procédés que vous employez, de l'ennui ou de l'imagination. Soyez près de votre malade, ne le touchez pas, mais que vos passes soient faites en face de lui à une petite distance, et gouvernez-vous pour le reste comme je vous l'ai enseigné ; vous réussirez, je n'en doute nullement.

Tous les magnétiseurs n'obtiennent cependant pas les mêmes effets. Ces empêchements en général peuvent venir de l'impuissance naturelle du magnétiseur, impuissance causée par des organes faibles ou viciés, ou elle vient de son esprit qui ne peut agir librement, soit par la même disposition des mêmes organes, soit parce que l'esprit se trouve rempli de fantaisie, et qu'il passe facilement d'une opinion à une autre toute contraire, soit enfin qu'il ne sache ce qu'il veut précisément.

Un plus grand obstacle au développement des forces magnétiques, c'est l'*orgueil* (1)

Lorsque nous nous sommes reconnu la puissance magnétique à certain degré, nous nous croyons des dieux, nous voulons sortir de l'humanité. Pleins de vanité, nous nous contemplons dans nous-mêmes, nous admirons nos œuvres, et nous ne nous apercevons de notre faiblesse que lorsque notre impuissance devient trop manifeste.

Nos facultés en rapport avec nos organes acquièrent tout

(1) Un homme réunira à l'aisance qui permet de consacrer du temps au soulagement des pauvres les conditions de désintéressement, d'application soutenue, de force, de charité ; cependant il ne réussira que faiblement. Lisez dans son cœur, l'orgueil du succès y énerve la faculté de faire le bien. (*Extrait d'un entretien avec un de mes somnambules.*)

leur développement par l'état de simplicité de l'âme : mais, dès le moment que nous voulons jouer un rôle sur la scène du monde, lorsqu'en nous apercevant on s'écrie : « *C'est lui, et qu'en notre orgueil nous répétons c'est nous,* » nous n'obtenons plus alors que de médiocres résultats. Il faut que le magnétiseur sache « *qu'il est un serviteur inutile quoiqu'il fasse toutes ces choses ;* » qu'il *ait* en outre « *une sérénité d'esprit et une simplicité de pensée.* » Mais, dans notre siècle, où trouver des gens qui fassent abnégation de leur personne et qui suivent les maximes enseignées par la sagesse ? Ecoutez ce qu'ont dit à ce sujet ceux qui ont eu le plus de puissance magnétique :

« Celui qui désire être introduit en cette sagesse que nous » possédons, doit fuir le vice d'arrogance, être pieux, être » homme de bien, d'un profond raisonnement, et garder les » secrets qui lui ont été découverts. »

Emploi du magnétisme. — « La philanthropie, le désir d'être utile à son semblable souffrant, a sans doute fait exagérer la puissance du magnétisme ; mais cette puissance existe, elle est indubitable ; c'est au médecin de l'étudier sans prévention, c'est au physiologiste d'en poser les justes bornes. L'influence directe de ce nouvel agent sur le système nerveux porte à croire que son action doit d'abord s'exercer efficacement dans les maladies nerveuses générales : l'*hystérie*, l'*hypochondrie*, la *mélancolie*, la *catalepsie*, l'*épilepsie*, pourront en recevoir et en ont en effet reçu les influences les plus salutaires ; les *spasmes de toute espèce*, les crampes des muscles de la vie animale, les convulsions, une multitude de douleurs, quelques surdités, peut-être quelques paralysies, doivent éprouver de la part du magnétisme des modifications quelconques. Dans ces affections diverses, le système nerveux étant principalement lésé, et le magnétisme influençant surtout ce système, on conçoit facilement qu'on doit obtenir des résultats dignes d'attention.

» Aussi est-ce parmi ces maladies, que les partisans du magnétisme affirment avoir obtenu les succès les plus surprenants. Il serait beaucoup trop long d'en citer des exemples, mais tous les ouvrages sur le magnétisme en sont remplis.

» Il n'existe pas de panacée, et nous ne prétendons pas que le magnétisme en soit une. Ainsi, s'il est utile dans quelques circonstances, on peut craindre qu'il ne soit nuisible dans quelques autres.

» Il faut étudier avec soin la nature de son action, savoir si elle est excitante, débilitante, sédative. Si l'on parvient à déterminer rigoureusement cette action physiologique, alors on procédera avec philosophie, on précisera les cas où l'on pourra s'en servir avec avantage ; on pourra être utile, du moins on cessera d'être nuisible.

» Mais la puissance du magnétisme sera-t-elle bornée aux maladies du système nerveux ? Nous savons que le cerveau étend son empire sur tous nos organes, sur toutes nos parties. Cet organe-roi étant par ce moyen profondément modifié, ne peut-il pas à son tour opérer quelques changements avantageux dans un organe souffrant ? En suspendant la douleur, ne produira-t-il pas d'abord un premier bienfait? La douleur étant suspendue, l'appel des fluides qu'elle détermine ne sera-t-il pas aussi suspendu? les matériaux de congestion, d'irritation, d'engorgement, que ces fluides apportent, et qui augmentent le mal local, parce que l'effet augmente la cause, ne cesseront-ils pas alors d'arriver? ne s'opposera-t-on pas de cette manière aux progrès ultérieurs du mal, et ne favorisera-t-on pas sa résolution? Nous supposons seulement la douleur suspendue, et cet effet est incontestable, et déjà nous voyons que les résultats sont immenses : que sera-ce si les expériences physiologiques prouvent d'une manière incontestable que le magnétisme active l'absorption ? »

Ainsi, dans les maladies aiguës, le magnétisme peut produire des effets heureux. Nous devons cependant vous faire observer que, si dans l'état de santé, la nature connaît seule ses poids et mesures, et si la marche harmonique prescrite par la sagesse infinie se fait remarquer, il n'en est point de même dans quelques états aigus, où la nature se trouble, devient folle, et semble abandonner au hasard l'individu qu'elle croit ne plus pouvoir gouverner; il serait alors dangereux de vous en rapporter entièrement au magnétisme, vous devez y joindre une médecine active, capable d'arrêter ou de diminuer le trouble existant; car ce n'est qu'alors que les matériaux de réparation que vous versez dans l'individu peuvent être employés avec avantage par la puissance conservatrice; dans le cas contraire, ils peuvent augmenter le trouble et le désordre existant. Ce que je dis ici n'est pas applicable aux maladies syncopales, maladies que l'on ne peut confondre qu'avec la mort. C'est là surtout que l'on peut attendre d'heureux effets du magnétisme; ces maladies, qui consistent dans un affaiblissement prompt et plus ou moins extrême des mouvements vitaux, et qui ont pour cause, le plus communément, les affections morales, la joie, la frayeur, l'étonnement, la douleur, l'aversion des sens et surtout de l'imagination pour certains objets.

La médecine ne peut rien dans ces maladies; car comment l'art parviendrait-il à porter son action sur la nature qui, dans cette circonstance, échappe même à ses regards? Quelques organes inconnus conservent de la sensibilité; ils servent de dernier retranchement à la vie : c'est dans cette retraite que le fluide magnétique irait ranimer la nature, et porter l'aiguillon nécessaire à son réveil, bien plus sûrement qu'aucun des agents connus.

Voici deux lettres de M. le général Cubières contenant le *modèle le plus parfait d'un traitement magnétique accompagné de somnambulisme.*

MODÈLE D'UN TRAITEMENT MAGNÉTIQUE ACCOMPAGNÉ DE SOMNAMBULISME.

1re LETTRE. — A MONSIEUR DU POTET.

Votre satisfaction, mon cher maître, égalera la nôtre, quand vous apprendrez de quels succès sont couronnés mes soins et mes efforts pour la guérison de cette pauvre malade de Grainville-Ymauville, que nous visitâmes ensemble pendant les courts instants que vous passâtes chez nous l'été dernier. Cette cure, commencée dans un de ces élans de charité qui nous sont inspirés par le ciel, semblait une entreprise bien téméraire à tout le monde, même à ceux qui avaient le plus de confiance dans la puissance magnétique. Je ne saurais dire où j'avais puisé tant d'assurance, et cet espoir de réussir qui se changea pour moi en certitude quand je vous vis le partager. Quel bonheur ressentit toute cette famille, épuisée de veilles et de sacrifices pécuniaires, quand elle entendit ces paroles sorties de votre bouche, cette prédiction échappée de votre âme et que chaque jour écoulé depuis lors concourt à réaliser : « Prenez courage, Eugénie, vous touchez aux termes de vos souffrances, la vie va rentrer dans vos membres paralysés ; mettez votre confiance en Dieu et dans les efforts énergiques de l'homme qui se dévoue pour vous sauver ! »

Depuis six ans, vous le savez, cette pauvre fille, paralysée des bras, des cuisses, des jambes et de la vessie, n'avait pas quitté son lit ; la mort semblait lui remonter d'en bas vers le tronc, en même temps qu'elle assiégeait le cerveau par trente-cinq ou quarante crises journalières d'épilepsie, accompagnées de salivations spumeuses, de convulsions dans la tête et le cou où se concentraient les restes de la faculté de mouvement, et suivies d'évanouissements semblables à une entière cessation de la vie. Et, pour compléter le tableau, privation totale de sommeil, impossibilité d'avaler et de prendre la plus légère nourriture durant des mois entiers; torpeur morale, interrompue quelquefois par des larmes, de sombres pensées ou un désespoir profond. Telle était, depuis six années, la série des désordres et des souffrances qu'endurait ce pauvre corps, malgré tous les efforts de la médecine. Les médecins ne s'étonnaient que d'une chose, c'était de voir persister cette triste existence à laquelle, selon eux, chaque crise aurait dû mettre fin.

Eh bien! mon cher maître, après deux magnétisations, la malade dormait des nuits entières d'un sommeil naturel et paisible; en moins de quatre mois, les attaques d'épilepsie avaient disparu, la vessie faisait ses fonctions. Le cinquième mois, la sensibilité et le mouvement étaient revenus dans le côté droit et s'annonçaient comme très prochains dans le côté gauche. L'affaissement moral avait disparu pour faire place au sentiment d'une douce espérance; la faculté de lire, de converser, évanouie depuis deux ans, reparaissait dans toute sa plénitude; l'eau dont les tissus étaient remplis disparaissait peu à peu par absorption; l'enflure de la face et celle du ventre diminuaient sensiblement.

Voilà le point où nous sommes arrivé, par les efforts énergiques d'une volonté puissante, par d'abondantes émissions de fluide vital répétées deux fois par jour, pendant les trois premiers mois; mais, je vous l'affirme, sans l'emploi d'aucune substance médicinale, sans autre secours de la chirurgie qu'une saignée tous les vingt-cinq ou trente jours, ainsi que l'habitude en était prise dès longtemps.

Pour le cas où vous jugeriez utile à la propagation du magnétisme, comme moyen thérapeutique, de faire connaître cette cure dans tous ses détails, je vous transmets ci-après l'extrait de mon journal.

Origine et cours de la maladie. — Eugénie Morel, fille de l'instituteur de la commune de Grainville-Ymauville, est née en mai 1818, et est âgée aujourd'hui de trente-trois ans.

Jusqu'en 1829, sa santé fut assez bonne; mais, à cette époque, elle eut une affection intestinale qui dura trois mois, lui laissa de la faiblesse et altéra sensiblement sa constitution. En 1831, elle éprouva une violente attaque de choléra et resta quatorze heures sans connaissance; la convalescence dura cinq ou six jours. En 1833, au mois de juin, elle fut prise d'une hémorrhagie qui ne put être arrêtée qu'au bout de huit jours. C'est de cette époque que date l'invasion de la maladie actuelle.

Eugénie a été traitée pendant dix-huit mois pour maladie de poitrine, ensuite pour maladie du cœur pendant plusieurs années, enfin pour maladie de la moelle épinière.

Les saignées mensuelles qui faisaient la base du traitement suivi par les médecins ont été pratiquées sans que la malade en fût amaigrie ni plus affaiblie, sans que son tempérament en fût dérangé, quoique chaque année sa position se compliquât à plusieurs reprises par des fièvres de quatorze ou de vingt et un jours.

En 1843, au mois de février, les deux jambes furent atteintes d'une paralysie qui, après quarante jours, céda à des frictions de cantharides.

En février 1844, nouvelle paralysie des deux jambes, laquelle disparut au bout de trois mois, par l'emploi d'excitants très actifs en pilules et en frictions.

Au mois de janvier 1846, la jambe gauche est paralysée pour la troisième fois ; en février, ce fut le tour de la jambe droite, et, depuis lors, l'une et l'autre sont restées sans aucun mouvement.

En 1847, d'affreuses douleurs se font sentir le long de la

colonne vertébrale et dans la tête; on tente inutilement, par tous les moyens connus, de calmer ou de déplacer le mal.

Au mois d'août 1848, la paralysie envahit le bras gauche, et en septembre le bras droit.

En mars 1849, la cuisse gauche perd la sensibilité et le mouvement; en juin, la vessie se trouve complétement paralysée, et, depuis lors, la malade n'a pu retenir son urine, qui ne cesse de couler à son insu. Le 17 décembre, les attaques d'épilepsie se déclarent, d'abord par de longs évanouissements, ensuite par de terribles convulsions, au nombre de soixante par jour et de vingt pendant la nuit. L'emploi du sulfate de zinc, du bleu de Prusse et de diverses autres substances vénéneuses, administrées à doses plus ou moins fortes, ne produisent ni soulagement, ni guérison; toutefois, au bout d'un an, le nombre des crises est réduit à quarante-cinq ou cinquante dans les vingt-quatre heures. Les médecins, regardant le mal comme incurable, se bornent à l'emploi des calmants, annoncent que la mort est inévitable et prochaine. Ils ne continuent les saignées mensuelles qu'en cédant aux prières de cette pauvre fille et aux larmes de ses malheureux parents.

Ce serait un trop long détail que d'énumérer les quantités de medicaments absorbés par la malade, les substances diverses qui lui furent administrées et les différents régimes auxquels elle fut soumise. Il suffira de savoir qu'elle a été saignée quatre-vingt-cinq fois, et qu'elle a subi cent douze applications de cautères ou de vésicatoires. Et pourtant, les habiles médecins qui suivirent cette interminable agonie sont renommés par leurs succès. Ils firent dans cette circonstance, comme toujours, tout ce que pouvaient leur inspirer leur dévouement pour leurs malades et leur compassion pour les malheurs de la famille Morel; mais, pour combattre tant de causes de destruction, ils n'avaient d'autre arme que la fausse science des écoles et des académies ; la découverte de Mesmer, ou leur était inconnue, ou ne leur inspirait point de confiance. Combien il est regrettable que les médecins, qui jouissent à juste titre de la confiance du public, ne se hâtent point d'examiner les faits magnétiques et de constater s'il est réel ou si nous nous abusons quand nous disons que Dieu nous a doués d'une vue intérieure qui se manifeste par l'acte magnétique, qu'il a accordé aux êtres souffrants l'instinct des remèdes utiles à leur conservation. Mais puisque les savants ne veulent point admettre les facultés mystérieuses que développe le magnétisme, c'est donc à nous, *pauvres d'esprit*, qu'il appartient de travailler au triomphe de la vérité, et de faire qu'il retentisse dans l'univers par les hymnes d'actions de grâces qu'adresseront à l'Éternel des milliers d'indigents arrachés aux souffrances par nos soins et *revivant* de notre vie.

Traitement magnétique. — Le 24 juin, jour de Saint-Jean, à neuf heures du soir, première magnétisation d'une demi-heure, qui procure quatre heures de sommeil pendant la nuit. A dater du 25, deux magnétisations par jour, d'une heure environ, à deux heures et à neuf heures du soir. Bientôt il en résulte cinq à six heures de sommeil toutes les nuits. La malade fait preuve tout d'abord d'une grande sensibilité magnétique. Le magnétiseur excite facilement des commotions en dirigeant ses doigts en pointes sur diverses parties du corps de la malade. Bientôt elle devient lucide et déclare qu'elle voit *de l'eau dans la moelle de l'épine de son dos;* qu'il faut lui appliquer deux cautères au-dessus des épaules; qu'elle a du sang dans l'estomac, de l'embarras dans le ventre, un grand tremblement dans le cœur; qu'il ne faudra pas tarder à la saigner.

Plusieurs fois les médecins avaient eu la pensée d'employer les cautères, mais l'état de la malade, toujours couchée sur le dos, s'opposait, selon eux, à leur application, qui aurait pu amener de graves accidents. Ils regardent cette prescription somnambulique comme une réminiscence de ce que la malade a entendu dire autour d'elle et se refusent de l'accomplir.

Vers le 10 juillet, la lucidité se développe : Eugénie voit au loin, chez ses frères, instituteurs établis au delà de Rouen, à plus de quinze lieues ; chez le vicaire de sa paroisse, au domicile de son magnétiseur, etc.; elle précise l'heure ; elle indique le nombre de personnes admises dans sa maison pendant son sommeil et de celles qui en sortent. Elle voit un couteau enfoui dans le verger depuis plus d'une année, elle indique l'endroit où il est, et son père l'y retrouve en présence de plusieurs témoins. A la fin du mois les passes, toujours dirigées sur l'abdomen et sur les membres sans mouvement, font éclater des crises entièrement semblables à celles de l'épilepsie à son début, mais sans écume à la bouche. Ce corps, privé de mouvement, se dresse par l'impulsion magnétique, retombe violemment sur les coussins qu'on a soin de lui opposer, se dresse de nouveau et continue à s'agiter ainsi jusqu'à ce que le magnétiseur intervienne pour rétablir le calme et décider le réveil. Endormie, la malade indique le temps qu'il faut la laisser en crise, les aliments dont on doit la nourrir; elle ne veut pour boisson que de l'eau magnétisée, qui devient purgative à la volonté du magnétiseur et selon l'instinct de la malade.

Déjà les vraies attaques d'épilepsie ont diminué de moitié en nombre et en durée, la vessie commence à mieux fonctionner; mais la lucidité s'affaiblit, la malade ne voit plus au loin, elle n'a de perceptions somnambuliques que pour ce qui concerne son état et ses organes. Le sommeil naturel a disparu, elle passe ses nuits entières sans dormir. Le 14 août, dans le sommeil magnétique, elle annonce que le 26 sa lucidité reviendra, et qu'à dater du même jour elle aura de bonnes nuits.

Magnétisée le 27 août par M. du Potet, elle déclare de nouveau qu'elle a de l'eau dans la moelle de l'épine dorsale, qu'il y faut des cautères, qu'elle sera encore deux mois sans ressentir ses jambes, et qu'elle pourra s'en servir dans sept ou huit mois.

Au 1er octobre, les résultats suivants sont constatés : cessation totale des attaques d'épilepsie et des évanouissements, disparition de la bave écumeuse, guérison complète de la vessie, amplitude de l'organe de la voix qui avait perdu de sa force dès longtemps ; l'estomac cesse d'éprouver les dégoûts et les caprices qui rendaient si difficile l'alimentation de la malade ; la physionomie devient plus mobile, elle s'illumine d'une lueur de l'espérance qui a pénétré dans cette âme si cruellement éprouvée.

Le magnétiseur essaya plusieurs fois, et avec un plein succès, à agir sur la malade à travers des cloisons qui n'arrêtaient ni n'affaiblissaient l'effet magnétique ; pour suppléer les cautères demandés avec tant d'instance par la malade, le magnétiseur, après une magnétisation palmaire de la région dorsale, appliquait au-dessous des épaules deux cautères fictifs, au moyen de deux doigts de sa main pressant en pointe de chaque côté de l'épine : il en résultait promptement la chaleur d'une brûlure que la malade ressentait après être réveillée, et dont elle souffrait plusieurs jours de suite.

Le 15 octobre, la malade, endormie, annonce que, le 27, la sensibilité renaîtra dans le côté droit ; le 25, interrogée de nouveau, elle recule ce terme jusqu'au 3 novembre, par compensation mentale des jours où elle n'avait pas été magnétisée. Elle annonce en outre que, le 10 novembre, le mouvement renaîtra à droite, qu'elle remuera le bras et la jambe, mais faiblement.

Le 3 novembre, à une heure après midi, Eugénie éprouve un violent tremblement qui dure trois quarts d'heure; c'est en ce moment que la sensibilité apparaît, c'est depuis lors qu'elle sent lorsqu'on touche son bras et sa jambe droite. Le 10 novembre, le même phénomène se renouvelle pour le retour de la faculté du mouvement : à midi et demi, un grand tremblement se déclare, une heure après la malade remue le bras et la jambe du côté droit.

Le retour de la sensibilité et celui du mouvement avaient été précédés par de violentes douleurs dans les os et dans les jointures; pendant plusieurs jours, les épaules et la région lombaire ont été le siége des mêmes douleurs qu'au début de la maladie. Ne pourrait-on pas comparer le magnétisme à un esquif qui aurait reçu la santé à son bord, et qui, la reconduisant comme un souverain détrôné aux lieux dont elle fut bannie, remonterait avec elle le courant du mal et lui ferait toucher successivement tous les rivages où elle régnait jadis?

Ainsi donc, tout ce que la malade avait annoncé dans le sommeil magnétique se réalise à jour fixe. Pour les voisins, la somnambule est infaillible, ils furent tous témoins de ses prédictions; elle leur a donné rendez-vous pour leur serrer la main, ils y viennent en foule, pleins d'une douce émotion et de reconnaissance pour les dons de la Divinité.

Le 12 novembre, la malade, endormie, annonce les faits suivants : Le mouvement du bras droit sera entièrement libre le 1er décembre, ainsi que celui de la jambe; elle pourra tenir un livre et tourner les feuillets. Cinq jours plus tard, elle se servira de sa main pour porter la nourriture à sa bouche. La sensibilité reviendra à gauche dans les premiers jours de décembre, et le mouvement le 15 du même mois. La guérison complète sera encore longue, elle exigera au moins un an. Il y a toujours de l'eau dans la moelle épinière, il faudra des cautères, *on n'a que trop tardé*. Vers la fin de décembre, on pourra la tirer du lit et l'asseoir sur un fauteuil ; mais elle se trouvera mal les premières fois. Elle marchera le 1er avril dans sa chambre, mais bien peu; au mois de mai, elle pourra se promener dans le jardin, mais avec l'aide d'un bras. Dans le mois de janvier, il faudra continuer les magnétisations, mais de deux jours l'un, à peu près; les époques de la saignée pourront être plus espacées.

Voilà, mon cher maître, le narré fidèle de tout ce qui s'est passé depuis le 24 juin jusqu'à ce jour, 18 novembre. Les personnes charitables qui désirent soulager les êtres souffrants, et de préférence, comme cela doit être, les indigents, pourraient peut-être en tirer quelque utilité. C'est à nos frères en charité que je dédie cet exposé; s'il leur sert de guide, il les confirmera dans la volonté de faire le bien, puisqu'il prouve qu'on ne doit pas désespérer de réussir, alors même que la maladie est ancienne et remonte à plusieurs années.

Je ne saurais, en finissant, m'empêcher de faire un retour sur moi-même pour constater, une fois de plus, par quelles voies impénétrables s'accomplissent les desseins de la Providence. Après s'être servie de moi pour conduire à l'ennemi et à la mort tant de braves soldats, elle a voulu que, frappé par votre parole, éclairé par vos écrits, je consacrasse les dernières années d'une vie de périls et d'angoisses, et ce qu'elle m'a laissé de forces, à ranimer des existences presque éteintes; encore a-t-il fallu, pour que cette voie de compensation d'un peu de bien pour beaucoup de maux me fût ouverte, que la justice des hommes sortît de son prétoire et fût rendue dans une arène politique, au foyer de l'intrigue des rivalités et des haines de partis.

P.-S. Je vous adressai, avant-hier matin, un long détail de faits magnétiques relatifs à Eugénie Morel, de Grainville-Ymauville. Voici un fait nouveau qui m'a paru mériter de faire suite aux autres et d'être porté à votre connaissance.

Aujourd'hui, à quatre heures, je trouvai toute cette pauvre famille consternée. En voici la cause. Hier, à huit heures du soir, Eugénie s'était trouvée fort mal à son aise ; on s'aperçut bientôt qu'il n'y avait plus de sensibilité dans la jambe droite et que la faculté de mouvement dans le bras du même côté était de beaucoup diminuée. La malade, fort inquiète, avait peu dormi, ses parents n'avaient pas fermé l'œil. Je me hâtai de questionner Eugénie dès que le magnétisme eut produit son effet et que je fus parvenu à lui desserrer les mâchoires. Voici notre dialogue :

D. Comment vous trouvez-vous?

R. Pas trop bien.

D. Que sentez-vous d'extraordinaire?

R. Beaucoup de roideur dans le bras droit et dans la jambe.

En ce moment je touchai son bras droit, dont la rigidité était extrême. Il est à remarquer que, depuis que ce bras a reconquis la sensibilité et le mouvement, il ne participait point aux roideurs et aux tremblements qui continuent dans la partie gauche.

D. Quelle est la cause de ce changement?

R. Une forte pression.

D. Que faut-il faire pour y remédier?

R. De fortes frictions.

D. Cet accident retardera-t-il votre guérison?

R. Oui.

D. De combien de temps?

R. De huit jours.

Voici l'explication. La mère Morel avait la veille, après mon départ, et vers les cinq heures et demie, posé sur les pieds de sa fille, pour les tenir chauds, une espèce d'oreiller, un gros coussin bourré de grosse laine et qui m'a paru devoir peser 2 ou 3 kilogrammes. Ce coussin était resté sur les pieds de la malade jusqu'à neuf heures du soir; la pression avait donc duré près de quatre heures, elle avait refoulé la sensibilité et sans doute contracté les nerfs du mouvement, qui n'avaient retrouvé de la vie que depuis le 10 du mois, c'est-à-dire depuis huit jours. J'ai fait placer tout de suite sur le lit une espèce de dôme de cerceaux qui garantira les jambes de toute espèce de choc ou de pression. Un pareil fait peut éclairer sur les précautions à prendre en pareil cas, comme sur les soins que réclament les êtres dont les organes sont en train de ressusciter.

Voici, mon cher maître, un second *post-scriptum* au narré de la cure d'Eugénie Morel :

Hier 21, à cinq heures du soir, elle a été examinée dans l'état de sommeil magnétique, par les médecins, qui ont reconnu que l'amélioration de la santé générale, la disparition des désordres nerveux, permettaient le traitement de la maladie épinière par l'emploi des cautères, annonçant qu'ils en poseraient deux dimanche prochain.

La malade, endormie, a répété devant le médecin tout ce qu'elle n'a cessé de dire sur son état et sur les voies de sa guérison.

On lui demanda si, en la magnétisant deux fois par jour, sa guérison irait plus vite, elle répondit :

« Presque pas, cela n'en vaut pas la peine; il y faut du temps. »

Mille amitiés.

Général Cubières.

2e LETTRE. — A MONSIEUR DU POTET.

Je n'hésite pas à porter à votre connaissance la suite des faits que j'eus grand soin d'enregistrer à mesure qu'ils se sont produits dans le traitement magnétique d'Eugénie Morel.

Ainsi que je vous l'ai mandé, le retour de la sensibilité dans les membres du côté gauche et celui du mouvement, annoncés par la malade plongée dans le sommeil magnétique, pour le 3 décembre, à trois heures, et pour le 15 du même mois, à une heure, devaient être retardés jusqu'au 11 et au 23, par suite de la pression accidentelle sur les jambes de la malade, dont mon premier rapport fit mention, et conformément à ses pronostics somnambuliques.

Le 10 décembre 1851, ayant réglé ma montre au temps vrai, j'arrivai à Grainville avant midi. J'apprends que la nuit n'a pas été bonne, qu'un grand malaise existe, qu'il y a eu un évanouissement à dix heures du matin. La malade se plaint de douleurs intolérables dans les os de la partie gauche. A midi, un violent tremblement de tout le corps se déclare ; à une heure moins un quart, la malade pousse un gémissement et s'évanouit ; à une heure juste, à ma montre, elle revient à elle. Je me hâte de la magnétiser et de l'endormir. Je constate d'abord que, pour la première fois, les membres du côté gauche cessent de se roidir, et qu'ils sont demeurés aussi flexibles que ceux du côté droit ; puis j'entame l'entretien :

« Comment êtes-vous ? — Faible. — Pourquoi ? — A cause des douleurs que m'a causées le retour de la *sensibilité*. — Votre bras et votre jambe gauches ont donc recouvré la *sensibilité ?* — Non, elle n'est revenue que dans les os. — Quand pénétrera-t-elle dans les chairs ? — Le 11, à cinq heures du soir. — Voulez-vous être réveillée? — Oui. — Que faut-il faire? — Dégager la tête. »

Le 11 décembre, ma montre est réglée au temps vrai. J'arrive près de la malade à quatre heures et demie. J'apprends que, depuis son réveil, elle est en proie à un grand malaise produit par un redoublement de douleurs dans la partie gauche ; qu'elle s'est évanouie deux fois, de midi à trois heures. A cinq heures moins un quart, je touche son bras et sa jambe gauches sans qu'elle le sente ; à cinq heures moins cinq minutes, même épreuve. Au moment où ma montre marque cinq heures, la malade sent ma main sur ses membres ; elle distingue quand je frotte ou quand je presse son bras et sa jambe gauches.

Voilà une précieuse démonstration, dont nous sommes redevables au magnétisme, qui a encore bien d'autres secrets à découvrir sur notre existence. Elle apprendra aux médecins, dans le cas où ils n'en sauraient rien, que la sensibilité évanouie revient par les os ; que sa résurrection a lieu du dedans au dehors ; qu'elle met de vingt-neuf à trente heures pour faire irruption de l'intérieur des os à l'extérieur des tissus charnus, car je ne saurais douter que ce ne soit là une règle générale de notre nature.

Le 12 décembre, la malade est tirée de son lit et placée sur un fauteuil, où elle s'évanouit au bout de dix minutes.

Le 17, depuis deux jours elle éprouve des faiblesses, de vives douleurs dans les jointures de gauche, des envies de pleurer ; ce sont, dit-elle dans son sommeil magnétique, les avant-coureurs de la faculté de mouvement qui reviendra le 23, à une heure.

Le 19, elle annonce, endormie, qu'elle pourra désormais, et dès le lendemain, rester une heure et plus sur son fauteuil sans s'évanouir.

Le 21, interrogée sur une poule qui manque dans la basse-cour, elle fait connaître le lieu où elle se trouve.

Le 23, à midi et demi, j'entre dans la chambre d'Eugénie, qui est faible et souffrante. A une heure moins un quart elle laisse échapper un gémissement et s'évanouit. Au moment où l'aiguille de ma montre, mise au temps vrai, marque une heure, elle revient à elle et déclare qu'elle remue les doigts de sa main gauche : ce que je constate à l'instant pour le pied comme pour la main. Ce mouvement, peu sensible d'abord, devient plus prononcé et plus facile après une magnétisation et un sommeil de trois quarts d'heure.

Depuis le 24 jusqu'au 31 décembre, la malade est magnétisée chaque jour par madame de C..., qui me remplace pendant mon absence, et qui constate les progrès journaliers de la faculté de mouvement, reconquise et comme arrachée au mal par les constants efforts d'une magnétisation quotidienne.

Ainsi, voilà des membres totalement privés de mouvement depuis le commencement de l'année 1846, qui ont retrouvé la vie, qui fonctionnent comme par le passé, encore un peu tremblants, il est vrai, et avec quelque hésitation dans certaines positions.

Le 27, une cheville de fer manque à la fermeture de la barrière ; la malade, endormie, annonce qu'elle est tombée dans l'eau, qu'on la retrouvera dans la mare, sous quatre ou cinq pouces de vase.

Le 29, voici l'entretien de madame de C... avec la malade endormie.

« Rendez compte de votre prescience de somnambule, de vos visions. — Je ne saurais ; les objets dont on me parle s'offrent à moi comme un *tableau. Je les vois ; je les sais.* — Vous voyez donc l'intérieur de votre corps? — Parfaitement. »

Le 1er janvier 1852, la lettre suivante est écrite par la malade au général et à madame de C... :

« Pendant que chacun s'empresse, au renouvellement de » l'année, de former des vœux pour les personnes qui lui » sont chères, pourrais-je rester indifférente, moi qui vous » dois tout ce que je suis, et l'existence même? car sans » vos soins, sans votre courage, j'étais condamnée à une » fin prochaine et à mourir dans les plus cruelles douleurs; » lorsque maintenant je me vois près d'une guérison com- » plète, et, en quelque sorte, remplie d'une nouvelle vie.

« Après tant de bonté pour moi, je me sens impuissante » à former pour vous des vœux qui les égalent; aussi j'im- » plore la troupe céleste de les porter au pied du trône de » l'Éternel, persuadée que Dieu daignera vous accorder » une longue vie sur la terre et tout le bonheur que vous » pouvez désirer. Tels sont, Monsieur et Madame, les vœux » les plus sincères que forme pour vous votre protégée.

» EUGÉNIE MOREL. »

L'écriture de cette lettre est un peu tremblée, mais parfaitement lisible.

Le 2 janvier, dans son sommeil magnétique, elle demande qu'on lui fasse en hâte des vêtements, annonçant que le dimanche elle pourra dîner à table avec ses parents.

Le 5 janvier, une douce joie règne sous ce chaume qui, depuis tant d'années, n'abritait que des tourments et des larmes. La pauvre malade, rayonnante aujourd'hui d'espérance et de bonheur, a pris place à table entre son père et sa mère, après cent soixante-dix-neuf magnétisations directes, accompagnées d'un nombre égal de carafes d'eau magnétisée, qui ont fait sa seule boisson. Les soixante-quinze premières magnétisations furent doubles des autres et d'environ deux heures un quart, en deux reprises.

Les deux cautères appliqués le long de la colonne vertébrale rendent beaucoup depuis une huitaine de jours.

Depuis le 1er janvier, la malade a retrouvé sa lucidité

tout entière ; elle voit au loin, principalement ses frères et sa sœur, dont elle indique la position, l'occupation au moment même et l'état de santé.

S'il ne survient point d'accidents, je n'aurai désormais, et jusqu'au mois d'avril, à vous entretenir que de mes tentatives pour la faire marcher dans le sommeil magnétique, ou de celles qu'elle pourra faire d'elle-même dans l'état naturel.

Après le céleste auteur de ce miracle tout à l'heure accompli, c'est à vous, mon cher maître, qu'on doit en reporter le mérite, en rendant grâce à vos courageux efforts pour le triomphe de la vérité la plus utile aux hommes. Vous aurez, plus que personne en France, contribué à la propagation du mesmérisme ; et c'est une belle tâche, car non-seulement il affranchira l'humanité d'une grande partie des maux qui l'afflige, y compris les tâtonnements et les erreurs de la médecine, lorsqu'il sera devenu la médecine des familles, mais encore il est destiné à raviver la foi du monde et à ramener tous les hommes à la pratique des vertus évangéliques par la manifestation magnétique de la véritable fraternité et de la puissance dont est douée la charité chrétienne.

Votre dévoué. Général CUBIÈRES.

Voici un extrait de la dernière lettre que le père Morel m'écrivit à Paris, et dont je vous donnai alors communication sans vous laisser copie :

Grainville-Ymauville, 9 juillet 1852.

Apprenant que votre retour est encore retardé de quelques jours, je ne veux pas différer les bonnes nouvelles que je gardais pour votre arrivée. Eugénie marche sans appui ni secours étranger, elle remplace sa mère pour tous les soins du ménage ; elle a toujours de l'enflure dans le bas des jambes, ce qui ne disparaîtra, selon elle, que par les bains de mer. Sa lucidité varie beaucoup, mais seulement pour ce qui la concerne et pour ce qui se passe à la maison.

Pour copie conforme, et bien des amitiés.

Général CUBIÈRES.

DE LA MAGNÉTISATION INTERMÉDIAIRE.

« L'action et la vertu du magnétisme animal, avance Mesmer (1), peuvent être communiquées à d'autres corps animés et inanimés. »

Nous désignerons ce mode d'action sous le nom de *magnétisation intermédiaire;* il résume pour nous les différents auxiliaires du magnétisme, et consiste à faire concourir au soulagement des malades des corps magnétisés faisant l'office de conducteurs ou de véhicules de l'agent curatif. Ce procédé n'était pas étranger aux médecins hermétiques qui, comme le chevalier Digby et Santanelli (2), imprégnaient leurs magistères du fluide universel répandu dans la nature. Maxwell affirme qu'il y a des corps susceptibles de conserver l'esprit vital qu'on y accumule : « Nam sicut » lapis ferro fortificatur et quodam modo nutritur, ita sunt » qui spiritum vitalem apprehensum custodiunt, donec » alteri curam ipsius committant (3). »

L'expérience nous a démontré que les corps inanimés peuvent recevoir et propager l'influence magnétique, suivant leurs propriétés moléculaires. Quant aux animaux, nous savons qu'ils ressentent, ainsi que l'espèce humaine, l'impression du magnétisme, mais nous les croyons incapables de transmettre notre fluide tel que nous le leur avons

(1) *Proposition II.* (Voy. p. 310.)
(2) *Théâtre sympathique.*
(3) *De medic. magnet.*, cap. 13.

communiqué ; il devra nécessairement se modifier en s'assimilant au leur. Cette opinion, du reste, est appuyée sur celle de Bruno (1), qui cherche à prouver que tout individu d'une espèce différente de l'homme « devra, par la communication de son mouvement, troubler plus ou moins le mouvement imprimé par le magnétiseur. » « Je me suis assuré, disait Mesmer, que quelques corps animaux ont une propriété tellement opposée à mon principe, que leur seule présence détruit tous les effets du magnétisme animal (2). » Bruno (3) et le docteur Despine (4) appuient cette allégation en déclarant que le chat est, de tous les animaux, celui qui contrarie le plus l'action magnétique. Les chiens, surtout ceux à longs poils, sont d'un contact moins défavorable. Sans vouloir apprécier ici l'action du fluide des animaux sur l'homme, nous agirons avec une sage réserve en nous abstenant de leur usage comme corps intermédiaires entre le magnétiseur et ses malades.

1° *Par les arbres.* — La magnétisation par les végétaux, ou phytomagnétisation, offre de grands avantages, si nous nous en rapportons à l'expérience des magnétiseurs qui ont eu recours à cette méthode. « Après l'homme et les animaux, dit Mesmer (5), ce sont les végétaux et surtout les arbres qui sont les plus susceptibles au magnétisme animal. » Deleuze (6) regarde ce procédé comme le plus puissant et le plus salutaire pour renforcer l'action du magnétisme. « Mon arbre, écrivait Puységur (7), est le meilleur baquet possible ; il n'y a pas une feuille qui ne

(1) *Principes et procédés*, t. I, p. 194.
(2) *Observ. sur le magnét.*, par d'Eslon, p. 15.
(3) Ouvrage cité, t. I, p. 191.
(4) *Observ. de méd. prat.*, p. 45, 57, 63.
(5) Aphor. 304.
(6) *Hist. crit. du magnét.*, t. I, p. 122.
(7) *Mémoires pour servir à l'établissement du magnétisme animal*, 3e édition, 1820, p. 26.

communique la santé. » Le docteur Roullier décrit (1) les effets salutaires que l'on retire de la magnétisation des végétaux, dont la circulation vitale se trouve, suivant lui, renforcée par le magnétisme, et dont la végétation devient plus vigoureuse.

Le choix d'un végétal n'est pas indifférent, d'après le témoignage des praticiens; ils donnent la préférence, parmi les arbres, à l'orme, au frêne, au tilleul et au chêne. « Le noyer, malgré un préjugé vulgaire, avance Roullier (2), n'a point été nuisible; mais il faut bien se garder de faire toucher à des malades le figuier, l'if, le laurier-rose, etc. » Parmi les arbustes utiles, on place au premier rang le myrte et l'oranger.

Les plantes n'étant généralement considérées que comme dépositaires du fluide vital, rentrent dans la classe des corps inanimés dont nous allons nous occuper. Si nous n'insistons pas davantage sur l'utilité de la phytomagnétisation, c'est que la direction de nos études ne nous a pas permis d'apprécier la valeur de ce procédé, qui ne doit, du reste, exercer d'influence que sur des somnambules ou des malades d'une grande sensibilité magnétique. L'examen approfondi des traitements du marquis de Puységur, à Buzancy, ne nous permet pas de rattacher uniquement à l'influence de son arbre magnétisé les nombreuses guérisons que l'on y a constatées; il faudrait alors récuser l'efficacité de la *chaîne* et de la magnétisation directe dont on faisait usage pour la plupart des maladies (3). Nous accorderons aussi dans ces effets une juste part à la puissance de l'imagination, nécessairement très excitable chez de pauvres infirmes dont la foi robuste envisageait cette médication nouvelle comme le terme de leurs souffrances. L'instinct d'imitation

(1) *Exposition physiologique*, p. 57.

(2) *Exposition physiologique*, p. 59.

(3) Mesmer, aphor. 304. — Deleuze, *Inst. prat.*, p. 81. — Puységur, *Mémoires*, p. 47.

ne devait pas non plus être sans effet sur des personnes dont le nombre s'élevait quelquefois à plus de cent trente.

« Pour magnétiser un arbre, explique Deleuze (1), on commence par l'embrasser pendant quelques minutes; on s'éloigne ensuite, et l'on dirige le fluide vers le sommet et du sommet vers le tronc, en suivant la direction des grosses branches. Quand on est arrivé à la réunion des branches, on descend jusqu'à la base du tronc, et l'on finit par magnétiser la terre à l'entour, pour répandre le fluide sur les racines. Quand on a fini d'un côté, on fait la même chose en se plaçant du côté opposé. Cette opération, qui est l'affaire d'une demi-heure, doit être répétée quatre ou cinq jours de suite. On attache à l'arbre des cordes pour servir de conducteurs. »

Cette méthode était celle de Mesmer, qui, d'après sa *Théorie des pôles*, insiste seulement sur la position que doit

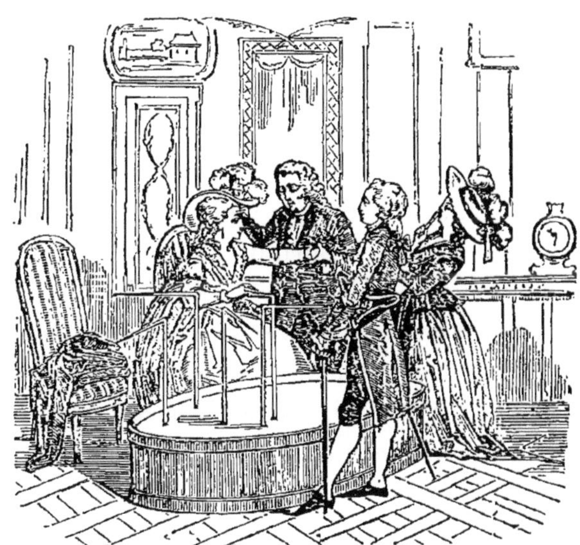

Expérience du baquet, d'après une estampe de 1775.

observer le magnétiseur. Il se servait ordinairement d'une tige de fer ou d'une canne.

(1) Deleuze, *Inst. prat. sur le magn. anim.*, 1853, nouv. édit., p. 69.

Par le baquet. — Dans les traitements magnétiques, on donnait le nom de *baquet* à une grande caisse de bois, d'une forme arrondie, qui contenait des bouteilles remplies d'eau magnétisée, et disposées symétriquement sur une ou plusieurs rangées; les interstices étaient comblés par du verre pilé, de la limaille de fer, ou autres corps auxquels Mesmer attribuait certaines vertus, suivant leur densité. On remplissait ensuite la cuve d'eau, à une hauteur suffisante pour couvrir les bouteilles (1). On faisait aussi des baquets sans eau, en remplissant l'intervalle des bouteilles avec du verre, de la limaille, du mâchefer et du sable. Des conducteurs métalliques, adaptés à ces réservoirs, servaient à établir des *courants*, que l'on dirigeait ensuite sur les organes malades (2).

Nous n'entrerons pas dans de plus grands détails sur ce moyen thérapeutique dont l'utilité ne nous est pas démontrée, devant les immenses ressources de la magnétisation directe et les avantages de la *chaîne magnétique*.

Par la chaîne. — On appelle *chaîne magnétique* la réunion de plusieurs personnes se tenant mutuellement les mains et se touchant même par les pieds ou les genoux, sous la direction d'un magnétiseur (3). Quand la chaîne se compose d'individus sains et bien portants, exerçant leur influence sur un ou plusieurs malades, elle porte le nom de *chaîne communicative* (4). On désigne sous le nom de *chaîne active* celle qui est formée de malades agissant respectivement les uns sur les autres (5). Ce dernier procédé, auquel Mesmer avait généralement recours, devait contribuer singulièrement au développement des crises, souvent contagieuses

(1) *Inst. prat.*, p. 80.
(2) Aphor. 296 et 297.
(3) Deleuze, *Hist. crit.*, t. I, p. 121.
(4) Mesmer, aphor. 298. — Deleuze, *Inst. prat.*, p. 89.
(5) A. Gauthier, *Trait. prat.*, p. 134.

parmi les assistants. Nous condamnons ce genre de médication, persuadé que toute émanation morbide ne peut favoriser une guérison ; et si par hasard elle a produit d'heureux résultats, nous devrions encore en rejeter l'emploi, d'après les dangers qu'elle présente.

La *chaîne communicative* deviendra, sans contredit, un précieux auxiliaire du magnétisme entre des mains prudentes et exercées. Malheureusement, il n'est pas toujours facile de rencontrer les conditions indispensables pour appliquer fructueusement cette méthode. Pour que la chaîne soit salutaire (1), il faut que ceux qui la composent soient constamment unis d'intention avec le chef qui la dirige ; il faut, en outre, éviter d'y admettre des personnes malsaines, ou celles qui, par indolence ou curiosité, pourraient contrarier l'action du magnétiseur. Lorsque l'on parvient à rencontrer des individus dont le dévouement pour le malade n'est pas douteux, on peut compter sur un succès presque certain. Aussi ne comprenons-nous la supériorité de cette médication qu'au milieu des familles unies par les liens d'une sincère affection. « Il est difficile, surtout dans les villes, remarque Deleuze (2), de composer une chaîne de gens qui soient uniquement occupés de se guérir ou de guérir les autres ; et les incrédules, les personnes qui cherchent à critiquer, surtout les gens malintentionnés, en troublent les effets. » C'est indubitablement ce qui arrivera avec des mercenaires ou des personnes d'une foi chancelante.

Dans toute circonstance d'ailleurs, où l'usage de la *chaîne communicative* paraît indispensable, nous lui préférerons la magnétisation directe de plusieurs individus unis d'intention avec le magnétiseur. Ce genre de pratique nous a généralement réussi, surtout chez les malades dont l'organi-

(1) Deleuze, *Inst. prat.*, p. 90.

(2) *Hist. crit.*, t. I, p. 121.

sation semblait réfractaire à l'action d'un seul magnétiseur. Le merveilleux parti qu'en a tiré notre confrère Esdaile assure à ce procédé un emploi général.

Par diverses substances. — La plupart des corps inertes nous paraissent être d'excellents réservoirs magnétiques ; mais nous devons choisir ceux qui sont susceptibles de la plus haute saturation de fluide. Si tous conservent l'influence du magnétisme, il convient cependant de rejeter ceux qui, par les propriétés qui leur sont inhérentes, pourraient porter préjudice à l'état du malade. Il serait difficile d'en faire l'énumération, car tel objet dont le contact est désagréable pour un sujet sera propice pour un autre. Ainsi le fer et le verre, qui, selon Mesmer (1), produisaient les meilleurs effets, ont donné des résultats opposés entre les mains d'autres magnétiseurs (2). Une de nos malades nous a présenté un exemple bien frappant d'une vive répulsion pour le verre. Chaque fois qu'elle était obligée de porter un verre à sa bouche pendant son état de crise magnétique, elle ressentait un agacement qui se serait promptement traduit par des convulsions, si l'on n'avait eu le soin de l'éloigner rapidement : cette sensation devenait supportable lorsque le verre était magnétisé. Le cuivre et les métaux d'alliage fatiguent souvent les malades d'une grande susceptibilité nerveuse (3). L'argent même leur a parfois causé de l'aversion (4).

« Après le verre, qui est le meilleur conducteur, avance Mesmer, on emploie le fer, l'acier, l'or, l'argent, etc., en préférant le corps le plus dense. » Nous constaterons que les métaux, outre leur grande perméabilité au magnétisme,

(1) Aphor. 240-292.

(2) Puységur, *Mémoires*, p. 414. — Despine, *Observ. de méd. prat.*, p. 42 et 133. — Deleuze, *Hist. crit.*, t. II, p. 140. — Docteur Charpignon, *Physique du magnét.*, p. 307. — *Annales du magnét.*, n° 35.

(3) *Théorie du somnambulisme*, par Tardy de Montravel, p. 70.

(4) Despine, *Observ. de méd. prat.*, p. 41.

provoquent des sensations très variables, suivant l'irritabilité du système nerveux; cependant l'or et le platine semblent faire une exception : l'observation nous a toujours démontré que l'or produit, chez le plus grand nombre des malades impressionnables, une sensation fort agréable (1). Souvent il a suffi pour remédier à l'épuisement des forces. Mademoiselle Estelle, somnambule du docteur Despine, éprouvait à peu près les mêmes effets du platine; cependant elle préférait un objet d'or, surtout lorsqu'il n'était pas ciselé (2). La plume, la soie, les fourrures, la résine, la paille, la cire d'Espagne, ont le plus souvent déterminé une fâcheuse influence.

Parmi les étoffes, le fil et la laine sont les meilleurs condensateurs du fluide magnétique, et cette propriété n'offre aucun préjudice à leur conductibilité. Ces étoffes favorisent singulièrement la transmission du fluide. Le coton n'est pas non plus un mauvais conducteur; mais la soie présente des obstacles quelquefois invincibles, soit à cause de sa faible perméabilité, soit à cause des sensations nuisibles qu'elle engendre. Quant à l'action du fil et de la laine comme réservoir magnétique, nous avons toujours eu à nous louer des résultats que nous en avons obtenus.

La couleur des objets développe chez certains malades un saisissement désagréable; nous citerons surtout le noir, le rouge et le violet (3), en faisant observer toutefois que ce phénomène est fort rare.

(1) Despine, ouvrage cité, p. 41, 42, 53, 67, 126, 253. — *Essai sur la théorie du somnambulisme*, par Tardy de Montravel, p. 70. — *Exposé des cures*, etc., par M. Mialle, t. I, p. 22. — Charpignon, *Physiologie du magnétisme*, p. 14.

(2) Les anciens connaissaient-ils cette propriété de l'or? Il est certain que les anneaux d'or jouissaient autrefois d'une grande valeur contre les charmes, les enchantements et les morsures des serpents. (Voy. Leloyer, *Histoire des spectres*, p. 826.)

(3) Despine, ouvrage cité, p. 61, 64, 69.

Nous passons rapidement sur les diverses propriétés des corps inertes, parce qu'elles échappent à l'analyse et qu'elles ne sont réellement perceptibles que pour le plus petit nombre des somnambules. Ces corps peuvent donc, dans la plupart des cas, servir de dépositaires et de conducteurs de l'agent magnétique; ils calment les douleurs, entretiennent le sommeil ou le somnambulisme, et régularisent la circulation. On magnétise avec avantage un mouchoir, des bas, des vêtements, etc.; des aliments magnétisés sont digérés facilement; mais, de tous les corps connus, l'eau est infailliblement le meilleur réservoir pour condenser et propager le fluide magnétique : c'est pourquoi nous allons lui consacrer un article particulier.

Par l'eau. — Dans tous les temps et chez tous les peuples, on a cru l'univers peuplé d'esprits, les uns bons, les autres mauvais, et l'on regardait les maladies dont la cause échappait aux investigations des hommes comme un effet de la colère des dieux ou des artifices du démon. Les premiers païens ayant une tendance à diviniser tous les corps nécessaires à la vie, l'eau fut un des premiers éléments auxquels ils adressèrent leurs prières : Neptune fut pour eux le dieu animé. Par la suite, les prêtres soumirent l'eau à une consécration particulière, sous le nom d'*eau lustrale*. On en conservait à la porte des temples pour que chacun pût se purifier par un lavage, afin de se rendre les dieux favorables et d'échapper aux embûches des esprits nuisibles.

L'*eau d'expiation* des Hébreux, que l'on appelait encore *eau de séparation* (1), se préparait avec de la cendre d'une *jeune vache rousse*, que l'on sacrifiait avec une grande pompe religieuse. Cette eau servait de purification pour les souillures du corps et de l'esprit. De là sans doute l'origine de l'eau bénite de l'Église romaine, que l'on apprêtait avec du sel et le concours des prières et des exorcismes. Sur la fin

(1) *Nombres*, chap. XIX.

du IVe siècle, l'eau bénite était considérée comme un excellent moyen de mettre en fuite le malin esprit. Cet acte pieux était accompagné d'une formule de prières qui variait d'après la nature de l'objet que l'on se proposait (1). Si l'on en croit saint Thomas d'Aquin (2), l'eau bénite avait le privilége de guérir les maladies que l'on attribuait alors aux obsessions du démon, telles que les hallucinations, l'hystérie, la catalepsie, etc., sur lesquelles notre eau magnétique produit certainement des effets avantageux. Alexandre Ier, sous le pontificat duquel paraît remonter la découverte de cette pratique, recommandait au clergé de bénir l'eau salée, avec l'intention de détourner des chrétiens *les phantômes et les illusions de Satan* (3). Paladius, évêque de Cappadoce, écrit dans *la Vie de saint Macaire*, qu'on amena à ce pieux solitaire une jeune femme qui se croyait changée en jument. Saint Macaire la fit plonger dans de l'eau bénite, et cette hallucination se dissipa. Théodoret (4) rapporte plusieurs exemples de guérisons obtenues par l'eau bénite. « L'evesque » Malachie, assure Leloyer (5), guérit une femme phrénétique liée de cordes, commandant qu'on la plongeast en » l'eau qu'il avoit béniste. Odillon, abbé de Cluny, remit » certain chevalier en son bon sens, en l'aspergeant d'eau » bénite. »

Faut-il s'étonner qu'en des temps où de nombreuses épidémies se présentaient aux yeux du vulgaire sous la forme de véritables obsessions, le monopole de la médecine, uniquement concentré entre les mains des prêtres, se soit ressenti des préjugés et des convictions de l'époque? Non; et, sans porter atteinte aux intentions de la Providence, nous

(1) *Antiquités romaines*, par Al. Adam, t. I, p. 71.

(2) *Sent. Disting.* 6.

(3) Leloyer, *Hist. des spectres*, p. 922.

(4) *Hist. ecclésiastique*, liv. V.

(5) Ouvrage cité, p. 925.

croyons pouvoir affirmer qu'une eau consacrée avec la *volonté formelle* de rendre la santé à de pauvres hallucinés a dû, dans bien des cas, agir à la manière de notre eau magnétisée, abstraction faite des influences de la *médecine d'imagination.*

Le mystère dont les anciens ont constamment entouré toutes leurs découvertes laissera probablement toujours planer un doute sur l'origine de la médecine magnétique; mais les progrès de la science nous permettent de nous affranchir aujourd'hui des témoignages de l'antiquité. Il n'y a personne, dans la pratique médicale du magnétisme, qui n'ait eu à se louer de l'efficacité de l'eau magnétique (1). Mesmer en faisait un fréquent usage (2); il s'en servait même avec avantage sous forme de bains locaux. « L'eau, dit le docteur d'Eslon, est le corps qui se charge le plus de fluide; il doit être très propre à porter et propager le magnétisme (3). » C'est aussi l'opinion de Deleuze (4), qui soutient qu'il est toujours utile de faire boire de l'eau magnétisée aux malades. « L'eau magnétisée, ajoute-t-il, a cet avantage, qu'elle ne peut faire de mal, qu'elle passe facilement, et que les malades la boivent avec plaisir... J'ai vu cette eau produire des effets si merveilleux que je craignais de me faire illusion, et je n'ai pu y croire qu'après des milliers d'expériences. » Le marquis de Puységur (5) accordait une grande confiance à l'eau magnétisée, et ses somnambules lucides étaient d'accord pour la conseiller dans l'hydropisie, de préférence à la magnétisation directe. Le docteur Roullier (6) considérait l'eau magnétique comme le

(1) Les magnétiseurs spiritualistes récusent l'existence du fluide magnétique; nous indiquerons par la suite les motifs de cette exclusion.

(2) Aphor. 320.

(3) Aphor. 21.

(4) *Hist. crit.*, t. I, p. 124.

(5) *Mémoires*, etc., p. 107.

(6) Ouvrage cité, p. 53-54.

meilleur accessoire du magnétisme ; il déclare l'avoir toujours employée avec succès. L'auteur de la *Théorie du somnambulisme* (1) constate que cette boisson a souvent suffi pour rappeler la santé. Enfin, tous les magnétiseurs fluidistes dont on peut invoquer l'autorité, Mialle, du Potet, Charpignon, etc., sont du même avis sur les effets salutaires de l'eau magnétisée. Pour notre part, nous sommes heureux d'avoir trouvé l'occasion, dès le début de notre carrière magnétique, d'en pouvoir apprécier l'importance, car nous avons rarement négligé son emploi, et notre confiance dans ses vertus curatives est inébranlable aujourd'hui (2).

Le procédé le plus simple pour magnétiser l'eau consiste à tenir entre les deux mains le vase qui la contient et à diriger sur le liquide de longues insufflations. Cette méthode est plus prompte et plus active que les passes ou les courants ; cependant il faut, dans quelques circonstances, s'en rapporter aux prescriptions des somnambules lucides, qui pourront apprécier, beaucoup mieux que le magnétiseur, l'opportunité des passes, des courants ou de l'insufflation. Il y a en outre souvent des questions de convenance qui obligent de recourir aux passes.

Suivant Deleuze (3), on magnétisera une carafe d'eau en deux ou trois minutes et un verre d'eau en une minute. Nous pensons que le temps nécessaire pour ce genre de magnétisation doit être subordonné aux effets qu'on veut réaliser, à l'idiosyncrasie du sujet ou aux forces du magnétiseur.

C'est particulièrement dans les affections internes que l'eau magnétisée sera pour le malade une puissante ressource, et surtout dans les lésions, malheureusement si fré-

(1) Page 13 de l'avant-propos.

(2) Voy. le tome IX de ce journal, p. 1, 29 et 57, pour la démonstration de l'existence du fluide.

(3) *Inst. pratique*, p. 73.

quentes, où le diagnostic du médecin est presque toujours problématique. L'influence de cette médication se dirigera naturellement sur les organes altérés et n'agira que comme un simple adjuvant des forces éliminatrices de la nature. Son action sera plus douce et plus uniforme que la magnétisation directe; elle suppléera aux soins du magnétiseur; on pourra même l'utiliser à l'insu de quelques malades, prévenus défavorablement contre le magnétisme.

Par la salive. — La salive de l'homme a joui pendant longtemps d'une grande réputation dans le traitement des maladies. Aristote (1) regardait la salive comme le meilleur préservatif contre la morsure des reptiles venimeux. Lucrèce (2) lui attribuait la propriété de faire périr ces animaux. Pline assure (3) que l'homme porte le contre-poison des serpents, qui redoutent l'effet de notre salive comme celui de l'eau bouillante. Il ajoute (4) que cette sécrétion est un remède favorable contre les dartres, l'inflammation des yeux, les chancres, etc.

D'après l'expérience de quelques médecins modernes, on aurait retiré d'excellents résultats de l'emploi de la salive dans la préparation des médicaments. Ce genre de trituration est connu sous le nom de *médecine iatraleptique.* Nous sommes éloigné certainement de partager la crédulité des anciens sur les effets de la salive; mais nous ne pouvons raisonnablement rejeter son influence curative dans le traitement des plaies (5), soit qu'on en cherche l'explication dans la nature de ses propriétés médicamenteuses, soit qu'on la rattache aux émanations du fluide vital qu'elle

(1) *Hist. anim.*, lib. VIII, chap. XXIX.
(2) *De natura rerum*, lib. IV, p. 35.
(3) *Hist. nat.*, lib. VII.
(4) *Ibid*, lib. XXVIII.
(5) On sait que dans plusieurs pays on tire un parti avantageux de la salive de jeunes chiens que l'on habitue à lécher les plaies des malades.

contient. De nouvelles expériences résoudront sans doute cette question.

Par la musique. — Si nous faisons entrer la musique au nombre des accessoires du magnétisme, c'est qu'elle nous paraît exercer de puissantes déterminations sur la cure des maladies. Les anciens, qui en ont toujours signalé les bienfaits, ne la considéraient pas seulement comme un simple délassement de l'esprit, ils lui assignaient encore de hautes qualités médicatrices. Les pythagoriciens (1) avaient l'habitude, après leurs travaux, de s'endormir au bruit des symphonies; la musique soutenait le courage des guerriers. C'est à Pythagore, si l'on en croit Jamblique (2), que nous sommes redevables de l'introduction de la musique dans la thérapeutique. Le philosophe grec reconnaissait plusieurs genres d'harmonie, les uns pour calmer les perturbations du corps, les autres pour apaiser les désordres de l'esprit. Homère (3) écrit que les Grecs ont tiré un grand parti de la musique dans le traitement des affections pestilentielles. Les Lacédémoniens, au rapport de Plutarque (4), se préservèrent des ravages de ces affreuses maladies par le même moyen. « Chez les Grecs, Timothée, l'inventeur du genre chromatique ou passionné, calma les fureurs d'Alexandre; le Thébain Isménias guérit des gouttes sciatiques, en s'accompagnant de la cithare; Talès de Crète, avec les sons touchants de sa flûte, délivra Lacédémone d'une épidémie qui commençait à y répandre la mort et le deuil (5). Aulu-Gelle (6) parle de l'influence de la musique

(1) *Hist. crit. de la philosophie*, t. I, p. 67.
(2) *Vita Pythagor.*, chap. XXV.
(3) *Iliade*, liv. I.
(4) *OEuvres mêlées*, 974.
(5) *Philosophie corpusculaire*, p. 144.
(6) *Nuits attiques*, liv. IV, chap. XXIII.

comme d'un traitement fort usité de son temps contre la sciatique. »

Démocrite, dans son *Traité de la peste*, affirme qu'il y a plusieurs maladies qui ne résistent pas aux effets de la symphonie. Apollonius de Tyanes (1) rapporte la guérison de la folie, de l'épilepsie et d'autres affections par le secours de cette méthode. On n'a jamais révoqué en doute les bienfaits de l'harmonie sur les hallucinations du roi Saül (2). L'historien Josèphe (3) prétend que Dieu découvrit à Salomon plusieurs sortes de mélodies, suivant la nature du mal que l'on voulait dissiper. Elien (4) nous apprend qu'Esculape avait le don de guérir par les chants. Théophraste, Cœlius Aurélien (5) et beaucoup d'autres observateurs de l'antiquité, partageaient cette opinion sur l'efficacité de la musique.

Dans l'histoire du moyen âge il n'existe que des vestiges bien incertains de l'influence de la musique sur le traitement des maladies ; ce n'est guère qu'au milieu du XVIe siècle que cette méthode curative a trouvé des promoteurs. Cardan (6) fait ressortir l'action des différents accords sur le système nerveux de l'homme. Bodin (7) rapporte que la musique suffit pour nous délivrer des obsessions du démon. Delancre (8) cite des observations à l'appui de ces croyances. Pierre Leloyer (9) consacre un chapitre à la démonstration de ces faits. « La musique, avance cet historien, excite et réveille l'âme, délecte les sens et leurs or-

(1) *Hist. admir.*
(2) *Samuel*, liv. I, chap. XVI, vers. 23.
(3) *Antiquités judaïques*, liv. VIII, chap. II.
(4) *De valetudine tuenda*, lib. I, chap. VIII.
(5) *Des maladies chroniques*, liv. V, chap. I.
(6) *De la subtilité*, liv. XIII, p. 276.
(7) *Démonomanie*, liv. III, p. 302.
(8) *De l'incrédulité*, p. 27.
(9) *Hist. des spectres*, p. 838.

ganes, hausse les esprits mélancholiques et déprimez contre terre, assoupit et endort les passions et perturbations, guérit ou du moins charme de ses sons ce que la ratelle accumule en elle de noires et bilieuses humeurs, et puis à la longue les dilate et les divertist et allége les maladies. »

Ce ne fut que vers la fin du XVIIe siècle que l'harmonie devint un accessoire de la médecine magnétique. Le père Kircher (1) s'attacha à démontrer que la musique agit sur l'âme et les organes à l'aide d'un fluide vital. Les tons devaient varier suivant les effets que l'on recherchait. Le célèbre jésuite allemand entre dans de longues considérations sur le traitement de la maladie causée par la piqûre de la tarentule, et cite de nombreuses guérisons. Au livre 18e du même ouvrage, il prétend que les douleurs de la goutte sciatique se dissipent rapidement sous l'empire de l'harmonie. On lit dans les *Mémoires de l'Académie des sciences*, 1707-1708, plusieurs observations tendant à prouver l'avantage de la musique dans l'art de guérir. La *Gazette de santé* du 18 janvier 1776 enregistre une cure de catalepsie obtenue au son de la flûte. Pendant une épidémie de danse de Saint-Guy, on ne parvint à arrêter ses progrès qu'au son des instruments (2). Les malades dansaient alors avec fureur, et parvenaient à une transpiration abondante qui leur rendait la santé.

Probablement nous découvrirons un jour de quelle manière l'harmonie des sons influe si favorablement sur la circulation des fluides. Ses bienfaits sur le système de l'innervation ne sont pas douteux pour nous ; elle paraît produire sur nos organes un ébranlement qui favorise l'action du magnétisme ou dispose l'âme à d'utiles réactions. Mesmer faisait usage de la musique dans ses traitements ; il préten-

(1) *Mundi magnetic.*, p. 575.
(2) Strausi, *Epist. ad Digb.*

dait communiquer, propager et augmenter son principe magnétique par le son (1). Le docteur allemand touchait fort agréablement de l'harmonica (2). Il donna par la suite la préférence aux instruments à vent, et la plupart des airs s'exécutaient en *ré* mineur; chaque période était mesurée par des poses régulières. Il repoussait l'usage des instruments à cordes, comme contraires aux effets sympathiques, les passions douces s'exprimant par des sons clairs et harmonieux. Dans les traitements de d'Eslon, on touchait du piano avec accompagnement de voies mélodieuses. Cependant le son d'un instrument à vent a quelquefois produit de fâcheuses impressions sur les malades; Mesmer lui-même (3) remarque que les sons du cor ont provoqué de violentes crises chez une personne atteinte d'une affection nerveuse. Ce phénomène ne peut nous surprendre; ne savons-nous pas qu'autrefois les prophètes faisaient leurs prédictions au bruit d'instruments qui paraissaient les plonger dans les transports d'une sainte fureur? Certains airs guerriers ne suffisent-ils pas aussi pour soutenir et animer l'ardeur des combattants?

« Un jour, rapporte le médecin anglais Richard Mead (4), un joueur d'instruments s'était aperçu qu'un chien, qui assistait souvent à sa musique, était tellement affecté d'un certain ton, qu'il aboyait et éprouvait des anxiétés considérables. Un jour, voulant éprouver jusqu'où cela irait, le musicien insista si longtemps sur ce ton, que l'animal, trop sensible, périt au milieu des convulsions. » Qui n'a souvent été frappé de la pénible angoisse que ressentent la plupart

(1) Mesmer, *Proposition* 16. — *Obs. sur le magnét.*, par d'Eslon, p. 15.

(2) Longtemps avant Mesmer, le père Kircher avait utilisé cet instrument, dont il donne la description (*Regnum naturæ magneticum*).

(3) *Aphorisme* 280

(4) *Recueil des œuvres méd.*, t. I. p. 148.

des chiens aux sons du cor de chasse et de divers instruments ?

Nous n'insisterons pas davantage sur les dangers de la musique, que l'on évitera facilement, suivant les mauvaises impressions qu'elle éveillera. Qu'il nous suffise d'en indiquer les bienfaits, dont la médecine a profité dans ces derniers temps :

« La musique, dit le docteur Ed. Auber (1), après avoir signalé son influence sur le moral, étend aussi son empire sur le physique, sur les solides et même sur les humeurs ; elle produit de salutaires ébranlements ; elle change l'ordre vicieux du mouvement ; elle imprime aux fluides une circulation plus égale, et parvient de cette manière, c'est-à-dire en provoquant une expansion bienfaisante, à débarrasser l'économie des produits dangereux dont les opérations de la vie la surchargent quelquefois. De plus, la musique ralentit ou précipite, ou règle la circulation nerveuse. Toute la difficulté consiste à savoir l'employer à propos, et à saisir habilement l'indication et l'opportunité, car elle peut aussi produire des effets fâcheux. »

On a fait, dans ces dernières années, de nombreuses expériences sur des idiots ; leur intelligence a paru se développer sous le pouvoir de cet agent. Comment nos savants se sont-ils résignés à reconnaître la possibilité d'une pareille médication, lorsque leur esprit se révolte devant les témoignages de nos succès magnétiques? Suivant un célèbre praticien (2) : « Il en est de la musique pour les aliénés, comme il en est de tout remède pharmaceutique dans le traitement des maladies ordinaires ; demander si elle est utile aux individus privés de raison, c'est comme si l'on posait la question de savoir si tel remède évacuant ou tonique

(1) Auber, *Hygiène des femmes nerveuses, ou Conseils aux femmes pour les époques critiques de leur vie*, 2e édit., 1843, p. 284.

(2) Leuret, *Traitement moral de la folie*, p. 298.

est utile aux malades. La folie n'est pas une, elle offre un grand nombre de variétés; il est des aliénés à l'état desquels la musique convient, il ne faut pas croire que toute sorte de musique puisse également réussir. A chaque forme de folie ses symptômes, à chaque symptôme ses remèdes. »

Esquirol ne fut pas aussi heureux dans les essais qu'il fit à la Salpétrière; il déclare cependant (1) « que si la musique ne guérit pas, elle distrait et par conséquent elle soulage; qu'elle apporte quelque allégement à la douleur physique et morale; qu'elle est évidemment utile aux convalescents, et qu'il ne faut pas en repousser l'usage. »

Si la musique a compté des succès dans le traitement des affections mentales, faut-il s'étonner qu'elle ait triomphé de tant d'affections d'un caractère moins opiniâtre, surtout lorsqu'elle se trouvait associée à l'emploi du magnétisme? Jussieu (2) considérait un instrument de musique comme un excellent conducteur de la puissance magnétique (3).

Puységur, Deleuze, Koreff, Despine, envisagent la magnétisation acoustique comme une ressource très importante dans la cure des maladies. Cette influence offre vraisemblablement beaucoup d'identité avec le magnétisme; mais nous nous abstiendrons de la qualifier, dans l'impossibilité où nous sommes de rendre compte de ses causes et de ses effets. Nous pouvons seulement affirmer que l'harmonie musicale dispose avantageusement le magnétisé aux émanations fluidiques, et qu'elle développe et entretient les forces du magnétiseur. Ne devrions-nous rapporter cette influence qu'au pouvoir de l'imagination, que nous l'estimerions encore comme un précieux auxiliaire du magnétisme.

(1) *Traité des maladies mentales*, t. II, p. 586.

(2) *Rapport au roi*. 1784.

(3) *De l'électricité animale*, par le docteur Petetin, p. 551.

Quelques magnétistes, au nombre desquels nous citerons A. Gauthier (1), ont avancé « que les sons qui partent d'un instrument magnétisé font plus d'effet sur un malade que ceux d'un instrument qui ne l'est pas. »

Nous avons fait quelques expériences de cette nature sur des somnambules, qui ont indiqué une différence assez sensible entre les sons des instruments magnétisés et ceux des instruments qui ne l'étaient pas. Le faible intérêt qu'offrait pour nous cette question nous éloigna d'en poursuivre plus longtemps la solution. De nouveaux essais seraient indispensables pour appuyer notre jugement (2).

Procédés magnétiques de M. du Potet.

Dès le moment qu'on adopte l'hypothèse d'un agent, les procédés doivent avoir pour but unique sa transmission rapide. Les magnétistes ont compliqué ce qui doit être extrêmement simple : ils ont cherché plutôt dans leur imagination que dans la nature, et se sont de plus en plus éloignés de celle-ci ; il faut donc y revenir, et suivre autant que possible les leçons qu'elle nous donne.

Mon premier soin, je puis dire ma première étude, fut de comparer les méthodes enseignées par tous les auteurs, de varier l'expérimentation afin d'obtenir des résultats comparatifs et d'en tirer de justes inductions. Ce fut un travail laborieux et difficile ; mais il me donna bientôt une supériorité marquée sur les magnétistes mes contemporains, en me permettant d'agir là où ils n'obtenaient rien, et de suivre une opération magnétique dans son développement

(1) *Traité pratique*, p. 190.

(2) Ces dernières recherches nous viennent de M. le docteur Perrier, partisan éclairé du magnétisme, et ont été insérées dans le *Journal du magnétisme*, t. X, p. 705.

successif. Ma marche étant éclairée, je savais où j'allais, et le magnétisme, dès lors, n'était plus pour moi une chose vague autant qu'incertaine, mais au contraire un principe fixe, un levier d'une puissance incommensurable qu'un enfant pouvait cependant faire mouvoir.

J'étudiai particulièrement les propriétés de l'agent magnétique, le dégageant lui-même des attributs de convention, car, s'il est le véhicule naturel qui transmet nos idées et nos sentiments, il a un mode d'action qui lui est propre. Je reconnus les erreurs commises, les fausses idées émises, et les phénomènes qu'il m'arrivait de produire avaient dès lors un caractère déterminé et indélébile.

Voici, sans autre préambule, les procédés qui me sont personnels :

Lorsque le patient peut s'asseoir, nous le mettons sur un siége, et nous nous plaçons en face de lui *sans le toucher*. Nous restons debout autant que possible, et, lorsque nous nous asseyons, nous tâchons toujours d'être sur un siége plus élevé que le sien, de manière que les mouvements du bras que nous avons à exécuter ne deviennent pas trop fatigants.

Lorsque le malade est couché, nous nous tenons debout près de son lit et l'engageons à s'approcher de nous le plus possible. Ces conditions remplies, nous nous *recueillons* un instant et nous considérons le malade avec attention. Lorsque nous jugeons que nous avons la tranquillité, le calme d'esprit désirable, nous portons une de nos mains, les doigts légèrement écartés et sans être tendus ni roides, vers la tête du malade, puis, suivant à peu près une ligne droite, nous la descendons ainsi jusqu'au bassin et répétant ces mouvements (*passes*) d'une manière uniforme pendant un quart d'heure environ, en examinant avec soin les phénomènes qui se développent, phénomènes que nous avons transcrits plusieurs fois dans cet ouvrage et qu'il est inutile de répéter ici.

Notre *pensée est active*, mais n'a encore qu'un but, celui de pénétrer l'ensemble des organes et surtout les régions où gît le mal que nous voulons attaquer et détruire. Quand un bras est fatigué par cet exercice, nous nous servons de l'autre, et notre pensée, notre volonté, constamment actives, déterminent de plus en plus l'émission d'un fluide que nous *supposons* partir des centres nerveux et suivre le trajet des conducteurs naturels, les bras, et par suite les doigts. Je dis supposons, quoique pour nous ce ne soit point une hypothèse. Notre *volonté* met bien évidemment en mouvement un fluide d'une subtilité extrême : il se dirige et descend en suivant la direction des nerfs jusqu'à l'extrémité des mains, franchit la limite de la peau et va frapper les corps sur lesquels on le dirige.

Lorsque la *volonté* ne sait pas le régler, il se porte par irradiation d'une partie sur une autre qui lui convient ou l'attracte ; dans le cas *contraire*, il obéit à la direction qui lui est imprimée et produit ce que vous exigez de lui, quand toutefois ce que vous voulez est dans le domaine du possible.

Nous considérant donc comme une machine physique et agissant en vertu des propriétés que nous possédons, comme nous l'avons dit, nous promenons sur les trois cavités splanchniques nos membres supérieurs, comme conducteurs de l'agent dont le cerveau paraît être le réservoir ou tout au moins le point de départ, en ayant soin que les *actes de volonté* accompagnent nos mouvements.

Voici une comparaison qui rendra notre pensée plus compréhensible :

Lorsqu'on a l'intention de lever un fardeau, on *envoie* par la volonté la force nécessaire aux extrémités, et cette force, ce principe de mouvement obéit, car si elle ne s'y *transpor-*

tait point, nous ne pourrions rien : de même pour magnétiser.

Les effets dont le développement plus ou moins rapide et marqué, fruit ordinaire de toute magnétisation, apparaissent dès lors en raison de l'énergie, de la *volonté*, de la *force émise*, de la durée de l'action, et surtout de la *pénétration* de l'agent à travers les tissus humains.

Nous avons toujours l'intention que les émissions magnétiques soient régulières, et jamais nos bras, nos mains ne sont en état de contraction; ils doivent avoir toute leur souplesse pour accomplir sans fatigue leur fonction de conducteur de l'agent.

Si les effets qui résultent ordinairement de cette pratique n'ont pas eu lieu promptement, nous nous reposons un peu, car nous avons remarqué que la machine magnétique humaine ne fournit pas d'une manière continue, et selon notre désir ou notre volonté, la puissance que nous exigeons d'elle. Après cinq ou dix minutes de repos, nous recommençons les mouvements de nos mains (passes), comme précédemment, pendant un nouveau quart d'heure, et nous cessons tout à fait, pensant que le corps du patient est *saturé* du fluide que nous supposons avoir émis.

Cette pratique si simple, si facile à suivre, si inoffensive en apparence, fournit pourtant la matière des plus grands résultats.

On entre ici dans le domaine de l'application du magnétisme au traitement des maladies : c'est le plus vaste sujet d'étude que l'on puisse imaginer ; c'est toute une thérapeutique nouvelle, un art et une science sublimes. Avec le concours de l'agent magnétique on peut guérir, non tous les malades, mais toute espèce de maladies. Il augmente les forces médicatrices, provoque les crises favorables; il donne aux faibles ce qui leur manque, un surcroît de puissance. Toute sécrétion supprimée peut être rétablie, les douleurs les plus vives peuvent être adoucies ou détruites; il paraît être enfin le principe régulateur de la santé, l'agent universel saisi par les anciens sages, car rien dans la nature n'approche de ses vertus.

Qu'on ne croie point que nous exagérons notre exposé : six cents ouvrages, écrits par des auteurs différents, sont là pour convaincre les plus incrédules des merveilleux effets de cet agent dans les maladies, et, sans parler du sommeil lucide, qui surpasse dans certains cas toutes les lumières des médecins, réduit ainsi à sa plus simple expression, tout magnétiste expérimenté peut, au lit du malade, sans le secours d'aucune drogue pharmaceutique, surpasser le plus habile médecin : celui-ci donnera des remèdes de son choix, l'autre n'en a qu'un, mais il est *la vie*. Quand les hommes seront convaincus qu'ils ont en eux un rayon de la puissance divine, celui-là même dont se servit Jésus et tous les apôtres, ce que d'ailleurs ces derniers ne cachaient point, exigeant seulement chez les autres hommes qui voulaient opérer les mêmes œuvres les vertus que leur avait inspirées Jésus, la plus grande partie des maux disparaîtra de la terre.

Si la vérité que nous enseignons aujourd'hui fut longtemps ignorée du plus grand nombre, cela tient à la méchanceté humaine, à la barbarie; les bûchers s'allumèrent trop souvent au souffle du mauvais génie, et les castes sacerdotales donnèrent dans tous les siècles et chez toutes les nations l'exemple de leur mauvais vouloir. Souvent on vit les hommes de Dieu devenir dénonciateurs, juges et bourreaux; les crimes dont ils se faisaient les complices perpétuaient l'ignorance, et ce qui survit actuellement des vérités antiques, on le doit à cette sorte de tolérance providentielle qui permet l'examen. Nous devons nous féliciter de vivre dans un temps de doute; la fausse foi, l'hypocrisie nous eût, il y a deux siècles seulement, fait brûler ou pendre en place publique pour la plus grande gloire de Dieu et celle de tous les saints du paradis.

Zélé pour le bien de l'humanité, nous avons pris la défense du magnétisme, parce que nous avons reconnu qu'aucune découverte ne pouvait produire d'aussi grands résultats, et ce n'est pas seulement comme moyen de guérir quelques maladies qui affligent notre espèce, mais c'est que de la connaissance de cet agent découlent de nouvelles croyances et de nouveaux principes, qui nous émanciperont immanquablement d'une foule de vieilles erreurs qui n'ont pour base que l'ancienneté et l'ignorance de quelques lois de la nature.

Je m'arrête, Messieurs, je borne mes réflexions, je crains de vous paraître enthousiaste du magnétisme, lorsque je ne suis qu'un admirateur froid et impartial de ses merveilles. Mais, lorsque vous aurez vous-mêmes magnétisé et obtenu quelques phénomènes et que vous aurez reconnu les effets de votre puissance, vous jugerez que je suis resté, dans mes aperçus, bien en arrière de ce que l'esprit découvre de nouveau dans le magnétisme ; et vous direz alors, avec moi, qu'il est maintenant impossible d'écrire sur la physiologie, la philosophie et la médecine, si au préalable on n'a pas étudié les phénomènes dont je vous ai entretenus, car le moindre de ces faits renverse les théories et les raisonnements sur lesquels sont appuyées toutes ces sciences. Mais déterminerons-nous les savants à étudier le magnétisme? Nous en doutons : ils continueront de broyer des demi-vérités avec des mensonges.

Messieurs, vous avez pu le remarquer, j'ai beaucoup vu, et je crains cependant d'avancer. Je recule au contraire, je redoute les expériences et les résultats fâcheux qui peuvent en être les suites. J'aime à croire que vous imiterez ma réserve, et que, voyageurs prudents, en abordant un monde nouveau, vous réglerez vos démarches sur ce que vous dictera plutôt votre conscience que votre esprit investigateur; car c'est sur des êtres humains que la puissance que je vous livre va s'exercer.

Prenez-y garde, Messieurs, dans le magnétisme la folie est à côté de la plus sublime raison, ou plutôt de l'éternelle vérité.

Mais croyez que s'il est possible d'arracher à la nature quelques-uns de ses secrets, celui qui les possède ne peut pas toujours s'en promettre avantage; toutes les lois de la nature ne sont pas pour la conservation de ce qu'elle a produit. Je m'arrête, je ne veux pas pénétrer dans la route qui conduit à la puissance du bien et du mal. Pour développer les nouvelles lois qui découlent des nouveaux phénomènes du magnétisme, il faut une organisation supérieure; l'esprit humain le plus étendu peut seul les embrasser, souvent il s'effraie et recule devant l'examen, et laisse alors triompher la nature; elle a tout fait pour nous cacher ses mystères, sachant que l'homme en ferait une arme redoutable qu'il emploierait à sa propre destruction.

« Celui qui connaît les lois régulatrices de l'univers, et qui veut changer celle qui le régit, en se rendant indépendant du principe suprême, ressemble à Prométhée, qui, après avoir dérobé le feu du ciel, nourrit dans son propre sein un vautour dévorant. »

Votre magnétisme de puissance en action développe :

Un sens animal,

Un sens spirituel.

C'est du premier seul que vous devez d'abord vous occuper; mais, quand la force morale vous sera venue, vous vous élancerez comme nous dans le monde merveilleux, pour y découvrir les divins secrets qui donnent à l'homme la puissance presque infinie et font éclore en lui la sagesse.

NEUVIÈME LEÇON.

VUE SANS LE SECOURS DES YEUX ET FACULTÉS DE L'AME. — OPINIONS DES AUTEURS ANCIENS ET MODERNES. — OPINIONS DES AUTEURS ANCIENS SUR LES CAUSES DU SOMNAMBULISME NATUREL. — THÉORIE DES MAGNÉTISEURS MODERNES SUR LES CAUSES DU SOMNAMBULISME NATUREL. — RÉSUMÉ.

> Les couleurs ne sont réellement rien pour un aveugle, les sons n'existent pas pour un sourd; le temps, le mouvement, l'étendue, ne nous offrent que des rapports de proportion.
>
> Les choses que nous appelons réelles pendant la veille, n'existent donc réellement que dans nos sensations.
>
> « Doutez-vous que l'âme puisse porter un regard sur les objets cachés aux yeux du corps, lorsque, souvent, quand nos paupières sont fermées par un sommeil bienfaisant, pleine de vie, l'âme aperçoit les choses distantes et les lieux éloignés, dirigeant sa vue à travers les campagnes, sur les mers et jusqu'aux étoiles, par la seule force de sa volonté? »

MESSIEURS,

Dans la dernière séance, je vous ai annoncé qu'aujourd'hui je vous entretiendrais de quelques phénomènes particuliers, plus rares qu'aucun des autres faits magnétiques que je vous ai fait connaître, mais cependant constatés aussi de manière à ne laisser aucun doute sur leur existence.

Ces phénomènes, que l'on observe dans quelques maladies nerveuses peu fréquentes, se présentent quelquefois dans le somnambulisme magnétique le plus développé, et semblent résulter d'une disposition particulière des sujets magnétisés.

Quoi que vous fassiez, ils ne durent qu'un certain temps, lors même que le somnambulisme se prolonge (1).

(1) Je dirai un jour ce qu'il en coûte à ceux qui s'obstinent à vouloir le maintenir.

Vous avez déjà vu que, contrairement aux règles tracées par les physiologistes, il peut exister dans certains cas une perturbation de l'ordre naturel de notre manière d'être, et, par suite de cet état insolite, s'opérer le déplacement d'un ou de plusieurs de nos sens.

Je vous ai fait entendre que l'*action de la vue pouvait momentanément avoir lieu sans le secours des yeux*, et je vous ai promis de vous citer des exemples de ces faits.

Je vais, en suivant la marche que je me suis tracée, prendre mes preuves dans des ouvrages estimés. Ces phénomènes seront attestés par des hommes respectables et tout à fait désintéressés dans la question du magnétisme.

Je pourrais trouver un grand nombre d'exemples de faits répandus partout; mais, comme ces allégations n'ajouteraient rien à celles que je vais vous communiquer, je n'en parlerai point.

Quiconque entreprendrait, Messieurs, de réunir tous les témoignages donnés en faveur de la certitude du phénomène qui nous occupe, en formerait une masse si imposante que l'incrédulité la plus décidée ne pourrait s'empêcher d'en être subjuguée, et il en serait alors de la vue sans le secours des yeux comme de la chute des aérolithes. Il résulte d'un relevé exact, inséré dans l'*Annuaire du Bureau des longitudes*, qu'au commencement de ce siècle il existait cent quatre-vingts exemples de *chutes de pierres* suffisamment constatés; et cependant, à cette époque, c'était avec le sourire de la dérision qu'on recevait, même à l'Institut, ceux qui venaient lire des mémoires dans lesquels ils établissaient la réalité de ce phénomène qu'on ne pouvait se décider à croire, parce qu'il paraissait, comme celui-ci, absolument inexplicable.

Nous espérons que les savants se rendront de même à l'évidence du magnétisme.

Permettez-nous, Messieurs, avant de vous faire connaître

l'authenticité du fait *de la vue sans le secours des yeux*, de vous entretenir un instant d'un autre phénomène aussi digne de remarque et non moins inexplicable : je veux parler de la faculté qu'ont les somnambules d'apercevoir les changements qui doivent survenir dans leur état morbide, de calculer avec une inconcevable précision le moment de ce changement, changement souvent éloigné de plusieurs jours, de plusieurs mois, etc.

Cette faculté, aperçue de tous les temps, se présente presque toujours dans l'état particulier que nous savons faire naître, le *somnambulisme;* mais elle accompagne aussi certaines maladies. Je dois vous répéter ici que je n'adopte particulièrement aucune des explications qu'on a données de ce phénomène : que ce soit l'âme, l'archée ou le fluide nerveux qui le produise, cela est indifférent au résultat de la chose; mais il paraît de la dernière évidence qu'il est dû dans tous les cas au même principe : *l'accumulation du fluide magnétique vers le cerveau, les plexus, ou dans quelques points des trajets nerveux*, que cet état ait lieu naturellement, comme cela arrive quelquefois dans l'état extatique, par exemple, ou bien qu'il soit provoqué par le magnétisme.

Dans son *Traité de la sagesse*, Charron dit : « L'âme est de soi toute savante sans être apprise, et ne fault point à produire ce qu'elle fait, et bien exercée ses fonctions comme il faut si elle n'est empêchée, et moyennant que ces instruments soient bien disposés. »

« Les hommes mélancoliques, maniaques, frénétiques et atteints de certaines maladies qu'Hippocrate appelle divines, sans l'avoir appris, parlent latin, font des vers, discourent prudemment et hautement, devinent les choses secrètes et à venir.

» Lesquelles choses les sots ignorants attribueront au diable ou esprit familier, bien qu'ils fussent auparavant idiots et rustiques, et que depuis soient retournés tels après la guérison. »

OPINIONS DES AUTEURS ANCIENS ET MODERNES SUR LA VISION SANS LE SECOURS DES YEUX ET SUR LES FACULTÉS DE L'AME.

« Il ne faut donc pas s'étonner, dit Plutarque, que l'âme, pouvant saisir ce qui n'est plus, puisse prévoir ce qui n'est pas encore. L'avenir la touche même davantage, et est plus intéressant pour elle ; elle tend vers le futur, et l'embrasse déjà au lieu qu'elle est séparée du passé et n'y tient que par le souvenir. Les âmes ont donc cette faculté innée, mais à la vérité faible et obscure, elle n'agit qu'avec difficulté. Cependant, ajoute Plutarque, il en est en qui elle se développe tout à coup, soit dans les songes, soit quand le corps se trouve dans une position favorable à l'enthousiasme, et que la partie raisonnable et contemplative, dégagée de l'impression des objets présents qui troublaient son action, applique l'imagination à prévoir l'avenir. »

Plutarque ajoute : « Les hommes, pendant qu'ils veillent, n'ont qu'un monde, lequel est commun à tous, mais en dormant chacun a le sien à part. »

« Pendant le sommeil, dit Tertullien, il nous est révélé, non-seulement ce qui tient à l'honneur, aux richesses, mais encore ce qui tient au maladies, aux remèdes et à la guérison. »

Jamblique, au chapitre des *Songes*, dit :

« Quand nous sommes parfaitement endormis, nous ne pouvons pas si bien et distinctement remarquer ce qui se présente en nos communs songes, que quand c'est la Divinité qui nous les envoie en particulier, ne dormant à son bon escient, car nous apercevons bien plus clairement lors la vraie et réelle vérité des choses, que nous n'avons accoutumé de faire en veillant ; au moyen de quoi en ses visionslà, consiste la principale espèce de divination. Et, de fait, l'âme a double vie, l'une conjointe avec le corps, et l'autre séparable de toute corporéité. Quand nous veillons, nous usons la plupart du temps de la vie qui est commune avec le corps, hormis quelquefois que nous venons à être totalement séparés d'icelui, mais en dormant, notre esprit peut être du tout délivré des liens corporels qui le détiennent comme en charte privée.

» Celui qui connaîtrait parfaitement les conjectures qu'il est possible de tirer des songes, en recueillerait un grand avantage dans le commerce de la vie. L'âme veille par elle-même. Lorsqu'elle est occupée du corps, et qu'elle est en quelque sorte répandue sur tous les points qui le composent, elle ne songe point à elle-même : elle donne toute son attention aux différents besoins du corps, aux sens, à l'ouïe, à la vue, au tact, au marcher. Elle dirige l'action, elle règle la pensée ; mais elle n'entre point dans la connaissance d'elle-même. Au contraire, lorsque le corps est en repos, l'âme se met en mouvement ; et abandonnant insensiblement les diverses parties du corps, elle se retire et se concentre dans son domicile. Là, elle s'acquitte de toutes les fonctions du corps, car le corps, lorsqu'il est pris par le sommeil, ne sent rien ; c'est elle qui veille alors, et qui connaît. Elle voit ce qui est à voir ; elle entend ce qui est à entendre ; elle va, elle touche, elle s'attriste, elle raisonne plus promptement et plus facilement. Pendant le sommeil, elle remplit toutes les fonctions, tant celles qui lui sont propres que celles du corps. Si donc quelqu'un pouvait saisir avec un jugement sain cet état de l'âme dans le sommeil, celui-là pourrait se flatter d'avoir fait un grand pas dans la science de la sagesse (1).

» Lorsque l'âme sensitive est profondément assoupie avec

(1) Hippocrate, *OEuvres*, traduites par Gardeil. Toulouse, 1801, t. III, p. 129.

le corps, l'âme intellectuelle se lève pleine d'éclat et de sérénité... Les esprits relevés qui méditent de grands desseins, ont quelquefois des pressentiments nocturnes différents des songes ordinaires; car l'âme travaille perpétuellement et sans que nous nous en apercevions; elle a des raisonnements tacites : une idée qui paraît oubliée, parce que les distractions du jour l'offusquent, s'enfonce dans l'esprit et revient pendant la nuit, élaborée en secret. La chaîne des raisonnements intermédiaires nous ayant échappé, ou se faisant à notre insu, nous présente tout à coup quelque vérité frappante; et comme nous n'en voyons pas la source, elle nous paraît envoyée par inspiration : c'est ainsi qu'une fontaine qui se perd sous terre reparaît plus loin, grossie dans son cours par des veines inconnues.

» L'âme peut acquérir quelquefois un développement surnaturel, et recevoir de Dieu un surcroît de lumière et de force.

» L'homme n'invente rien, que selon la mesure du don qu'il a reçu... Qui est-ce qui le remplit du germe de ses inventions et de ses connaissances, si ce n'est une lumière divine. » (Virey, *Antagoniste du magnétisme.*)

« Ces communications de l'âme avec un ordre de choses invisibles, sont rejetées de nos savants modernes, parce qu'elles ne sont pas du ressort de leurs systèmes et de leurs almanachs; mais que de choses existent, qui ne sont pas dans les convenances de notre raison et qui n'en ont pas été même aperçues (1). »

Jourdain Guibelet rapporte une histoire fort singulière d'une demoiselle affectée de suffocations hystériques. Dans ces accès, qui duraient ordinairement plus de vingt-quatre heures, sans aucune apparence de mouvement ni de sentiment, « quoique la langue ou les autres parties qui servent à la formation de la voix ne fussent point empêchées, elle discourait avec tant de jugement et de délicatesse d'esprit,

(1) Bernardin de Saint-Pierre, *Études de la nature.*

qu'il semblait que sa maladie lui donnât de l'entendement, et lui fût plus libérale que la santé. On n'a jamais vu raisonner avec tant d'art et discourir avec tant de facilité. On pourrait dire, ajoute notre auteur, que le corps étant comme mort pendant la violence du mal, l'âme se retirait chez elle et jouissait de tous ses priviléges : les conceptions de l'âme doivent être d'autant plus nettes et plus relevées, qu'elle est plus débarrassée des liens du corps et de la matière. »

Écoutez encore ce que dit un autre philosophe, Cabanis :

« J'ai vu, dit ce médecin célèbre, des malades dont le goût avait acquis une finesse particulière, qui désiraient et savaient choisir les aliments et même les remèdes qui paraissaient leur être véritablement utiles, avec une sagacité qu'on n'observe pour l'ordinaire que dans les animaux (1)... On en voit qui sont en état d'apercevoir dans le temps de leurs paroxysmes, ou certaines crises qui se préparent, et dont la terminaison prouve bientôt après la justesse de leurs sensations, ou d'autres modifications attestées par celles du pouls, ou des signes plus certains encore.

» L'esprit, dit encore Cabanis, peut continuer ses recherches dans les songes, et il peut être porté, par une certaine suite de raisonnements, à des idées qu'il n'avait pas. »

« C'est pour montrer qu'il ne faut pas mesurer la puissance de nos âmes à l'aune ordinaire par laquelle elle ne

(1) M. Bourdois, membre de l'Académie de médecine, appelé auprès d'un homme de moyen âge, accablé, depuis plus de trente-six heures, par un choléra-morbus très intense, crut entendre le malade proférer dans son délire le mot *pêche*. Cet habile praticien, profitant de cette sorte de mouvement instinctif, fit apporter un de ces fruits. Le malheureux agonisant le mange avec avidité, il en demande un second, qui est également accordé. Les vomissements, jusqu'alors opiniâtres et déterminés par la moindre gorgée de tisane, ne reparaissent plus ; leur absence enhardit le médecin. Enfin le malade mangea, ou plutôt dévora dans une nuit une trentaine de pêches, non-seulement sans accidents, mais même avec un tel avantage, que le lendemain sa guérison était parfaite. (*Dict. de méd.* en 21 vol., t. V, p. 190.)

fait ordinairement rien d'admirable. Si elle n'est pressée, on n'y aperçoit rien que ce qu'elle a puisé des sens, qui est chose commune à toutes. Or, que l'âme puisse être pressée en telle façon qu'elle puisse venir jusqu'à la divination et langage non appris, les exemples en sont fréquents, non pas à toutes sortes de personnes, mais à quelques-uns doués d'une vive imagination, qui ès fortes maladies et fièvres chaudes disent des choses à quoy ils n'avoient jamais pensé, prédisent même les choses futures, principalement quand ils sont proches de la mort, et lorsque l'âme, approchant de sa liberté, reçoit des rudes secousses par l'effort des maladies et chaudes vapeurs qui montent au cerveau. Et c'est lors qu'il se fait une collision des objets fantasiez avec les organes, comme il sort du feu d'un caillou et fusil frappez l'un contre l'autre, qui n'estoit manifestement en l'un n'y en l'autre ; ou comme il sort une odeur et force d'aucunes herbes estant pressées et frottées rudement entre les doigts, qui n'eust pas paru sans ce froissement. »

Cette faculté de prévision se trouve, quelque incompréhensible qu'elle vous paraisse, appuyée sur des faits si nombreux et si positifs, qu'aucun des hommes qui ont observé le somnambulisme, l'extase ou quelques-unes des affections qui s'en rapprochent, n'ont pu échapper à cette vérité.

On est étonné de la foule de noms que l'on peut citer à l'appui de l'existence de ce phénomène.

Parmi ces noms se trouvent ceux d'Arétée, d'Aristote, de Platon, de Porphyre, et de tous les philosophes de l'école d'Alexandrie, d'un grand nombre de médecins qui, beaucoup plus tard, ont écrit et professé sur ce sujet; et tout récemment M. le professeur Moreau de la Sarthe, dans un article intitulé *Médecine mentale*, a reconnu l'existence de cette étonnante faculté; il en est de même de M. Deseze. Et tant de témoignages pourraient-ils se réunir en faveur d'une faculté contre laquelle la raison se révolte, si des phénomènes réels n'avaient pas triomphé de tout le scepticisme des observateurs?

Dans le *Traité du somnambulisme* du docteur Bertrand, on y lit que ce médecin fut témoin de plus de soixante accès convulsifs de la nature la plus grave, qu'il était absolument impossible de simuler, et qui tous avaient été prédits, tant pour leur commencement que pour leur terminaison (à la minute). Le même médecin assure qu'une somnambule lui a annoncé quinze jours d'avance un délire de quarante-trois heures, qui eut lieu comme elle l'avait prédit; et il s'était assuré que cette somnambule ne conservait aucun souvenir au réveil.

Sauvages, dans sa *Nosologie*, cite une observation de Descartes, qui rapporte que deux jeunes filles hystériques se prédisaient mutuellement d'avance les différentes crises de leur maladie. Il en rapporte au même endroit une de Cavaliers, qui dit avoir vu à Fréjus « quatre hydrophobiques qui avaient prédit le jour et même l'heure de leur mort, et qui moururent au jour et presque à l'heure prédite. Moi-même, ajoute-t-il, j'ai vu un sexagénaire prédire le jour de sa mort un mois auparavant, et il mourut d'une fièvre épial au jour indiqué (1). »

Les médecins chargés de l'examen du magnétisme ont constaté des phénomènes semblables. Des épileptiques en somnambulisme ont prédit plusieurs jours, plusieurs mois d'avance, leurs accès; et à l'heure indiquée, malgré toutes les précautions prises pour leur cacher le moment de l'invasion de cette crise, ils en étaient atteints.

Mais, Messieurs, tant de témoignages sont, j'ose le dire, superflus; car ce phénomène s'observe dans tous les cas de somnambulisme, et vous savez que cet état se voit communément, il ne faut que faire quelques essais magnétiques pour s'en assurer.

(1) Sauvages, *Nosologie*, t. II, p. 738.

Ce fut aussi le premier phénomène que M. Rostan et Georget constatèrent à l'hôpital de la Salpêtrière ; voici ce que dit l'un d'eux :

« J'ai vu, positivement vu un assez grand nombre de fois des somnambules annoncer plusieurs heures, plusieurs jours, vingt jours d'avance, l'heure, la minute même de l'invasion d'accès épileptiques et hystériques, de l'irruption des règles, indiquer quelles seraient la durée, l'intensité de ces accès ; choses qui se sont exactement vérifiées. »

Moi-même j'ai observé un grand nombre de fois tous ces faits, et si je ne vous en offre pas le tableau, c'est que mon témoignage n'ajouterait aucun poids à toutes les preuves que je viens de vous donner.

Je ne m'arrêterai donc pas plus longtemps à vous entretenir de ce phénomène si singulier ; car vous pourrez vous-mêmes bientôt, si vous le désirez, vérifier mes assertions, puisque, comme je viens de vous le dire, la prévision est un des phénomènes fréquents qu'offre le somnambulisme.

J'arrive, Messieurs, à vous parler du *déplacement du sens de la vue.*

Je devrais ici rappeler à votre mémoire une partie des phénomènes magnétiques dont je vous ai parlé dans ce cours ; vous montrer comme ils s'enchaînent, et vous amener par degrés à ceux que je crois devoir vous faire connaître.

Si tout vous a semblé merveilleux, étonnant, dans ce que je vous ai raconté, combien ce qui va suivre dépasse encore, s'il est possible, mes précédents récits.

Jusqu'à présent vous avez pu, en quelque sorte, lier vos idées, et même, à un certain point, vous expliquer les effets produits par le magnétisme ; mais ici tout semble échapper à notre jugement, nos lumières paraissent ne plus suffire, et cependant ce sont encore des phénomènes physiques que nos sens peuvent apprécier ; mais, peu accoutumés à leur apparition, nous nous effrayons de leur existence; et frappés de la vérité, nous voudrions que cette vérité n'existât pas, car elle vient déranger la marche de nos idées, et nous reporter vers un ordre de choses dont l'investigation semble se soustraire à nos moyens d'analyse.

Nous devons cependant en entreprendre l'étude, et considérer que toute découverte importante dans les sciences produit sur nous le même effet, jusqu'à ce que, familiarisés avec les phénomènes nouveaux, ils n'offrent plus rien qui nous paraisse contraire aux lois de la nature.

Ne vous étonnez pas, Messieurs, si dans cette circonstance j'accumule les citations : je le dois, car l'importance du phénomène ne me permet pas de vous dire seul : Je l'ai vu. Il faut un grand nombre de témoignages pour justifier notre croyance, et vous donner quelque confiance en la réalité d'un fait, qui paraît inexplicable dans l'état actuel de nos connaissances.

L'esprit, dans l'extase, dit Aristote, s'élance, va au-devant des causes et des effets, en saisit l'ensemble avec la plus grande vitesse, et le confie à l'imagination pour en tirer le résultat futur. Les mélancoliques, à cause de la véhémence de leur tempérament, sont plus propres à ces opérations conjecturales.

Quintus, dans le traité *De la divination* de Cicéron, soutient « que tout est lié par un enchaînement éternel ; que le passé reproduit le présent, et que le présent est gros de l'avenir; que de même que la vertu de tout ce qui doit être produit est contenue dans les semences, de même les choses futures sont renfermées dans leurs causes ; que ceux qui ont des visions en songe voient distinctement cet enchaînement éternel de toutes choses, que la vaticination et les conjectures ne sont que le développement de cette chaîne. »

Tout ce qui se peut connaître de la nature est manifesté en nous.

« L'homme, dit l'éloquent Buffon, réunit en lui toutes les puissances de la nature, il communique par ses sens avec les objets les plus éloignés ; son individu est un centre où tout se rapporte, un point où l'univers entier se réfléchit, un monde en raccourci. »

Cette grande vérité est aperçue dans tout son jour par la découverte du somnambulisme. Dans cet état singulier où la vie semble abandonner quelques parties de l'individu pour en animer doublement d'autres points, notre corps paraît être le jouet d'un être incompréhensible qui se plaît à manifester sa puissance par les aberrations les plus choquantes des fonctions de nos organes et par l'exercice des sens, là où la nature semblait avoir tout fait pour ne point les y admettre et nous montrer qu'il est une autre lumière que celle en rapport avec nos yeux de chair.

Qu'ils sont blâmables, les gens qui, pénétrés de la vérité de l'existence du magnétisme, emploient leurs moyens à en restreindre la pratique (1), et combien ils sont aveugles ceux qui se refusent à tout examen ! Car si quelque chose aujourd'hui peut nous fournir de nouvelles lumières, s'il est une voie pour nous affranchir du joug des anciennes routines, c'est sans contredit l'étude des lois de la vie. *Homme, connais-toi toi-même*, avaient dit d'anciens philo-

(1) O ! messieurs les médecins, quelle occasion vous avez perdue ! Les hommes les plus ambitieux en cherchent toute leur vie de pareille et ne la trouvent point ; ou, s'ils la trouvent, ils meurent contents en l'embrassant. Et vous, messieurs, elle vous cherche elle-même, et vous la repoussez ! Ces hommes si avides de l'estime de leurs semblables se croient heureux quand ils peuvent montrer une fois, aux yeux de quelques-uns, un peu de supériorité, soit par le cœur, soit par l'esprit ; et vous, messieurs, vous pouviez (ce qui ne se rencontre presque jamais) prouver à la fois et à tous, et votre cœur et votre esprit. Vous pouviez, en vous montrant les amis généreux de la seule humanité, vous voir déférer le titre de réformateurs d'un art dont on vous a crus les esclaves ; il ne fallait peut-être qu'un peu de patience et être équitables pour faire éclater les plus grandes lumières, et mériter le plus grand honneur. Non, messieurs, non, cette occasion est passée pour ne revenir jamais...

sophes. On a répété bien souvent cette inscription, mise sur la porte d'un temple, mais peu de personnes se sont livrées à cette étude, qui était, il est vrai, hérissée de difficultés. Aujourd'hui, cependant, il n'en est plus de même; nous pénétrons dans l'intérieur de notre organisation, nous tenons l'un des fils qui en font mouvoir les ressorts, nous pouvons assister à quelques-unes des scènes de la vie qui semblaient pour toujours devoir être soustraites à nos regards. Honneur, cent fois honneur à Mesmer! il a soulevé le voile qui nous cachait plusieurs opérations de la nature. A Athènes, à Lacédémone, on eût élevé des autels à un tel homme : on l'a couvert de mépris et de ridicule; sa fortune, sa vie ont été exposées aux plus grands dangers; il a subi le sort de Galilée poursuivi par le fanatisme de son siècle pour avoir soutenu le mouvement de la terre. On l'a traité de visionnaire, comme le célèbre Harvey, qui enseignait la circulation du sang; on l'a persécuté comme Christophe Colomb, qui découvrit le nouveau monde; enfin on l'a joué sur le théâtre comme Socrate, pour le faire haïr du peuple (1).

Je m'écarte de mon sujet, Messieurs; mais lequel d'entre vous resterait froid et insensible en présence d'une vérité qui lui serait démontrée, si cette vérité intéressait l'humanité tout entière. Car ce n'est pas seulement comme phénomènes physiques et physiologiques que les effets magnétiques nous sont utiles à connaître, mais c'est que de l'étude de leurs lois découle la connaissance des causes d'une foule

(1) Ainsi tout grand bienfait, en naissant fut un crime,
Tout grand génie un fou, souvent une victime;
Et depuis Dieu, qui vint, subissant notre sort,
Instruire par sa vie et sauver par sa mort,
Jusqu'aux sages mortels dont les vives lumières
Au jour de la raison ouvrirent nos paupières,
Toujours le monde, sourd aux plus sublimes voix,
Eut pour ses bienfaiteurs des bûchers et des croix.

de maladies nerveuses dont le traitement, incertain par les procédés de la médecine ordinaire, devient facile et assuré par le magnétisme; et de nombreux faits nous prouvent cette vérité. C'est qu'avec cette étude nous sortons du cercle tracé depuis longtemps autour des connaissances de l'homme, cercle que l'on ne croyait pouvoir franchir, et nous trouvons enfin l'explication naturelle de beaucoup de phénomènes que notre ignorance nous faisait classer au rang des fables.

Nous allons rencontrer partout des observations faites avec toutes les précautions convenables et par des gens pourvus des connaissances nécessaires, des observations qui vont justifier complétement les assertions que nous avons avancées sur le phénomène de la vue sans le secours des yeux.

Dans mon récit j'aurai soin de laisser parler les expérimentateurs eux-mêmes et de ne vous citer mes observations particulières qu'à la suite de leurs témoignages.

Voici un premier fait tiré de la *Gazette de santé*, et qui est rapporté dans le *Journal de Paris* du 24 brumaire an XIV.

« Les journaux, dit le rédacteur, retentissent en ce moment des prodiges d'une femme somnambule de Lyon, qui, les yeux fermés, lit une lettre cachetée, devine la pensée et rend compte des sensations qu'on éprouve, etc. Ce qu'il y a de plus singulier, c'est que cette femme est bien née, et que, soit à raison de son éducation, soit à raison de sa fortune, elle est au-dessus du soupçon de simuler ces étranges scènes. Au reste, les personnages les plus graves, les médecins les plus instruits, des savants estimés de Lyon, paraissent très convaincus de ces prodiges. »

Deleuze rapporte dans un mémoire sur la *clairvoyance des somnambules* l'historique que voici : « La jeune malade m'avait lu fort couramment sept ou huit lignes, quoique ses yeux fussent masqués de manière à ne pouvoir s'en servir;

ensuite elle avait été obligée de s'arrêter, étant, disait-elle, trop fatiguée. Quelques jours après, voulant convaincre des incrédules qu'il ne pouvait mener chez la somnambule, l'auteur lui présente une boîte de carton fermée dans laquelle étaient écrits ces mots : *amitié*, *santé*, *bonheur*. Elle tint longtemps la boîte dans sa main, éprouva beaucoup de fatigue, et dit que le premier mot était *amitié*, mais qu'elle ne pouvait lire les autres. Pressée de faire de nouveaux efforts, elle y consent et dit en rendant la boîte : —Je n'y vois pas assez clair; je crois cependant que ces deux mots sont *bonté*, *douceur*. Elle se trompait sur ces deux derniers mots; mais, comme on le voit, ces mots avaient la plus grande ressemblance avec ceux qui se trouvaient écrits, et une pareille coïncidence ne peut pas être attribuée au hasard. »

Voici des attestations récentes qui sont plus concluantes :

M. Rostan, professeur à la Faculté de médecine, connu depuis longtemps par plusieurs écrits qui ont fixé l'opinion publique sur son compte, pouvait craindre de perdre beaucoup de l'estime qu'on lui portait en avouant les phénomènes de lucidité somnambulique; il n'a pas hésité cependant, et l'article MAGNÉTISME dans le *Dictionnaire de médecine* en 21 volumes contient plusieurs faits extrêmement curieux et qui se rapportent à ceux dont je vous entretiens.

Ce médecin cite l'observation d'une somnambule qui lui a indiqué exactement, et à plusieurs reprises, l'heure que marquait une montre placée derrière sa tête.

Voici cette expérience :

Après avoir parlé des facultés somnambuliques en général, M. Rostan s'exprime ainsi :

« Mais si la vue est abolie dans son sens naturel, il est tout à fait démontré pour moi qu'elle existe dans plusieurs parties du corps. Voici une expérience que j'ai fréquemment répétée : cette expérience a été faite en présence de M. Ferrus. Je pris ma montre, que je plaçai à trois ou quatre pouces derrière l'occiput. Je demandai à la somnambule si elle voyait quelque chose. — *Certainement, je vois quelque chose qui brille ; ça me fait mal.* Sa physionomie exprimait la douleur ; la nôtre devait exprimer l'étonnement. Nous nous regardâmes, et M. Ferrus, rompant le silence, me dit que, puisqu'elle voyait quelque chose briller, elle dirait sans doute ce que c'était.

» — Qu'est-ce que vous voyez briller ? — *Ah ! je ne sais pas, je ne puis vous le dire.* — Regardez bien. — *Attendez... ça me fatigue... Attendez... c'est une montre.* Nouveau sujet de surprise. — Mais si elle voit que c'est une montre, dit encore M. Ferrus, elle verra sans doute l'heure qu'il est. — Pourriez-vous dire quelle heure il est ? — *Oh ! non, c'est trop difficile.* — Faites attention, cherchez bien. — *Attendez... je vais tâcher... je dirai peut-être bien l'heure, mais je ne pourrai jamais voir les minutes.* Et après avoir cherché avec la plus grande attention : — *Il est huit heures moins dix minutes.* Ce qui était exact. M. Ferrus voulut répéter l'expérience lui-même, et il la répéta avec le même succès. Il me fit tourner plusieurs fois les aiguilles de sa montre, nous la lui présentâmes sans l'avoir regardée, elle ne se trompa point. »

Georget affirme avoir observé une somnambule qui lui a présenté des phénomènes fort étonnants de prévision et de clairvoyance, tellement, ajoute-t-il, que dans aucun ouvrage de magnétisme, pas même dans celui de Pététin, je n'ai rien rencontré de plus extraordinaire, ni même dans tous les phénomènes que j'ai été à même d'observer.

Mettra-t-on en doute la bonne foi de ce médecin ? Mais qu'avait-il à gagner en publiant ses observations, Rien que du mépris si le magnétisme ne triomphait pas ; il n'a écouté aucune considération personnelle, et il a dit la vérité.

M. Rostan se rend garant de la véracité de son confrère ; il dit : « Tout ce qu'a publié Georget, je l'ai vu, plusieurs des expériences ont été faites chez moi ; nous n'avions d'autre but l'un et l'autre que celui de nous instruire. Nous apportions tous deux un esprit de doute. » Si nous pensions qu'il eût été dupe, voudrions-nous partager un pareil reproche, et, s'il était un fourbe, pourrions-nous assumer une semblable complicité?

Chardel rapporte plusieurs exemples de vue sans le secours des yeux (1).

Voici l'un de ces faits :

« La somnambule, revenue à elle (elle venait d'avoir une syncope), me demanda de l'eau. J'allai sur la cheminée prendre une carafe; elle se trouva vide, je l'emportai pour la remplir dans la salle à manger, où j'avais remarqué une fontaine filtrante; je tournai le robinet, l'eau ne vint pas; cependant la fontaine était pleine. J'imaginai qu'il fallait déboucher le robinet, et je me servis d'un rotin que je fendis : l'eau n'arriva pas davantage. Je supposai alors que le conduit aérien du réservoir était obstrué, et, comme il était fort étroit, il fallait de nouveau fendre le rotin pour l'introduire; mais je n'eus pas plus de succès. Je pris enfin le parti de revenir avec une carafe pleine d'eau non filtrée. Ma somnambule était encore dans l'attitude où je l'avais laissée. Elle m'avait constamment vu, elle avait suivi tous mes mouvements et me les raconta sans omettre une circonstance; cependant il se trouvait entre elle et moi le salon et deux murs, et ma conduite contenait une foule de détails qu'on ne pouvait imaginer (2). »

Chardel ajoute : « Je pourrais citer plusieurs autres

(1) Chardel, *Psychologie physiologique*, 3e édit., 1844, p. 289.

(2) Non, la vue de l'âme ne dépend point d'une étroite prunelle; c'est une flamme vive, un feu qui s'élance, fend la nue et pénètre dans le vaste abîme de l'inconnu.

Illis viva acies, nec pupula parva, sed ignis
Trajector nebulæ, vasti et penetrator operti est.

AUREL. PRUDENCE.

exemples de vue semblables et même à des distances bien plus considérables; mais les circonstances n'en seraient pas plus concluantes. »

Voici, Messieurs, des attestations données par des personnes non moins dignes de foi :

« M. Francœur, mathématicien distingué, a lu en 1826, à la *Société philomatique*, un mémoire contenant les faits les plus curieux. S'étant trouvé aux eaux d'Aix en rapport avec des médecins respectables, et notamment le docteur Despine, médecin en chef de l'établissement, qui lui avait raconté avoir été témoin, pendant des mois entiers, du phénomène si singulier du déplacement des sens, qu'il croyait dans l'intérêt de la vérité devoir en rendre compte à la Société. »

Dans la première observation de ce mémoire, on y lit que la malade qui en fait le sujet avait la faculté de voir, d'entendre et d'odorer par les doigts.

La seconde observation est beaucoup plus curieuse; elle fut faite sur la fille de M.***, qui jouit de l'estime de toute la ville de Grenoble, où il vit retiré, et que la maladie de sa fille désolait extrêmement. Il faisait tous ses efforts pour cacher cette maladie et refusait toute visite de curieux.

Parmi les différents états que présenta cette malade, et que le docteur Despine décrit avec beaucoup de détails, il insiste particulièrement sur celui de somnambulisme. Je transcris textuellement le passage le plus positif sur la translation du siége de la vue (1) :

« Non-seulement notre malade entendait par la paume de la main, mais nous l'avons vue lire sans le secours des yeux, avec la seule extrémité des doigts, qu'elle agitait avec rapidité au-dessus de la page qu'elle voulait lire, et sans la

(1) Despine père, *De l'emploi du magnétisme animal* et des eaux minérales dans le traitement des maladies nerveuses, suivi d'une observation de guérison de névropathie, 1840, 1 vol. in-8.

toucher, comme pour multiplier les surfaces sentantes, lire, dis-je, une page entière d'un roman de madame de Montolieu.

» Nous l'avons vue d'autres fois choisir sur un paquet de plus de trente lettres l'une d'entre elles qu'on lui avait indiquée ; lire sur le cadran et à travers le verre l'heure qu'indiquait une montre ; écrire plusieurs lettres, corriger, en les relisant, des fautes qui lui étaient échappées ; recopier une des lettres mot pour mot. Pendant toutes les opérations, un écran de carton épais interceptait de la manière la plus étroite tout rayon visuel qui aurait pu se rendre aux yeux.

» Les mêmes phénomènes avaient lieu à la plante des pieds et sur l'épigastre, et la malade semblait éprouver un sentiment de douleur par le simple toucher. »

Messieurs, vous trouverez encore des faits très circonstanciés de vue sans le secours des yeux dans un mémoire curieux du docteur Delpit sur deux affections nerveuses (1) : « L'une des malades lisait, dit l'auteur, et lisait très distinctement lorsque ses yeux étaient entièrement fermés à la lumière, en promenant ses doigts sur les lettres. Je lui ai fait lire ainsi, soit au grand jour, soit dans l'obscurité la plus profonde, les caractères imprimés, en ouvrant le premier livre qui me tombait sous la main, et quelquefois des caractères écrits, en lui remettant des billets que j'avais préparés exprès avant de me rendre chez elle. Était-ce le sens du toucher qui suppléait alors à celui de la vue? Je l'ignore ; mais j'affirme qu'elle lisait très couramment en promenant ses doigts sur les lettres. »

Voilà certes un témoignage positif, et un témoignage rendu par un homme auquel de pareils faits sont venus se présenter sans qu'il les cherchât, sans qu'il se doutât même de la possibilité de leur existence, et qui, frappé de leur in-

(1) *Bibliothèque médicale*, t. LVI, p. 308.

concevable singularité, n'a pris la plume que pour les consigner.

M. Delpit, dans des réflexions fort courtes placées à la suite de ces observations, invoque l'autorité de plusieurs auteurs connus, et particulièrement celle de Dumas. « Il y a cinq ans, dit cet auteur célèbre, qu'une jeune personne du département de l'Ardèche, venue à Montpellier pour consulter les médecins sur une affection hystérique accompagnée de catalepsie, donna l'exemple d'un phénomène étrange. Elle éprouvait, pendant toute la durée de ses attaques, une telle concentration de la sensibilité vers la région précordiale, que les organes des sens y étaient comme entièrement fixés; elle rapportait à l'estomac toutes les sensations de la vue, de l'ouïe, de l'odorat, qui ne se produisaient plus alors dans les organes accoutumés. Ce phénomène rare, observé chez une personne bien digne d'intéresser, fut un objet d'attention pour les médecins et de curiosité pour le public.

» Je ne me dissimule point, poursuivit M. Delpit, que les faits de ce genre, en opposition avec toutes les lois connues de la nature, ne doivent point obtenir sans difficulté ni sans restriction l'assentiment des esprits sages qui craignent d'être abusés; mais, si l'on multiplie les observations à cet égard, si l'on constate avec scrupule les moindres circonstances de chaque observation, il faudra bien reconnaître la possibilité d'un phénomène qui ne semble peut-être aussi merveilleux que faute par nous d'avoir beaucoup de faits auxquels nous puissions le comparer. »

Ces faits sont récents, et ils sont d'une telle nature qu'il n'était pas possible de se tromper. Voilà des témoignages rendus par des auteurs vivants et au-dessus de tout soupçon d'imposture.

On serait fort embarrassé de trouver les motifs de semblables assertions si les faits n'eussent pas été évidents;

d'ailleurs, ils se renouvellent à chaque instant. Voici une observation publiée dans la *Gazette de santé* de septembre 1829 :

« Il y a en ce moment, dans les salles de M. Fouquier, une malade chez laquelle le magnétisme a développé des phénomènes curieux et quelquefois incroyables. Sans nous ranger parmi les amis du merveilleux, il est de notre devoir de tenir compte des faits quand ils sont authentiques. Or, ceux que nous allons rapporter ayant été observés par un grand nombre de personnes à la fois, nous croyons pouvoir les offrir à nos lecteurs comme dignes de toute leur confiance.

» La nommée Pétronille Leclerc, âgée de vingt-six ans, ouvrière en linge, était entrée à la Charité pour se faire traiter d'une affection cérébrale spasmodique. Épileptiforme, d'une constitution très nerveuse, pâle, épuisée par d'anciennes souffrances, excessivement irritable, elle avait éprouvé, à la suite d'accès de colère, un renversement en haut des globes oculaires, qui avait résisté à toutes les médications. Il vient à M. Sbire, qui la pansait, l'idée d'essayer l'*emploi du magnétisme*. Il en fit la première application le 29 août dernier, la répéta plusieurs fois depuis. Voici les circonstances les plus remarquables qui ont été notées et dont quelques-unes se sont passées sous nos yeux :

» Dans la première séance, la somnambule donne plusieurs preuves de lucidité. La personne qui l'avait magnétisée lui présenta quelques objets, tels qu'un flacon rempli, du sucre, du pain, qu'elle caractérisa parfaitement sans les voir. Elle avait un bandeau sur les yeux ; d'ailleurs, pour répondre aux questions qui lui étaient adressées, elle se tournait du côté opposé et s'enfonçait le visage profondément dans son oreiller. Sans être interrogée, elle dit à la même personne qui lui tenait la main : — *Vous avez une douleur de tête.* Le fait était réel ; mais, pour éprouver son embarras, l'élève lui répondit qu'elle se trompait. — *Voilà qui est singulier*, reprit-elle, j'ai touché alors quelqu'un qui avait une douleur de tête, car je l'ai bien senti. Elle distingua encore différents individus présents à l'expérience par quelques particularités de leurs vêtements. Une des circonstances les plus remarquables est celle-ci. Le magnétiseur s'était retiré en lui promettant de revenir vers cinq heures et demie pour la réveiller. Il devança l'heure de son retour; la somnambule lui fit observer qu'il n'était pas cinq heures et demie; ce dernier lui répondit qu'une lettre qu'il venait de recevoir l'avait forcé de revenir auprès d'elle. — *Ah! oui*, reprit-elle sur-le-champ, *c'est cette lettre que vous avez dans votre portefeuille, entre une carte bleue et une carte jaune*. Le fait se trouva de la plus grande exactitude.

» On lui plaça une montre derrière l'occiput, et on lui demanda l'heure: — *Quatre heures six minutes*. Il était quatre heures sept minutes. »

Le numéro 17 du même journal contient une note où l'on raconte que la même malade a eu, comme elle l'avait prédit, une inflammation assez intense de la bouche et de l'arrière-bouche avec salivation; elle a été accompagnée de constipation, ainsi que la somnambule l'avait annoncé.

Ces assertions feront beaucoup d'effet sur vous, Messieurs, lorsque vous saurez que les rédacteurs de ce journal furent longtemps opposés au magnétisme : les magnétiseurs n'étaient rien moins à leurs yeux que des *empoisonneurs*.

Voici un autre extrait de la *Gazette médicale de Paris*, 2 octobre 1832 :

« On observe en ce moment, à l'hôpital *della Vitta* de Bologne, un phénomène de magnétisme animal fort extraordinaire. Il se trouve dans cet hôpital un malade qui, de trois jours en trois jours, est attaqué, à onze heures précises du matin, d'une convulsion tellement forte, qu'il perd entièrement la faculté de percevoir des sensations : la vue, l'ouïe, l'odorat, disparaissent complétement ; les organes des sens ne font plus aucune fonction ; les deux mains se ferment si étroitement, qu'il est impossible de les ouvrir : en employant la force, on briserait infailliblement les doigts. Cependant le docteur Cini, fils du peintre, qui lui donne des soins, a découvert, après de longues et attentives observations, que l'épigastre, à la distance de deux doigts au-dessus de l'ombilic, recevait, pendant la crise convulsive, toutes les perceptions des sens au point de les remplacer. Si l'on parle au malade en touchant l'épigastre du bout du doigt, il répond, et, si on le lui commande, il ouvre les mains de lui-même ; si l'on place un corps sur l'épigastre, le malade en décrit la forme, l'odeur, la qualité, la couleur. Pendant le contact du doigt, la convulsion va en diminuant et semble disparaître ; mais, si l'on place le doigt sur le cœur, la convulsion se reproduit et dure aussi longtemps que le doigt conserve cette position. Si l'on joue de la flûte en touchant l'épigastre, le malade entend la musique, et lorsque, sans interrompre le jeu de l'instrument, le doigt quitte un instant l'épigastre pour se porter vers le cœur et revient immédiatement à l'épigastre, le malade demande pourquoi on cesse de jouer par intervalles.

» Les expériences ont été faites, dans les premiers jours de septembre, en présence des professeurs et des étudiants ; elles ont excité une surprise extrême. »

J'ai moi-même vu et fait constater ce phénomène, et c'est surtout parmi les gens les plus éclairés que je prenais mes juges.

Il y a une année au plus, traitant une malade somnambule, j'ai pu observer, pour la vingtième fois peut-être, le phénomène de la vision sans le secours des yeux. Une foule de personnes ont été témoins de cette singularité, car la malade se prêtait avec plaisir à ces sortes d'expériences. Cet état de sommeil incompréhensible cessa au bout de quelque temps avec la maladie qui l'avait fait naître, et la relation entière du traitement et des phénomènes observés n'a jamais été contredite.

Cette malade, traitée par d'habiles médecins de la capitale, notamment par M. Fouquier, ne fut guérie que par le magnétisme. Le sommeil avait lieu au bout de quelques minutes de magnétisation.

Voici comment, dans son somnambulisme, elle s'y prenait pour exercer son sens interne :

On appliquait sur son estomac ce qu'on voulait lui faire lire, en ayant soin de couvrir le papier avec la main. Bientôt son estomac se gonflait d'une manière sensible, et elle indiquait d'abord une lettre, puis une autre, et ainsi de suite jusqu'à la fin; mais, par une bizarrerie inconcevable, c'était toujours par la terminaison des mots que sa lecture avait commencé, et l'on était obligé de les recomposer; mais toutes les lettres et leur valeur étaient parfaitement exactes.

Elle assurait sentir, pendant cette opération, la présence d'une boule dans son estomac, qui la fatiguait beaucoup. Interrogée comment elle voyait, elle ne savait nous répondre : ce n'était pour elle ni voir ni sentir, mais quelque chose entre ces deux états.

Elle portait elle-même, au centre épigastrique, les objets qu'on lui donnait à percevoir.

Un jour, on lui remit une tabatière bien fermée. Après l'avoir considérée avec attention, elle nous dit que cette tabatière contenait dans son intérieur un petit papier très petit. Tout le monde ignorait cette particularité, car la boîte n'avait pas encore été ouverte depuis sa sortie de chez le marchand, et la personne qui venait de l'acheter ne s'était nullement préparée à une expérience. Mais la somnambule, continuant son opération, dit qu'elle voyait quelque chose d'écrit sur ce petit papier; elle traça avec ses doigts les chiffres 2 et 5 ; on ouvrit la boîte et l'on trouva effectivement le papier, grand d'une ligne et demie, et dessus, les deux petits chiffres qu'elle avait assuré devoir s'y trouver (1).

Notre étonnement fut on ne peut plus grand, car cette expérience, dont le hasard seul était cause, était tout à fait concluante; pas un seul doute ne pouvait exister sur son résultat.

Ce n'est pas seulement en France qu'on observe ce phénomène, mais partout où l'on s'occupe du magnétisme animal.

Dans un écrit très curieux imprimé en Allemagne il y a quelques années, on trouve sur la même faculté des faits qui ne paraissent pas moins concluants, et ces faits sont également attestés par de bons observateurs (2).

L'auteur de l'ouvrage dont nous parlons, et témoin oculaire des faits qui y sont contenus, a joint à la relation qu'il a donnée celle de trois médecins distingués qu'il avait fait appeler auprès de la somnambule, et ces trois relations s'accordent merveilleusement avec la sienne.

Voici quelques-uns des principaux faits de vue sans le secours des yeux :

La somnambule voit un papier écrit par M. le baron de Strombeck; elle indique que cet écrit contient deux alinéas et combien chaque alinéa contient de lignes.

J'allai chercher le papier, ajoute l'auteur, je comptai les lignes, et je frissonnai comme je l'aurais fait à la vue d'un spectre.

La même extatique voit à un étage supérieur, dans la

(1) Croyez-vous que l'âme ne voie que par les yeux et qu'elle soit circonscrite par la portée de nos regards? Celui qui croirait de la sorte serait dans une grande erreur. » (AUREL. PRUDENCE.)

(2) Beaucoup d'ouvrages ont paru depuis quelques années, mais aucun n'a été traduit en français; plusieurs le méritent cependant, et pourraient nous épargner des recherches.

chambre de M. de Strombeck, et sur son bureau, une épreuve de son imprimeur, que lui-même ne savait pas être apportée.

Elle indique la place de plusieurs objets situés derrière elle et dont on avait à dessein dérangé secrètement la position.

La malade indique, à la minute, l'heure que marque la montre du docteur Schmidt, qui ne se trouvait d'accord avec aucune de celles qui étaient dans l'appartement.

Elle indique que le docteur Marcard a de l'argent sur lui, dans *une bourse longue, verte et rayée,* telle qu'on n'en portait plus depuis longtemps ; ce médecin ne portait cette bourse sur lui que depuis quelques jours, et il assurait ne l'avoir jamais tirée de sa poche hors de chez lui.

Si nous ouvrons l'ouvrage de Petetin, nous trouvons des phénomènes absolument semblables, et ce n'est plus sur une seule personne seulement qu'on les constate, mais sur sept femmes toutes tombant en catalepsie (1).

Une de ces cataleptiques distingue successivement plusieurs cartes que l'on avait glissées sous sa couverture et placées sur son estomac ; elle dit l'heure que marque une montre renfermée dans la main d'une personne, et reconnaît une médaille antique dans la main d'une autre personne.

Un autre jour, la même malade reconnaît une lettre placée sous la veste de Petetin, puis une bourse qui y avait été glissée par un incrédule, et indique le nombre de pièces d'or et d'argent qui se trouvaient de chaque côté de cette bourse. A la suite de cette dernière expérience, elle annonce qu'elle va dire successivement ce que chaque personne a de plus remarquable : ce qu'elle fait en effet. Elle aperçoit au

(1) Petetin, *Électricité animale*, prouvée par la découverte des phénomènes physiques et moraux de la *catalepsie hystérique,* etc., 1808, 1 vol. in-8.

travers d'un paravent que Petetin, en sortant, prend le manteau de son mari pour le sien, et le fait avertir de son erreur.

Une autre malade donnait des preuves de vision sans le secours des yeux non moins extraordinaires. Soumise aux expériences de plusieurs personnes, elle sut reconnaître un petit morceau de platine renfermé dans du papier, une boule de cuivre cachée dans un mouchoir, un cachet à trois faces tenu dans la main, et distinguer ce qui était gravé dessus ; sur l'une des faces était une devise en italien, écrite en si petits caractères, qu'il fallut à Petetin une grande attention pour la lire. La malade désigna aussi deux livres placés dans la poche d'un spectateur ; enfin, elle lut une ordonnance renfermée dans un papier cacheté, et dit quel en était le contenu : une once de quinquina et un gros de valériane.

Le docteur Bertrand, qui rend compte de l'ouvrage de Petetin, fait les réflexions suivantes :

« Si Petetin n'a pas menti, dit-il, il faut franchement reconnaître que les malades dont il a consigné l'histoire avaient la faculté d'acquérir, sans le secours des yeux, la connaissance de la forme et de la couleur des corps, et, si les faits qu'il atteste ne sont pas vrais, non-seulement il faut qu'il ait menti, lui en particulier ; mais on est obligé de faire la même supposition relativement aux parents de ses malades, à leurs amis et aux médecins, d'abord incrédules, et qui ont fini par se déclarer convaincus. Or, je ne crains pas de le dire, le concours d'un aussi grand nombre de témoins choisis parmi des personnes graves, éclairées, et qui n'avaient aucun intérêt à vouloir tromper ; ce concours, dis-je, pour attester des faits qui ne seraient que d'insipides mensonges, offrirait le plus singulier phénomène moral : car l'ouvrage de Petetin renferme l'histoire de sept somnambules qui toutes ont présenté les mêmes phénomènes, et par conséquent il aurait fallu que ce merveilleux concours, pour une imposture inutile et pleine d'effronterie, se fût sept fois renouvelé, et cela est impossible à supposer. »

Il y a peu de temps, Messieurs, je ne craignis pas de m'exposer à convaincre un corps savant de la réalité du phénomène de la lucidité. Je convoquai un grand nombre de médecins pris dans le sein de l'Académie de médecine, je demandai que les expériences fussent faites au grand jour et de manière à ne laisser aucun doute sur leurs résultats.

Je vais vous citer quelques-unes des expériences qui furent faites dans cette circonstance.

Un jeune homme magnétisé par moi fut aussitôt endormi. On chercha à le faire lire, il déchiffra quelques mots, mais avec difficulté. Il contempla avec plaisir un portrait que lui présenta le professeur Adelon.

On plaça devant lui plusieurs jetons, dont un avait été choisi par un des expérimentateurs et magnétisé par moi; il le reconnut chaque fois que l'on fit cette expérience.

De deux verres d'eau dont un était magnétisé, il prit celui-ci sans hésiter, quoiqu'on les eût changés de place de manière que je ne susse pas moi-même lequel j'avais touché.

Dans cette même séance, le somnambule joua à l'écarté, successivement avec M. Adelon et avec M. Ampère, membre de l'Académie des sciences. Il lui arriva par moment de reconnaître les cartes sans qu'elles fussent retournées; enfin il vit plusieurs fois l'heure à la montre de M. Ampère, le cadran retourné de manière que le somnambule ne pût rien voir que le boîtier, et les aiguilles ayant été dérangées sans que personne ait jugé et reconnu leur direction.

En se retirant, ces messieurs me manifestèrent la satisfaction que leur avaient causée des expériences qui leur semblaient concluantes sur la plupart des points. Ils parurent désirer être de nouveau témoins des mêmes expériences, et je n'eus rien de plus pressé que de me rendre à leur invitation.

Dans cette nouvelle séance, à laquelle assistèrent de nouveaux témoins, le somnambule fut endormi en moins de quatre minutes ; des bougies allumées furent tenues à deux pouces de ses yeux pendant tout le temps des expériences, et l'on ne put jamais apercevoir le moindre mouvement des paupières dont les cils étaient entrecroisés ; on lui ouvrit les yeux de force, et il ne se réveilla point. On remarqua que la prunelle était portée en bas et inclinée vers le grand angle de l'orbite.

Les yeux étant hermétiquement fermés, M. Ribes lui présenta un catalogue qu'il tira de sa poche ; le somnambule, après quelques efforts qui paraissaient le fatiguer, lut très distinctement ces mots : *Lavater, il est bien difficile de connaître les hommes.* Ces derniers mots étaient imprimés en caractères très fins.

M. Bourdois tire de sa poche une tabatière sur laquelle était un camée encadré en or ; le somnambule ne put d'abord le voir distinctement : le cadre d'or l'éblouissait, disait-il. Quand on eut couvert le cadre avec les doigts, il dit voir l'emblème de la fidélité ; pressé de dire quel était cet emblème, il ajoute : « Je vois un chien, il est comme dressé devant un amour. » C'était là en effet ce qui s'y trouvait représenté.

On lui montre une lettre fermée ; il ne peut rien découvrir du contenu, il suit seulement la direction des lignes avec les doigts ; mais il lit fort bien l'adresse, quoiqu'elle contienne un nom fort difficile, à M. de Rokenstroh.

Toutes ces expériences ayant fatigué le somnambule, on le laissa reposer un instant. Puis on lui proposa de jouer aux cartes, ce qu'il fit avec la plus grande dextérité. On essaya plusieurs fois de le tromper en jouant une carte autre que celle que l'on annonçait; mais toujours il reconnut la fraude. Il en était de même pour les points que marquait son adversaire : il releva plusieurs fois des erreurs que ce dernier faisait exprès pour exciter la sagacité du somnambule. Pendant tout ce temps on n'avait cessé d'examiner les yeux et de tenir auprès d'eux une lumière, et toujours on les vit exactement fermés.

Le procès-verbal constatant les faits dont je viens de vous donner connaissance a été dressé et signé par les personnes présentes sans aucune réclamation, tant l'évidence des faits paraissait grande.

On ne peut ouvrir un ouvrage traitant du magnétisme sans y rencontrer de nombreux exemples de vue sans le secours des yeux. Ne voulant point en remplir mon livre, j'extrais seulement quelques faits publiés dans celui du docteur Pigeaire (1) :

M. le docteur Fillassier rapporte le fait suivant :

« Je pris ma montre avec la plus grande précaution; je l'applique, cachée dans la paume d'une main, sur le front de la somnambule; de l'autre main je lui tenais les yeux fermés. — Qu'ai-je dans la main? — Une montre. — Voyez-y l'heure. — Je ne puis. — Voyez-la. — La grande aiguille est sur six heures et la petite après le 7. *Il était sept heures et demie.* Cette expérience fut répétée avec le même résultat après avoir déplacé les aiguilles. »

Une expérience semblable fut faite par M. Broussais chez le docteur Foissac. Après avoir vu lire Paul Villagrand, dont les paupières étaient bien closes, M. Broussais écrivit dans un coin un petit billet; il appliqua ensuite ses doigts sur les paupières du somnambule et donna le billet à

(1) Pigeaire, *Puissance de l'électricité animale*, ou du *magnétisme vital*, et de ses rapports avec la physique, la physiologie et la médecine, 1839, 1 vol. in-8, p. 206 à 215.

M. Frapart, et lui dit de le présenter à Paul Villagrand. Celui-ci *lut sans hésitation* les trois lignes écrites. Le professeur Broussais voulut conserver ce billet *comme un monument de la victoire remportée sur son incrédulité.*

Neuf membres de l'Académie royale de médecine : MM. Bourdois de la Motte, Fouquier, Guéneau de Mussy, Guersant, Husson, Itard, Leroux, Marc, Thillaye, composant la commission de 1826, constatèrent de pareils phénomènes. « Nous avons, disent-ils dans le rapport de 1831, vu deux somnambules distinguer, les yeux fermés, les objets que l'on a placés devant eux; *ils ont désigné*, sans les toucher, la couleur et la valeur des cartes; *ils ont lu* des mots tracés à la main, ou quelques lignes de livres que l'on a ouverts au hasard : le phénomène a eu lieu, alors même qu'avec *les doigts on fermait* l'ouverture des paupières. »

Nous avons cité un fait analogue, observé par M. Jules Cloquet.

M. le docteur Hamard, dans sa thèse sur le magnétisme, dit : « Je tins à la dérobée ma montre près de l'occiput de Juliette étant en somnambulisme, et lui demandai : — Qu'est-ce que je vous présente? — Quelque chose de rond et de plat, blanc d'un côté... c'est une montre. — Quelle heure est-il? — *Huit heures sept minutes.* Cette expérience eut lieu en présence de MM. Julien, avocat, Briard, Delcroix, Jouane et Berna, médecins. »

Le 3 mars 1836, à Rochefort, M. le docteur Godineau a magnétisé M. Albert, sous-officier au 14ᵉ léger. Le somnambulisme est survenu; plusieurs phénomènes magnétiques se sont manifestés, entre autres le suivant. On a placé successivement sur l'épigastre du magnétisé deux montres marquant des heures différentes; le somnambule a parfaitement *déclaré l'heure* que marquait chacune des deux montres. Ce fait a été attesté par MM. Bouffard, Giral, M. Viahd, Derussat, Braud, Brillon, Achermann, Guillardon, Fouquet, Thibault, membres du cercle de Rochefort, qui ont signé au procès-verbal.

Vers la fin de l'année 1836, M. Jobard, de Bruxelles, étant à Verviers, chez MM. Houget et Teston, ingénieurs, magnétisa le fils de M. Houget, âgé de quinze ans, en présence de ses parents et de son précepteur. Le jeune homme tomba en somnambulisme et manifesta tout de suite la lucidité la plus étonnante. Il lisait, les yeux bandés, avec la plus grande rapidité. M. Teston, très incrédule alors, appliqua même ses doigts sur la serviette pliée en huit doubles, qui recouvrait les yeux du somnambule; on mit en outre un diaphragme entre sa tête et les objets qu'on lui présentait. Il désigna constamment ces objets : « Un bas de laine avec les aiguilles; — un livre allemand (dont il lut deux phrases); — mon Berquin. » M. Teston sortit sa montre, la plaça à l'occiput du jeune homme : — Quelle heure est-il? — *Huit heures huit minutes*. C'était exact. Je tiens ces détails de M. Jobard et de M. Teston lui-même. Ils ont été au reste insérés dans le *Courrier belge* du 8 juin 1838.

M. le docteur Florent Cunier écrit des eaux de Vichy, au mois de septembre 1837, à l'un de ses amis, une lettre renfermant un grand nombre de faits magnétiques. Il rapporte que M. Carles, médecin à Carcassonne, magnétisait un enfant atteint de chorée ; il devint somnambule. Un jour ce médecin, après lui avoir fermé les yeux, lui présenta à l'épigastre le tome III du *Journal de médecine et de chirurgie pratiques*. L'enfant lut : « *M. Breschet, chirurgien à l'Hôtel-Dieu, avait fait prendre à un malade*, etc. »

M. Despine père, inspecteur des bains d'Aix en Savoie, écrivit à l'Académie de médecine, au mois d'avril 1838, et cita trois exemples de transposition des sens, dont deux ont été insérés dans les bulletins de l'Académie, t. II, p. 14 :

1° Le fait de mademoiselle Pigeaire, qu'il tient de M. Broussonnet fils, agrégé à la faculté de Montpellier.

2° Celui de Sophie Laroche, qui *voit* et *lit*, *sent*, *goûte* et *touche* par les pieds et les mains.

M. le docteur Despine cite, en témoignage de ce fait, MM. les docteurs Mercier, Rome, Aymard (Sylvain), Reymond (Asphée) et M. Pagès, ancien sous-préfet de la Tour-du-Pin, et mille autres.

M. le docteur Aymard (Sylvain) de Grenoble, dans son opuscule intitulé : *Le Loup et l'Agneau, ou l'Académie de médecine et mademoiselle Pigeaire*, rapporte le dernier fait cité par M. Despine, et celui d'une autre somnambule qu'il a guérie, par le magnétisme seul, d'une maladie désespérée. « Cette somnambule ne voit que *confusément* les objets qu'on lui présente au creux de l'estomac, siége accidentel de la vision, tandis qu'elle entend parfaitement par le bout des doigts, et voit très *clairement*, sans qu'on sache comment, les corps qui sont éloignés d'elle. « Il est inutile, ajoute M. Aymard, d'insister sur des faits qui se popularisent tellement en France, que bientôt les incrédules ne se trouveront plus que dans le sein de l'Académie de médecine. »

M. Defer, docteur en médecine, à Metz, a publié en 1838 l'histoire d'une somnambule magnétique qui était insensible aux décharges électriques les plus fortes; la paralysie de l'ouïe était complète. « Elle restait immobile aux coups de fusil tirés près de son oreille. Quoique ses yeux fussent recouverts d'une feuille de coton, et, par-dessus, d'un bandeau plié en plusieurs doubles, elle jouait aux cartes et aux dominos avec une admirable précision. On remarqua que lorsqu'elle était obligée de chercher dans les dominos restants, ce qu'on appelle vulgairement *piocher*, elle prenait toujours le domino qu'il lui fallait, et le plaçait comme il devait être, sans le retourner. »

Vingt personnes qui avaient procédé elles-mêmes aux expériences, parmi lesquelles on compte des professeurs, un général, des chefs d'escadron d'artillerie, des capitaines de génie, des médecins, des notaires, ont constaté ces faits, et signé un mémoire déposé aux archives de l'Académie royale de Metz.

« J'ai fait, m'a dit M. Jobard, insérer dans les journaux la proposition suivante : Que l'Académie de médecine de Paris envoie à l'Académie de Bruxelles un tube de porcelaine ou de métal fait d'une seule pièce, et dans lequel on aura mis un objet quelconque d'une forme déterminée, et dont le nom soit connu. Cet étui sera en outre recouvert de cachets, il me sera remis, et je le rendrai intact après avoir désigné ce qu'il renferme. »

M. Ricard, de Bordeaux, fit directement la même proposition à l'Académie de médecine. Il avait pensé, avec juste raison, que le seul fait à vérifier, *était l'existence de la vue sans le secours des yeux*, c'est-à-dire, la vision manifestée, soit par l'occiput, ou tout autre point différent du sens anatomique de la vue, ou la désignation d'un objet renfermé dans une boîte. M. Ricard n'a pas été admis au concours ; MM. les membres de la commission du magnétisme ayant assigné *la lecture sans le secours des yeux et du toucher*.

Cette épreuve devient cent fois plus difficile que la première. Pour lire, il faut distinguer les caractères, les assembler, former les mots et en traduire le sens. L'accomplissement de ce fait se compose et du travail de la vision et d'une opération intellectuelle. La gêne où la somnambule sera mise, la moindre question déplacée, le plus petit soupçon d'un assistant sur sa bonne foi ou sur celle de la personne qui magnétise, la tension d'esprit de cette dernière dans une épreuve faite avec solennité, peuvent facilement les troubler l'un et l'autre, et empêcher la lucidité de se manifester.

M. Chardel, conseiller à la cour de cassation et ancien député de la Seine, rapporte le fait suivant : « La femme de chambre de l'épouse d'un conseiller à la Cour royale, étant en somnambulisme magnétique, et éprouvant du malaise, demanda du vin vieux. Le conseiller prit un flambeau, et sortit pour en aller chercher. Il descendit le premier étage sans accident; mais la cave étant située assez profondément au-dessous du sol, les marches étaient humides, il glissa à moitié de l'escalier, et tomba en arrière sans se blesser, et même sans éteindre la lumière qu'il tenait à la main. Cela ne l'empêcha pas ensuite de continuer sa route, et de remonter avec le vin demandé. Il trouva sa femme instruite de sa chute et de tous les détails de son voyage souterrain; la somnambule *les lui avait racontés* à mesure qu'ils étaient arrivés.

« Je pourrais, ajoute M. Chardel, citer plusieurs autres faits semblables qui me sont personnels. »

M. le docteur Paul Gaubert a fait insérer dans le *Moniteur parisien* du 27 juillet 1839, deux cas de vision de la même nature que les précédents. Le premier a été observé chez un enfant de quatorze ans, qui, dans ses accès de somnambulisme, voyait par la main. « Les papiers sur lesquels nous avons écrit les questions les plus imprévues ont été lus par le somnambule, à la lumière, dans les ténèbres, avec ou sans bandeau sur les yeux. M. Encontre, docteur en médecine et professeur à la Faculté théologique de Montauban, MM. les docteurs Roux et Reynaud, ont été témoins de ce phénomène, ainsi que les habitants les plus notables de la ville. »

Le second fait a été observé par MM. les docteurs Gaubert de Cloye, Ropton de Courtalain, Salis de Vendôme, chez M. Mercier, à Aaron. Sa domestique, qui est le sujet observé, est douée de la seconde vue. Elle désigne ces trois messieurs, arrivés inopinément chez M. Mercier, avant qu'ils entrent dans la pièce où elle se trouve. « Je cache, dit M. Gaubert, dans ma main, un petit flacon recouvert d'un papier, et je lui demande ce que ce peut être. — *C'est une bouteille.* — Quelle espèce d'eau contient-elle? —*Ce n'est pas de l'eau, c'est une poudre blanche.* — A quoi sert cette poudre? — *C'est de la poudre aux vers* (c'était du calomel anglais).

» Je remets ce flacon dans ma poche ; j'en prends un autre, et je lui fais les mêmes questions ; elle me répond que c'est encore une petite bouteille qui contient une poudre blanche ; elle ne peut en dire le nom. — Est-ce de la farine? lui demanda sa maîtresse. — *Quelle bouillie vous feriez avec cette farine!* répondit-elle vivement avec un sentiment d'horreur. — C'était de l'émétique.

» La somnambule d'Aaron a répondu avec la même justesse, dans plusieurs séances, à une foule de questions. »

Le 1er juillet 1839, à Mons, et à la sortie d'une séance magnétique, madame Magauden, âgée de dix-neuf ans, tombe en somnambulisme. Elle devine tous les objets cachés qu'on lui applique au front et sur la main. Elle lit les mots *Idjiez* et *Thélésie* écrits au milieu de deux feuilles de papier ; elle éprouve de la répugnance pour les pièces d'or qu'on tient dans la main fermée et qu'on approche d'elle ; cette répugnance est moins forte pour le cuivre ; l'argent seul ne lui fait éprouver aucune antipathie.

On lui remit dans la main une boîte ; elle ne tarda pas à dire qu'*il y a dedans* une bague d'émail avec un chien. On lui représente la même boîte, elle dit qu'elle renferme une petite bague appartenant à sa sœur. « Ses doigts semblaient voir et étaient toujours en mouvement : de temps en temps elle les irritait avec l'ongle de son pouce. On lui demanda pourquoi elle faisait cela, elle répondit que ses doigts s'usaient (1). »

Elle lut un mot, dit les chiffres qu'on traçait loin d'elle, indiqua deux portraits en miniature enfermés dans une boîte, désigna tous les mouvements que faisait une personne hors de son aspect, etc., etc.,

(1) Mademoiselle Pigeaire, pendant la lecture, les humectait de salive et les mordait souvent à la pulpe.

Madame de Félix de la Mothe, qui s'est acquis un nom distingué dans la littérature, mère de madame Mahauden, dont la lucidité est si étonnante, dressa un procès-verbal des faits observés chez la somnambule. Il a pour titre : *Vue sans le secours des yeux ni du toucher. — Vue d'un étage à l'autre au travers des murs. — Vue et lecture par les doigts. — Connaissance des pensées. — Automatisme ou rapports physiologiques des magnétiseurs aux magnétisés.*

Membre de l'Académie du Hainault, madame de la Mothe fit la lecture de son procès-verbal en séance académique. Après avoir écouté silencieusement les phénomènes racontés par la lectrice, les membres présents restèrent stupéfaits; mais, à la sortie de la séance, les têtes les plus fortes demandèrent à leurs voisins s'ils croyaient quelque chose des faits cités par madame de la Mothe? « Nous n'en croyons rien du tout, disaient les esprits forts; ce sont des contes faits à plaisir, etc. »

Je ne veux pas, Messieurs, prolonger des récits de faits qui sont tous identiques; je vous ai cité assez de témoignages pour vous faire croire à leur possibilité, car, s'ils étaient rejetés, il faudrait mettre également en doute les phénomènes de la nature les plus positifs, les plus avérés, et notre esprit de doute a des bornes lorsque nous avons à juger des phénomènes physiques. Nous ne pourrons donc récuser les effets magnétiques, puisqu'ils ne sortent pas du domaine des choses positives.

Opinions des auteurs sur les causes du somnambulisme naturel.

Sans nous faire le défenseur du somnambulisme artificiel, nous en admettons l'existence, et reconnaissons pour vraies toutes les merveilles que nous avons racontées dans plusieurs leçons de ce cours. La découverte s'en est faite, elle ne se perdra pas; le temps la mûrira, et, semblable au ruisseau qui ne devient limpide qu'après avoir roulé dans les sables et y avoir déposé son limon, ainsi le mesmérisme, roulant à travers les contradictions de l'intérêt ou à travers les critiques de la fausse science, le mesmérisme déposera tout ce que la jalousie lui a suscité d'ennemis, tout ce qu'elle lui a prêté de ridicules, tout ce qu'elle lui a supposé de dangers, et, épuré par le temps, il renaîtra dans tout l'éclat dont est susceptible une si belle découverte; les passions qui l'ont poursuivi s'éteindront, et, forcée à se taire, la postérité accueillera avec empressement tous les secours dont on se refuse à reconnaître aujourd'hui tous les avântages.

Messieurs, on a cherché la cause du somnambulisme naturel dans la dépravation d'une des quatre humeurs fondamentales. Dans l'état du cerveau, on a cru reconnaître la cause immédiate du somnambulisme dans la tension ou la rigidité des fibres de cet organe.

Sennert voulait en trouver la source dans l'action d'une vapeur narcotique qui assoupissait les sens.

Musitan s'appropria cette idée en l'étendant, et crut trouver l'explication naturelle du somnambulisme dans l'existence d'une vapeur semblable à celle qui agite les gens ivres. Mais on s'aperçoit combien toutes ces explications sont peu satisfaisantes.

Dans le XVIe siècle, on donnait le nom de *mal-baptisés* aux somnambules, parce qu'on croyait que cette affection avait sa source dans l'oubli de quelque parole sacramentale ou d'une autre cérémonie lorsque le prêtre les baptisait.

Horstius ne fait pas difficulté d'admettre dans le somnambulisme plusieurs phénomènes *hyperphysiques* ou *divins*, parmi lesquels il compte un esprit plus pénétrant, une intelligence plus élevée dans les somnambules que dans les gens éveillés. Mais tout cela ne dit pas quelle est la cause du somnambulisme.

Cet état paraît être une modification du sommeil. Il n'y a pas de somnambulisme sans sommeil.

On pourrait même ajouter qu'il n'y a pas de *sommeil* sans *somnambulisme*, et que tout homme est né *somnambule*.

Cette proposition, qui paraît un paradoxe, n'est pas moins incontestable, pourvu qu'on ne se presse pas de donner trop d'extension au terme de *somnambule*. Le *sommeil parfait* est un temps de repos pendant lequel les sensations sont réduites à un état de concentration qui ne laisse paraître au dehors aucun autre signe de vie que la respiration et le mouvement du pouls.

Le sommeil imparfait est celui où cette concentration n'est pas complète, de manière qu'il laisse encore quelques accès au jeu extérieur des organes. Il est rare qu'on jouisse de la première espèce de sommeil.

Dans le sommeil le plus profond et le plus heureux, la personne endormie conserve une portion de veille

Le commun des hommes pousse plus loin le somnambulisme, puisqu'il y a une infinité de personnes qui parlent en dormant, font des gesticulations, tiennent des discours d'une longue étendue, adressent la parole à ceux dont elles se croient environnées (1).

Ces singularités sont si ordinaires, qu'il n'y a presque

(1) « Dans un de mes rêves, dit Voltaire, je soupais avec M. Touron, qui faisait les paroles et la musique des vers qu'il nous chantait. Je lui fis ces quatre vers dans mon songe :

> Mon cher Touron, que tu m'enchantes
> Par la douceur de tes accents !
> Que tes vers sont doux et coulants !
> Tu les fais comme tu les chantes.

» Dans un autre rêve, je récitais le premier chant de la *Henriade* tout autrement qu'il n'est ; je rêvais qu'on nous disait des vers à souper : quelqu'un prétendait qu'il avait trop d'esprit ; je lui répondis que les vers étaient une fête qu'on donnait à l'âme, et qu'il fallait des ornements dans les fêtes. »

pas de famille où l'on n'en rencontre quelques exemples.

Hippocrate l'a reconnu, et s'exprime à ce sujet en termes formels.

Aristote en fait aussi mention d'une manière non moins précise : *Sunt enim qui dormientes et ambulant, videntes eo modo quo vigilant.*

Galien, qui avait refusé de croire à l'existence du somnambulisme, en fut convaincu par sa propre expérience, lorsqu'il lui arriva de dormir en marchant pendant la nuit.

Diogène Laërce rapporte, dans la *Vie de Pyrrhon*, que le philosophe Théon se promenait en dormant, et qu'un esclave de Périclès se levait au milieu de son sommeil et parcourait les toits tout endormi.

Lorsque le somnambulisme acquiert quelques nuances de plus, il produit des choses extraordinaires.

C'est alors que l'on voit le dormeur écrire, travailler, ouvrir les portes, etc.

Ce qui nous ramène à cette proposition. Que *tout dormeur est en somnambulisme commencé;* que quiconque se livre au sommeil est dans un état prochain du somnambulisme, qui doit se développer d'une manière plus ou moins frappante en raison de la constitution physique du dormeur, de la nature de la maladie, etc.

De là il est aisé de concevoir qu'un malade déjà porté, ou par tempérament ou par la nature de sa maladie, à un somnambulisme un peu prononcé, est susceptible de recevoir, avec le sommeil magnétique, une plus grande détermination vers le somnambulisme; que le somnambulisme soit salutaire ou non, toujours est-il vrai qu'il est une des dépendances du sommeil, qu'il s'introduit avec lui et qu'il doit par conséquent se développer plus ou moins, et c'est ce que nous voulions établir.

Je vous ai fait connaître toutes les nuances du sommeil magnétique et naturel.

Ce sont ces merveilles qu'il me reste à rendre concevables; mais il est des problèmes qu'on ne peut résoudre qu'à la faveur de suppositions : les conséquences que l'on en tire, si elles sont justes, découvrent l'inconnu, et la solution est admise si les suppositions dont elles dérivent peuvent être rigoureusement démontrées.

Voici les explications que des magnétiseurs modernes ont hasardées pour rendre raison des effets du magnétisme animal. Ils sont loin de donner pour fondées, dans tous leurs points, ces explications; ils pensent même que plusieurs sont erronées; mais les erreurs se rectifieront à mesure que l'on avancera dans la science et que de nouveaux faits viendront l'éclairer.

Théories des magnétiseurs modernes sur les causes du somnambulisme naturel.

« Nous pensons, ont-ils dit, que *tous ces phénomènes appartiennent au système nerveux*, dont toutes les fonctions ne nous étaient point encore connues; que c'est à *une modification*, à *une extension* de ce *système et de ses propriétés qu'on doit attribuer les effets dont nous parlons.* »

» Dans l'état actuel de la science, tout porte à considérer le cerveau comme un organe sécrétant une substance particulière dont la propriété principale est de transmettre ou de recevoir le vouloir et le sentir. Cette substance, quelle qu'elle soit, paraît circuler dans les nerfs, dont quelques-uns sont consacrés au mouvement (à la volonté); ceux-là partent de l'encéphale ou de ses dépendances et vont se rendre aux extrémités, les autres au sentiment; ceux-ci vont se rendre à l'encéphale : les premiers sont actifs et les seconds passifs.

» On peut aujourd'hui regarder ces propositions comme démontrées.

» Lorsque nous voulons mouvoir un membre, notre cerveau envoie au muscle destiné à exécuter ce mouvement une certaine quantité d'agent nerveux qui détermine la contraction musculaire; cette transmission se fait au moyen d'un nerf que l'anatomie démontre ; et, si nous le coupons ou si nous en faisons la ligature, il nous devient impossible d'exécuter le mouvement, il y a paralysie. Le même phénomène a lieu pour les nerfs du sentiment; si on les détruit, la sensibilité est anéantie dans la partie d'où ils procèdent. Ces faits, connus de temps immémorial, sont incontestables et généralement adoptés. Ils avaient fait penser que la fonction de l'innervation était une véritable circulation. Il y avait des vaisseaux nerveux *afférents*, c'étaient ceux de la volonté; il y en avait d'*efférents*, c'étaient ceux de la sensibilité.

» Les travaux récents de M. Bogros semblent prouver matériellement ce que le raisonnement avait fait admettre.

» Mais de quelle nature est cet agent? Les nouveaux travaux de MM. Prevost et Dumas portent à croire que cet agent a la plus grande analogie avec le fluide électrique. Ces physiologistes ont démontré que la contraction musculaire était le résultat d'une véritable commotion électrique.

» Le savant professeur Béclard assurait qu'ayant mis à nu et coupé un nerf d'un assez gros volume sur un animal vivant, il avait fait souvent dévier le pôle de l'aiguille aimantée, en mettant en rapport ce nerf et cette aiguille.

» Tout le monde sait que le galvanisme substitué à l'influence nerveuse fait contracter les muscles qu'on soumet à son action. On sait comment Galvani et Volta virent et prouvèrent l'existence d'un fluide particulier, que plus tard on a reconnu pour être le même que l'électricité. »

On sait aussi que certains animaux ont la singulière propriété de sécréter, au moyen d'un appareil que la nature a disposé pour cela, une grande quantité de fluide électrique, avec lequel ils donnent de fortes commotions; commotions quelquefois si violentes, qu'elles peuvent tuer, à une certaine distance, d'autres poissons, ou même des hommes.

Le gymnote électrique, le *Silurus electricus*, le *Tetraodon*, le *Torpedo unimaculata*, *marmorata*, et beaucoup d'autres, possèdent cette faculté.

On est parvenu à apprécier la quantité et la qualité de leur fluide électrique, au moyen d'électroscopes et d'électromètres très sensibles; on s'est assuré que ce fluide était sécrété par le cerveau de ces animaux, puisqu'en enlevant celui-ci ou les nerfs qui se rendent à l'appareil, on anéantissait les effets électriques, ce qui n'avait pas lieu en enlevant les organes de la circulation.

« Ainsi, il est bien démontré que, dans quelques animaux, le cerveau sécrète du fluide électrique; que la contraction musculaire peut avoir lieu par un excitant électrique, etc.; considérations qui nous font fortement présumer que l'agent nerveux est du fluide électrique, ou un fluide ayant avec celui-ci une grande analogie.

» Nous passons sous silence les preuves que l'on pourrait tirer de l'*acupuncture* et du *perkinisme*. »

Vous le voyez, Messieurs, toutes ces probabilités sont puissantes, et peuvent faire admettre la circulation d'un agent nerveux (1).

« Mais cet agent ne s'arrête pas aux muscles ou à la peau, il s'élance encore au dehors avec une certaine force, et

(1) « J'ai toujours été, je l'avoue, très porté à penser que l'électricité modifiée par l'action vitale est l'agent invisible qui parcourt sans cesse le système nerveux... » (CABANIS.)

« Les êtres organisés, et spécialement le corps de l'homme, composés par l'assemblage d'un grand nombre de substances hétérogènes en contact, nous présentent de véritables appareils électriques compliqués, dans lesquels le principe dont les nerfs sont les conducteurs semble agir d'une manière analogue à celle de l'électricité. »

(*Physiologie* de Richerand, 1825, t. II, p. 263.)

forme ainsi une véritable atmosphère nerveuse, une sphère d'activité absolument semblable à celle des corps électrisés. »

Cette opinion est celle des plus habiles physiologistes de nos jours, Reil, Autenrieth et M. de Humboldt.

Dès lors, tous les phénomènes du magnétisme nous semblent susceptibles d'une explication plausible.

L'atmosphère nerveuse, active, du magnétiseur, augmentée sans doute par l'impulsion que lui donne sa volonté, « se mêle, se met en rapport avec l'atmosphère nerveuse, passive, de la personne magnétisée, » et vient augmenter cette dernière, à tel point que, dans certains cas, il semble y avoir une véritable saturation du système nerveux, susceptible, lorsqu'il y a excès, de se mettre, par des décharges, en équilibre avec les corps ambiants; et l'on ne pourrait expliquer par une autre hypothèse les secousses qu'éprouvent par fois les magnétisés.

Le système nerveux du magnétisé, ainsi influencé, et éprouvant des modifications en raison de sa sensibilité particulière, expliquerait toutes les perturbations que l'on observe, et rendrait parfaitement raison de la communication des désirs, de la volonté, des pensées même de celui qui magnétise.

« Ces désirs, cette volonté, étant des actions du cerveau, celui-ci les transmet au moyen des nerfs jusqu'à la périphérie du corps et au delà. » Et pourquoi ce principe ne conserverait-il pas chez le magnétisé quelques-unes de ses propriétés? C'est ce que nous croyons en particulier.

« Dans cet aperçu, nous n'avons peut-être pas dévoilé le vrai mécanisme de la production des effets magnétiques. Cependant notre hypothèse, qui ne s'éloigne pas beaucoup des faits physiologiques et physiques généralement adoptés, expliquerait d'une manière assez satisfaisante la majeure partie des innombrables effets que produit ce que l'on appelle le *magnétisme animal*, et peut-être sera-t-on conduit un jour, par cette voie, à la révélation complète des mystères les plus admirables de la vie animale. »

Cette explication est due en partie au professeur Rostan; mais, Messieurs, on peut dire dès à présent qu'elle n'est pas entièrement fondée : le magnétisme a une autre manière de procéder, un autre mode d'action; et d'ailleurs, le magnétisme n'est pas le somnambulisme (1).

Mais cependant, d'après tout ce qui précède, on peut reconnaître que le magnétisme n'est pas un remède contre nature, qu'il est au contraire la nature elle-même, la nature augmentée et dirigée, la nature en plus.

Résumé. — Messieurs, je ne me suis pas appesanti sur une multitude de phénomènes que présentent le magnétisme et le somnambulisme. Je n'ai voulu, jusqu'à présent, que vous donner le goût de l'étude de cette découverte, en vous signalant les phénomènes merveilleux qui s'offrent à

(1) Dès qu'on admet dans les volontés créées une puissance d'agir sur les corps et de les remuer, il est impossible de lui donner des bornes, et cette puissance est indéfinie. En effet, « dans le mesmérisme, l'instinct animal monte au plus haut degré admissible dans ce monde. Le *clairvoyant* est donc un pur animal, sans aucun mélange matériel; ses opérations sont celles d'un esprit. Il est semblable à Dieu; son regard pénètre tous les secrets de la nature. Si son attention se fixe sur des objets de ce monde, sur sa maladie, sa bien-aimée, ses amis, ses parents, ses ennemis; en esprit, il les voit agir, il pénètre les causes et les suites de leurs actions; il devient médecin, prophète, devin, etc. »

(OCKEN, *Instructions sur la philosophie de la nature.*)

« Les facultés des somnambules sont des mystères qui ne pourront jamais être expliqués par des moyens humains. Indiquer des remèdes convenables pour opérer les effets qu'on désire, n'avoir dans son état de veille la connaissance d'aucun de ces remèdes ni même des mots qui servent à les désigner; découvrir, à l'instant qu'on y porte sa vue, ce qui se passe dans des pays éloignés, en détailler toutes les particularités; composer ou exécuter, dans ce sommeil des sens, des œuvres que l'on serait incapable de faire dans l'état organique de veille ordinaire : ces exploits merveilleux de l'âme humaine, cette universalité de connaissances, cette grande puissance de vouloir, à quelle cause les attribuer, sinon à celui qui possède en lui-même l'universalité de la puissance souveraine, et qui peut en départir un rayon à qui il lui plaît? »

l'observation de celui qui cherche à les connaître et à les faire naître, et vous faire juge des raisons de ceux qui se refusent à tout examen. Si j'ai gardé le silence sur beaucoup de phénomènes magnétiques, connus peut-être par quelques-uns d'entre vous, ce n'est pas que j'ignore leur existence; mais comme ces phénomènes semblent sortir du cercle que, dans votre intérêt, nous nous sommes tracé, ne voulant point choquer votre raison, nous avons jugé prudent de ne pas vous en entretenir, attendant pour cela que la croyance au magnétisme soit plus généralement répandue, et que plus d'hommes, dans le silence du cabinet, aient médité sur ses résultats.

Mais ma réserve ne doit pas vous empêcher d'examiner; loin de là, elle doit vous faire entrevoir une mine féconde, qui, bien exploitée, enrichira la science, car tout n'est pas découvert en magnétisme, nous ne possédons pas même toutes les découvertes faites en des temps antérieurs.

Je vous donnerai, dans ma dernière leçon, un spécimen des derniers phénomènes venus à ma connaissance; vous en tiendrez note, et, sans les rejeter comme impossibles, vous attendrez la sanction du temps et de l'expérience.

Je vous ai signalé les écueils qui vous attendaient dans cette étude. Vous pourrez maintenant les éviter et faire de plus rapides progrès sans compromettre la santé des individus confiés à vos soins, et sans être alarmés vous-mêmes sur les suites de vos explorations.

Si vous ne magnétisez que pour guérir, rappelez-vous encore que le magnétisme peut devenir entre vos mains un instrument rival de la nature, portant dans l'économie animale un trouble qui favorise le retour des crises que la médecine ordinaire ne saurait produire. Hippocrate lui-même en avait désespéré: ce grand homme a bien trouvé et décrit la marche des crises dans les maladies aiguës; mais il s'est arrêté là. Dans ces maladies, dit-il, la nature seule guérit.

Elle a de la force, elle fait elle-même la plus grande partie de l'ouvrage : il n'y a qu'à l'aider. Mais, dans les maladies chroniques, il ne vit que les bornes de son art ; en effet, les retours périodiques y sont trop variés et trop incertains pour être saisis, trop longs et trop compliqués pour être étudiés, trop faibles pour être aperçus. Tandis que la nature ne fait que des efforts insuffisants pour retourner à la vie, elle ajoute chaque jour un autre pas à ceux qu'elle a déjà faits vers la mort. Toujours traînants, toujours languissants, nous nous voyons mourir sans savoir comment nous mourons. Aussi, dans ces cas malheureux et trop fréquents, Hippocrate défendait-il expressément les remèdes, et ne prescrivait-il que régime, exercice, bains, frictions et patience. Depuis sa mort rien n'a été ajouté à la médecine. Par sa découverte, Mesmer aura porté le système des crises dans le champ des maladies chroniques, ce dont Hippocrate avait désespéré. Nous voyons en effet que l'agent magnétique, renforçant la nature, accélère et redouble ses efforts, et la force à reprendre une marche progressive vers un retour à la santé. Tous les effets magnétiques nous prouvent cette vérité, et quelle plus grande preuve peut en exister pour nous que de voir successivement disparaître les affections sympathiques déterminées par la maladie principale ; de voir se localiser cette dernière, devenue bientôt après le foyer d'une action particulière qui tend sans cesse à sa destruction.

Ainsi, on peut le dire avec certitude, le magnétisme employé comme moyen de traitement est, en dernier résultat, *l'action constante de la force qui conserve sur la cause qui détruit.*

Faisons donc, Messieurs, que le magnétisme, qui est aujourd'hui le dernier moyen de guérison réservé à l'homme souffrant, en devienne le premier ; nous suivrons l'indication de la nature et nous aurons bien mérité de nos semblables.

DIXIÈME LEÇON.

MANIFESTATIONS SPIRITUELLES. — LES MAGNÉTISTES ONT PRESSENTI LE MONDE SPIRITUEL. — OPINIONS DE CHARPIGNON, DE BILLOT, DE DELEUZE, DE CHARDEL ET DE SWEDENBORG. — RÉCITS DE FAITS SURNATURELS. — MÉDECINE DES ESPRITS. — APPARITIONS, RÉVÉLATIONS. — LES ESPRITS SE RENDENT VISIBLES. — SOULÈVEMENT ET TRANSPORT DE CORPS SOLIDES.

« Oui, l'âme et la raison s'écrient d'un commun accord : Entre Dieu et l'homme il y a une série d'êtres graduellement croissant en intelligence. L'âme humaine n'est pas le dernier terme de la création ; il existe de purs esprits, et au-dessus de ces créatures célestes plane de toute la distance qui sépare le créé de l'incréé, l'Être éternel, l'Être qui est parce qu'il est !...

(Docteur CHARPIGNON.)

MESSIEURS,

Je viens de vous ouvrir la route du merveilleux ; j'ai échelonné les faits de magnétisme de manière à ne point trop choquer vos esprits, en vous rendant compréhensibles les faits simples produits par notre agent. J'ai jeté des doutes sur tout ce qui paraissait surnaturel, et j'ai blâmé des recherches qui vous eussent paru inspirées par une sorte de déréglement de la raison. Cette conduite m'était commandée par le besoin de vous convaincre d'abord que le magnétisme *était ;* mais, pour ne point mentir à la vérité, et vous croyant assez forts pour supporter plus de lumière, je viens aujourd'hui appeler votre attention sur les découvertes nouvelles qui ressortent bien évidemment des principes enseignés par Mesmer.

Quelle que soit l'étrangeté des nouveaux phénomènes,

gardez-vous de les nier sans au préalable de l'examen. La nature ne nous est point connue, nous ne savons rien de nous-mêmes, et croire que Dieu a borné ses créations à ce que nos yeux voient, et l'homme même, m'a toujours paru une croyance inspirée par la vanité des connaissances humaines. Le scepticisme naît de l'ignorance, il est le compagnon de l'orgueil, et vous avez vu combien d'hommes *de mérite* s'étaient trompés dans leur jugement sur nous, au sujet même de la vérité qui nous a d'abord occupés. Soyez donc circonspects dans votre jugement; attendez que de nouveaux faits se produisent au grand jour, que vous soyez témoins ou agents de leur production. Mon sentiment me dit qu'ici les narrateurs sont de bonne foi, qu'ils ont vu ce qu'ils décrivent et attestent, et qu'enfin le *magnétisme existant* rend possible la découverte que l'on annonce.

J'ai vu moi-même trop de choses merveilleuses pour craindre ici un aveu. Des portes se sont ouvertes et fermées sans qu'il me fût possible de saisir l'agent inconcevable qui paraissait obéir à une volonté humaine. Les tables se sont mises à décrire des cercles, à aller et venir, et se sont levées d'elles-mêmes, sans aucun contact humain. Un roulement sourd, puis éclatant comme le son du tambour, avait pour point de départ des meubles animés. J'ai obtenu des manifestations où la tromperie n'était point possible, où mon imagination ne pouvait agir, et enfin je me suis assuré par le témoignage de mes sens, bien en éveil, qu'il n'y avait point d'illusion; qu'une force, mystérieuse encore, agissait en dehors de nous, et que, loin de rêver ces faits, la nature nous offrait au contraire une de ces réalités saisissantes jetées dans le monde pour confondre la raison humaine, en l'avertissant que tout un monde existe en dehors de nos sens, ou que tout au moins des *agents*, des *forces* inconnues ont une action sur l'être humain et peuvent entrer en communication avec notre âme, nous servir ou desservir, et, au milieu de mensonges inexplicables, nous révéler parfois d'incontestables vérités.

Vous le voyez, Messieurs, j'aborde de front ce que l'on n'ose encore avouer, dans un certain monde, *celui des beaux esprits,* et je me déclare convaincu. Oui, en dehors de nous, je le répète, des agents existent, ayant pouvoir et pensée, et je dis plus encore, le magnétisme est l'aimant qui agit sur ces mystérieuses créations et nous donne la possibilité de les connaître.

Mon devoir ici n'est pas seulement de vous dire : Je crois ; je dois vous citer d'autres témoignages. Je vais prendre ceux-ci dans une foule d'écrits. L'ordre en semblàble matière n'est pas possible aujourd'hui ; la vérité est éparse; mais c'est sur l'ensemble que vous fixerez votre jugement.

J'emprunte donc mes récits aux *journaux américains.* Je ne vous donnerai que des extraits; mais ces pièces produites, ces faits articulés, sont contrôlés par un de nos amis, Jos. Barthet, dont la probité ne laisse en lui nulle place au mensonge, et il a trop de lumière et de bon sens pour s'être laissé duper.

Mais, avant ces descriptions de faits merveilleux, permettez-moi de vous faire connaître l'opinion de quelques magnétistes touchant cet ordre de phénomènes; vous allez voir qu'avant ces découvertes, l'esprit de beaucoup d'entre nous les avait pressenties. Ce mérite, il est vrai, a sa valeur; mais ce qui est dans toutes les croyances, dans toutes les religions, dans l'histoire de tous les peuples, doit être vrai, et doit un jour, tôt ou tard, recevoir une sanction scientifique.

Ouvrez l'ouvrage du docteur Charpignon (1), vous y trouverez les lignes suivantes :

(1) Charpignon, *Physiologie, médecine et métaphysique du magnétisme,* 2e édit., 1848, 1 vol. in-8. — Cet ouvrage mérite une attention toute particulière, et nous ne saurions trop en recommander la lecture.

« Relativement aux apparitions, voici ce que nous pensons :

» Il n'est pas très rare d'observer des individus susceptibles du somnambulisme magnétique, qui reçoivent dans le silence de la nuit, ou dans le recueillement d'une méditation solitaire, l'apparition de leurs magnétiseurs. Ils possèdent bien leurs sens, ils sont bien dans leur état normal, et l'image qui se présente devant eux est tellement nette, tellement semblable à la vérité, qu'ils ne sont presque pas troublés, tant il leur semble naturel de voir près d'eux celui qu'ils voient parfois tous les jours. Ils parlent à ce fantôme, l'entendant répondre, et ce n'est qu'après sa disparition, après quelques instants de réflexion, qu'ils se persuadent qu'ils ont eu une vision. Bien d'autres exemples analogues existaient, et existent encore sans que le magnétiseur y ait la moindre part. Ce phénomène se montre parmi les organisations douées de cette disposition extatique que mille causes peuvent développer. La centralisation vitale qui fait l'individualité se brise, et tout l'être n'est plus qu'un foyer de sensibilité exquise qui se trouve mis subitement en rapport avec des objets qui ne pouvaient affecter le *moi* lorsque des lois de sensations ordinaires devaient s'effectuer.

» La magnétisation excite ces tendances d'épanouissement et de relations infinis ; cependant on n'observe la réalisation de ce phénomène que chez les extatiques magnétiques, c'est-à-dire chez les individus prédisposés organiquement à cette crise physiologique et jouissant de sentiments affectifs très développés.

» Il est probable que le premier mobile d'une apparition est la pensée que forme l'un des deux individus à l'égard de l'autre. Aucune pensée ne peut s'élever dans l'homme sans donner lieu à un dégagement de fluide magnétique ; ce dégagement rayonne plus ou moins autour du foyer qui l'engendre, selon que la concentration de la puissance est plus ou moins forte et plus ou moins prolongée. L'état du fluide est en rapport avec le genre de l'idée si elle est affective, instinctive; le fluide participe au caractère essentiel de la puissance de la pensée. Ces lois expliquent seules les communications des désirs et des passions. En effet, les systèmes nerveux assez sensibles pour ressentir l'effet magnétique du rayonnement qui s'opère dans leur sphère d'attraction, s'impressionnent subitement, selon la pensée qu'engendre l'être qui est le centre d'action. Plus l'expansion sensitive sera grande, moins les distances auront d'empire sur l'affaiblissement de l'effet sympathique, en sorte qu'il se trouve des êtres qui ont une telle expansion vitale, que la pensée d'une personne sympathique produit sur eux l'effet dont nous parlons. Si à ce moment leur pensée s'occupe de rapports qui tendaient à favoriser la réceptivité magnétique qui rayonne vers eux, la contiguïté se trouve établie en principe, et la faculté créatrice de leur esprit achève la forme dont les éléments se trouvent en eux-mêmes.

» Les apparitions entre personnes vivantes peuvent donc s'expliquer physiologiquement, sans être forcé de recourir à l'intervention d'un être surnaturel, comme le fait le docteur Billot pour les faits suivants :

« M. R..., directeur de notre Société théosophique, dit cet auteur, était à Marseille. Virginie, somnambule de la Société, le vit paraître chez elle pendant qu'elle était dans l'état semi-magnétique. Il ouvrit la porte de la maison et la referma; il s'avança près d'elle et lui toucha la main. Il lui exposa l'état maladif dans lequel il se trouvait et lui recommanda de s'occuper de lui quand elle aurait une parfaite clairvoyance, la priant de lui faire écrire ce qu'il y avait à faire pour sa guérison. Ces prescriptions lui furent envoyées.

» En 1824, durant les vacances, le même M. R... quitta sa belle-sœur et monta à sa chambre vers les dix heures du soir; elle alla aussi dans la sienne pour se coucher. A peine fut-elle dans son lit, qu'elle le vit entrer dans sa chambre, portant une lampe à la main, et il lui dit :

» — Il faut renvoyer votre domestique.

» — Pourquoi?

» — Renvoyez-la; demain nous causerons de cela.

» Et il se retira.

» Madame R... entendit son beau-frère descendre de sa chambre et y remonter.

» Le lendemain, elle attendit qu'il reprît l'entretien. Cette visite nocturne supposait que la chose était urgente, et cependant il ne lui en disait rien. Enfin l'après-midi, étant seule avec lui, elle lui dit :

» — Qu'avez-vous donc à me dire de ma domestique?

» — Pourquoi me faites-vous cette demande?

» — Comment, reprit-elle, hier au soir vous êtes venu dans ma chambre, après que j'étais couchée, pour m'en parler, et maintenant vous ne m'en dites rien?

» M. R... l'assura qu'il n'avait pas bougé de son appartement, et ils reconnurent l'un et l'autre que c'était une apparition qu'elle avait eue. Cependant l'explication eut lieu, et quelque temps après la domestique fut renvoyée. »

» Ces étonnants phénomènes s'expliquent très bien, d'après notre manière de voir, sans que l'on soit forcé à croire à des apparitions réelles et substantielles; mais les faits d'apparition de morts à des personnes vivantes, comme par exemple celui rapporté par Deleuze, ne peuvent plus s'expliquer par la théorie que nous avons émise, et, à moins d'invoquer les hallucinations, ce qui n'explique pas tous les cas, il faut dire avec tous les spiritualistes, la chose est possible.

» La doctrine de l'Église catholique enseigne, du reste, que les individus qui ont les dispositions morales nécessaires, et même sans cela quelquefois, peuvent être favorisés d'apparition d'êtres spirituels.

» Les enfants dont la nature a pu prendre toutes les conditions physiologiques dont nous avons parlé, et que nous avons reconnues comme favorables au développement des facultés extatiques, sont plus aptes à ces communications. Il semble que Dieu réalise sa parole d'amour pour cet âge et qu'il aime à laisser jouir ces jeunes créatures de la vie du ciel. Ces communications célestes dès l'enfance sont une preuve manifeste de la prédestination à la sainteté. Émerich, cette jeune Allemande dont la vie a été un sacrifice continuel à l'amour de son Dieu, crut longtemps que tous les enfants voyaient les anges ; elle n'en parlait pas, parce que les autres ne lui en parlant pas, elle les croyait discrets et voulait les imiter.

» Il est rare que les enfants qui jouissent de cette faveur restent sur la terre ; ils meurent presque toujours, et suivent leur père ou leur mère qui leur apparaissent souvent. Lorsque la Providence les appelle à quelque mission parmi les hommes, leur vie est un tissu de douleurs et d'amertume. La souffrance les suit jusqu'à la mort, et ils sont toujours adorateurs de cette croix qui les identifie plus intimement avec Jésus le crucifié. »

Ce serait par trop sortir de notre sujet que d'entrer dans de plus longs développements sur les apparitions, et de citer des exemples de ces intéressants phénomènes de psychologie métaphysique; revenons donc au magnétisme. Le docteur ordinaire de Mâcon s'exprime ainsi :

« L'extase et le magnétisme prouvent l'action des intelligences supérieures immatérielles sur tous les êtres matériels de la création.

» C'est à ces êtres immatériels, à ces anges invisibles que toutes les somnambules sans distinction attribuent leur lucidité...

» Nous avons eu à notre disposition trois crisiaques d'éducation, d'âge et de sexe bien différents. Tous trois se sont accordés à reconnaître qu'ils avaient pour guides des esprits supérieurs. Des preuves tangibles de l'existence et de l'influence de ces esprits nous ont été maintes fois données.

» Voici l'opinion d'une extatique :

» Une série d'intelligences existe du polype à Dieu. L'homme est le chaînon qui unit les intelligences inférieures, associées à la matière, aux intelligences supérieures immatérielles ; de l'homme à Dieu se trouve une série semblable à celle qui existe du polype à l'homme, c'est-à-dire une série d'êtres éthérés plus ou moins parfaits, jouissant de spécialités diverses, ayant des emplois, des fonctions variés.

» Voici maintenant comment nous avons pu constater la vérité d'une telle opinion :

» Le premier sujet magnétique que nous ayons observé ne répondait jamais à une de nos questions sans dire : Je vais consulter l'autre. Tout naturellement nous dûmes demander quel était cet autre ; on nous répondit : C'est le génie chargé de me guider, de m'éclairer. Et, en effet, ce sujet acquérait, en somnambulisme, des facultés, des connaissances qui lui étaient étrangères à l'état de veille et qui ne pouvaient appartenir qu'à un être supérieur.

» Après six mois de magnétisations répétées plusieurs fois par jour, ce sujet m'annonça qu'il allait changer de génie et arriver à une lucidité supérieure ; qu'il serait fou à lier pendant vingt-quatre heures, et que j'eusse à le faire surveiller pour éviter quelque malheur. Je serai fou, ajouta-t-il, parce que mon âme me quittera pour entrer en rapport avec le nouvel être qui doit me guider ; ce nouveau génie est très versé dans la connaissance des plantes, et il m'initiera à sa science : ne me prévenez pas à mon réveil de ce que je viens de vous dire, afin que j'ignore la folie qui me menace et qui m'effraierait.

» Au jour dit, la folie survint avec une insensibilité de

tout le corps telle que le crisiaque se frappait les membres contre les meubles, au point de briser meubles et membres sans éprouver la moindre sensation. La folie passée et le nouveau génie étant entré en fonctions, mon sujet m'indiqua la vertu de plus de cent plantes diverses ; celles qu'il ne pouvait nommer, il les désignait de manière à ne pouvoir se tromper ; étant éveillé, il n'en connaissait pas dix. »

Dans le troisième chapitre de son ouvrage (*Magnétisme surnaturel*), le docteur Charpignon dit encore ce qui suit :

« La science et la croyance au monde surnaturel ont été et sont encore presque toujours deux états antagonistes de l'intelligence humaine. Toutes deux cependant ont racine dans l'esprit de vérité. Pourquoi donc n'ont-elles pu s'allier et que l'une tend à étouffer l'autre chez la plupart des hommes ? N'est-ce pas parce que le savant, habitué à toucher la matière et à comprendre le mécanisme de ses lois, perd peu à peu l'idée des choses invisibles et surnaturelles, et finit par ne plus croire à ce qui sort de la sphère du raisonnement et des lois physiques ? N'est-ce pas aussi parce que les hommes de foi, les hommes à croyances mystiques, forts de leurs convictions, négligent trop, en général, l'étude des lois physiques, et, qu'entraînés par un manque de connaissances assez exactes, ils avancent et soutiennent des faits qui semblent incompatibles avec des lois connues, et qui, parfois, viennent à être controuvés par l'expérience pratique ? »

« Le rationalisme et le mysticisme ont chacun des limites que l'esprit humain ne saurait franchir sans tomber dans le délire ; mais l'un et l'autre ont des bases réelles, bases qui peuvent et qui doivent même se confondre en une seule. L'âme humaine qui sent le vrai, n'a-t-elle pas commencé par aimer ? Et l'amour, c'est la croyance, c'est la foi. »

« Dans cet état, l'intelligence ne saurait formuler sa

croyance, et elle n'examine pas ce qu'elle aime. Mais la possession, longtemps continuée de l'objet aimé, modifie le sentiment vif de l'amour, et le convertit en un autre plus sérieux qui ose examiner ce que l'amour avait surpris. — L'examen, c'est la science. — La science sonde ce que la foi lui a transmis; elle se fait son égale; celui-ci ne lui commande plus, c'est elle au contraire qui va la dominer, et, pour beaucoup d'intelligence, la réduire à néant. Telle est généralement la marche que suit la raison, quand, séduite par l'éclat de ses propres forces, elle veut discuter et comprendre les choses métaphysiques. Dans la naissance du sentiment orgueilleux qui s'élève dans l'esprit de l'homme, se trouve la force qui brise la foi et le lien sympathique par lequel l'âme tient au monde spirituel. »

L'intelligence de l'homme doit respecter certaines limites dans les hautes régions de l'idée, et se croire impuissante à les franchir. Elle doit accepter des croyances que les témoignages des siècles lui ont transmises; elle doit se soumettre à la foi qu'une révélation primitive a déposée parmi le genre humain.

« Pourtant, il faut le reconnaître, la raison a été entraînée dans son incrédulité par les exagérations du mysticisme. En fouillant les annales des mystiques, on est frappé de leur langage; il est ardent, passionné; ils émettent des idées qui semblent absurdes à la raison sévère, sans prendre la peine de les commenter; ils croient, eux, et cela leur suffit; ils parlent avec la conviction de la foi; ils disent voir l'invisible; ils produisent ce qu'ils racontent, et ils ne soupçonnent pas qu'on puisse douter. Mais combien de causes diverses peuvent produire un même phénomène! L'étude du magnétisme ne nous a-t-elle pas mis sur la voie de bien des secrets qui jadis semblaient se rattacher à des causes surnaturelles, et la science de Mesmer n'a-t-elle pas porté au mysticisme le coup le plus terrible? La raison, la science, ne sont-elles donc pas bien excusables de se faire les antagonistes de toute la doctrine qui va puiser ses mobiles d'action dans un monde surhumain, dont chaque jour l'empire semble ébranlé par les découvertes de la science humaine? »

Voilà bien ce que nous avancions, en commençant ce chapitre : la science et la croyance au monde surnaturel sont deux antagonistes; mais, hâtons-nous de le dire, c'est pas suite des exagérations qui ont surgi des deux côtés. Il est possible, suivant nous, que la science et la foi fassent alliance, et alors l'esprit humain se trouve au niveau de sa perfectibilité terrestre.

Deleuze, dans sa correspondance avec le docteur Billot (1), s'exprime ainsi : « Le seul phénomène qui semble établir la communication avec les intelligences immatérielles, ce sont les apparitions. Il y en a plusieurs exemples, et comme je suis convaincu de l'immortalité de l'âme, je ne vois pas de raison pour nier la possibilité de l'apparition des personnes qui, ayant quitté cette vie, s'occupent de ceux qu'elles ont chéris, et viennent se présenter à eux pour leur donner des avis salutaires. Je viens d'en avoir un exemple, le voici : Une demoiselle somnambule qui avait perdu son père, l'a vu deux fois très distinctement. Il est venu lui donner des avis importants. Après lui avoir donné des éloges sur sa conduite, il lui a appris qu'il allait se présenter un parti pour elle, que ce parti paraîtrait convenable, et que le jeune homme ne lui déplairait point, mais qu'elle ne serait pas heureuse avec lui, et qu'il lui conseillait de le refuser. Il ajouta que si elle n'acceptait pas ce parti, un autre se présenterait bientôt après, et que tout serait conclu avant la fin de l'année. C'était au mois d'octobre.

(1) Billot, *Recherches psychologiques* sur la cause des phénomènes extraordinaires observés chez les modernes voyants, ou *Correspondance sur le magnétisme animal*, 2 vol. in-8, t. I, p. 137.

« Le premier jeune homme a été proposé à la mère : mais la fille, frappée de ce que son père lui avait dit, a refusé.

» Un second jeune homme qui arrivait de province, a été présenté à la mère par des amis ; il a demandé la demoiselle, et le mariage a été arrêté le 30 décembre.

» Je ne prétends pas donner ce fait comme une preuve sans réplique de la réalité des apparitions, mais du moins il la rend vraisemblable, d'autant plus que l'on sait qu'il existe d'autres faits de ce genre.

» Au reste, soit qu'on admette ou qu'on nie la réalité des apparitions, on ne peut en contester la possibilité, lorsqu'on est, comme vous et moi, convaincu de l'immortalité de l'âme ; quant à l'apparition des personnes vivantes, on en a plusieurs exemples. On l'explique par l'action du magnétisme entre deux individus qui sont parfaitement en rapport, et dont l'un est ordinairement somnambule. »

Chardel, dans sa *Psychologie physiologique*, revient souvent sur la question d'un monde spirituel. Voici l'extrait d'un des chapitres (1) :

« Tout ce qui, dans l'homme terrestre, n'est pas purement organique, a son principe dans l'homme d'esprit, et n'en est qu'une traduction physique. Les affections, dit Swedenborg, se peignent sur la figure ; la parole exprime la pensée, et les actions manifestent la volonté. Cependant l'âme, emprisonnée dans la vie, oublie bientôt sa propre nature, et ne voit de réalité que dans les relations nouvelles qu'elle doit aux organes du corps.

» Toutes les sciences se renferment dans ce cercle ; mais, après la mort, l'âme n'aperçoit plus que le monde spirituel : la fortune et la santé, objets incessants des soins de la vie, cessent de l'occuper.

(1) Chardel, *Essai de psychologie physiologique*, 3e édition, 1844, p. 386.

» D'autres intérêts la sollicitent par leur actualité, et la terre lui devient étrangère.

» Nous ne saisissons ici-bas que les rapports matériels; car nous vivons dans la vie du corps. Mais tout change dans l'autre monde. Nos âmes sont alors immédiatement affectées par des objets nouveaux, et nos pensées prennent une autre direction. .

» L'ange, dit Swedenborg, pense d'après les objets spirituels, et l'homme d'après les objets naturels : aussi les rapprochements individuels sont-ils rares, quoique, entre les deux mondes, les communications soient incessantes et si naturelles, qu'elles se confondent avec la sensation de la vie et restent inaperçues.

» Le soleil spirituel luit pour toutes les âmes incarnées et non incarnées ; il répand sur elles l'élément de la sensibilité, et l'on a vu qu'elles se l'approprient dans un travail qui se fait à l'occiput. C'est par là que les influences nous arrivent de l'autre monde (1), et l'on peut facilement reconnaître, lors de l'invasion du sommeil, que la volonté de l'homme qui s'endort, se retire vers cette partie de la tête.

» Swedenborg assure que l'action divine opère par cette voie sur l'homme esprit.

» L'influence du monde spirituel ne va pas, dans l'état normal, jusqu'à impressionner directement le cerveau ; elle s'arrête aux plexus, et il n'en résulte que des émotions plus ou moins senties. Néanmoins elle peut, quand nous dormons, produire des sensations fantastiques, mélangées de souvenirs.

» Aussi peu de personnes parviennent à l'âge mûr sans avoir été émues et préoccupées par des songes. J'en pourrais citer une foule d'exemples; car les phénomènes de ce genre ne sont pas rares (2).

(1) Les incarnations suivent la même route.

(2) J'avais conduit un malade aux eaux de Néris; il y mourut subite-

» Quelquefois, en état de veille, l'influence des esprits sur l'homme terrestre se manifeste par des paroles prononcées dans la vie de celui à qui elles s'adressent ; elles agissent alors directement sur le cerveau comme celles de nos rêves. « On entend en soi, dit Swedenborg, les paroles des anges, » et hors de soi celles des hommes. » Cette révélation est remarquable ; car, en effet, il semble que les paroles des êtres spirituels, qui n'ont pas d'action sur l'air, ne peuvent se faire entendre à l'homme qu'en réagissant par la vie sur son cerveau. Alors celui auquel elles s'adressent est le seul à les entendre ; il en est de même de toutes les communications avec les esprits, qui se font toujours par l'intermédiaire de la vie spiritualisée. On lit dans la Bible (Daniel, chap. IX) : « Moi, Daniel, je vis seul cette vision, et ceux qui étaient » avec moi ne la virent point. » Toutes les réactions de l'âme sur l'organisation s'exécutent de même par la voie intérieure. C'est par cette raison que l'homme endormi entend seul les paroles de ses rêves.

» Les communications ordinaires entre les deux mondes sont continuelles et communes à tous les hommes ; elles se confondent avec la sensation de la vie, et, comme je l'ai déjà dit, elles ont donné naissance à la fable du bon et du mauvais génie. Chacun peut en suivre les traces en soi-même, et l'observateur reconnaîtra avec quelle obstination certaines idées reviennent malgré nous. Rien n'est plus difficile quelquefois que de renfermer ses pensées dans un cercle déterminé. Cette difficulté peut, en cas de maladie, devenir insurmontable : elle signale les aliénations mentales, où, comme le docteur Esquirol le fait observer, les malades ne sont plus libres de fixer leur attention ; ils semblent,

ment, et la nuit suivante il apparut en songe à sa sœur, à deux cents lieues de là. « Ma sœur, lui dit-il, je viens de mourir. — Quel affreux malheur ! s'écria-t-elle. — Non, ce n'est pas un malheur, répondit-il ; car je suis mieux ici que sur la terre. »

au contraire, surtout dans les lypémanies, obéir à une influence étrangère qui cherche à éloigner d'eux les cœurs les plus dévoués et les pousse à leur destruction. Les *Évangiles* parlent, en vingt endroits, de possession; et malgré le matérialisme de la philosophie moderne, on doit reconnaître que les lypémanies offrent des phénomènes analogues.

» Au surplus, il paraît que l'influence du monde spirituel peut, par suite d'accidents, passer à l'état de communication directe, et se manifester assez clairement. »

Ces citations sont suffisantes pour vous montrer que les magnétistes, nos contemporains, soupçonnent tous l'existence d'un monde spirituel, et que cette idée ne répugne pas à leur raison.

Voici, sans autre préambule, les faits nouveaux que nous fournissent les journaux américains. Nous en devons la traduction à un de nos estimables collaborateurs, M. A.-S. Morin, versé dans l'étude du magnétisme; nous avons conservé les quelques réflexions qui précèdent ou suivent ses traductions, les ayant jugées utiles autant qu'intéressantes. Ces récits sont suivis des lettres de notre ami J. Barthet.

MANIFESTATIONS SPIRITUELLES AUX ÉTATS-UNIS D'AMÉRIQUE.

Plusieurs journaux américains sont spécialement consacrés à l'enregistrement et à la discussion des manifestations spirituelles. Le *Spiritual telegraph* de New-York, dont nous devons la communication à l'obligeance de M. Jos. Barthet, membre correspondant de la Société du mesmérisme, contient dans son numéro du 11 mars dernier le récit de faits très curieux. Ce sont des matériaux intéressants pour la science. Nous allons soumettre à nos lecteurs, sans commentaire, quelques extraits de ces bulletins merveilleux; il est bien entendu que, manquant des moyens de vérification, nous n'entendons rien garantir que l'exactitude de la traduction :

1° M. J.-P. Davis, demeurant à Economy, dans l'Indiana, écrit que Jane Davis, malade d'une fièvre typhoïde, a été parfaitement guérie par les esprits. Malgré tous les efforts de ses amis pour la réchauffer, elle était devenue froide; la respiration avait cessé, le pouls était devenu insensible. Elle est restée vingt-cinq minutes dans cet état; ensuite les esprits ont rétabli chez elle la respiration et le sentiment, et lui ont complétement rendu la santé dans l'espace de quelques jours.

M. Davis ajoute le récit des faits suivants :

« Les esprits ont magnétisé notre enfant âgé de dix mois, et lui ont donné des médicaments. Ils ont mis un morceau d'alun dans la bouche de ma femme pendant que nous étions au lit; ils ont introduit de l'écorce d'orange dans la bouche de Jane, et nous étions alors auprès d'elle quatre personnes dont un incrédule.

» Les esprits ont ouvert les portes devant nous, à notre approche. Ils ont apporté à Jane de la tourte aux pêches et de l'eau, ont chauffé des pierres au feu et les ont mises à ses pieds. Ils ont apporté ici, d'une distance de 45 milles, un ruban du bonnet du père de Jane, l'ont placé dans un tiroir et ont dit à un médecin de l'Ohio, à 80 milles d'ici, ce que c'était. Des chansons ont été chantées au-dessus de nos têtes; les paroles étaient nettement prononcées. Les esprits ont fait exprimer clairement des sentences par la bouche de notre enfant qui n'est âgé que de dix mois et qui est incapable d'articuler un seul mot quand il ne reçoit pas l'aide des esprits. Ils nous ont fait voir de brillantes lumières dans des endroits obscurs; ce phénomène a impressionné toutes les personnes qui se sont trouvées là. »

2° M. Hakes, du Caire, comté d'Onondaga, État de New-York, écrit que, depuis dix ans, il était complétement sourd d'une oreille. Ayant entendu parler des vertus curatives des sources spirituelles de mesdames Chase et Bittingham, il se décida à en faire venir de l'eau. Sur sa demande, ces dames lui expédièrent deux bouteilles d'eau, qui ont été réduites par l'ébullition jusqu'au 15ᵉ. Le contenu d'une de ces bouteilles avait été puisé à la source positive, et l'autre à la source négative. M. Hakes introduisit dans l'intérieur de l'oreille l'eau négative, en bassinant à froid le côté de la tête et la tempe. Chose étrange, vingt-quatre heures après la première application, la surdité avait entièrement disparu. A l'époque où notre correspondant nous a transmis ces faits, il s'était écoulé quatre semaines depuis la guérison, qui s'était parfaitement maintenue (1).

3° A une conférence de spiritualistes tenue le 2 mars, le docteur J.-R. Ortow a assuré que le naufrage récent du vaisseau à vapeur le *San-Francisco* avait été *vu* dix jours d'avance par M. C.-H. Little, habitant considérable et généralement estimé de Brooklyn. Ce dernier eut spontanément une vision, et il vit l'Océan et un vaisseau démâté luttant péniblement contre la tempête. Il sut que c'était le *San-Francisco*, bien qu'il ne l'eût jamais vu précédemment et n'eût aucun motif pour croire que ce navire fût dans cette position. Il précisa les détails de l'événement; entre autres choses, il vit sur le pont un homme dont la contenance était calme et courageuse, et il l'entendit distinctement dire aux passagers alarmés : « Nous sommes dans un grand danger, mes amis; mais nous avons encore l'espoir d'être sauvés. Si quelques-uns seulement d'entre nous obtiennent leur salut, il y aura encore lieu d'être reconnaissants. » Cet épisode est la seule partie de la vision de M. Little qui n'ait pas été vérifiée, et le journaliste déclare qu'il la publie, afin qu'elle

(1) On peut rapprocher cette guérison de celles qui s'obtenaient, à l'époque des convulsionnaires, au moyen de l'eau du puits du cimetière de Saint-Médard.

puisse être confirmée ou infirmée par les renseignements recueillis auprès des hommes de l'équipage qui ont échappé au naufrage.

4° M. G.-H. Clapp, de Boston, raconte, entre autres faits concernant les tables, que la fille du docteur Dillingham, âgée de neuf ans, *a passé* dernièrement *dans le monde des esprits*. Peu de jours avant sa mort, elle avait promis à notre correspondant qu'elle viendrait s'asseoir sur ses genoux la première fois qu'il viendrait chez son père. Quelques jours après l'événement, M. Clapp étant allé chez le docteur Dillingham, se mit à table avec la famille. Sa main fut mise en mouvement par un agent qui s'annonça comme étant l'esprit de la petite fille; elle se rappelait sa promesse et se disposait à la remplir. Alors la table, sans aucun contact apparent, se leva vers le genou du père et répondit aux questions en frappant devant lui; puis, sur la demande qu'on lui en fit, la table se transporta vers la mère de l'enfant, toujours sans moteur visible, et alla presser notre correspondant avec tant de force que, pendant quelque temps, il ne put lui faire quitter sa position.

5° Une dame de Williamsbury, de notre connaissance, très intelligente et nullement superstitieuse, nous a raconté dernièrement le fait suivant : Il y a quelques années, revenant d'une noce à une heure avancée de la nuit, au moment où elle allait se mettre au lit, elle vit sa mère, qui demeurait à plus de 200 milles de là, qui se pencha sur son lit, fixa sur elle des regards pleins de tristesse et baigna de larmes son visage. Au bout de quelques instants, l'apparition s'éloigna, glissa par l'endroit d'où elle était venue et s'évanouit. La dame déclara qu'elle était parfaitement éveillée, qu'elle vit très distinctement toute cette scène et qu'elle n'avait aucune raison pour croire que sa mère dût mourir cette nuit. Elle apprit bientôt que sa mère était morte la veille, au commencement de la soirée, en témoignant beaucoup d'inquiétude relativement à ses filles. Ces sentiments avaient été exprimés par la physionomie de son esprit lors de son apparition.

6° A la conférence des spiritualistes, tenue à New-York le 28 février dernier, M. Young montra une ardoise sur laquelle un nom et plusieurs autres mots avaient été écrits sans aucun appareil visible.

7° M. Andrew Firster, de Carlton, rend compte de la manière la plus avantageuse des cures opérées par madame Rogers, médium, demeurant dans le Michigan. Il cite notamment sa femme, qui avait un cancer invétéré, et son jeune fils qui souffrait de fièvres intermittentes. Plusieurs médecins avaient fait inutilement tous leurs efforts pour les guérir; les prescriptions du médium ont parfaitement réussi. Aussi, dans le pays, a-t-on en elle une confiance illimitée.

La fille de M. Firster, âgée de huit ans, étant à table avec d'autres enfants, est devenue tout à coup médium-écrivain, et a composé un livre sous l'action des invisibles, bien que, dans son état ordinaire, elle ne sache pas écrire.

Addition aux extraits du Spiritual Telegraph.

M. Samuel Herro, d'Alamo, comté de Montgommery (Indiana), écrit qu'il y a dans son pays huit ou dix médiums plus ou moins développés, parmi lesquels on remarque sa femme, par l'intermédiaire de laquelle les esprits donnent des communications en faisant mouvoir sa main dans la direction des lettres de l'alphabet, même quand elle a les yeux bandés.

Un jeune homme du voisinage remarqua que sa montre était arrêtée, et que l'aiguille des minutes était détachée et se trouvait sous le verre de la montre. Il attacha la montre à un clou dans la chambre, en prenant la précaution que personne ne pût y entrer ; peu de temps après, il trouva la montre en mouvement, et l'aiguille remise à sa place.

Poëme épique sur le ciel étoilé.

Ce poëme remarquable, composé de quatre mille vers, vient d'être publié. Il a été écrit en entier par T. L. Harris en vingt-six heures seize minutes, l'auteur se trouvant mis en transe par les esprits en présence d'un grand nombre de témoins honorables. L'histoire de la littérature n'offre pas de faits plus merveilleux. Le poëte Stuart en fait le plus pompeux éloge sous le rapport de la conception, des pensées et du style.

Nous l'extrayons du journal l'*Univers spiritualiste.*

Hartford, comté de Trumbull, État de l'Ohio, 8 janvier 1855.

A Monsieur S. W. Smith, esq.

Cher Monsieur,

Les faits rapportés dans l'*affidavit* ci-après de M. John Richard sont ici de notoriété publique, et peuvent être appuyés par des preuves capables de dissiper toute espèce de doute. Vous serez libre d'en faire tel usage que vous jugerez convenable.

Votre respectueux serviteur,

W. J. Bright.

État de l'Ohio, comté de Trumbull.

Par-devant nous, W. J. Bright, juge de paix du comté, s'est présenté en personne John Richardson, lequel, après avoir dûment prêté serment, a déposé comme il suit :

« Je suis domicilié à Pamytamiany, comté de Mercer; j'ai vécu à quatre milles à l'est du centre de Hartford (Ohio) ; j'habite ma résidence actuelle depuis neuf mois. Il y a cinq semaines environ, mon attention fut éveillée par un sifflement très aigu et très bruyant qui paraissait sortir du coin d'un petit cabinet de ma maison. Vinrent ensuite des coups très forts et très distincts, pareils à ceux que pourrait produire une personne en faisant crier ses articulations. La porte de ce cabinet est fermée par un bouton de bois qui tourne sur le bord de la porte. Ce bouton tourna fréquemment, et la porte s'ouvrit, sans qu'il y eût aucun agent visible. Cela fut suivi d'une voix qui paraissait humaine, voix forte et claire, qu'on aurait pu entendre de 40 verges (200 mètres).

» Cette voix, après avoir poussé plusieurs cris perçants, descendit à un ton plus bas, à peu près pareil à celui de la conversation, et commença à s'exprimer d'une manière simple et naturelle, assurant la famille que nous ne serions pas brûlés, nous engageant à n'avoir aucune crainte, et nous assurant que nous ne courions aucun danger. Ces manifestations étant tout à fait inexplicables pour moi et pour ma famille, nous examinâmes toute la maison pour découvrir, si c'était possible, la cause de ces faits nouveaux et étonnants, mais nous ne trouvâmes, dans la maison ni aux environs, personne autre que les membres de ma famille.

» Nous entendîmes avec étonnement la répétition des sifflements qui eurent lieu une douzaine de fois, et une voix nous informa que la conversation venait des esprits de deux frères qui nous dirent s'appeler Henry et Georges Force, déclarèrent avoir été égorgés il y a onze ans, nous firent le récit de cet événement tragique, et insistèrent pour qu'on s'adressât aux voisins, afin qu'ils entendissent cette révélation. John Banny, Henry Moore et une douzaine d'autres furent alors appelés, et nous pûmes très bien remarquer la différence de voix des deux esprits.

» Trois jours après le commencement de ces manifestations, ma femme m'apporta à la maison un plat de jambon, le posa sur la table, et alla à l'autre bout de la chambre. Le plat fut alors enlevé par un agent invisible à une distance de quatre à six pieds, et jeté sur le parquet. Une autre fois, un seau d'eau fut enlevé de la table sans l'action d'aucune main humaine, transporté à six pieds, et l'eau répandue à terre. Puis une grande table de salle à manger se mit à tourner, quitta sa position et fut transportée vers le poêle à une distance de six pieds. Tout cela eut lieu sans qu'il y eût personne auprès de ces objets. La même table fut une autrefois renversée sur le côté; plusieurs fois, elle se mit à danser pendant que notre famille était assise à l'entour pour manger. Une fois, les plats, les couteaux et les fourchettes furent lancés à l'autre extrémité de l'appartement, et les plats brisés en mille morceaux.

» Dans une autre circonstance, la voix ordonna à madame Richardson d'enlever les plats de la table, ce qui fut fait aussitôt, et alors la table se balança violemment dans tous les sens, et le mouvement se prolongea quelque temps, de sorte que les plats n'auraient pas pu s'y maintenir. On les plaça dans un baquet posé à terre; mais plusieurs d'entre eux s'échappèrent du baquet, furent lancés dans la chambre et mis en pièces. Nous cherchâmes à préserver les mets, en les serrant dans un buffet dont nous fermâmes les portes: mais elles furent ouvertes avec violence, et les plats s'envolèrent l'un après l'autre avec la rapidité de l'éclair. Un autre jour, un sucrier et un plat posés sur la table, auprès de laquelle il n'y avait personne, furent lancés à travers la chambre, et brisés contre le mur le plus éloigné. Ce manége continua jusqu'à ce que toute la vaisselle de la maison fût détruite.

» Plusieurs fois les tiroirs d'une commode d'une chambre à coucher furent enlevés, puis posés avec soin sur le lit. Un grand cuvier à lessive, étant sur le fourneau, a été rempli d'eau, élevé en l'air; penchée d'un côté, l'eau est lancée à six pieds et répandue sur le parquet, et tout cela sans que personne intervînt. Souvent la théière a été enlevée du réchaud et jetée à terre. Une cafetière contenant du café à filtrer a été enlevée du foyer, lancée à travers la chambre et jetée sur le parquet. Souvent, pendant que madame Richardson faisait cuire dans le four du poêle des galettes de sarrasin, la plaque de tôle où elles étaient posées a été enlevée de la même manière, et jetée à travers la maison; plusieurs fois les galettes qui cuisaient ont été enlevées du four, et ont disparu entièrement.

» Une fois la voix, parlant à ma femme, annonça que l'esprit cuirait des gâteaux pour Georges, enfant qui mangeait à table. Madame Richardson s'éloigna du four : alors la pâte préparée pour pétrir des gâteaux fut enlevée de la terrine posée près du four et transportée sur l'assiette de l'enfant qui était à table. La voix proposa alors de cuire un gâteau pour ma fille Jane qui était à travailler dans une autre partie de la maison. En conséquence, ce gâteau fut fabriqué de la même manière que le précédent, transporté à travers l'appartement et mis dans la main de la jeune fille.

» Dans ces diverses circonstances, la conversation entre les deux voix et les autres personnes a continué et continue encore journellement, en même temps qu'ont lieu les manifestations dont j'ai parlé, et plusieurs autres semblables. Ces conversations et ces divers phénomènes ont été observés presque tous les jours par moi, par les membres de ma famille et par une foule de personnes qui sont venues chez moi pour en être témoins.

» J'ajouterai que l'esprit ou la voix donne pour motif de la destruction de ma vaisselle et de mon mobilier, la nécessité de convaincre le monde de l'existence des esprits. »

Signé John Richardson.

Attesté par serment, et signé devant moi, le 8 janvier 1855.

Signé W. J. Bright, juge de paix.

Élisa Jane Richardson, après avoir dûment prêté serment, déclare :

« Je suis la femme de John Richardson qui a fait l'*affidavit* ci-dessus. J'ai été témoin de toutes les manifestations certifiées par mon mari dans sa déclaration et de beaucoup d'autres faits, tels que le chant des voix et l'écriture sans aucun acte humain. »

Signé Éliza Jane Richardson.

Affirmé par serment et signé devant moi, le 8 janvier 1855.

Signé W. J. Bright.

James H. Moore, après avoir dûment prêté serment, déclare :

« J'ai été témoin de plusieurs des phénomènes rapportés par John Richardson dans son *affidavit*, tels que la conversation avec les voix, les mouvements des tables, etc. »

Signé James H. Moore.

Affirmé par serment et signé devant moi, le 8 janvier 1855.

Signé W. J. Bright, juge de paix.

Manifestations spiritualistes.

Extrait d'une lettre de M. P.-B. Randolph, datée de Hartford (Connecticut), du 5 mars dernier, adressée au *Christian Spiritualist* du 17 mars.

« Les faits que je vais raconter ont eu lieu dans cette ville et peuvent être attestés par les citoyens les plus recommandables de Hartford. Je m'abstiens de nommer le prêtre chez lequel ils se sont passés, persuadé que la publication de son nom n'ajouterait rien à l'authenticité; mais je me réfère au témoignage de MM. Cheney, Metler et Stoddard.

» M. D. Hume, médium, fréquentait cette maison, et un prêtre qui s'y trouvait exprima le désir que les phénomènes dont on avait beaucoup parlé se manifestassent en sa présence. Il réitéra souvent ce souhait. Un soir qu'on demandait à voir des esprits, aussitôt un bras magnifique et une main s'élancèrent de dessous la table, et non-seulement ils furent vus distinctement de toutes les personnes présentes, mais on put les saisir et les palper. La salle était parfaitement éclairée au gaz, et chacun put s'assurer que ce qu'il voyait et touchait était bien un bras et une main. Bien plus, on m'assure qu'une forme entière d'esprit apparut et fut parfaitement visible pour toutes les personnes de la société, et cela à la lumière du gaz.

» Comme d'habitude, je m'abstiens de tout commentaire et j'avoue mon incompétence.

» Rien n'est entêté comme les faits, et je me réfère à Ward Cheney pour de plus amples détails. »

Publications spiritualistes.

Le nombre des organes périodiques du spiritualisme s'accroît de jour en jour. Parmi ceux qui se sont établis récemment, nous remarquons *The public Circle*, revue mensuelle publiée à New-York : on y trouve des relations fort intéressantes de ces faits si étranges et si variés qui occupent l'attention des populations américaines, et des communications importantes obtenues par les *medium*.

Voici une expérience que rapporte M. Conklin. A une séance tenue chez lui, les divers membres de la société écrivirent sur des feuilles de papier les initiales de personnes mortes desquelles on désirait avoir des communications. Le médium en prit quelques-unes et écrivit des communications annoncées comme venant des personnes dont les initiales étaient écrites sur les papiers, et elles furent jugées très satisfaisantes.

Pour juger de la pénétration des esprits, on remit à un médium un coffre s'ouvrant au moyen d'un cadenas muni d'un cercle à permutations, dont une seule permet l'ouverture. M. James Bruce, de Williamburgh, fit cette expérience. Son coffre avait cinq cercles mobiles, chacun composé de vingt viroles, chaque virole portant une lettre. Il faut, en tournant les anneaux, composer un mot pour la formation duquel chaque anneau donne une lettre; il est impossible d'ouvrir, à moins de composer précisément le mot convenu. L'appareil en question comporte trois millions deux cent mille combinaisons de lettres, de sorte que celui qui cherche a, pour chaque essai, une chance de succès contre trois millions deux cent mille chances d'insuccès. On plaça l'appareil dans la chambre du médium pendant une semaine environ ; puis, au milieu d'une conversation sur divers sujets avec ses deux sœurs, le médium entra tout à coup en transe et dit : « Efforçons-nous, mes amis, dans toute notre conduite d'imiter la simplicité des enfants ; par là nous ouvrirons le *cuivre*, par là aussi nous ouvrirons les cœurs. Que le cadenas s'ouvre à l'*enfant*. » En même temps il forma la combinaison C. H. I. L. D. (*enfant*), et le cadenas s'ouvrit.

Un savant, qui est à la recherche des phénomènes du spiritualisme, arriva peu de temps après que ces faits s'étaient passés. Désirant vérifier par lui-même, il ajusta l'appareil pour un nouveau mot et se retira. A peine était-il sorti que le médium fut invité à retrouver la personne pour que le coffre fût remis à sa garde. Il courut après elle ; ne la trouvant pas dans la rue, il alla au bureau du *Christian Spiritualist*, et enfin, l'ayant trouvée après plusieurs démarches, on tint une réunion de dix-neuf personnes notables ; plusieurs communications eurent lieu, et elles se terminèrent par celle-ci :

« Amis, nous vous avons donné bien des preuves de l'individualité et de la présence des esprits, et ces témoignages n'ont pas porté de fruits. Sachez cependant que, si nous intervenons, ce n'est pas pour satisfaire une vaine curiosité, mais pour le bien de la cause. — SOPHI.

» *Signé* GEORGES FOX. »

Le mot *sophi* ouvrit le cadenas.

Extraits du Spiritual Telegraph (numéro du 28 octobre).

M. Jonathan Bean, de Montville (Maine), rapporte le fait suivant :

Il se trouva dernièrement en relation avec une dame médium qui lui était complétement étrangère et qui ne connaissait rien de lui ni de sa famille. Un esprit s'empara d'elle et s'annonça comme étant le fils de M. Bean, qui était parti douze ans auparavant pour le monde des esprits. Celui-ci dit à l'esprit : « Si vous êtes réellement mon fils, donnez-m'en une preuve en désignant dans cette chambre quelque chose qui lui ait appartenu. » La dame médium éprouva une grande agitation ; elle vint à M. Bean, secoua les mains au-dessus de ses épaules et de sa poitrine, puis elle saisit son vêtement, et sa main se porta dans une poche où elle prit un couteau qu'elle désigna comme étant l'objet cherché. Ce couteau avait effectivement appartenu au fils de M. Bean, il y avait plus de douze ans, et nul autre que lui ne connaissait cette circonstance.

Dans un autre cas dont M. Bean a aussi été témoin, un médium a spécifié le père décédé d'un jeune homme qui consultait: elle a fait le geste de piler du mortier. Le défunt avait été maçon, ce qui était ignoré du médium.

Une autre fois, M. Bean évoqua l'esprit du juge Crosby. Ce personnage présentait, de son vivant, cette particularité, qu'il était paralysé du bras droit, qu'il écrivait de la main gauche, le côté droit du papier étant tourné vers lui, et qu'il traçait ses lignes dans une direction perpendiculaire à son corps. Rien de tout cela n'était connu du médium. L'esprit du juge prit possession de cette dame, qui écrivit une communication en procédant d'abord comme il est d'usage, puis elle annonça qu'elle allait écrire comme le défunt. Alors elle tourna le côté droit du papier vers elle, prit la plume de la main gauche et commença à écrire des lignes perpendiculairement à son corps, exactement comme le juge avait l'habitude de le faire.

M. Bellows, de Sag-Harbor, a rapporté le fait suivant à la conférence de Dodworth-Hall, le 8 octobre 1854. Apres s'être beaucoup occupé de manifestations spirituelles, il se trouva en voyage à Springfield (Massachusetts): il se décida à y rester quelque temps afin de se mettre en relation avec quelque médium connu dans cette ville. Il n'y était jamais venu auparavant et n'y connaissait personne. Il se promena près de la place, se demandant à lui-même comment il pourrait trouver un médium. Pendant qu'il se livrait à ses réflexions, il se sentit poussé intérieurement à aller vers un jeune homme qui était assis sur un banc et à s'asseoir à côté de lui. C'est ce qu'il fit : il s'établit ensuite une conversation dans laquelle M. Bellows exprima le désir d'observer le spiritualisme, et demanda au jeune homme s'il pourrait l'adresser à quelque médium de Springfield. Il se trouva que son interlocuteur était un spiritualiste domicilié dans la ville, et il le conduisit chez M. Bangs, où il lui dit qu'il rencontrerait un médium. Ils furent reçus par un domestique qui les fit asseoir, puis aussitôt M. Bangs arriva et leur fit cette question : « L'un de vous d'eux a-t-il connu une personne du nom d'Éliza Bellows? » M. Bellows, qui était tout à fait inconnu du maître de maison ainsi que de toute la population de la ville, répondit qu'il avait eu une sœur de ce nom qui était morte depuis plusieurs années. Au même instant on entendit des coups violents frappés avec une sorte d'enthousiasme et qui semblaient la réponse à ce qui venait d'être dit. Le nom d'Éliza Bangs avait été proféré au moyen des coups, juste au moment où M. Bangs était entré dans la maison. Nous demandons comment M. Bangs a pu recevoir en cet instant précisément la communication du nom de la sœur décédée de M. Bellow, ou si un esprit qui la connaissait a voulu l'annoncer; aucune supposition de clairvoyance ou d'opération intellectuelle ne peut rendre compte de ce fait.

Les miracles modernes. — La lettre suivante a été adressée aux directeurs du journal par M. C. H. Dewolfe, de Bangor :

« Étant à New-York il y a quelques semaines, je m'entretins avec M. Partridge, madame S. P. Johnson, M. de Bangor, clairvoyant et médium guérissant. M. Partridge me dit qu'il fallait des faits bien établis, qu'il serait important de leur donner de la publicité, etc. A mon retour à Bangor, je recueillis des renseignements sur les cures opérées par M. Johnson : je commence à en publier le récit, que je continuerai. Si elles se fussent passées à l'époque du Nouveau Testament, elles auraient été qualifiées de miracles, non-seulement par les hommes de ce temps, mais encore par les croyants d'aujourd'hui qui acceptent l'inspiration des écritures.

» 1° M. John Tibbets, âgé de quarante ans, fils de Henry Tibbets, de Bangor, machiniste, inventeur de la machine à haute et basse pression, avait été longtemps malade d'une fièvre typhoïde qui l'avait mis dans le plus triste état, et on l'avait déclaré atteint de consomption. Il dépérissait rapidement, et les médecins avaient annoncé sa fin prochaine. Madame Johnson fut appelée auprès de lui ; et avec l'aide des esprits, elle le guérit rapidement, si bien qu'après vingt-quatre heures le malade put se lever, qu'au bout de trois jours il alla à cheval, et qu'en une semaine il fut parfaitement rétabli et put aller en ville vaquer à ses affaires.

» 2° *Cas de choléra.* — William Johnson, marchand de meubles à Bangor, fut pris dans la nuit de vomissements et d'évacuations alvines ; n'ayant aucune confiance dans les médecins, par suite de la perte de plusieurs de ses enfants et de ses amis, il refusa énergiquement leur assistance, pensant que la maladie était déjà un ennemi assez redoutable, sans y ajouter le fléau des docteurs ; il persévéra dans ces sentiments tant qu'il put parler. Il survint une respiration laborieuse, comme celle d'un asthmatique, le sang se porta aux ongles, et toute la peau devint pourpre. Sa femme ne crut pas devoir obéir plus longtemps à ses prescriptions, et elle lui demanda s'il fallait appeler l'un des docteurs R..., S..., P... ; comme il ne pouvait plus parler, il remua la tête à chaque nom en signe de dénégation, et il fit un signe pour indiquer la demeure de madame Johnson, et exprima qu'il fallait se hâter. A midi, madame Johnson arriva ; elle entra immédiatement en crise : en cinq minutes, le malade fut guéri de ses crampes et de ses douleurs ; au bout de vingt-sept heures, il put aller à cheval, et le second jour, il reprenait ses occupations ordinaires.

» 3° *Les boiteux marchent.*—M. Joseph Saunders, de Bangor, ouvrier en constructions navales, âgé d'environ soixante-cinq ans, était attaqué, depuis dix ans, d'éruptions scrofuleuses au mollet, ce qui le faisait beaucoup souffrir, et l'empêchait souvent de marcher. Dans les trois dernières années, le mal s'était aggravé, avait pris un caractère cancéreux, et donnait de vives inquiétudes. Tous les efforts des médecins et des chirurgiens avaient été infructueux. Il se détermina à recourir à madame Johnson. Tout le gras de la jambe offrait l'aspect d'une masse de pourriture, la jambe entière était horriblement enflée et enflammée. Sous la direction des esprits, elle fit des applications qui, en trois semaines, procurèrent une amélioration notable, et en trois mois la guérison fut complète.

» 4° *Guérison d'un cancer.*—Madame Capt John Saunders, de Bangor, était atteinte, depuis plusieurs années, d'un cancer à la poitrine qui avait pris un développement alarmant, et qui menaçait sa vie. Les médecins furent d'avis qu'une opération chirurgicale était la seule ressource. Elle était sur le point de s'y soumettre. Sur ces entrefaites, elle devint médium-écrivain, et les esprits indiquèrent madame Johnson comme devant la guérir, bien qu'elle ne sût même pas que cette dame fût médium. Les esprits la poussèrent à aller chez un certain voisin où elle devait rencontrer madame Johnson. Elle s'y rendit de son côté. Madame Johnson avait été invitée par eux à s'y rendre ; mais, comme elle était très occupée, elle négligea de se conformer à leur direction. Elle fut de nouveau poussée à aller immédiatement pour une personne grandement malade qui avait besoin de son aide. Elle s'y rendit, tomba en crise : une seule imposition des mains fit cesser l'enflure et l'inflammation, et le cancer disparut pour ne pas revenir. Cette cure date de trois ans.

» 5° Le capitaine Saunders, mari de la dame dont il vient d'être parlé, avait presque perdu un œil, à tel point que, depuis six mois, il ne pouvait avec cet œil prendre la hauteur du soleil, et il y avait à craindre qu'il ne perdît entièrement l'autre œil. Madame Johnson, en une seule séance, par l'aide des esprits, lui rétablit la vue dans un parfait état. »

Extraits du New-England Spiritualist (numéro du 18 août 1855).

« Une réunion de plus de deux cents spiritualistes a eu lieu la semaine dernière à Reading (État de Massachusetts). Il s'y trouvait des personnages fort distingués. M. Constantine, de Lawrence, ci-devant ecclésiastique de la secte des baptistes, orateur d'un talent remarquable, a raconté que plusieurs faits éclatants avaient excité son attention et l'avaient déterminé à étudier les phénomènes du spiritualisme. Ayant entendu faire le récit de faits qu'il jugeait alors impossibles, il déclara de la manière la plus positive qu'il ne pouvait croire à l'existence d'un agent capable de produire de tels résultats. Au même instant il fut saisi par une force invisible qui l'enleva du siége où il était assis, le transporta par-dessus ce siége et le déposa doucement à terre, après lui avoir ôté ses chaussures. Un de ses souliers, s'échappant de son pied, alla frapper le plafond de la salle, et ensuite tomba lentement à terre. Frappé d'étonnement, il demanda si le fait pouvait se répéter : comme il se disposait à remettre un de ses souliers, le pouvoir invisible le lui arracha avec une telle violence, que les tirants en furent déchirés et lui restèrent dans les mains. L'ecclésiastique réfléchit profondément sur l'origine de ce pouvoir, et fut ainsi amené à reconnaître l'intervention des esprits. »

Expériences à Worcester.

Le cercle était composé de neuf personnes. Après plusieurs communications, on en obtint une ainsi conçue :

« Soyez tranquilles et passifs, et nous agirons autant que les conditions le permettront. » Ces conditions furent remplies, et voici ce qui se passa. D'abord une coquille marine, qui était sur la cheminée à sa place ordinaire, tomba à terre et glissa sous la table. La sonnette se fit entendre pendant que toutes les personnes du cercle étaient en contact par les mains, les pieds et les genoux. La coquille fut placée par le pouvoir invisible entre les pieds d'une personne qui, à la soirée précédente, avait vu se poser au même endroit un pilon et une sonnette.

Ensuite on éteignit les lumières; toutes les personnes formèrent la chaîne par les mains, et l'on eut la plus étrange manifestation qui ait encore été observée : le médium fut enlevé avec sa chaise au-dessus de la table, transporté tout autour, puis déposé doucement à terre à l'autre extrémité de la salle. Pendant son ascension, il fut élevé tellement haut que les personnes qui avaient les mains dans les siennes furent obligées de se tenir sur la pointe des pieds pour ne pas lâcher prise. Il fut évident pour tout le monde que le médium n'avait aucun support matériel ; lui-même en eut conscience pendant tout le temps que dura l'opération. Pendant qu'il était suspendu en l'air, ses pieds se balançaient à plusieurs reprises et frappaient les personnes qui lui tenaient les mains, de manière qu'elles purent parfaitement vérifier comment les choses se passaient. Les esprits manifestèrent par des coups nombreux et bruyants leur satisfaction d'avoir réussi dans cette entreprise.

Dira-t-on que le médium était enlevé par ses voisins? Ceux qui les connaissent, savent à quoi s'en tenir sur cette imputation. D'ailleurs, chacune de ces personnes avait une main enlacée dans celles des autres membres du cercle. Que supposer encore? que c'est une supercherie, un jeu de la nature, une diablerie? Avant de vous prononcer, examinez.

Le docteur Taylor, de Cleveland, annonce qu'il a découvert un appareil pour obtenir, à peu de frais, par la décomposition de l'eau, une brillante lumière et une chaleur considérable, et que c'est aux esprits qu'il est redevable de cette importante découverte. Il va prochainement mettre le public à même de la juger.

Le spiritualisme en Amérique.

J'ai déjà fait connaître de nombreuses manifestations spiritualistes. Voici de nouveaux faits que je viens de constater avec toute la sévérité que le sujet comporte et que les circonstances ont permise. Je ne toucherai qu'aux points principaux, pour être bref autant que possible ; je n'ai guère l'espoir d'être cru, surtout de ceux qui ne me connaissent pas; mais j'indiquerai les lieux où peut se faire la vérification de ce que j'avance, et les voyageurs au moins seront à même de se prévaloir de l'avertissement. N'aboutirais-je, d'ailleurs, qu'à faire naître des doutes, je me considérerais comme suffisamment dédommagé. Des faits aussi étranges, aussi contraires au peu que nous savons des mystères de la nature visible et invisible, ne peuvent guère être acceptés sur parole, et à plus forte raison ne le sont-ils point lorsque les comptes rendus ne sont pas signés de leurs auteurs. J'ai lu des récits de personnes soutenues en l'air, sans appui visible, et ceux qui racontaient ces merveilles n'avaient pas eu le courage de se faire connaître, tant ils craignaient sans doute le ridicule. Mais qu'est-ce donc que le ridicule, si ce n'est l'arme des sots?...

A Buffalo, chez M. Brooks, nous avons placé le piano, le clavier contre le devant de la cheminée, le dessus de l'instrument levé sur le support, à une inclinaison de 60 degrés environ : c'est un grand piano carré, très lourd, même pour un homme fort. Sur la cheminée, vers le milieu du piano, se trouvait une pendule qui s'ouvre par-devant : elle était fermée. Nous nous sommes assis au côté opposé de la salle qui est petite, à trois ou quatre pas du piano, nous tenant tous par les mains, excepté le médium, mademoiselle Brooks, âgée d'environ vingt ans, et d'une faible santé, qui est restée debout, adossée à la partie postérieure du piano, vers le milieu de l'instrument, et nous faisant face par conséquent. Il est certain que, de ce point, elle ne pouvait atteindre aux cordes ni aux touches du piano, et moins encore à la pendule, et il est certain aussi qu'elle n'a pas bougé de cette place tant qu'a duré la séance, qui a eu lieu dans l'obscurité ; mais je tenais les oreilles suffisamment attentives, n'étant d'ailleurs qu'à deux pas du médium, et celle-ci ayant presque constamment parlé ou chanté. Tandis qu'elle chantait, le piano l'accompagnait, mal, je dois le dire, souvent avec un bruit étourdissant, et quelquefois pianissimo, mais du moins la mesure et le rhythme étaient observés. Les cordes étaient souvent pincées ou plutôt frottées, un grand nombre successivement et avec une extrême rapidité, et quelquefois frappées par les touches, ce que l'on distingue d'ailleurs à l'action des étouffoirs, et de cette dernière façon le clavier a plus d'une fois été parcouru presque en entier. Dans les intermèdes, le piano répondait à mes questions par des coups à ébranler le parquet, c'est-à-dire que l'une des extrémités de l'instrument était soulevée et retombait de tout son poids, et ces coups se succédaient parfois avec une rapidité incroyable... Le timbre de la pendule a de même été employé pour nous répondre, puis la sonnerie a été lâchée en plein ; bientôt le timbre a été étouffé, puis le marteau retenu en l'air, ensuite le balancier arrêté, puis enfin remis en marche... L'invisible nous ayant fait ses adieux par les *raps*, M. Brooks a éclairé la salle, et alors nous avons trouvé que la pendule était fermée comme avant la séance, le dessus du piano fermé tandis qu'il avait été laissé ouvert, et enfin le clavier disloqué d'un bout à l'autre, *toutes les touches hors de leurs articulations* et reposant au fond de la caisse, les bouts extérieurs formant zigzag, les uns sortant trop, les autres pas assez.

A Buffalo encore, chez M. Devenport, nous avons assisté à des séances répétées, tant dans l'obscurité qu'en plein jour. Ne pouvant tout consigner ici, je ne citerai que ce qui a été le plus irrécusable, laissant en réserve, entre autres choses, l'ascension de l'un des médium avec sa chaise jusqu'au plafond, à une hauteur de onze pieds et demi, que je n'ai pu suivre que de l'oreille, le médium ayant parlé lors de sa montée, frappé de la tête le plafond, et parlé encore dans la descente, qui s'est annoncée par le bruit de la chaise en frappant le plancher; cette séance ayant eu lieu dans l'obscurité et le fait n'ayant pas été constaté à ma satisfaction (je me trouvais à quelques pas du sujet, et nous nous tenions tous par les mains)... Les médiums sont deux garçons, fils de M. Devenport, dont l'un n'a pas encore seize ans, et dont l'autre en a quatorze. Assis vis-à-vis l'un de l'autre à une table ronde qui doit peser quarante ou cinquante livres, leurs mains à plat sur la table, celle-ci a été soulevée : ces soulèvements se sont renouvelés lorsque je me suis assis dessus, puis M. Lannyer, puis tous deux ensemble, ce qui, en dernier lieu, formait un poids total de trois cent soixante livres environ. Pour que l'on ne pût pas objecter que les enfants auraient pu faire effort avec leurs genoux, j'ai placé mes mains sur ceux de l'aîné pendant que M. Lannyer était debout sur la table, entre le centre et ce même médium (cela se passait en plein jour), et j'affirme que la table, qui a été complétement soulevée, n'a pas été autrement touchée que par la paume des mains superposées, comme je l'ai dit ci-dessus. Nous étions seuls à cette séance qui a été improvisée ; c'était un dimanche, vers midi... Un autre jour, avec diverses personnes, toutes se tenant debout et les mains seules touchant le dessus de la table, celle-ci encore a été soulevée.

A Philadelphie, chez M. Maxwell, le médium, miss Maxwell, étant près de la table, mais ne la touchant pas, non plus qu'aucune autre personne, cette table, qui était très lourde et que j'avais préalablement traînée sur le tapis, a été violemment inclinée jusqu'à 40 degrés environ, et ce mouvement a été répété plusieurs fois. Je suis monté sur la table et j'ai observé attentivement les personnes plus encore que la table; M. Lannyer surveillait encore mieux. Personne n'a touché la table, et pourtant, si elle n'a pas quitté le parquet cette fois, du moins a-t-elle été fortement ébranlée, avec des craquements que tous ont entendus, et j'ai parfaitement senti un petit balancement comme résultant des tentatives d'un individu qui ne serait pas tout à fait assez fort pour soulever ce poids d'environ deux cents livres. Et cela encore se passait en plein jour.

A New-York, chez M. Conklin, l'expérience a été d'un autre ordre. J'ai pris seize petits carrés de papier, et, sans que le médium pût voir ce que j'y écrivais, j'ai procédé ainsi :

Sur les quatre premiers, j'ai écrit respectivement : *Mon père, ma mère, mon frère, ami.* J'ai plié semblablement chacun de ces quatre petits carrés, je les ai mêlés, et la table (qui se lève sous les mains ou la main du médium, et *de son côté*, à l'inverse de ce que nous obtenions lors de nos débuts) m'en a fait choisir un que j'ai mis de côté sans l'ouvrir. — Sur quatre autres j'ai mis respectivement les noms des quatre personnes, et l'un d'eux a été mis de côté comme le premier. Sur quatre autres encore, j'ai écrit l'âge de chacun à l'époque de sa mort, et l'un des papiers a été également choisi par la table. Puis enfin, sur les quatre derniers, j'ai mis les noms des lieux où les corps de ces personnes ont été inhumés, ce qui a donné lieu à un quatrième choix. Ouvrant alors les quatre papiers ainsi désignés, j'ai vu que tous s'appliquaient à mon père.

M. Lannyer a pris ma place et a procédé comme moi; seulement (comme il me l'a dit plus tard), pensant que son père aussi répondrait de préférence, il a commencé par sa mère. L'expérience a parfaitement réussi; mais c'est la mère que les quatre papiers ont désignée. M. Lannyer s'est contenté de dire froidement : *Correct.* « Attendez, on va vous écrire, » a répondu le médium qui voyait sa main partir. L'écrit achevé était signé *Mary.* « C'était le nom de ma mère, » a repris M. Lannyer, qui seulement alors a dit comment il avait procédé, et a montré les petits papiers qu'il avait tenus jusque-là serrés dans sa main : ils désignaient unanimement sa mère, et l'écrit du médium commençait par *mon fils*, etc.

Inutile de dire que nous étions tout à fait étrangers au médium.

Nous retournâmes le lendemain chez M. Conklin avec une troisième personne qui n'avait rien vu du spiritualisme et qui même n'y portait aucun intérêt; mais l'expérience ne réussit pas avec elle, le rapport ne pouvant s'établir encore, fut-il écrit par la main du médium... M. Lannyer, au contraire, eut un nouveau succès, et voici comment il procéda (ce que je n'appris qu'après la séance). Il désigna son frère en premier lieu, et s'abstint à dessein d'indiquer sa mère. Ce fut le frère que les papiers réservés accusèrent unanimement; mais, avant que M. Lannyer l'eût proclamé, et sans qu'il eût même fait savoir qu'il avait un frère, la main du médium produisit encore un écrit signé *Mary* comme celui de la veille, et commençant par ces mots : « Ton frère, mon fils, ne peut se servir aujourd'hui de la main de ce médium, etc. »

A mon tour j'appelai secrètement aussi deux étrangers, amis défunts, puis mon frère et ma mère en dernier lieu.

J'en étais au troisième choix, lorsque la main du médium se mit à écrire. Cet article, signé du nom de ma mère, commençait ainsi : « Nous nous sommes déjà rencontrés ici hier, mon fils, et je cherchai à te parler ; mais je ne pus contrôler ce médium. Je suis ta mère, et je désire que tu sois seul dans ta chambre le plus tôt possible : ton père et moi communiquerons avec toi, etc. » — « Vous êtes médium, me dit M. Conklin. » Ce fut alors seulement que, dépliant les petits papiers, nous reconnûmes qu'ils désignaient aussi ma mère, que j'avais appelée la dernière.

Qu'après avoir si longtemps nié la clairvoyance des somnambules, les savants donnent enfin à la cause dont je viens de décrire les effets, le nom de *clairvoyance*, je ne m'y oppose point, bien qu'il s'agisse d'un médium qui reste constamment éveillé pendant les opérations ; mais qu'est-ce que la clairvoyance ? Si elle semble être parfois l'expression d'une faculté humaine, n'est-elle pas, dans d'autres cas, une manifestation de l'esprit dégagé du corps terrestre ?...

Jos. Barthet.

Nouveaux faits communiqués par M. le docteur Jos. Barthet.

Les manifestations spirituelles que l'on observe chez M. Koons et chez M. Tippie, ont été si souvent l'objet de communications dans les journaux, que je m'abstiendrais volontiers d'entrer ici dans aucun détail sur ce que je viens d'y observer moi-même, et me contenterais de donner simplement mon témoignage, s'il ne me semblait que nous n'apprécions pas tous les mêmes choses de la même manière, ou bien que certains effets sont très variables dans leur caractère.

La chambre aux expériences mesure quinze pieds de long, dix de large, et seulement sept de haut. A l'un des bouts, mais laissant un passage d'environ deux pieds, en arrière et sur les côtés, se trouve ce qu'on appelle la *batterie*, sorte de chevalet assez bizarre, construit sous la direction des esprits. Je regrette d'avoir à dire que si l'on a voulu faire une machine électrique, ainsi qu'on pourrait l'induire du fréquent usage que j'ai entendu faire en ces lieux du mot *électricité*, il est évident que, ni les esprits, ni les ouvriers, n'avaient même les notions les plus élémentaires de physique à cet égard : c'est une table à deux tiroirs, mesurant six pieds sur trois, à laquelle est fixé, dessus et même dessous, un assemblage, nullement scientifique, de bois, fils de fer, barre d'acier, plaques de fer-blanc, poignées de verre et petites clochettes. Une grosse caisse et une caisse roulante sont attachées, par des fils de fer, aux deux extrémités supérieures de cet appareil, à une distance entre elles de cinq pieds. Cet ensemble est d'ailleurs sans liaison métallique continue, et n'a point de communication avec le sol, les quatre pieds reposant sur le plancher, bois sur bois.

Sur la table de cet appareil, se trouvait, mais libres, une trompette de fer-blanc longue d'un pied et demi, et fort étroite : c'est plutôt un porte-voix à très petite embouchure; une clochette à manche, un tambour de basque, un accordéon ordinaire, un petit accordéon à bouche : joujou d'enfant que, dans certains comptes rendus, on a qualifié *french harp*, et que dans d'autres on a appelé *harmonica*. Il y a aussi du papier à écrire, ainsi qu'un crayon; et enfin, au moment de la séance, on y place deux petits morceaux de papier sablé, humectés et frottés de phosphore, mais ensuite couverts par un livre ou autrement, pour que l'obscurité puisse être néanmoins rendue complète.

Autour de cet appareil, sont appendus aux murailles de la chambre, quelques autres instruments, dont il n'a pas été fait usage devant moi, à l'exception du violon.

Contre cet appareil, du côté des spectateurs, se trouve une table ordinaire, aux côtés de laquelle on place quelques chaises adossées aux grands côtés de la chambre, et enfin viennent les deux bancs pour les visiteurs; de sorte qu'il ne reste, pour ainsi dire, aucune place pour se mouvoir. Il y a même, chez M. Koons, un petit poêle qui bouche entièrement l'étroit passage entre la table et le premier banc.

Je vais dire à présent ce qui m'a paru le plus intéressant à la première séance que nous avons vue chez M. Koons, quatre ou cinq heures après notre arrivée, les séances d'ensuite n'ayant guère offert que la répétition des mêmes scènes.

M. Koons a pris sa place habituelle, à la première chaise à gauche des spectateurs, contre la batterie et près de la caisse roulante ; son fils aîné, de dix-huit ans, et, dit-on, le principal médium ici, a pris la sienne de l'autre côté de la table, mais pas aussi près de la batterie, car il se trouve à deux pas de la grosse caisse; toutes les autres personnes sont en arrière de ces deux extrêmes, et comme à un spectacle ordinaire. J'étais à la droite immédiate de M. Koons, et M. L., mon compagnon de voyage, était mon autre voisin. M. Koons, s'étant armé de son violon, a éteint la chandelle, et l'obscurité a été parfaite. Aussitôt, deux violents coups ont été frappés sur la table, devant nous, et, à ce qu'il m'a semblé entendre, avec le maillet de la grosse-caisse : c'était le signal du *régisseur* qui a, depuis longtemps, dit se nommer King, et avoir, avec lui, une bande d'autres esprits. A cet appel, M. Koons s'est mis à jouer successivement de ces airs accélérés que l'on appelle *jig*, *horn-pipe*, *quick-step*, et il a été accompagné par la caisse roulante et la grosse caisse, tantôt séparément, et tantôt ensemble, avec un bruit étourdissant, mais avec une précision remarquable. Par moments on secouait sans doute tout l'appareil, car alors le son des clochettes se mêlait au bruit des deux caisses et du violon. Le chef d'orchestre invisible a fait changer d'air plusieurs fois, ce qu'il a commandé par deux ou trois coups plus forts que les autres, et hors mesure ; puis, il a repris son accompagnement dès que le violon s'est mis à jouer un nouvel air.

J'avoue que nous étions à peine dans l'obscurité lorsque ce tapage a commencé, et je ne pourrais comprendre que le médium, et moins encore toute autre personne, eût pu, sans se trahir par quelque bruit, se transporter aussi rapidement là où il aurait fallu se trouver, si même il n'eût été nécessaire qu'il y eût deux personnes pour servir les deux caisses.

Après quelques minutes de ce bruyant concert, les caisses se taisant, nous entendons le tambour de basque, accompagnant le violon, tout en faisant des voltiges rapides autour de la chambre, passant devant les assistants, et les touchant même quelquefois, mais sans perdre la mesure. Son *ramage* semble parfaitement résulter de l'action de deux mains dont l'une agite et l'autre frappe. La clochette à manche se fait même entendre parfois avec le « tambourin, » avec lequel elle est sans doute accouplée dans cette course aérienne. Et, pour cet exercice encore, il me semble qu'un mortel serait trahi par quelque bruit particulier, et je tenais les oreilles au guet.

Au premier tour de cette voltige bruyante, le tambourin est venu s'abattre sur mon genou, qu'il a tapé légèrement de cinq ou six coups précipités, dans l'espace d'environ une seconde, et il a repris son vol. Il n'y a pas eu d'hésitation, point de tâtonnement pour rencontrer mon genou, mais bien une précision extrême, incompatible assurément, pour notre organe visuel, avec l'obscurité parfaite dans laquelle nous étions plongés. Je tenais mes mains en vedette, et un pied en avant, en observation.

Sans rien dire, ni faire aucun bruit, j'ai abaissé les mains au niveau du genou, l'une d'un côté, l'autre de l'autre, à une distance d'environ huit pouces, et j'ai *désiré* que le tambourin vînt pareillement les toucher, épargnant cette fois le genou, *ce qui a été fait* avec une promptitude et une précision qui excluaient toute action directe d'aucun mortel. D'ailleurs, il n'y a pas lieu de supposer que le médium fût entraîné et clairvoyant; car on l'entendait échanger, de temps en temps, des mots avec ses voisins, ou bien tousser.

Alors j'ai allongé ma main jusqu'à la table, la paume en l'air, et le tambourin y est encore venu à l'instant, me laissant toucher, à loisir cette fois, la peau et le bord de l'instrument. J'ai poussé ma main plus loin, et une autre main est venue sur la mienne, la paume en bas, ce que j'ai reconnu seulement aux doigts : de très gros doigts dont les miens ont reçu des attouchements vivement répétés. Je n'ai rien senti d'étrange, quant à la température de cette main. J'ai voulu palper; mais alors tout s'est envolé.—M. Koons, à ma gauche, jouait encore du violon; et, quant à son fils, le seul qui pût convenablement accuser la direction des doigts touchés, mais non leur calibre (à moins qu'ils ne fussent fortement gantés), et le seul aussi qui, en raison du manque de place pour circuler, pût, à la rigueur, m'atteindre, *s'il avait pu y voir clair*, il aurait fallu que, se levant de sa chaise, il s'étendît quelque peu sur la table, ce qui aurait très probablement occasionné du bruit, ou quelque mouvement qui ne m'aurait pas échappé.

J'ai fait d'autres essais, qui n'ont pas réussi : j'étais peut-être trop exigeant.

En entendant le tambourin se poser sur la table, M. Koons cesse de jouer de son violon, et alors, une voix aiguë, dans la trompette de fer blanc qui a dû être prise sans bruit sur la table de la batterie, et qui maintenant s'annonce en l'air, échange quelques mots avec M. Koons qui met bientôt fin à la conversation, en disant: « King, jouez de l'accordéon, » et aussitôt nous entendons cet instrument, qui a dû également être pris sans bruit, mais qui en fait maintenant beaucoup, vers le plancher supérieur, entre des mains évidemment inexpérimentées. La voix se fait encore entendre dans la trompette : « Koons, cet accordéon est comme beaucoup de gens : il paraît bien au dehors, mais il n'a rien de bon. » — King est jovial; mais il a raison ici, car il n'a fait sortir rien de bon de cet instrument qui est d'ailleurs fort médiocre. La voix reprend : « Koons, dites-moi de prendre le violon. — Eh bien ! prenez-le, » répond M. Koons, et, sur-le-champ, nous entendons le violon, en l'air, pincé, non joué avec l'archet. On y entend aussi l'accordéon, et l'on dirait que ces deux instruments n'en font qu'un, par la simultanéité des sons émis, mais non par un accord qui n'existe point. Ce n'est donc pas cette « musique céleste » que d'autres ont entendue, et dont il a été parlé dans certaines descriptions comme « la meilleure que l'on eût jamais entendue. » Je n'y ai point apprécié de mélodie, ni goûté d'harmonie; mais seulement un bruit fort discordant; et il me semble que l'invisible n'est pas plus musicien qu'il ne s'est montré physicien dans le plan qu'il a donné de sa *batterie*, si c'est le même.

On entend que le violon est posé sur la table, et maintenant c'est le tour du petit accordéon à bouche : il sert d'abord de porte-voix, au lieu de la trompette, et il faut de l'habitude pour comprendre ce qui se dit par l'un et l'autre de ces deux instruments. La voix, d'ailleurs, semble naturelle, point contrefaite, quoique aiguë. Après une conversation de quelques instants, la *musique* reprend : nous entendons les deux accordéons à la fois, en l'air, et l'on dirait aussi qu'ils n'en forment qu'un seul, tant ils disent leurs notes avec ensemble ; mais ceci n'est pas non plus un ensemble harmonieux : c'est une cacophonie qui chatouille désagréablement le tympan. Tout à coup je sens que l'on me tape cinq ou six fois, mais légèrement, et en manière de caresses, immédiatement au-dessus de l'oreille droite, et il me semble reconnaître que c'est avec l'accordéon. Arrivant ainsi, comme à point nommé, brusquement, mais doucement, ces petits coups doivent être dirigés par un être qui voit clair au milieu de ces ténèbres, si complètes pour nous.

L'invisible, avec la trompette, demande alors un air de violon, parce qu'il veut chanter. Le violon commence, mais la voix se tait. M. Koons change d'air, et alors la voix aiguë, sur-aiguë même, dirais-je, le suit à l'unisson, mais sans paroles : on dirait d'un gamin. Et ceci n'est pas doux à l'oreille, non plus : je n'y ai rien trouvé de « céleste, » quoique venant *d'en haut*. Après une minute environ, le *chant* cesse, et, tout à coup, je sens la trompette qui me tapotte au-dessus de l'oreille gauche, comme l'accordéon le faisait tout à l'heure au côté opposé de la tête, et elle se retire en glissant sur mes cheveux. Cette fois donc encore, l'instrument était bien dirigé, et il ne l'était pas moins sûrement, lorsque, une autre fois, il a frappé, *presque au même instant* (le son du fer-blanc se reconnaît sans peine) un plancher supérieur, à celui d'en bas, et à la muraille, tout contre ma tête. Et je ne pouvais me figurer que personne eût osé s'amuser à un pareil jeu, dans les conditions où nous nous trouvions, à moins d'être doué d'une clairvoyance comme il n'y en a guère, comme il n'y en a pas, que je sache.

Nous entendons le frôlement d'un papier, vers la batterie, et voici que la lumière phosphorique est mise à découvert un instant, puis masquée de nouveau. J'entends alors que l'on pose un papier sur la table où paraît aussitôt, à deux pieds devant moi, quelque chose qui m'a l'air d'une petite lanterne. J'avance la tête afin de mieux voir, et, au même instant, la *chose* elle-même s'approche de moi, et s'arrête à huit ou dix pouces de mes yeux. Je distingue à présent le papier surmonté d'une main tenant un crayon et prête à écrire : j'en vois les doigts en silhouette, au dedans se trouvait une petite clarté comparable à celle que projetterait un lampyre. Je vois et j'entends cette main écrire très rapidement quelques lignes se terminant par un long paraphe sur tout ce qui reste de la page; puis je vois renverser le papier, et la main se poser encore pour écrire. Ç'a pu être une autre main, comme deux ou trois personnes m'ont dit l'avoir reconnu, et comme il le semblera par l'écriture; mais je n'en sais rien autrement. Elle écrit donc quelques autres lignes qu'elle fait suivre également d'un barbouillage qui s'étend jusqu'au bas de la page. Alors, sans doute, la main se sera fermée, car la petite clarté a disparu, et je n'ai plus rien vu; mais j'ai entendu le papier glisser vers moi, et je l'ai senti arriver à ma main qui n'a eu qu'à le saisir. Sans donc l'affirmer, je *crois*, et j'en suis même convaincu, par le bruit que j'ai entendu, par le très court instant qui s'est écoulé, et enfin par l'honnêteté des personnes chez qui je me trouvais, que le papier ainsi reçu est le même que celui sur lequel je venais de voir écrire : mes oreilles attentives, à défaut de mes yeux, m'auraient averti d'une substitution. (Il faudrait, avant la séance, donner un propre papier.)

Tout de suite après, nous entendons par la trompette : « Koons, j'ai quelque chose à vous dire. — Eh bien? — Bonsoir, » et la trompette touche avec bruit sur la table. C'est ainsi que la scène a fini; la conversation avait eu lieu en anglais.

M. Koons, allumant alors la chandelle, nous examinons ce que je viens de recevoir :

Sur la première page d'une feuille de papier à lettre rayé, se trouvent neuf lignes d'une fort bonne écriture, un peu renversée en arrière, plutôt que droite, et parfaitement posée sur les raies du papier. En voici la copie textuelle :

« To the friends and visitors of this assembly we glad to meet you here in this our humble retreat.

» Let the light iluminate your spiritual vision and perception we have afforded you on this occasion, and freely as we bestow so freely confer to those who seek. »

KING.

Sur la quatrième page, non rayée celle-ci, de la même feuille, se trouvent sept autres lignes, plus espacées que les précédentes, et quelque peu tortueuses. L'écriture en est différente et moins hardie : en quatre endroits on voit même que la formation des letires a été reprise. Voici la copie textuelle de cet autre écrit :

« Friends, disregard the *medisance* of those who dispute statements, for their *manque d'experience* leads them to lamantable states dereglements. »

A. FRIEND.

Dans la première de ces deux pièces, il manque un mot à la première ligne, et il y a une faute d'orthographe à la troisième.

Dans le second morceau, quatre mots français, dont trois soulignés, sont correctement écrits, sauf les accents que l'on a omis, non l'apostrophe. Le dernier de ces mots aurait dû être pareillement souligné, et même placé entre parenthèses, s'il est donné comme l'équivalent des deux qui le précèdent, dans l'un desquels on remarque une faute d'orthographe. Cet écrit semble d'ailleurs faire allusion à certains propos que nous avions entendus en route; et j'ajouterai qu'à l'exception de mon compagnon de voyage, aucune des personnes qui se trouvaient ce jour-là chez M. Koons ne sait un mot de français, pas plus que les membres de la famille Koons.

Je n'ai rien dit de deux mains, et même de trois, rendues

brillantes à la fois, sans doute par le phosphore qu'elles venaient de toucher, et qui ont fait des voltiges tellement rapides et allongées, qu'elles ne sauraient être raisonnablement attribuées à personne de l'assemblée. Et c'étaient bien des mains, aux doigts très agiles.

Chez M. Tippie, où tout se passe à peu près comme chez M. Koons, sauf que M. Tippie ne joue pas du violon (et je dirai ici que la famille Tippie n'est parvenue à obtenir chez elle ces manifestations qu'après avoir assisté très assidûment, l'espace d'une année, ou plus, aux séances de M. Koons : distance, trois milles ; chemin mauvais, surtout la nuit : Avis aux impatients !). Chez M. Tippie, dis-je, je me trouvai placé à la droite du chef de la famille, comme chez M. Koons, et mon genou toucha le sien tant que dura la séance ; de sorte que je puis affirmer que ce brave homme resta toujours presque immobile, et que ce ne fut pas lui qui desservit la caisse roulante dont il était le seul voisin ; pas plus que M. Koons, chez lui, assez occupé qu'il y était de son violon. Le fils de M. Tippie, de l'âge du jeune Koons, et médium ici, comme l'autre là-bas (nous dit-on, car cela ne paraît point), était aussi vis-à-vis de moi, de l'autre côté de la table. Je fus, encore ici, touché par les gros doigts mystérieux ; et lorsque, tout de suite après la séance, je leur comparai les doigts du jeune Tippie, comme je lui avais déjà comparé ceux du jeune Koons, et autres, je trouvai, ici également, une différence considérable. — King a souvent dit que, lorsqu'il vivait sur terre, il avait une taille de sept pieds ; mais, que cela soit vrai, ou non, je n'admets pas que l'on songe à tromper à l'aide de gants. Au reste, ni l'un ni l'autre des médiums n'a été entraîné, ni même agité dans le cours de ces expériences : ils n'ont rien ressenti, excepté l'un d'eux qui s'est plaint une fois de lassitude.

A une séance privée, chez M. Koons, j'étais placé, suivant mon désir, à côté du médium, et mon compagnon à côté du père : nous formions ainsi un petit carré, et, très certainement, il n'y avait personne autre dans la chambre. A peine la lumière fut-elle éteinte, qu'un *good evening*, dans la trompette, se fit entendre vers le milieu du carré, et d'un ton fort naturel. Je venais de voir la trompette à deux pas de nous, sur la batterie, et le médium était tourné de mon côté, et même il crachait, presque à me toucher, au moment où nous fûmes salués de la sorte. Je conversai quelque temps avec l'invisible : je lui demandai surtout de me laisser vérifier deux points capitaux à la séance publique qui allait avoir lieu tout à l'heure, et pour laquelle le monde attendait au dehors : il me répondit « qu'il tâcherait. » La séance eut lieu ; il y avait beaucoup de monde, il faisait très chaud, le temps était à la pluie, et les manifestations furent moins satisfaisantes que précédemment. Plusieurs personnes demandèrent à être touchées ; mais les gros doigts ne prirent que ma main, ou plutôt mes doigts qu'ils pressèrent et secouèrent un petit instant, comme un signe amical, puis ma main fut entraînée à une hauteur d'un pied et demi, et lâchée. Mes doigts restèrent un peu lumineux par le contact de cette main phosphorée : j'aurais dû dire qu'elle venait de faire ses voltiges brillantes, en compagnie d'une, et même de deux autres mains, ce soir là encore. J'éprouve donc le regret de n'avoir pu m'assurer si la main mystérieuse est isolée, sans bras, comme divers observateurs assurent l'avoir reconnu ; et je ne puis pas davantage vérifier si cette main, pressée dans les nôtres, peut s'y évaporer, et s'y reformer à volonté.

On peut trouver étrange que l'invisible retire sa main, lorsqu'on veut la palper ; qu'il ne soit pas musicien, et même qu'il ne parle que l'anglais. On peut douter qu'il ait quitté la terre depuis environ quatorze mille ans, comme il l'a souvent dit, et l'on peut croire qu'il est plutôt un aimable farceur de notre temps, qui a su danser le *jig*, et qui le témoigne par ses accompagnements précis de tambours; mais on ne doit pas conclure que l'on soit mystifié par des mortels : parmi les faits dont j'ai été témoin, un grand nombre ne peuvent être l'œuvre que d'une intelligence au-dessus de l'organisme humain, ce me semble. Je suis d'ailleurs très persuadé que les familles Koons et Tippie sont parfaitement honnêtes, et il me semble que, loin de retirer quelque avantage matériel des phénomènes que l'on va observer chez elles, elles doivent au contraire en être fort ennuyées, si même elles n'en éprouvent des pertes réelles. Si, dans nos investigations, là comme ailleurs, tout ne réussit pas au gré de nos désirs, mieux vaut en accuser notre ignorance des lois sous l'empire desquelles les phénomènes peuvent avoir à se produire. Et, après tout, le fait que d'autres observateurs déclarent avoir constaté, n'est peut être pas aussi inexplicable qu'on serait tenté de le croire au premier abord, ainsi que pourraient le montrer les progrès ultérieurs de la science, et comme on peut l'entrevoir peut-être, d'après les quelques considérations que j'exposerai tout à l'heure. Reconnaissons d'abord que nous ne savons presque rien encore, mais que l'esprit humain se développe et que la science se fait, quoique lentement.

Sans doute, avec les idées que l'on s'est trop généralement faites d'esprits absolument immatériels et omniscients, il peut répugner d'admettre que ces êtres qui seraient alors si supérieurs à nous (et il doit y en avoir une infinité de cette sorte, mais qui ne nous approchent ou qui ne nous approcheraient qu'à des conditions rarement satisfaites), consentent à venir faire du bruit, remuer des tables, etc.; et cependant il n'y a rien là que d'analogue à ce que nous voyons parmi nous, où l'homme le plus grand ne dédaigne pas, à certains moments, de se mêler avec les enfants, soit pour les instruire, soit même pour les amuser. Ne sommes-nous pas aussi des enfants, du moins relativement au monde d'en haut?

Mais cette idée d'esprits tout à fait immatériels est-elle soutenable? Pouvons-nous rien concevoir d'absolument immatériel?... Et s'il est plutôt vrai que l'homme ait deux corps, comme l'a dit saint Paul, et que la mort ne soit que notre passage à un état gazéiforme, conservant notre intelligence et la faculté de l'agrandir, comme nous l'étendrions ici-bas dans le cours d'une plus longue vie, qui pourrait dire si bien des lois naturelles, dont on croit l'action bornée au monde visible, ne s'étendent pas également à l'autre monde qui est naturel comme celui-ci, et non surnaturel, comme la surperstition l'a qualifié? Savons-nous si les esprits ont ou n'ont pas le pouvoir, dans certaines circonstances au moins, de se former des mains et même des corps entiers visibles et tangibles, des mains ou seulement des doigts, et peut-être des bouts de doigts, de simples points, lorsqu'ils ne veulent que frapper des coups ou remuer des objets matériels; des corps entiers, lorsqu'ils veulent se faire reconnaître? N'a-t-on pas recueilli en tout temps, et dans tous les pays, des faits d'apparitions dont quelques-uns au moins, il faut en convenir, sont attestés par des hommes très honnêtes et très capables de bien observer? Ces faits sont nécessairement soumis à des lois que les hommes découvriront peut-être avec le temps, si du moins ils cherchent autrement que les matérialistes ne l'ont fait jusqu'ici.

Nos chimistes modernes savent solidifier des gaz! Pourquoi des physiciens plus éclairés, de ce monde ou de l'autre, ne solidifieraient-ils pas la matière impondérable qui forme notre atmosphère individuelle, et dont il est évident que nous laissons la trace partout où nous passons, insaisissable ordinairement à nos sens émoussés, mais qui permit à Jacques Aymar de suivre des criminels en fuite, comme elle permet au chien de retrouver son maître?...

Au moyen d'un courant électrique, nos artistes fixent sur un métal un autre métal dissous dans un liquide qui le baigne! Pourquoi des artistes encore plus experts, comme il peut s'en trouver dans le monde supérieur, ne fixeraient-ils pas sur des mains spirituelles, ou sur des corps entiers, une matière humanisée, analogue et peut-être identique avec celle dont ils ont été déjà revêtus, qui est en suspension dans l'air qui nous environne; et même pourquoi n'en puiseraient-ils pas les éléments dans les liquides, sinon les solides de notre corps, quitte à nous affaiblir un peu, momentanément, et à nous laisser des lassitudes?...

Enfin, si l'on objectait que le phénomène devrait se produire au grand jour aussi bien que dans l'obscurité, et que si les sorciers d'autrefois n'allaient au sabbat que la nuit, c'est parce qu'ils craignaient d'être surpris et ensuite brûlés vifs, tandis qu'aujourd'hui nous n'avons rien à craindre de l'inquisition, ni même de la simple police, on pourrait répondre par ce que nous apprend le daguerréotype : qu'un phénomène incompris, que nous appelons vaguement un effet de la lumière, produit une image dans une *chambre obscure*, et que cette image disparaît aussitôt qu'on l'expose à la lumière, à moins que par une opération subséquente, pratiquée nécessairement dans l'obscurité, on n'ait fixé l'image sur l'objet qui l'a reçu, en l'y incorporant dans une couche appropriée. La loi qui gouverne la formation de cette image serait-elle sans analogie pour la formation des mains et des corps en question?

J'aime à espérer que la science, en se faisant, éclaircira bien des mystères, comme elle a déjà acquis bien des faits qui avaient été déclarés impossibles. Aussi, de ce qu'il en est encore tant d'inexpliqués ou d'incroyables, ne nous hâtons pas de les rejeter comme des erreurs, surtout lorsqu'il y a quelques moyens d'en constater la brutale réalité...

Mon cher Collègue,

Je viens d'envoyer à mes amis de la Nouvelle-Orléans, qui m'en avaient prié, une note dont vous avez ci-dessus la copie. Je serais resté plus longtemps chez les Koons, si ce que l'on y mange avait été supportable et pas de nature à rendre malade, comme nous l'avons été un peu tous les deux, mon compagnon et moi : irritation intestinale. Ceux qui voudront pousser l'examen plus loin, le peuvent. Koons est sur un point terrestre, à 5° 05′ ouest du méridien de Washington, et par latitude 39° 25′ N. On y arrive sans trop de peine, du nord, par le chemin de fer jusqu'à Columbus, capitale de l'Ohio, et de là par la voiture des ports, 70 milles par Lancaster, Logan et Chancey ; du sud, par le chemin de fer jusqu'à Lancaster, et de là par la même voiture : 40 milles. Le séjour y est plus pénible que tout le reste, quoiqu'au milieu d'excellentes gens. Koons et Tippie sont perchés sur des collines et fort isolés ; et s'il n'était démontré que les mêmes phénomènes ne peuvent pas s'obtenir dans les plaines, je croirais que Mawell a dit un mot bien plus profond qu'on ne l'a imaginé jusqu'ici. Nous verrons.

Je vais vous adresser un numéro du *Spiritual Universe* ; vous y verrez la fin d'une singulière lutte. Un éditeur, un Californien, voulant se moquer du spiritualisme et des spiritualistes, écrivit un conte de sa façon et le publia dans sa revue. Le personnage défunt, l'esprit qu'il mettait en scène, avait nom *John F. Lane*. Son conte, lu à New-York, occupa le juge Edmonds qui, après avoir communiqué avec les invisibles, fut convaincu de la réalité du récit californien, et écrivit tout de suite à l'éditeur de Bed Bay.

Celui-ci, sans pudeur, dévoila alors, dans sa revue, sa manœuvre, publia la lettre du juge, et se moqua de ce qu'il appela son étrange crédulité... Il écrivit une longue lettre au *Herald* de New-York, qui se hâta de la publier. Les étourdis et les esprits forts se moquaient déjà du juge; mais les cartes ont changé : il se trouve que le pauvre éditeur californien est médecin, et il avoue ingénument que sa main parfois écrit « sans que sa volonté y soit pour rien. » Le fait est que le nom qu'il a cru inventer est celui d'un ancien colonel du 2e régiment de dragons, qui se suicida aux Florides, en 1836. Lisez dans l'*Universe* les révélations qui sont venues de différents côtés aux mains du juge Edmonds.

Sans nouvelles de vous depuis un siècle.

Mille amitiés à tous ces messieurs.

Jos. Barthet.

ONZIÈME LEÇON.

SPIRITUALISME. — HALLUCINATIONS. — RÉFLEXIONS SUR LES HALLUCINATIONS SOMNAMBULIQUES. — APPARITIONS FAUSSES. — APPARITIONS VRAIES.

> « C'est en vain que la raison moderne qui ne peut, malgré son positivisme, faire connaître la cause intime d'aucun phénomène, rejette le surnaturel; il est partout et au fond de tous les cœurs. Les intelligences les plus élevées sont parfois ses plus fervents disciples. »
>
> (Brierre de Boismont, D.-M.)

Messieurs,

Je viens de vous faire parcourir le champ du merveilleux. Ici tout est inconcevable, et notre raison semble fléchir devant les phénomènes que je vous ai cités, mais devons-nous les rejeter, parce que notre esprit se montre débile? Non, au contraire, il faut les examiner, les suivre dans leur développement successif, et chercher surtout à les produire. C'est en vain que l'on vous détournerait de cette étude en vous parlant du démon, car ce n'est qu'un mot inventé pour inspirer la crainte aux faibles. Mais dussiez-vous rencontrer sur votre route l'esprit des ténèbres, que le motif d'examen n'en serait que plus impérieux. Dieu nous a créé pour connaître, et si le bien et le mal existent, ne faut-il pas apprendre à distinguer l'un et l'autre? Ce qu'il faut éviter, c'est la folie, c'est l'illusion, l'erreur enfin. Sans doute, l'étude est difficile en semblable matière; bien peu d'abord parviendront à sortir du labyrinthe où nous allons forcément entrer, mais ceux-ci nous donneront le fil conducteur, et nos pas, dès lors, seront assurés.

Dans l'esquisse du merveilleux que je vais placer sous vos yeux, cherchez comme moi à distinguer l'erreur de la vérité, mais ne rejetez point, croyez-moi, ce que d'abord vous ne pourrez comprendre; dégagez vos esprits de la rouille des préjugés d'écoles, nous touchons aux choses sacrées; voyez ces merveilles sans trouble et sans effroi, et persuadez-vous bien que leur existence assurée doit un jour changer la face du monde, et que de nous tous dépend le bonheur ou le malheur de la génération future. Il faut donc ne point nous tromper, et que la vérité sorte pure de nos mains.

Avant de continuer mes récits, permettez-moi de vous faire connaître quelques faits classés dans l'ordre des hallucinations, mon but est de vous indiquer la source de quelques-unes de nos erreurs. Il y a en nous une force créatrice et formatrice; une idée peut se revêtir d'un corps, assembler autour d'elle assez de matière surtout pour que sa forme soit saisie par les sens, et par là égarer notre jugement. Mais partir de là, pour soutenir que dans l'ordre des apparitions, tout est *rêve* et *mensonge*, c'est trancher une question délicate, et montrer, selon nous, une grande ignorance. Je ne veux point vous imposer ma croyance. Je crois que tout un monde existe en dehors de nous, et qu'en nous-même s'en trouvent l'image et le reflet. Nous ne pouvons même rien créer sans que nos créations soient une reproduction de ce qui est dans la nature, un exemplaire d'un des ouvrages de Dieu; ces choses sont si relevées, si au-dessus des connaissances physiques, que j'exciterais à coup sûr le rire des *grands* hommes de notre temps, si j'entrais plus avant dans un domaine qui leur est inconnu, le domaine moral.

Dans son *Traité des hallucinations*, M. Brierre de Boismont (1) rapporte le fait suivant :

« On doit à un médecin d'un grand savoir, d'une réputation méritée, ami intime de Walter Scott, le récit d'un fait arrivé à un personnage éminent, qui est, sans contredit, un des plus curieux exemples que puisse offrir l'histoire des hallucinations.

» Le hasard voulut que ce médecin fût appelé pour donner des soins à un homme aujourd'hui mort depuis longtemps, et qui remplissait pendant sa vie une place importante dans un département particulier de la justice. Ses fonctions le rendaient souvent l'arbitre des intérêts des autres; sa conduite était donc exposée aux observations du public, et, depuis de longues années, il jouissait d'une réputation de fermeté, de bon sens et d'intégrité plus qu'ordinaires.

» A l'époque des visites que lui fit le médecin, il était retenu dans sa chambre, gardait quelquefois le lit, et cepen-

(1) Brierre de Boismont, *Des hallucinations*, ou Histoire raisonnée des apparitions, des visions, des songes, de l'extase, du magnétisme et du somnambulisme. 2e édit., 1852, 1 vol. in-8, p. 43. — *Du suicide et de la folie suicide* considérés dans leurs rapports avec la statistique, la médecine et la philosophie. 1856, 1 vol. in-8.

dant continuait de temps à autre à s'occuper des devoirs de sa charge; son esprit semblait déployer toute sa force et toute son énergie habituelles dans la direction des affaires dont il était chargé. Un observateur superficiel n'aurait remarqué en lui rien qui pût indiquer un affaiblissement d'intelligence ou un accablement d'esprit. Les symptômes extérieurs n'annonçaient aucune maladie aiguë ou alarmante; mais la lenteur du pouls, le manque d'appétit, une digestion laborieuse et un fond de tristesse constante, semblaient puiser leur source dans quelque cause secrète que le malade était déterminé à cacher.

» L'air sombre de l'infortuné, l'embarras qu'il ne pouvait déguiser au médecin, l'espèce de contrainte avec laquelle il répondait brièvement à ses questions, engagèrent celui-ci à s'adresser à sa famille, qui ne put lui donner aucune information satisfaisante.

» Le médecin eut alors recours à des arguments propres à faire une forte impression sur la raison du malade. Il lui fit sentir la folie de se vouer à une mort lente plutôt que de confier le secret de l'affliction qui le conduisait au tombeau. Il lui représenta surtout le tort qu'il faisait lui-même à sa réputation en donnant lieu de soupçonner que la cause de son accablement et des conséquences qu'il entraînait avait quelque chose de trop honteux ou de trop criminel pour qu'il pût l'avouer; et il ajouta que, de cette manière, il léguerait à sa famille un nom suspect et déshonoré, et laisserait une mémoire à laquelle pourrait s'attacher l'idée de quelque crime qu'il n'avait pas oser avouer même en mourant. Ce dernier argument fit plus d'impression sur le malade que tout ce qui lui avait été dit jusqu'alors, et il exprima le désir de s'ouvrir au docteur avec franchise. On les laissa tête à tête, la porte de la chambre du malade fut fermée avec soin, et il commença ses aveux de la manière suivante :

» — Vous ne pouvez, mon cher ami, être plus convaincu que je le suis de l'imminence de la mort qui me menace, mais vous ne pourrez comprendre ni la nature de cette maladie, ni la manière dont elle agit sur moi ; et quand vous le comprendriez, je doute que votre zèle et vos talents puissent m'en guérir. — Il est possible, répondit le médecin, que mes talents ne répondent pas au désir que j'ai de vous être utile, mais la science médicale a bien des ressources, et ceux qui ne la connaissent pas ne peuvent les apprécier. Cependant, à moins que vous ne m'appreniez clairement quels sont les symptômes de votre mal, il m'est impossible de vous dire s'il est en mon pouvoir ou en celui de la médecine d'y apporter remède. — Je puis vous répondre, répliqua le malade, que ma situation n'est pas nouvelle, car on en trouve un semblable exemple dans le célèbre roman de Lesage. Vous vous souvenez sans doute de quelle maladie mourut le duc Olivarès ? — De l'idée qu'il était poursuivi par une apparition à l'existence de laquelle il ne croyait pas; et sa mort arriva parce que la présence de cette vision l'emporta sur ses forces et lui brisa le cœur. — Eh bien ! mon cher docteur, je suis dans le même cas; et la vision qui me persécute est si pénible et si affreuse, que ma raison est totalement hors d'état de combattre les effets de mon imagination en délire, et je sens que je meurs victime d'une maladie imaginaire.

» Le médecin écouta avec attention le récit de son malade, et s'abstint judicieusement, pour le moment, de contredire ses idées : il se contenta de lui demander des détails plus circonstanciés sur la nature de l'apparition qui le persécutait, et sur la manière dont une affection si singulière s'était emparée de son imagination, qu'une force d'esprit peu ordinaire paraissait devoir mettre à l'abri d'une attaque aussi bizarre. Le malade répondit que cette attaque avait été graduelle, et que, dans l'origine, elle n'avait rien de terrible ni même de très désagréable ; et pour en donner des preuves, il exposa en ces termes les progrès de ses souffrances :

» — Mes visions, dit-il, commencèrent il y a deux ou trois ans. Je me trouvai alors obsédé par la présence d'un gros chat, qui se montrait et disparaissait sans que je susse trop comment ; mais je ne fus pas longtemps dans l'erreur, et je reconnus que cet animal domestique était le résultat d'une vision produite par le dérangement des organes de la vue ou de l'imagination. Cependant je n'avais pas contre ces animaux l'antipathie de ce brave chef des montagnards, mort aujourd'hui, dont le visage prenait toutes les couleurs de son plaid s'il se trouvait dans la même chambre avec un chat, même quand il ne le voyait pas. Au contraire, je suis plutôt leur ami, et j'endurais avec tant de patience la présence de mon compagnon imaginaire, qu'elle m'était devenue presque indifférente. Mais au bout de quelques mois, le chat disparut et fit place à un fantôme d'une nature plus relevée, ou qui du moins avait un extérieur plus imposant. Ce n'était rien moins qu'un huissier de la chambre, costumé comme s'il eût été au service du lord-lieutenant d'Irlande, ou d'un lord grand commissaire de l'Église ou de tout autre personnage élevé en dignité.

» Ce fonctionnaire, portant l'habit de cour, les cheveux en bourse, une épée au côté, une veste brodée au tambour, et le chapeau sous le bras, glissait à côté de moi comme l'ombre de Beau Nash. Soit dans ma propre maison, soit dans celle des autres, il montait l'escalier devant moi, comme pour m'annoncer dans le salon. Quelquefois il semblait se mêler parmi la compagnie, quoiqu'il fût évident que personne ne remarquait sa présence, et que j'étais seul témoin des honneurs chimériques qu'il me rendait. Ce caprice de mon imagination ne fit pas sur moi une très forte impression ; mais il me porta à concevoir des doutes sur la nature de cette maladie, et à craindre les effets qu'elle pouvait produire sur ma raison. Cette apparition devait aussi avoir son terme. Quelques mois après, l'huissier de la chambre ne se montra plus, et fut remplacé par une apparition horrible à la vue, et désolante pour l'esprit... un squelette. — Seul ou en compagnie, ajouta le malheureux malade, ce dernier fantôme ne me quitte jamais. C'est en vain que je me suis répété cent fois qu'il n'a pas de réalité, et que ce n'est qu'une illusion causée par le désordre de mon imagination et le dérangement des organes de ma vue. A quoi servent de telles réflexions quand l'emblème et le présage de la mort sont sans cesse devant vos yeux, quand je me vois, quoique en imagination seulement, le compagnon d'un fantôme représentant un sombre habitant du tombeau, tandis que je repose encore sur la terre? La science, la philosophie, la religion même n'ont pas de remède pour une telle maladie; et je sens trop sûrement que je mourrai d'un mal si cruel, quoique je ne croie aucunement à la réalité du spectre qui se place sous mes yeux.

» Le médecin regretta de voir combien cette vision était fortement enracinée dans l'esprit du malade, qui était en ce moment au lit. Il le pressa adroitement de questions sur les circonstances de l'apparition du fantôme, le connaissant pour un homme sensé, et espérant qu'il pourrait le faire tomber dans des contradictions qui mettraient son jugement, en apparence encore bon, en état de combattre avec succès la maladie d'imagination qui produisait de si funestes effets. — Il paraît donc, lui dit-il, que ce squelette est toujours devant vos yeux? — C'est mon malheureux destin de le voir sans cesse, répondit le malade. — En ce cas, continua le docteur, il est en ce moment présent pour vous? — Oui. — Et dans quelle partie de la chambre croyez-vous le voir? — Au pied de mon lit : quand les rideaux sont un peu entr'ouverts, il se met entre les deux et remplit l'espace vide.

— Vous dites que vous comprenez que ce n'est qu'une illusion. (Dans le songe nous sentons souvent que l'apparition qui nous glace de frayeur est fausse, et nous ne pouvons cependant secouer la terreur qui nous oppresse.) Avez-vous assez de fermeté pour vous en convaincre positivement? Pouvez-vous vous lever et prendre la place qui vous paraît occupée par le spectre, pour vous démontrer à vous-même que c'est une véritable illusion? — Le pauvre homme soupira et secoua la tête négativement. — Eh bien! dit le docteur, nous essaierons d'un autre moyen. Il quitta la chaise sur laquelle il était assis au chevet du lit, et se plaçant entre les rideaux entr'ouverts, lieu indiqué comme celui occupé par l'apparition, il lui demanda si le squelette était encore visible. — Beaucoup moins, parce que vous vous trouvez entre lui et moi; mais je vois son crâne au-dessus de votre épaule...

» On dit qu'en dépit de sa philosophie, le savant docteur tressaillit en entendant une réponse qui annonçait si distinctement que le spectre idéal était immédiatement derrière lui. Il eut recours à d'autres essais, et employa divers moyens de guérison, mais toujours sans succès. L'accablement du malade ne fit qu'augmenter, et il mourut en proie à l'angoisse dans laquelle il avait passé les dernières années de sa vie.

» Cet exemple est une preuve irrécusable du pouvoir de l'imagination sur le corps, alors même que les terreurs fantastiques qu'elle éprouve ne peuvent détruire le jugement de l'infortuné qui les subit. Le malade périt, dans ce cas, victime de l'hallucination; et les détails de cette histoire singulière étant restés secrets, sa mort et sa maladie ne lui firent rien perdre de la réputation bien méritée de prudence et de sagacité dont il avait joui pendant tout le cours de sa vie. »

Nous lisons dans la *Psychologie physiologique* de Chardel (1) la relation suivante d'un fait qui s'est passé à Paris :

« Vers l'automne de 1832, un de mes amis, étudiant en médecine, occupait une chambre au quatrième étage, dans une vieille maison, rue de la Harpe, 30. La ville faisait alors opérer des fouilles dans l'emplacement de l'ancien couvent des Cordeliers. On y trouva des tombes de briques, renfermant chacune un squelette plus ou moins bien conservé. Mon jeune homme suivait l'opération, et après avoir donné quelque argent aux ouvriers, il emporta chez lui une grande quantité d'ossements qu'il disposa en partie comme une sorte d'ornement sur les murs de sa chambre. Deux jours après il en plaisanta avec un de ses amis qui vint le voir et ne le quitta que fort tard. Il descendit pour le reconduire, et quand il remonta, il se sentit saisi d'un mouvement d'effroi, et pour le dissiper, il fuma et avala quelques gorgées d'eau-de-vie ; puis après il se jeta sur son lit où il s'endormit. Je fus réveillé, me dit-il, par une douleur au poignet ; j'avais la face tournée vers la fenêtre. J'entendis un bruit confus de paroles et de gémissements, et je vis, au clair de la lune qui pénétrait dans ma chambre, se dessiner deux files d'hommes vêtus de robes d'un blanc gris. Leurs figures luisaient comme si elles eussent été d'argent ; leurs yeux fixés sur moi étaient calmes et sinistres ; par moment ils se regardaient lamentablement entre eux. Je me crus livré à un cauchemar épouvantable ; mais j'étais bien éveillé, car j'entendis une voiture passer dans la rue, et l'heure sonner à l'horloge de Saint-Séverin. L'apparition avait pris de la consistance. J'en distinguai tous les détails. Je voulus m'élancer dans ma chambre ; mais une main qui me serrait le poignet me retint dans mon lit. Je levai la tête et je vis près de moi un homme

(1) Chardel, *Essai de psychologie physiologique*, 3e édit., 1844, 1 vol. in-8, p. 397.

d'une haute stature; il portait un livre dans sa main gauche; sa figure blême était pleine de dignité. J'essayai vainement de parler; mes idées se confondaient dans un sentiment de rage, de désespoir et d'effroi. J'entendis pendant longtemps ces hommes se parler à voix basse. On me lâcha le bras en m'adressant un discours où je ne distinguai que ces mots : *curiosité, infâme, clémence, sacrilége, jeunesse...* Je me sentis libre; je sautai hors du lit, et j'allai ouvrir ma fenêtre. J'avais une forte envie de me précipiter dans la cour. Cependant, la fraîcheur de la nuit me rappela à la vie réelle. Je tournai mes yeux vers mon lit; je m'y vis couché; l'abbé me tenait toujours le bras, et je jugeai qu'il me parlait aux mouvements de ses lèvres. Les deux files de moines étaient à leur place, et de ce moment ma frayeur se dissipa. Je restai au moins une heure à considérer cette scène étrange. J'entendis quatre heures sonner, et le jour commençait à poindre. Je regagnai mon lit. L'abbé me saisit le poignet et me le serra avec une sorte de bienveillance. Sa main devenait plus froide à mesure que le crépuscule augmentait. Je vis alors comme une masse confuse d'hommes qui s'agitaient dans un rayon de la lune; j'entendis des portes s'ouvrir et se fermer, puis un voile s'établit sur mes yeux et je m'endormis profondément. Le matin, à mon réveil, j'éprouvais encore une vive douleur au poignet, et la fenêtre de ma chambre était ouverte comme je l'avais laissée. Il me sembla que je venais d'échapper à un grand péril. »

Voici une observation où tout est déjà plus sérieux et que nous empruntons à M. Brierre de Boismont (*loc. cit.*, p. 386) :

« La première femme de Charles Lee était morte en couches, en donnant le jour à une jeune fille. Lady Everard, sœur de la défunte, désira se charger de l'éducation de l'enfant, qu'elle éleva très bien. Parvenue en âge d'être mariée, cette jeune demoiselle fut promise à sir Williams Perkins, mais la réalisation de cette promesse fut empêchée par la circonstance la plus extraordinaire. — Une nuit, cette demoiselle aperçut dans sa chambre une lumière; elle appela aussitôt sa domestique pour lui demander pourquoi elle laissait ainsi brûler une lampe. Celle-ci lui répondit qu'il n'y avait point d'autre lumière dans la chambre que celle qu'elle venait d'apporter; que le feu était d'ailleurs entièrement éteint, et qu'il était probable que sa jeune maîtresse avait eu un rêve. Persuadée qu'il en était ainsi, elle se rendormit. Vers deux heures du matin, elle s'éveilla et vit une petite femme qui lui dit qu'elle était sa mère; que sa destinée était heureuse, et qu'elle reviendrait la visiter le même jour à midi.

» Miss Lee appela de nouveau sa domestique, demanda ses vêtements, s'habilla et passa ensuite dans son cabinet; elle n'en sortit qu'à neuf heures, avec une lettre cachetée pour son père. Elle la remit à sa tante, lady Everard, lui raconta ce qui était arrivé, et la pria, aussitôt qu'elle serait morte, de faire porter cette lettre à son adresse. La tante, s'imaginant que sa nièce était devenue subitement folle, envoya aussitôt chercher à Chelmsford un médecin et un chirurgien, qui s'empressèrent de venir; mais ils ne purent découvrir aucun symptôme d'aliénation mentale; néanmoins, lady Everard exigea que sa nièce fût saignée, ce qui fut fait.

» La jeune demoiselle, après les avoir laissés faire ce qu'ils jugeaient convenable, pria qu'on fît venir le chapelain pour réciter les prières; et lorsqu'elles furent terminées, elle prit sa guitare et son livre de psaumes, s'assit sur une chaise, joua et chanta d'une manière si mélodieuse et si parfaite, que son maître de musique, qui était présent, en fut frappé d'admiration.

» Vers midi, elle se leva, fut s'asseoir dans un grand fauteuil, et, poussant un ou deux soupirs, elle expira aussitôt. Le refroidissement eut lieu si rapidement, que le médecin et le chirurgien en furent étonnés. Elle mourut à Waltham, dans le comté d'Essex, à trois milles de Chelmsford. La lettre fut envoyée à sir Charles, dans le comté de Warwick; mais il fut si affligé de ce cruel événement, qu'il ne vint qu'après l'enterrement. A son arrivée, il fit exhumer et porter le corps près de celui de sa femme, à Edmonton, d'après la demande de sa fille. »

Jusqu'ici, Messieurs, un seul individu voit et perçoit; la vision n'a point de contrôle, elle peut être affirmée ou infirmée; mais si vous avancez, vous trouvez que les choses changent de face et nous touchons à des réalités qu'il n'est plus possible de contester. Aux faits américains que je vous ai précédemment fait connaître, je viens ajouter une série d'autres phénomènes. Qu'il ressorte au moins de tout ceci cette pensée, que ces faits sont dignes d'étude et qu'ils révèlent un monde, des forces inconnues. Vous n'en serez, je n'en doute point, que plus portés à combattre les préjugés de l'ignorance et de la fausse science. Je ne vous offre, il est vrai, qu'une ébauche, mais ce livre ne comporte pas plus, et d'ailleurs mes forces ne suffiraient point pour un travail plus étendu. Je ne puis que vous indiquer le chemin, et vous dire, au fond de tout ceci, il existe une vérité grande comme Dieu.

Réflexions sur les hallucinations.

Voilà ce que j'écrivais sur les hallucinations à la fin de 1848, bien avant les découvertes que je vais signaler et que nous prenons dans les journaux américains :

« Une mer calme et tranquille ne peut donner l'idée de ce qu'est ce terrible élément. Ainsi de l'homme; pour le connaître, il ne faut pas seulement l'examiner en santé, mais le voir remué, tourmenté par les passions, ou en proie aux maladies qui affectent les principaux organes de la sensibilité. S'il est quelques êtres dont la vie s'écoule sans secousses, ils ne sont qu'une exception à la règle commune. Presque tous se sont trouvés en dehors de ce qui fait et caractérise l'homme *raisonnable.* Tous, sans doute, ne voient point se perpétuer ces cruels accidents ; leurs causes cessant, la vie habituelle reprend son cours. Et, cependant, on s'étonne encore des égarements d'esprit, comme s'ils n'étaient point une des conditions de notre nature. La colère, quels qu'en soient les motifs, nous hallucine et laisse en nous des haines lentes à se détruire. L'amour hallucine, sans qu'ils s'en doutent, jeunes et vieux, qui se laissent prendre à ses filets. La politique ne fait-elle pas souvent des fous dangereux? Et l'avarice ne trouble-t-elle point également l'esprit de celui qui, plein de santé, consent à mourir auprès de son trésor, dans la crainte d'en distraire une parcelle? La religion, faite pour donner la paix à l'âme, mal comprise ou exagérée, trouble aussi la raison. L'étude, portée au delà de certaines limites, nous rend hallucinés. Newton lui-même vit son génie pâlir et disparaître. La jalousie, l'envie, ont donné lieu aux plus grands déréglements: c'est ainsi que les artistes les plus éminents ont vu leur vie troublée et sont morts misérablement. Hélas! tout, dans cette vie, peut nous faire trébucher; et, comme des enfants, la plupart des hommes auraient besoin de lisières.

» Mais comment ce qui est faux et mensonger peut-il avoir la puissance d'altérer notre jugement, et se perpétuer de telle sorte que l'erreur finit souvent par prendre la place occupée par les notions justes que nous avions des choses? C'est une maladie, dira-t-on. Sans doute, c'est une faiblesse de certains organes; mais comment ces organes se laissent-ils affecter par ce qui n'est point matière? Il y a donc quelque chose ici qui s'en différencie, et qui est d'une autre nature? Je sais bien que l'on va me répondre : L'*esprit.* Mais, qu'est-ce que l'esprit? Hélas! *nul ne sait d'où vient le vent ni où il va*. Il en est de même de l'esprit; tout est muet, quand nous interrogeons les hommes. A cette question, les gens d'esprit cessent d'en avoir; lorsqu'ils veulent établir une opinion sur ce sujet, ils prouvent bientôt leur faiblesse et leur impuissance. Irai-je me perdre avec les grands hommes, moi, chétif embryon, qui n'ai fait encore qu'entrevoir la nature? Mon ignorance me sauve du péril; cependant je dois parler sur des faits mystérieux, presque tous du domaine de l'esprit. Mais en parler n'est point les expliquer; et l'on peut exposer ses doutes avec simplicité.

» C'est une occupation grande et belle que l'étude des facultés de l'âme : longtemps elle fut stérile; et, plongé dans un océan de merveilles, l'homme avait seulement le sentiment de leur existence. La découverte du magnétisme va donner les moyens de les voir et de les considérer; puissent les hommes conserver leur sang-froid et ne point mêler à leurs récits les produits de leur imagination! Une vue trop rapide nous trompe, et beaucoup d'hommes ne savent pas voir! C'est ainsi que la plupart des phénomènes inaccoutumés de la nature furent dénaturés. On les vit au travers du prisme des préjugés régnants. Nous rions aujourd'hui de la crédulité de nos pères, sans songer que les générations à venir se moqueront de notre ignorance : car, à force de travaux, on aura rendu clairs et sensibles les faits qui, aujourd'hui, sont ou à l'état de doute, ou présentés avec une auréole qui empêche d'en saisir le vrai caractère.

» Cherchons donc à nous mettre en garde autant contre les erreurs de la science que contre nous-mêmes; et, en avançant, restons pourtant dans les limites encore saisissables. Rattachons, s'il se peut, ce qui est sensible à ce qui cesse de l'être; laissons ce dernier ordre de faits à l'examen d'un esprit plus profond. Nous admettons l'action de la pensée sans signes qui puissent la révéler; cette action, cependant, se traduit par des actes visibles chez celui qui est l'objet de notre préoccupation. Il ne faut pas même qu'il soit doué d'une grande sensibilité magnétique. Il y a une communication réelle des pensées; et les mouvements produits en nous-mêmes peuvent, avec l'agent que la nature a créé pour cet effet, être déterminés en autrui. Voilà donc la double propriété du fluide magnétique que nous rencontrons dans tous les phénomènes : action physique et morale. Par l'emploi de ce levier invisible, on peut donc concevoir l'assujettissement d'un être par un autre être, et l'apparition de tous les faits connus sous le nom de *sorcellerie*, et expliquer, jusqu'à un certain point, ceux contenus dans les observations d'hallucination publiées dans une foule d'écrits. Cependant nous tenons pour certain que le magnétisme n'entre pour rien dans les faits de ces récits, y est tout à fait étranger. Ce qui paraît évident est l'action de l'individu sur lui-même; la cause ne vient point du dehors, mais du dedans. Le cerveau n'est plus qu'un instrument dérangé; les forces mues par l'âme touchent les cordes d'un clavier rendu discordant; et de là une série de faits bien propres à nous épouvanter, à nous faire croire que nous sommes le jouet d'un agent spirituel qui se plaît à nous tourmenter.

» Personne n'a jamais entendu les voix que les hallucinés perçoivent distinctement. Aucun ne vit les fantômes créés par leur esprit; mais il peut arriver cependant que, par un mélange de somnambulisme ou d'extase avec cet état anormal, les objets et les personnes vus de cette manière présentent parfois une apparence de vérité. On voit même, dans le somnambulisme magnétique pur, se développer des phénomènes d'hallucination ; des rêves sont pris pour des réalités; des apparitions qui n'ont rien de réel troublent l'âme des dormeurs, les charment ou les épouvantent : créations imaginaires de notre entendement, ressemblant aux songes et s'évanouissant comme eux.

» La nature, cependant, ne fait rien en vain; toutes ces

choses sont des indications : nous ne comprenons rien à ce langage, mais nous le traduisons néanmoins comme s'il nous était révélé. Toute la science divine et humaine est peut-être ici. Qui donc osera sonder cette profondeur? L'homme tient au ciel par un lien invisible. Les astres agissent sur nous comme tout ce qui de près nous entoure. Nous-mêmes, faibles créatures, nous sommes essentiels aux évolutions de la nature. Cependant notre puissance, quoique venant d'elle, semble parfois se soustraire à ses lois. Les affinités d'un ordre divin attirent à chaque instant notre âme, et cherchent à la délier des étreintes corporelles. Il faut donc toujours en revenir à *matière* et *esprit;* et c'est justement ce qui rend plus compréhensibles les dérangements singuliers qui nous occupent en ce moment. Mélange de deux forces, inégales en puissance et en vertu, elles ne restent unies que peu d'instants; et, dans cette éphémère durée, elles ne font que se combattre. Lorsque la force matérielle, celle due à toutes ces combinaisons et réunie dans notre organisation, prédomine sur l'intelligente, on n'aperçoit que par intervalles le jeu régulier de l'esprit. Lorsque, au contraire, la force spirituelle domine en nous, l'organisation se dégrade; et c'est ici surtout que se montrent les hallucinations. L'équilibre étant rompu, l'esprit ne trouve plus qu'une faible résistance des organes, il se les asservit, mais aux dépens de la raison. Tout a donc besoin d'être pondéré, et c'est dans cet état seulement qu'on jouit de la santé.

» Rien n'est plus facile, pour un magnétiseur, que de produire des hallucinations passagères, en portant tout ou partie de ses forces sur l'organe de l'intelligence. Son esprit n'a plus qu'à se complaire alors dans les créations les plus fantastiques; le magnétisé prendra ces créations pour des réalités, car son cerveau les reflétera comme si elles venaient de lui même. Mais tout ceci n'est point durable;

l'organe recouvre sa situation première aussitôt que le magnétiseur voit sa puissance diminuer.

» Souvent on peut refouler la force spirituelle, et s'emparer complétement des organes qui lui sont soumis ; produire une sorte d'asservissement de l'être : le libre arbitre semble ne plus exister, car il ne se montre point. Le chloroforme n'est pas plus prompt dans ses effets. Dans cette situation, nous voyons une chose merveilleuse : les organes fonctionnent et sont mus par une intelligence qui leur est étrangère. Ce qui apparaît peut être dû au principe magnétique, qui a emporté bien évidemment avec lui le rudiment des connaissances du magnétiseur. Dans le somnambulisme magnétique ordinaire, déjà ces choses se remarquent. Le somnambulisme est influencé par la pensée de son magnétiseur ou de la personne mise en rapport. C'est ce qui caractérise les phénomènes de double vue. Toutes les pensées, tous les souvenirs, ainsi que tous les actes, peuvent être dévoilés ; mais aussi les erreurs se montrent-elles dès le moment où il s'agit d'obtenir du dormeur des révélations qui lui soient propres : il n'a plus de guide assuré, et il raconte souvent des histoires qui n'ont pas le moindre fondement.

» Si le magnétiseur est incertain dans ses pensées, son somnambule offre la même incertitude. Il m'est arrivé de produire des rêves chez des magnétisés, par le seul fait de distraction tout involontaire, et cependant moi seul pouvais juger de la situation de mon esprit.

» Il y a une foule d'inductions à tirer de ces faits, mais nous devons seulement les rattacher aux hallucinations. On vient de voir le jeu des forces vives ou spirituelles ; supposez maintenant qu'en nous-mêmes, par une sorte de magnétisme naturel, notre volonté règle irrégulièrement la distribution de ces forces, ce qui peut arriver par un travail forcé de l'intelligence ou des perceptions trop actives. Dans d'autres cas même, les forces vives s'égarent du chemin qui leur est tracé, et vont frapper trop fortement sur quelque point du système nerveux, de manière à y produire un ébranlement trop considérable. On le voit dans les affections hystériques et l'épilepsie, comme dans la plus grande partie des affections nerveuses : l'hypochondrie, la mélancolie, etc.

» Nul n'est donc assuré de la perpétuité de sa raison. Ne vîmes-nous pas, il y a quelques années, un ministre de Louis-Philippe se jeter par une fenêtre, en proie qu'il était à de vaines terreurs? Voilà des causes de désordres qu'il faut étudier. Ceux dont nous avons rendu compte, et qui sont attribués au magnétisme, doivent être, attribués à une débilité du cerveau, à l'altération d'une ou de plusieurs de ses parties, au travail seul des forces qui sont en l'être, et qui ont perdu leur équilibre.

» Le magnétisme peut donc offrir artificiellement l'image de ces tristes phénomènes, mais pour quelques instants seulement; la puissance qui les produit s'affaiblit, s'use bientôt. Cela suffit cependant pour nous faire comprendre comment, en nous-mêmes, des faits d'hallucination peuvent se produire, sous l'empire de la même puissance, agissant seule, en se repliant sur elle-même. Et tout cela sans sorcellerie, sans possession, sans obsession, et sans qu'il soit besoin de causes en dehors de la nature.

» Mais par cela même que la nature produit seule ces phénomènes, il ne faut pas conclure encore que des forces des agents placés en dehors de nous ne puissent agir sur nos organes et déterminer l'éclosion de phénomènes qui rentrent dans l'ordre surhumain. »

Extrait du *Spiritual Telegraph*, n° du 18 novembre 1854.

Apparition d'un esprit avant la mort du corps. — Le fait suivant est bien attesté et peut être rangé parmi les phénomènes les plus difficiles à expliquer dans l'ordre du spiritualisme. Il a été publié dans le manuel (*Pocket Book*) à des amis de la religion, pour 1814, par Jung Stilling, auquel il a été rapporté comme une expérience personnelle, par le baron de Sulza, chambellan du roi de Suède. Ce baron raconte qu'ayant été rendre une visite à un voisin, il revint chez lui vers minuit, heure à laquelle, en été, il fait assez clair en Suède pour qu'on puisse lire l'impression la plus fine. « Comme j'arrivais, dit-il, dans mon domaine, mon père vint à ma rencontre devant l'entrée du parc ; il était vêtu comme d'habitude, et il tenait à la main une canne que mon frère avait sculptée. Je le saluai et nous conversâmes longtemps ensemble. Nous arrivâmes ainsi jusqu'à la maison et à l'entrée de sa chambre. En y entrant, je vis mon père déshabillé, couché dans son lit et profondément endormi ; au même instant, l'apparition s'était évanouie. Peu de temps après, mon père s'éveilla et me regarda d'un air d'interrogation. — Mon cher Édouard, me dit-il, Dieu soit loué de ce que je te vois encore sain et sauf, car j'ai été bien tourmenté à cause de toi dans mon rêve : il me semblait que tu étais tombé dans l'eau et que tu étais en danger de te noyer. — Or, ce jour-là, ajoute le baron, j'étais allé avec un de mes amis à la rivière pour pêcher des crabes, et je faillis être entraîné par le courant. Je racontai à mon père que j'avais vu son apparition à l'entrée du domaine, et que nous avions eu ensemble une longue conversation. Il me répondit qu'il arrivait souvent des faits semblables. — De tels événements confirment ce système soutenu par bien des personnes, que l'esprit, durant la vie du corps, peut parfois s'échapper au dehors, revêtu d'un organisme éthéré, apparaître et agir en différents lieux, et qu'ensuite il oublie tout quand il revient dans le corps et l'éveille. »

Action des invisibles. — « Un homme très recommandable, dans la parole duquel nous avons toute confiance, nous raconte qu'il se trouva dernièrement avec deux autres personnes, dans la société d'un médium de New-York. Il évoqua sa petite fille qui était passée depuis peu de temps dans le monde des esprits; l'enfant répondit par un murmure très distinct. Il s'ensuivit entre eux une conversation intelligible pour les autres personnes présentes. L'esprit de la petite fille demanda à son père ce qu'il avait dans sa poche; le père répondit que c'étaient des morceaux de sucre candi. L'enfant le pria de lui en donner. Le père en prit un dans sa main; le morceau fut aussitôt enlevé, puis on entendit un bruit pareil à celui que fait une personne qui écrase du sucre entre ses dents. Peu de temps après, l'enfant demanda un autre morceau, puis encore un autre. A chaque fois le père avait placé les morceaux de sucre dans sa main, de manière qu'aucune des personnes de la société ne pût y toucher; et chaque fois, le morceau lui était enlevé de la main, puis on ne le retrouvait plus. Nous apprenons qu'en présence de ce même médium des faits pareils ne sont pas rares dans l'obscurité. »

On écrit de Philadelphie au *Spiritual Telegraph* : « J'ai trouvé ce matin la confirmation d'un message des esprits : il est bon de publier les faits et de faire le rapprochement.

» Dans un livre intitulé *Epitomé of spirit intercourse*, par Alfred Cridge, du Canada, médium écrivain, imprimé à Boston en 1854, on lit à la page 73 le message suivant de sir John Franklin :

« Au mois de février 1854, à Halifax, je priai quelque esprit présent de communiquer par les corps. Sir John Franklin s'annonça ; ma main fut mise en mouvement, et écrivit la communication suivante :

« La cause de notre naufrage fut le froid qui sévit avec » une rigueur excessive et insolite, et beaucoup plus tôt que » d'habitude. La négligence avec laquelle nos provisions » avaient été emmagasinées causa la détérioration d'une

» partie, ce qui m'obligea de détacher quelques-uns de mes » gens pour empêcher les navires d'être écrasés par les gla- » çons. Nous fûmes ainsi chassés de notre asile, et tous ceux » qui n'avaient pas été noyés ou qui n'étaient pas morts de fa- » tigue, périrent de froid et de faim. Ainsi, sans la mauvaise » qualité de nos provisions, nous n'aurions pas été aussitôt » atteints par la disette, et nous n'aurions pas été dans la » nécessité d'aller chasser avant de nous trouver dans une » contrée plus favorable.

» Le résultat de notre marche fut la découverte d'une » vaste étendue d'eau près le pôle nord. Après nous être » avancés davantage, nous fûmes arrêtés par une barrière » de glace large d'environ trois milles, etc. »

» Les relations qui ont été publiées récemment de la découverte de sir John Franklin concordent pour les faits principaux avec les renseignements reçus par le médium neuf mois auparavant. Voici, en effet, ce qu'on y lit :

« Au printemps de 1850, un groupe de blancs, au nombre » de quarante environ, fut aperçu par quelques Esquimaux, » voyageant vers le sud sur la glace et traînant des bateaux. » Ils firent comprendre par signes aux indigènes que leurs » vaisseaux avaient été brisés par la glace et qu'ils se diri- » geaient vers un endroit où ils espéraient trouver des daims » à tirer. Tous ces blancs, excepté l'officier qui les comman- » dait, étaient maigres et exténués ; ils manquaient de vivres » et ils achetèrent des naturels un petit veau marin. A une » époque postérieure de la même saison, on trouva leurs » cadavres dans des circonstances indiquant qu'ils étaient » morts de faim. »

» Cette dernière relation a été publiée, pour la première fois, le 21 octobre 1854. La coïncidence avec le message spirituel est frappante, et je ne vois aucun moyen de l'expliquer, si ce n'est par l'intervention des esprits.

» *Signé* Jon. »

Faits merveilleux de Dover. — Nous avons publié (voyez page 517), une relation des faits étrangers qui se passent chez M. Koons, à Dover, et qui excitent au plus haut degré la curiosité générale. Une foule de visiteurs y vont pour s'assurer par eux-mêmes de la réalité de phénomènes tellement extraordinaires, qu'on a de la peine à les accepter, même sur les meilleurs témoignages. Le *Journal of man* de Cincinnati, recueil scientifique fort estimé, contient un nouveau récit que nous allons présenter à nos lecteurs. L'éditeur nous fait observer que l'auteur de la relation, M. Swan, est tout à la fois un médecin instruit et un ecclésiastique respectable, et qu'on peut avoir touté confiance dans sa véracité et dans sa sagacité.

« D'après votre demande, je vous adresse bien volontiers la relation de ce qui s'est passé en ma présence dans la chambre aux esprits, chez M. Koons, à Dover, comté d'Athènes (Ohio). Vous en ferez tel usage que vous jugerez convenable. Si vous la mettez sous les yeux des lecteurs du *Journal of man*, ils apporteront à leur examen la même liberté que je réclame pour moi-même, et ils tireront eux-mêmes les conclusions, soit des faits que je leur présente, soit des soupçons ou des objections qui ne manqueront pas de leur arriver de divers côtés et qui peuvent influencer leur opinion.

» Le 11 mars, je me présentai à M. Koons avec une lettre de recommandation du docteur Carpenter, d'Athènes, duquel je reçus les premiers renseignements sur les manifestations remarquables qui ont été observées par des centaines d'individus de plusieurs des États de l'Union. Je demandai à M. Koons si je pourrais avoir une entrevue avec les esprits : il les consulta et me fit réponse qu'ils viendraient nous trouver dans la soirée, à une heure par eux fixée. Quelques minutes avant le moment désigné, nous entrâmes dans la chambre. Il y avait à un bout des siéges pour les médiums et pour les spectateurs. A l'extrémité opposée de la chambre est une table d'une construction très singulière, et un appareil dont on me dit que la construction avait été faite conformément aux prescriptions des esprits. A l'une des extrémités de la table était attaché un tambour basse et à l'autre un tambour ténor. Sur la table étaient du papier et un crayon, une feuille de papier sablé frottée de phosphore, et que recouvraient du papier ordinaire et un gros livre. Il y avait aussi sur la table une petite trompette dont avait l'habitude de se servir l'esprit présidant aux séances. Derrière la table étaient suspendus au mur différents instruments de musique, notamment un tambourin et un triangle. M. Koons s'assit au côté sud de la chambre, ayant à sa gauche la table aux esprits et à sa droite les siéges où se placèrent dix ou quinze personnes. Je m'assis auprès de M. Koons, à l'extrémité d'une grande table à manger qui occupait le milieu de la chambre. Aussitôt qu'arriva le moment fixé, la lumière fut éteinte, et au même instant des coups violents furent frappés sur le tambour et sur la table qui était devant moi. M. Koons alors joua sur le violon différents airs dont toutes les notes furent répétées sur les tambours qui le suivaient dans toutes ses fioritures avec une précision rigoureuse. Un esprit fit entendre par des coups frappés sur la table qui était devant moi, qu'il désirait que je jouasse de la flûte. M. Koons m'expliqua que cet esprit exprimait ses intentions par des coups, parce qu'il n'était pas assez avancé pour parler par la trompette. Dès que j'approchai la flûte de mes lèvres, j'entendis que quelqu'un décrochait le tambourin que j'avais vu, quelques instants auparavant, suspendu au mur, à l'extrémité de la chambre. Il fut agité sur la table devant moi. Quand je commençai à jouer, il fut transporté et promené au-dessus de nos têtes, et l'on en joua avec un degré d'habileté et d'animation vraiment étonnant, ce qui nous causa autant de plaisir que d'admiration. Je me serais défié du témoignage de mes oreilles, si les célestes instrumentistes, comme pour répondre à ma pensée et dissiper mes soupçons, n'avaient déplacé l'instrument de manière à le faire glisser doucement sur mes mains, sans gêner en rien mon jeu. Par moments, l'instrument passait au-dessus de ma tête et m'effleurait les cheveux, et à l'air suivant, il se trouvait à l'oreille de quelqu'un à l'autre extrémité de la chambre. Le triangle fut aussi promené autour de la chambre, et l'on en joua de la même manière. Quelque opinion qu'on puisse avoir à ce sujet, je déclare formellement que, d'après mon intime conviction, ce n'étaient point des mains humaines qui faisaient mouvoir ces instruments et qui en jouaient, et que ce n'étaient point des intelligences humaines qui présidaient à ces opérations.

» Nous pûmes ensuite entendre la musique des voix célestes. Je ne pus comprendre les paroles du chant angélique, mais la musique en était divinement suave et harmonieuse. Après cet exercice, nous entendîmes le frôlement du papier qui avait été mis sur la table aux esprits. Il fut transporté et placé sur la table devant moi. Le papier sablé et le morceau de phosphore furent enlevés de dessous le livre; nous vîmes la lueur du phosphore, et nous entendîmes un bruit pareil à celui qu'on ferait en le frottant entre ses mains, et c'est sans doute ce qui eut lieu; car une main éclairée par la lumière phosphorique apparut sur le papier qui avait été placé près de moi, et au moyen d'un crayon écrivit avec une extrême rapidité une brève communication qui m'était adressée.

» Après l'écriture, à la demande de M. Koons, les esprits nous donnèrent une brillante illumination de phosphore, sous la forme de magnifiques cercles qui paraissaient se mouvoir en mesure suivant les airs que jouait M. Koons sur son violon. Je fus admis aussi à sentir la main qui écrivait, et qui, à ma demande, se plaça dans la mienne. Son contact me fit la même impression que celui des sujets à disséquer, si ce n'est que je ressentis distinctement une pression, et je suis certain, autant que de chose au monde, que ce n'était pas main d'une personne vivante.

» Une voix se fit alors entendre par la trompette ; elle nous souhaita bonne nuit, et congédia la compagnie. J'assistai ultérieurement à d'autres séances avec M. Koons et d'autres personnes, je conversai avec l'esprit en pur anglais, et il s'exprima pendant fort longtemps au moyen de la trompette.

» A la soirée suivante, je fus témoin chez M. Tipper, dans le voisinage, de manifestations également satisfaisantes. En vous certifiant ces choses, je ne m'attends pas qu'elles seront crues sur mon témoignage ou sur tout autre, car il a fallu davantage pour me convaincre. Mon seul désir est d'amener les gens de bonne foi à chercher.

» Cincinnati, 5 avril 1854.

» *Signé* G. SWAN, M. D. »

Un journal de Cleveland contient une relation fort détaillée de séances chez M. Koons. Nous en extrayons les traits suivants :

« La chambre étant dans l'obscurité, le violon, qui avait été placé sur la table, fut mis en mouvement et promené de tous côtés par des mains invisibles, et fit entendre différents airs, comme si quelqu'un en eût joué. Il passait tout près de nos têtes et se transportait dans toutes les directions avec une grande vitesse ; il fut mis sur les genoux de plusieurs de nous et tourné de manière que les cordes fussent en dessous : nous passions les mains tout autour de l'instrument pour empêcher toute communication, et dans ces circonstances il continua de jouer. — Les observateurs virent distinctement une main lumineuse qui n'était point attachée à un corps ; elle parcourut les murs et le plafond de la salle, et passa lentement près des personnes de la société ; elle prit un crayon et écrivit une communication ; elle se laissa palper par tous les assistants, qui tous s'assurèrent que ce n'était pas une main humaine.

» Enfin, M. Barthet, de la Nouvelle-Orléans, nous écrit que M. Adam, dentiste, son ami, homme d'honneur et d'une véracité incontestable, est allé aussi à Dover tout exprès pour être témoin de ces étranges phénomènes. M. Adam confirme de tous points les récits publiés par les journaux dont nous avons donné des extraits, et il a *vu* les faits se reproduire ; il a *vu* et *touché* la main mystérieuse qui, devant lui et en présence de vingt-cinq personnes, a écrit une communication ; l'origine en a été certifiée par les spectateurs, et l'écrit a été publié dans divers journaux. »

Extraits du *Spiritual Telegraph*, n° du 23 septembre 1854.

Double apparition d'individus vivants. — « Ce phénomène, des plus extraordinaires, s'est reproduit à différentes époques ; il y en a des exemples authentiquement constatés.

» M. Crow rapporte ce qui est arrivé à M. H..., artiste de beaucoup de mérite. Il passa la soirée du 12 mars 1792 à lire les *Transactions philosophiques ;* quand la nuit vint, il se disposait à se coucher en méditant un problème de mathématiques, quand son oncle, M. K..., lui apparut tout à coup, vêtu d'une jaquette étroite. Quelque temps après, il apprit que dans le même moment cet oncle avait tenté de se suicider, et qu'il portait alors ce même vêtement qu'il lui avait vu.

» M. Becker, professeur à Rostock, s'étant engagé avec quelques amis dans une discussion théologique, alla à une bibliothèque pour demander un livre qui traitait de la question controversée. En y entrant, il se vit lui-même assis dans la chaise qu'il avait l'habitude d'occuper. Le fantôme lisait dans un livre, et Becker, en approchant, le vit marquer d'un doigt de la main droite ces mots : *Mettez votre maison en ordre, car vous allez mourir.* Il prit congé de ses amis et expira le même jour à six heures du soir.

» Stilling rapporte un fait semblable d'après F..., shériff de Francfort. Celui-ci envoya son secrétaire en ville pour une commission. Mais le secrétaire revint bientôt après dans son cabinet pour prendre un volume de Linné. Le maître, surpris de ce retour inattendu, lui en demanda la cause : tout à coup le livre tomba à terre et l'apparition s'évanouit. Quand le secrétaire revint le soir, il assura qu'il avait eu une discussion très chaude sur une question de botanique, avec un ami qu'il avait rencontré, et qu'il avait eu besoin de recourir à Linné.

» Le même Stilling donne des détails intéressants sur un homme qui vivait en 1740, qui menait une vie très retirée, avait des habitudes étranges et demeurait dans le voisinage de Philadelphie, aux États-Unis. Cet homme passait pour posséder des secrets extraordinaires et pour être capable de découvrir les choses les plus cachées. Parmi les preuves les plus remarquables qu'il a données de son pouvoir, celle qui suit est regardée par Stilling comme bien constatée :

» Un capitaine de navire étant parti pour un long voyage en Europe et en Afrique, sa femme, qui n'avait pas reçu de ses nouvelles depuis longtemps, étant très inquiète de son sort, reçut le conseil de s'adresser à ce devin. Quand il eut écouté sa demande, il la pria de l'excuser pendant qu'il allait chercher les renseignements qu'elle désirait. Il passa dans une chambre voisine, et elle s'assit en l'attendant. Comme son absence se prolongeait, elle s'impatienta et crut qu'il l'avait oubliée ; elle s'approcha doucement de la porte, regarda à travers une fente, et fut étonné de le voir couché sur un sopha, sans aucun mouvement, comme s'il eût été mort. Elle ne crut pas devoir le troubler, mais elle attendit son retour. Il lui dit que son mari avait été dans l'impossibilité d'écrire pour *telles* et *telles* raisons, qu'il était en ce moment dans un café de Londres, et qu'il serait bientôt de retour chez lui. Le retour du mari eut lieu conformément à ce qui avait été ainsi annoncé, et sa femme lui ayant demandé les motifs de son silence si longtemps prolongé, il allégua précisément les raisons qu'avait données le devin. La femme eut un vif désir de vérifier le surplus de ses indications. Elle eut pleine satisfaction à cet égard ; car son mari n'eut pas plutôt jeté les yeux sur le magicien, qu'il le reconnut pour l'avoir vu un certain jour dans un café de Londres où cet homme lui avait dit que sa femme était très inquiète de lui, à quoi le capitaine avait répondu en expliquant pourquoi il avait été empêché d'écrire, et avait ajouté qu'il était à la veille de s'embarquer pour l'Amérique ; le capitaine avait ensuite perdu de vue cet étranger qui s'était confondu dans la foule, et n'en avait plus entendu parler.

» M. Stewart, médium, qui passe la majeure partie de son temps à New-York, assure qu'il a été vu plusieurs fois dans cette ville par quelques-uns de ses amis, pendant qu'il était réellement à Philadelphie, à Baltimore ou à Washington. Dans une circonstance particulièrement remarquable, il a passé toute sa soirée à New-York, et plusieurs hommes très recommandables l'ont vu en même temps à Washington.

» Un des rédacteurs du *Telegraph* a éprouvé par lui-même ce singulier phénomène. Il avait passé un jour ou deux à Ausonia, village manufacturier situé dans la vallée de Naugatuck, à environ quinze milles de Bridgeport. C'était un matin, raconte l'auteur, j'étais logé chez M. W.-S. Creamer ; le soleil venait de se lever, et je me disposais à quitter ma chambre à coucher. J'avais fixé quelques instants mes regards dans une certaine direction ; puis, me tournant à l'opposé, du côté de la porte, je la vis s'ouvrir, et à ma grande surprise, j'aperçus Joseph T. Bailey, de Philadelphie. Il se tenait debout à environ trois pieds de la porte, il me regarda fixement en face, et le dialogue suivant s'établit entre nous :

» (M. Bailey.) Je viens vous réclamer pour demain.

» — Qu'y aura-t-il donc à faire demain?

» (M. Bailey s'exprimant avec une emphase croissante.) Souvenez-vous! Je vous réclame pour demain.

» — Voulez-vous, mon ami, expliquer l'objet de cette étrange visite, et dites-moi ce qui aura lieu demain.

» Ici l'apparition fit un mouvement comme pour s'éloigner. — Arrêtez, lui dis-je, veuillez m'expliquer le but de votre visite.

» Mon ami ne fit pas de réponse directe, mais il commença à parler à voix basse. J'écoutai et je l'entendis s'exprimer sur notre ami commun M... Je ne pus saisir tout ce qu'il dit, mais je distinguai ses dernières paroles qui furent celles-ci : « Un nuage épais a été répandu sur la destinée terrestre » de l'homme. »

» L'apparition s'évanouit à ces derniers mots, et je restai seul à rêver sur cette étrange aventure. Par un étrange concours de circonstances, je rencontrai le lendemain M. Bailey en wagon, sur le chemin de fer de New-Haven. Il avait été à Boston les deux jours précédents, et il y était quand son image m'apparut à Ausonia. M. Bailey s'exprima avec beaucoup de tristesse sur l'ami dont j'ai parlé plus haut ; et ce qu'il y a de plus étrange, c'est que ses derniers mots en me quittant furent ceux-ci : « Un nuage épais a été répandu sur » la destinée terrestre de l'homme. »

» Ce ne sont pas là des illusions, mais des faits réels. Nous allons encore y ajouter l'exemple raconté dans la lettre suivante qui nous est adressée par M. E.-V. Wilson, de Toronto, à la date du 26 août 1854 :

« Le 19 mai dernier, j'étais à écrire à mon bureau. Tout à » coup je m'endormis et je restai trois quarts d'heure en cet état. Je rêvai que j'étais dans la ville de Hamilton, quarante milles à l'ouest de Toronto, et que je parcourais différentes parties de cette ville pour y faire des recouvrements. Quand j'eus terminé mes affaires, je m'informai d'une dame qui prend un vif intérêt aux manifestations spirituelles. Je me présentai chez elle et je sonnai : un des domestiques vint et me répondit que sa maîtresse, mistress D..., était sortie et ne rentrerait pas avant une heure. Je lui demandai un verre d'eau, qu'il me servit ; je le chargeai de mes compliments pour sa maîtresse, puis je repartis pour Toronto. Mon rêve finit là. Quelques jours après, une dame qui demeure en cette ville dans la même maison que moi, reçut une communication de M. D..., de Hamilton.

» Dites à M. Wilson que la première fois qu'il viendra chez moi, il veuille bien laisser son adresse, et qu'il ne m'expose pas de nouveau à courir à tous les hôtels de la ville, sans pouvoir le rencontrer. Il est venu chez moi vendredi dernier (19 mai), a demandé un verre d'eau et s'est borné à laisser son nom et ses compliments. Il aurait bien dû rester un jour entier, sachant l'intérêt que je porte aux manifestations spirituelles. Je le gronderai bien la première fois que je le verrai. Tous nos amis ont éprouvé les mêmes regrets que moi de ce qu'il ne soit pas resté au moins une nuit avec nous.

» Quand la correspondante de mistress D... me lut cette lettre, je ne pus pas m'empêcher de rire, je lui fis observer que mistress D... et ses amis avaient sans doute été hallucinés, que je n'avais pas été à Hamilton depuis un mois, et qu'au moment où l'on prétendait m'y avoir vu, j'étais endormi sur mon bureau. La dame répliqua qu'il devait y avoir quelque malentendu, que mistress D... était une personne sur la parole de laquelle on pouvait compter. Je dis en riant que c'était sans doute mon esprit qui avait voyagé. Je priai cette dame d'écrire à mistress D... que j'irais à Hamilton dans quelques jours, que quelques personnes m'y accompagneraient, que j'irais chez elle, et que je désirais qu'elle ne prévînt pas ses domestiques de mon arrivée ni de celle d'aucune autre personne de Toronto, de manière que quand je me présenterais, ils puissent distinguer quel est celui auquel ils ont parlé le 19.

» Le 29 mai, j'allai à Hamilton en compagnie de quelques amis. Nous nous rendîmes tout de suite chez mistress D..., que nous trouvâmes à la porte et qui nous fit entrer. Je la priai d'appeler ses domestiques, afin de vérifier s'ils pourraient me reconnaître. La maîtresse de maison les fit venir et leur demanda s'ils reconnaissaient une personne qui était déjà venue et s'était annoncée comme venant de Toronto. Deux des domestiques me reconnurent parfaitement pour la personne qui était venue le 19, et me donnèrent le nom de M. Wilson. Je ne les avais jamais vus auparavant.

» Tout ce que je viens de raconter est parfaitement exact et peut être certifié par les témoins les plus honorables. »

Expériences du professeur Hare sur les mouvements des corps. — Ce savant, qui avait commencé par être sceptique sur tout ce qui concerne le spiritualisme et le mouvement des tables, s'est livré consciencieusement à des expériences qui ont déterminé sa conversion. Parmi les faits dont il rend compte, nous avons remarqué les suivants :

« Une table a été placée sur un levier, de manière que le bras opposé accusait la plus légère pression. Un médium, âgé de moins de douze ans, posa ses mains sur la table, de façon qu'il n'aurait pu appuyer sans faire lever le bras opposé. Il arriva néanmoins, sur notre demande, que ce bras s'abaissa d'une quantité correspondant à la pression de plusieurs livres.

» Dans une autre occasion, on mit un bassin d'eau sur la table, le médium y plongea ses mains sans toucher les parois du vase. La table se mut comme elle avait fait quand il avait posé ses mains sur la surface solide.

» Une succession de nombres fut écrite par le mouvement involontaire de la main du médium. Personne n'en comprenait la signification, jusqu'à ce qu'une communication en ait donné la clef en établissant un rapport entre ces nombres et les lettres de l'alphabet. On en fit alors l'application, et l'on eut un discours intelligible. Ce même médium traduisit du latin en anglais, quoiqu'il ignorât complétement la première de ces langues. »

DOUZIÈME LEÇON.

INSENSIBILITÉ MAGNÉTIQUE. — OPÉRATIONS CHIRURGICALES PRATIQUÉES A CHERBOURG, A POITIERS, A CALCUTTA ET A MADRAS. — MAGIE DANS L'INDE. — CONCLUSION GÉNÉRALE.

Considérations générales.

MESSIEURS,

Je viens de vous faire connaître des phénomènes exceptionnels, mais qui, bien évidemment, ressortent du magnétisme ; il m'eût été facile d'en augmenter la liste, car cette source nouvelle est déjà intarissable. J'ai voulu seulement vous tenir au courant des évolutions du principe nouveau qui semble aujourd'hui se transformer et perdre son caractère d'agent physique. C'est en vain que l'on voudrait désormais retenir les expérimentateurs et les détourner de ce chemin dangereux, ce que l'antiquité avait su prévenir, en ne livrant la vérité qu'à certains hommes de choix, éprouvés d'ailleurs par de rudes et dangereuses épreuves. Nous ne pouvons nous promettre le même succès. Les anciens savaient bien qu'ils livraient aux initiés la force miraculeuse, l'agent qui donne à l'homme un suprême pouvoir, la puissance du bien et du mal.

Les temps sont différents, Messieurs, et pourtant, selon moi, les masses sont ignorantes comme aux siècles passés; l'ignorance a seulement changé de caractère, et si, d'un côté, le fanatisme s'est affaibli, une indifférence bestiale a envahi l'homme et a détruit chez lui les notions du juste et de l'injuste; la vertu n'est plus qu'un mot sans valeur; les lois mêmes ne sont plus un frein salutaire, et chaque jour la désunion fait un nouveau progrès. L'homme n'a plus de frère, tout est antagonisme. Les choses du ciel sont méconnues même de nos prêtres, les signes dont ils se servent sont sans valeur : ne cherchez donc point la vie là où est le néant. Ne cherchez point non plus la vraie science au sein de nos écoles philosophiques et médicales : nos professeurs ont un souverain mépris pour tout ce qui est du domaine moral; ils nient l'existence de tout ce qu'ils ne peuvent voir ou toucher, et leur intelligence, n'embrassant que la partie matérielle de l'univers et de ce qui nous constitue, met volontairement des bornes là où est l'infini.

Je dois mettre un terme à mes digressions, Messieurs, et abandonner à vos réflexions les faits merveilleux dont je vous ai donné connaissance. Il me faut vous ramener aux choses moins transcendantes, vous parler de l'utilité du magnétisme, non-seulement lorsqu'il est employé comme agent thérapeutique, vous savez déjà les guérisons merveilleuses dues à son action, mais comme moyen de prévenir les douleurs dans les opérations chirurgicales, en suspendant la sensibilité, sans troubler aucunement les fonctions des organes essentiels à la vie, sans faire courir le moindre danger aux malades, en favorisant au contraire la cicatrisation des plaies et en empêchant en même temps toute résorption purulente.

On a besoin de s'assurer, par de nombreux témoignages, qu'ici encore l'illusion n'existe point, tant les faits paraissent surprenants et au-dessus de la compréhension vulgaire.

Je pourrais me glorifier d'avoir été le promoteur moderne de cette utile découverte, l'ayant fait authentiquement constater à l'Hôtel-Dieu de Paris, en 1820. Mais je n'attache aucun prix à la renommée, mon ambition est seulement de laisser un nom sans tache de charlatanisme. J'ai pu me tromper sur les conséquences des faits, jamais sur les faits mêmes qui m'ont été personnels.

Voici donc, au sujet de l'insensibilité, les preuves les plus évidentes, les plus palpables, que l'on puisse donner de ce curieux phénomène. Ce nouveau bienfait du magnétisme ne pouvait manquer d'être méconnu, rejeté de nos écoles de chirurgie. On ne comprend point un semblable aveuglement : préférer ce qui tue à ce qui fait vivre, l'erreur à la vérité ; il est vrai, nous vivons dans un siècle sans nom, où la morale a froid et paraît engourdie, où les hommes *crèvent* plutôt qu'ils ne meurent, où l'or est le seul Dieu, où tout est falsifié et se vend à faux poids, où tout ce qui détruit est préféré à ce qui conserve. Le magnétisme est trop beau, trop riche en bienfaits, pour une semblable génération. La Providence le réserve pour les temps à venir ; il sera la base de toute science médicale et philosophique, un lien, une religion pour tous les hommes, le flambeau de l'humanité, le dernier terme de la science humaine.

Insensibilité magnétique.

D'où vient cette puissance incommensurable du magnétisme qui va jusqu'à suspendre la sensibilité pendant les opérations les plus douloureuses, et qui permet aux instruments de lacérer les chairs, de les couper de les brûler, sans que le patient pousse un cri, sans qu'il éprouve enfin une seule des angoisses, je dirai plus, sans qu'il ait une seule pulsation de plus que dans son état de calme.

Quoi! je dirai à la douleur : Cesse, elle cessera; aux chairs : Soyez inertes, et nulle sensibilité ne se montrera dans les tissus tout à l'heure si sensibles. Un seul de ces faits suffit pour confondre la raison, et nous en avons mille aujourd'hui constatés.

Lorsque nous voulons rapetisser le magnétisme pour le faire accepter par la science officielle, la nature nous dément à l'instant, en faisant jaillir de nos mains et de nôtre pensée de longs traits de lumière. Nous voulons faire du magnétisme un agent tout physique. Nous sommes jetés malgré nous dans le domaine moral; car ne vous y trompez pas, ici, dans ces opérations, l'action de l'agent ne s'exerce point seulement sur la chair, mais aussi sur l'âme. C'est un double mouvement : d'un côté, nous voyons agir la force brutale de l'agent qui prend domicile en autrui, puis survient un demi-sommeil, où l'âme, ayant conscience de ce qui se pratique, nous montre sa sagesse en ne se révoltant point.

Tous ces brillants résultats que nous allons offrir appartiennent à la science magique; mais ceux qui les obtiennent ne le savent point, ils croient que ce sont des faits simples, naturels; tandis que pour nous ces résultats cachent et renferment les secrets de la plus élevée des sciences.

Extirpation de glandes cancéreuses; opération pratiquée à Cherbourg.

« Je me rappelle encore le jour où, pour la première fois, je m'occupai de magnétisme. C'était, je crois, au mois de septembre 1832 ; je me trouvais en ce moment à Paris. Jusqu'alors j'avais été habitué à regarder cette question comme un mensonge, et ceux qui la défendaient comme des charlatans ou des dupes. J'étais donc dans cette disposition peu philosophique qui juge *à priori* et sans examen, lorsqu'en me promenant dans le passage Vivienne j'arrêtai mes yeux sur l'affiche d'un cours de magnétisme que M. le baron du Potet de Sennevoy devait ouvrir le lendemain à l'Athénée central. Poussé par la curiosité et par ce *je ne sais quoi* qui s'attache à ce que l'on regarde comme merveilleux, bien qu'on n'y ajoute pas foi, j'assistai le lendemain à la première leçon du savant professeur. Dans cette séance, j'entendis le rapport d'expériences faites sur l'insensibilité, à l'Hôtel-Dieu, à la Charité et au Val-de-Grâce, devant les membres de l'Académie de médecine, par de célèbres médecins français et étrangers; et quelque absurdes qu'elles me parurent au premier abord, mon scepticisme indifférent fut grandement ébranlé quand j'entendis nommer les témoins de ces belles expériences, et que je reconnus des noms vénérés et haut placés dans la science, ceux de MM. Marc, Fouquier, Pariset, Récamier, Husson, Itard, Guéneau de Mussy, Hufeland, Koreff, Passavant, etc. Dans ma simplicité ignorante, je fis, à part moi, cette réflexion : Est-il possible que tous ces hommes se soient trompés ou aient pu se laisser tromper? Est-il raisonnable de le supposer, est-il juste de l'admettre? Ils disent : « Nous avons vu, » et on leur répond : « Ces faits sont impossibles. » Les uns se sont approchés pour voir, et ont vu cent fois; les autres se contentent de dire de loin : « Vous vous trompez, et vous êtes trompés. »

» On nous avait parlé, dans cette même leçon, des phénomènes étonnants du somnambulisme artificiel; on nous en montra même quelques-uns, et surtout l'insensibilité absolue produite dans les organes. Le doute succéda bientôt dans mon esprit à mon incrédulité, et je ne pus m'empêcher de faire cette réflexion : « Si ces phénomènes sont réels, comme ils le paraissent; si l'on peut parvenir à les constater par des faits nombreux et bien authentiques, ils ont une immense portée. »

» Je revins donc de cette première leçon avec la résolution calme, mais ferme, mais profonde, de sortir du doute, et je me dis encore : « Si c'est une vérité, elle vaut bien la peine que je la cherche; si c'est une erreur, je chercherai encore, car une erreur constatée est une vérité reconnue. »

» Je continuai de suivre le cours, et j'acquis la conviction que le magnétisme humain avait été mal jugé par moi, et présentait à l'observation du physiologiste et du psychologue les faits les plus extraordinaires et les plus intéressants. Je fis moi-même des expériences importantes et curieuses, et je produisis, à mon grand étonnement, des phénomènes fort remarquables. Depuis ce temps, je n'ai cessé de m'en occuper. Les incrédules peuvent rire et nier; je ne saurais le trouver mauvais, car j'ai, comme eux, beaucoup ri avant d'avoir vu et expérimenté. Mais il a bien fallu me rendre à l'évidence. Commençons donc par douter, cela est naturel et juste; mais que le doute nous conduise à l'expérimentation, et rappelons-nous sans cesse cette réflexion d'un profond observateur : « Les vérités sont quelquefois » stationnaires, mais elles ne font point des pas rétrogrades. » Le temps est un grand maître; et lorsque quelques per» sonnes nient un fait que la nature prouve, il est bien cer» tain que celle-ci finira tôt ou tard par avoir raison. »

» Ces réflexions nous ont été inspirées à la vue d'une opération très remarquable et fort douloureuse qui a été pratiquée à Cherbourg samedi dernier, 19 septembre, avec une réussite complète, par M. le docteur Loysel, aidé de M. le docteur Gibon, sur une personne endormie du sommeil magnétique et insensible à la douleur. Afin d'en faire mieux connaître les détails à nos lecteurs, nous en mettons le procès-verbal sous leurs yeux. Cette opération, si intéressante pour la science, a été faite en présence de plus de cinquante témoins qu'elle a vivement impressionnés comme nous. » (*Journal de Cherbourg.*)

« Samedi dernier, une opération fort grave et très douloureuse a été faite, avec un succès complet, par M. le docteur Loysel, assisté de M. Gibon, docteur-médecin, et en présence de plus de cinquante témoins. C'est la cinquième opération pratiquée à Cherbourg à l'aide du sommeil magnétique.

» L'existence du magnétisme humain n'est guère contestée aujourd'hui; le sommeil spontané qu'il détermine est généralement admis. Ce qui semble encore douteux pour beaucoup de personnes, c'est la série des phénomènes physiologiques et psychologiques qu'il produit, et qui sont si étranges, qu'ils excitent souvent le rire de l'incrédulité. Parmi ces phénomènes, l'un des plus intéressants et des plus utiles, sans contredit, est l'intelligence absolue et profonde produite dans les organes par cette force inconnue, mais réelle, que dirige une volonté puissante.

» J'avoue que pour y croire pleinement il faut avoir vu ces effets extraordinaires, et, pour ainsi dire, foudroyants, dont nous avons été témoins samedi, et qui dépassent la portée de l'esprit humain. Mais aussi, dès que la conviction est bien établie, il faut avoir le courage de soutenir son opinion avec calme et persévérance. Aux personnes qui n'ont pas eu l'avantage d'être présentes à cette belle opération, nous répéterons ce que d'autres ont déjà dit avant nous sur ce sujet : « Si quelques hommes isolés rapportaient des phénomènes d'un ordre supérieur, on pourrait avec raison contester leur témoignage et croire qu'ils sont dans l'erreur. Mais si, de toutes parts, les mêmes faits se reproduisent constamment, s'ils sont attestés par les personnes les plus recommandables ; si des milliers d'hommes assurent qu'ils les ont vus de leurs propres yeux, il faut bien se résigner à les examiner avec calme et sans prévention. Alors assurément on se rendra aussi à l'évidence, parce qu'ici la croyance est commandée par des faits irrécusables, et que *les faits sont plus forts que tous les raisonnements.* Il n'est permis à personne, si élevé qu'on soit, de rejeter sans examen ce qu'on ne comprend pas. Songeons que nous sommes entourés de merveilles, et qu'elles ne nous étonnent plus, uniquement parce que nous avons l'habitude de les voir. « Un prodige dans la nature, a dit Buffon, n'est autre chose qu'un effet plus rare que les autres. »

» Nous joignons ici le procès-verbal de cette opération, à laquelle nous avons été présents, et qui nous a vivement intéressés. » (*Phare de la Manche.*)

« *Procès-verbal.* — L'an 1846, le 19 septembre, à trois heures et demie après midi.

» Nous soussignés, habitants de Cherbourg, après avoir assisté à une opération pratiquée aujourd'hui, avec le plus grand succès, par M. le docteur Loysel, aidé de M. Gibon, docteur-médecin, sur la demoiselle Anne Le Marchand, de Portbail, âgée de trente ans, et mise auparavant, en notre présence, dans l'état de sommeil magnétique et d'insensibilité absolue, attestons et certifions ce qui suit :

» A deux heures quarante minutes, la malade est magnétisée et endormie par M. L. Durand (1), à la distance de 2 mètres et en moins de trois secondes. Alors le chirurgien, pour s'assurer de l'insensibilité du sujet, lui plonge brusquement et à plusieurs reprises un long stylet dans les chairs du cou ; un flacon d'ammoniaque concentrée est placé sous le nez de la patiente. Celle-ci reste immobile ;

(1) Professeur de philosophie, membre de la Légion d'honneur.

aucune sensation n'est perçue, nulle altération ne se montre sur ses traits, pas une seule impression du dehors n'arrive jusqu'à elle.

» Au bout de cinq ou six minutes de sommeil, elle est réveillée par son magnétiseur en une seconde. Après quelques instants d'une conversation à laquelle elle prend part, elle est endormie de nouveau, comme la première fois, à une distance plus grande encore. Aussitôt les médecins sont avertis par M. L. Durand que l'opération peut être pratiquée immédiatement et en toute sécurité, et qu'ils peuvent également parler à haute voix sur l'état de la malade, sans crainte d'être entendus par elle, tant l'insensibilité est profonde et absolue.

» A deux heures cinquante minutes, l'opérateur fait, dans le sens vertical, en arrière et au-dessus de l'*apophyse mastoïde*, une incision qui se dirige inférieurement dans une étendue de 8 centimètres environ. Une couche musculaire se présente et est incisée à son tour. On aperçoit alors à nu le tissu d'une glande considérable qui, en quatre minutes et demie, est disséquée avec précaution et extirpée.

» La plaie est lavée. On découvre en ce moment, chose qu'il était difficile de prévoir, deux nouvelles glandes, l'une supérieure, jetant des racines dans la profondeur des tissus, et se trouvant en contact immédiat avec l'artère principale du cou, la *carotide;* l'autre, moins difficile à isoler, à cause de ses rapports, se perdant entre les muscles situés latéralement dans la région cervicale. Ces deux dernières glandes furent extraites en trois minutes.

» Dans la dissection des glandes, une veine d'un gros calibre fut intéressée. Un instant le chirurgien eut l'espoir d'arrêter le sang en faisant respirer la malade de manière à dilater fortement la poitrine. Elle le fit aussitôt, sur la demande de son magnétiseur; mais ce moyen n'ayant pas été suffisant, l'opérateur dut pratiquer la ligature.

» La plus grande partie des spectateurs s'approchèrent ensuite de la malade; plusieurs médecins introduisirent leurs doigts dans la plaie béante, qui avait plus de 8 centimètres de profondeur, et sentirent distinctement les battements de l'artère carotide.

» Pendant toute la durée de l'opération, la demoiselle Le Marchand n'a pas cessé d'être calme et impassible; nulle émotion ne l'a agitée; aucune contraction musculaire n'a eu lieu, même pendant que le couteau pénétrait dans les chairs; *elle était comme une statue;* enfin, *l'insensibilité a été absolue*. Et pourtant rien ne paraissait changé dans l'organisme; il n'y avait ni malaise, ni syncope, ni léthargie; car la patiente a parlé à plusieurs reprises. Interrogée souvent, elle a toujours répondu qu'elle se trouvait très bien, et qu'elle n'éprouvait aucune douleur. Nous l'avons même vue, une fois, se lever et se rasseoir, sur l'invitation qui lui en était faite par M. L. Durand.

» La plaie fut lavée de nouveau. Quelques minutes après, les bords furent réunis à l'aide de plusieurs épingles, dans l'intervalle desquelles furent placées des bandelettes de *diachylon*. Au-dessus de ces dernières furent appliqués, dans l'ordre voulu, un linge troué, de la charpie, des compresses et un bandage propre à maintenir les pièces de l'appareil.

» En ce moment, plusieurs personnes s'approchèrent encore de la malade. L'isolement fut détruit, pour un instant, par son magnétiseur, et elle put alors entendre diverses questions qu'on lui fit sur son état. Elle y répondit avec une aisance parfaite et un calme bien remarquable.

» Quand tout eut été remis en ordre, l'opérée fut réveillée en deux ou trois secondes. Elle se met aussitôt à sourire, prend peu à peu conscience de sa position et s'aperçoit enfin que l'opération est faite. Elle répond aux questions qu'on lui adresse avec un vif intérêt, *qu'elle ne souffre pas du tout, qu'elle n'a pas éprouvé la moindre douleur*, *et ne conserve aucun souvenir de ce qui vient de se passer*. Ensuite, elle se retire, et chacun peut voir sur sa physionomie le calme et le bien-être qu'elle éprouve.

» Un phénomène extrêmement remarquable que présente ce sujet, qui a été magnétisée *neuf fois seulement*, c'est la rapidité incroyable avec laquelle son magnétiseur la fit passer plusieurs fois, en notre présence, et immédiatement avant l'opération, de la vie ordinaire au sommeil magnétique et à l'insensibilité la plus absolue. A plusieurs mètres de distance, un coup d'œil, un seul regard, soutenu par une volonté ferme, a suffi pour la plonger dans cet état extraordinaire, aujourd'hui si intéressant pour la science, et qui a le pouvoir d'amortir toute sensibilité dans les organes et d'éteindre la douleur. Son isolement du monde extérieur est si complet, qu'elle n'entend personne, pas même celui qui la magnétise, à moins qu'il ne la touche. Loin de détruire cet isolement, on l'a soigneusement conservé et fortifié, ce qui a permis à l'opérateur, aux médecins et aux nombreux assistants de s'entretenir tout à leur aise et à haute voix sur l'état de la malade, sans crainte de l'impressionner, même au plus fort de l'opération.

» Les soussignés déclarent, en terminant, qu'ils sont pleinement convaincus, à la vue d'un pareil résultat, que l'agent magnétique pouvant, même en peu de séances, produire dans les organes l'insensibilité la plus profonde, est d'un précieux secours et capable de rendre les plus grands services dans les opérations chirurgicales de toute nature, en épargnant au malheureux patient de cruelles souffrances, et, ce qui est souvent plus redoutable encore, la vue des préparatifs et les terreurs de l'opération.

» M. le docteur Obet a bien voulu rester constamment assis auprès de la malade, afin d'examiner de nouveau et attentivement cet intéressant phénomène, et de constater l'état du pouls et de la respiration, qui n'ont subi que des altérations peu considérables.

» Le présent procès-verbal a été rédigé sur les notes prises avec une scrupuleuse exactitude par M. Chevrel, avoué, membre du conseil d'arrondissement et du conseil municipal de Cherbourg, lequel a tenu la plume pendant toute la durée de l'opération, pour en consigner ici les détails les plus circonstanciés.

» Suivent les signatures des témoins : MM. Lemaistre, receveur des finances, ancien sous-préfet de Cherbourg; Obet, D.-M.-P., membre correspondant de l'Académie de médecine; Gibon, D.-M.-P.; Fossey, procureur du roi; Lefebvre, ancien directeur des constructions navales; Chevrel, avoué, membre du conseil d'arrondissement et du conseil municipal; Le Seigneurial, juge d'instruction au tribunal civil, membre du conseil d'arrondissement; l'abbé Fafin, aumônier de l'hôpital civil; de Viaris, capitaine d'artillerie; de Serry, ingénieur des ponts et chaussées de l'arrondissement, membre du conseil municipal; des Rives, sous-intendant militaire; Henry, négociant, commandant de la garde nationale, membre du conseil municipal; Ch. Loysel, notaire; Quernel, capitaine de corvette; Ludé, greffier du tribunal, membre du conseil municipal; Mangin, ingénieur de la marine; Coutance, directeur des subsistances militaires; Marie, sous-principal du collége; Hélain, propriétaire; Marchal, capitaine d'artillerie; Le Magnen, négociant; H. Loysel, avocat, docteur en droit; Ed. Nouet, ingénieur de la marine; Delente, directeur des lits militaires; Lebeurrier, commis principal de la marine; Saffrey, lieutenant de vaisseau; Le Goupil, commis de première classe de la marine; Naudet, greffier des tribunaux maritimes; Duragon, professeur; Charles Chevrel fils, clerc d'avoué; Dalidan, vérificateur des douanes; Convents, commis de marine à l'administration centrale; A. Couturier, propriétaire; Vardon, pharmacien de la marine ; F. Jean, propriétaire ; Arthur Mangin, étudiant en chimie ; Ch. Frigoult, professeur au collége royal de Caen ; Feuardant, libraire ; A. Jean, négociant ; Chausset, commis de marine ; Douesnel, propriétaire ; Chaux, négociant ; Salfey, élève de Saint-Cyr ; Jules Néel, professeur au collége d'Avranches ; Nicolas, négociant ; Monnoye, propriétaire ; Le Magnen fils ; Leroy, aubergiste ; F. Mabire ; Honyvet, horloger ; Level, d'Yvetot ; Nicolas fils.

» *N. B.* — Aujourd'hui, 23 septembre, la plaie résultant de l'opération est complétement cicatrisée. Hier matin, les épingles, les fils qui l'entouraient ont été enlevés, et la malade a pu se promener pendant une partie de l'après-midi. »

Extirpation d'une tumeur volumineuse ; opération pratiquée à Poitiers, le 10 *mars* 1847, *à l'aide du sommeil magnétique, en présence de plusieurs médecins et des élèves de l'école.*

« Que dire du magnétisme ? il y a si longtemps qu'on en parle sans jamais s'être entendu. En Allemagne, on l'élève à l'état de science ; il fait partie des études médicales ; on le pratique, on le professe.

» Chez nous, on l'exalte ou on le bafoue, et cela, fort souvent, sans plus de raison d'une part que de l'autre.

» Laissons donc l'enthousiasme aux fanatiques, les dédains à l'ignorance, à chacun ses idées, ses croyances, ses doutes ou son parti pris, et souvenons-nous que pour démontrer le mouvement, on n'a dit qu'une seule parole : Marchez !

» Citons les faits, et que l'on juge.

» Euphrosine Dardenne, jeune fille de quinze ans, demeurant à Saint-Maurice, près Gençay, s'est présentée, le 20 juin 1846, à la consultation de M. le professeur G... ; elle portait à la joue gauche une tumeur volumineuse dont l'ablation fut conseillée.

» Euphrosine ne voulut pas y consentir et vint trouver M. Henri Vallette, rue des Trois-Cheminées. Celui-ci la soumit immédiatement aux épreuves magnétiques, et elle put s'endormir au bout de vingt minutes ; elle parla, dit qu'elle voyait son mal dont elle guérirait, mais qu'il faudrait en venir à une opération.

» En cet état, elle fut montrée à un médecin de cette ville, M. le docteur R..., qui approuva de tout point les prescriptions qu'elle avait faites, et reconnut, ainsi qu'elle l'avait annoncé, que son mal pouvait provenir d'une dent gâtée, et reconnut également qu'il y avait nécessité d'inciser la membrane *gingivale* tapissant, à l'intérieur de la bouche, la cloison alvéolaire située au-dessus de la tumeur.

» Cette première opération fut faite au jour indiqué ; les gencives furent déchirées dans une étendue de 7 à 8 centimètres, et la malade, qui avait été mise en état de sommeil, ne manifesta ni douleur ni sensibilité.

» Quelques jours après, la malade ayant prescrit pendant son sommeil l'extraction d'une grosse molaire avoisinant la tumeur, M. le médecin dentiste K... fut appelé, et déclara que cette opération était indiquée par la science, mais qu'elle serait difficile et douloureuse, parce que les bords externes de la dent étaient recouverts par des fongosités, et qu'alors il devenait indispensable de se servir d'un instrument appelé *pélican*, lequel, ne pouvant fonctionner que par un mouvement de renversement au dehors, pousserait inévitablement la dent sur les plaies vives de la tumeur, et par là produirait de très vives souffrances.

» L'opération se fit, et pendant qu'elle dura, Euphrosine ne jeta pas un cri, ne fit pas un geste. Son immobilité fut complète, et son obéissance aux moindres volontés de son magnétiseur ne se démentit pas un seul instant.

» Plus tard, et la tumeur ayant progressé, la malade indiqua elle-même que le moment de l'opération était venu, et M. le docteur G... fut consulté. Il constata que cette tumeur était formée par la moitié gauche de l'os maxillaire inférieur, aminci et dilaté par une substance contenue dans son épaisseur, et ayant plus d'un décimètre de diamètre dans les deux sens; il dit que l'ablation était indispensable. En conséquence, le mercredi 10 mars, présent mois, à deux heures après midi, et devant les personnes sus-indiquées, l'opération s'est faite de la manière suivante :

» Conduite, tout éveillée, dans le salon où l'attendaient plus de cinquante personnes, Euphrosine s'est assise dans un fauteuil, ayant à son côté madame Vallette, qui lui tenait la main.

» Au bout de vingt minutes, elle s'est endormie. Interrogée pourquoi elle avait mis un si long temps à s'endormir, elle a répondu : — C'est que j'étais préoccupée par la présence de tout ce monde.

» — Voulez-vous être opérée?

» — Oui.

» — L'opération se fera-t-elle bien et sans douleur?

» — Oui.

» — Êtes-vous dans un état complet d'insensibilité?

» — Oui.

» — On peut donc commencer?

» — Oui. »

» Après cet étrange préliminaire, M. Vallette annonce à l'opérateur qu'il peut agir, et tout le monde s'émeut en voyant le saisissant apprêt de cette véritable *exécution*.

» On apporte une table chargée de nombreux instruments de chirurgie, pinces, scalpels, bistouris, tenailles, voire même une scie.

» Et un long frémissement s'empare de l'assemblée, lorsqu'on voit l'opérateur agiter dans sa main un véritable couteau, qu'il promène avec calme autour de cette tête immobile.

» Chacun se regarde et semble s'interroger. Le silence règne. Les pensées vacillent, et tous les yeux sont fixés sur ce corps plein de vie qui a l'insensibilité du cadavre. Chacun retient son haleine, se resserre en soi, et a peur d'entendre un cri. On craint d'assister à une horrible catastrophe.

» Mais une tête est calme... une main est sûre, une seule main ne tremble pas. Dieu ! qu'il faut de courage à un médecin ! Et le fer s'enfonce profondément dans les chairs vives, y fait une coupure de plus d'un décimètre de longueur, et partage en deux lèvres béantes cette masse tuméfiée et difforme. Cinq artères sont coupées, et le sang qui jaillit par cinq bouches ouvertes s'élance au front de l'opérateur, qui seul n'en voit rien. Il s'arme de longs ciseaux, et après que ses aides ont fait les ligatures, il les enfonce dans la plaie, y va chercher le kyste, qu'il divise dans toute sa longueur, en soulève et excise les bords osseux, et, plongeant sa main tout entière dans la vaste cavité, il en extrait une masse gélatineuse du volume d'un œuf.

» L'opération était terminée, mais le pansement restait à faire. Pour fermer la plaie, deux épingles sont placées à ses extrémités, et réunissent ses deux lèvres par une suture.

» Cette partie de l'opération, disent les médecins, est la plus douloureuse, et, sauf quelques tressaillements des muscles de la face, que l'on peut justement attribuer à une sorte d'excitation galvanique des rameaux nerveux, la malade, ici comme dans tout le cours de l'opération, n'a donné aucune marque de sensibilité.

» Et pourtant ce long et cruel travail avait plutôt ressemblé à une leçon de dissection faite à des élèves sur un cadavre qu'à une opération pratiquée sur un corps animé de la vie. Le savant professeur a pu tout voir, tout montrer, tout interroger, tout expliquer; la patiente s'est prêtée à tout; et c'était un étrange tableau que toute cette jeunesse avide, studieuse et pétrifiée d'effroi, d'admiration et d'enthousiasme.

» Et une heure.... toute une heure s'écoule.... et pas un cri, pas un geste, pas un frémissement; je me trompe, la pauvre malade témoigne de sa joie et de sa reconnaissance; elle presse et embrasse à plusieurs reprises la main de madame Valette, qu'elle n'avait pas quittée.

» Enfin tout est fini. Les instruments sont enlevés. On réveille la pauvre endormie. Et, après nous avoir tous regardés sans la moindre émotion, la voilà qui s'en va se promener dans la cour, ignorant complétement qu'aucune opération lui eût été faite.

» Aujourd'hui 15, la malade va bien.

» Ne terminons pas ce récit sans donner à chacun la part qui lui revient pour son généreux dévouement. M. le docteur G... n'avait point à prouver son incontestable habileté; mais il avait à vaincre un obstacle que ne savent point aborder les conceptions paresseuses et les vulgaires intelligences. D'un pas ferme il l'a franchi. Il n'a point superbement dédaigné l'aide du magnétisme, et il a vu se révéler devant lui un phénomène auquel il ne croyait pas. Honneur à lui!

» Mais honneur aussi au dévouement plein de philanthropie de M. et Mme Vallette! Ils ont recueilli la pauvre fille, lui ont prodigué tous les soins, et ne l'ont pas abandonnée un seul instant; madame Vallette surtout, qui, durant cette longue torture de l'opération, n'a pas quitté la pauvre patiente, sa main dans la sienne, ses vêtements inondés de sang, et mêlant ses larmes et ses prières aux vœux de toute l'assistance.... Oh! que la charité est sublime! » (*Journal de la Vienne.*)

Quelque temps après, le *Journal de la Vienne* relatait la *seconde opération* pratiquée sur la même malade, et s'exprimait en ces termes :

« MONSIEUR LE RÉDACTEUR,

» Vous avez rendu compte dans votre numéro du 16 mars dernier, nº 32, d'une opération chirurgicale faite à l'aide du sommeil magnétique et qui a parfaitement réussi.

» Votre habile correspondant avait trouvé la fibre qui conduit au cœur pour faire apprécier un fait qui pourra trouver place parmi les nombreux phénomènes qui sont notés, publiés, et cependant bien inférieurs, le plus souvent, comme celui-ci, à beaucoup d'autres qui passent inaperçus.

» Je viens accomplir la double tâche qu'il m'a imposée, de continuer le récit de l'opération, et donner à chacun la part qui lui revient dans la guérison parfaite d'un mal que la science humaine avait jugé incurable : c'était une tumeur cancéreuse, etc.

» Cette première opération fit voir à l'œil exercé que le virus n'était pas enlevé; que toutefois il convenait de suspendre.

» Enfin, dix jours après, le 20 du mois de mars dernier, les mêmes chirurgiens se présentent pour pratiquer une seconde opération, que les progrès du mal rendaient indispensable.

» Il ne devait y avoir à cette séance que les personnes nécessaires.

» A peine la jeune fille est-elle sous la fascination de son magnétiseur, que de grosses larmes tombent par intervalles de ses yeux ; elle prévoyait intuitivement la torture qu'on lui préparait, et à laquelle elle s'était elle-même et nécessairement condamnée, sous peine de mort prochaine.

» Enfin, après plus d'une demi-heure de magnétisations diverses, et surtout d'insufflations chaudes en forme de croix, qu'elle prescrivait de faire sur chaque instrument, elle fut livrée à l'opérateur; il s'agissait de lui enlever la moitié de la mâchoire inférieure, réceptacle infect du cancer.

» Cette seconde opération, qui a duré plus de deux heures, à cause des préliminaires et du pansement, consistait d'après une note qu'a bien voulu me faire un ami de l'humanité, « à couper les muscles recouvrant le menton, en incisant en même temps la lèvre inférieure jusqu'au périoste » qui tapisse les alvéoles du haut en bas, en face de la canine » gauche.

» Cette dent et la petite molaire ayant été enlevées, l'os » ayant été dénudé, on a dû le scier dans toute son épaisseur; » le porter en avant, le détacher de tout ce qu'il pouvait y » avoir de muscles adhérents, dans toute l'étendue, non-seulement de l'apophyse zygomatique, mais encore du coronoïde, auquel viennent adhérer les muscles volumineux » du masséter et du temporal.

» Ceci fait, on a dû trouver avec un scalpel le condyle de » la mâchoire dans sa cavité, afin de trancher tous les ligaments qui le retenaient; et c'est là que l'opérateur avait à » redouter une artère très forte, la maxillaire interne, qui, » si elle eût été attaquée, devait déterminer une mort » prompte. »

» Pendant l'opération, elle a fait entendre très souvent des cris aigus, alors que l'opérateur changeait d'instrument.

» — Qu'avez-vous, Phrosine ? demandait le magnétiseur.

» — J'ai chaud ! bien chaud !

» — Souffrez-vous ?

» — Non.

» — Pourquoi vous plaignez-vous? Pourquoi ces cris?

» — Je vois que l'opération sera encore longue et tous les apprêts.

» — Donnez-moi le moyen de vous isoler, puisque je ne puis le trouver moi-même?

» — Il n'existe plus ou je ne puis le voir, c'est trop tard; je suis en rapport avec l'opérateur (il était couvert de sang et de sueur). Parce qu'on a empêché madame Vallette d'être auprès de moi, de me donner la main, comme je l'avais demandé... (MM. les médecins avaient insisté pour qu'elle ne restât pas.) Rien ne pouvait la remplacer; mais n'importe, l'opération réussira maintenant que madame Vallette me donne la main. (Aux premiers cris, elle était accourue.) Je souffrirai, non à cause du mal lui-même, je ne le sens pas, ni les instruments, mais à cause de la crainte du mal... J'ai une espèce de cauchemar.

» En effet, trois jours après, le chirurgien, qui avait suivi et pratiqué avec une tendre sollicitude les pansements, vit avec surprise que cette jeune fille n'avait plus de fièvre, comme elle l'avait annoncé; elle a continué à aller de mieux en mieux; elle boit et mange bien, a grandi de la tête et est radicalement guérie de sa tumeur cancéreuse.

» En résumé, la jeune fille n'a eu, comme elle l'avait dit, que pendant trois jours, à chaque opération, une fièvre légère, n'a ressenti aucune douleur, et a été radicalement et promptement guérie, sans crainte du retour du mal.

» Elle n'a été instruite, chose aussi étonnante que le reste, de ces deux dernières opérations que le 11 avril suivant, ou vingt et un jours après, par madame Vallette, qui a dû employer les moyens indiqués par elle pour éviter des crises terribles. Dans son état de veille, elle ne voulait pas entendre parler d'opération. (Elle croyait que c'était le résultat d'un emplâtre fondant pendant qu'on la pansait éveillée ou qu'elle voyait couler son sang.)

» Pour prouver que l'article que vous avez inséré n'est point un effet de l'imagination, mais bien un fait réel, vous saurez que K est l'initiale de M. Kiaro, médecin-dentiste, que la ville de Poitiers met avec plaisir au nombre de ses habitants les plus utiles, même nécessaires.

» Et R celle de M. Ribault, docteur-médecin, demeurant alors à Ligugé, et qui est venu deux fois par semaine, pendant plusieurs mois, assister aux séances. Il a fait preuve d'un dévouement au-dessus de tout éloge.

» Inutile de dire que le tout a été gratuit.

» Chacun peut tirer quelle conséquence lui conviendra de ce fait.

» Un jour, j'aurai l'honneur de vous communiquer mes observations; mais M. Senemaud, l'habile jurisconsulte, attaché tout naguère au parquet de Lyon, auteur de l'article inséré et l'un des plus habiles et zélés assistants, ne laissera pas son travail inachevé.

» Pourquoi n'a-t-il pu assister à la deuxième opération?

» La science magnétique, dont il est un des adeptes, y aurait encore beaucoup plus gagné.

» VALLETTE. »

Le *Phare de la Manche* et le *Journal de Cherbourg* du 13 juin rendent compte des faits suivants :

« Trois opérations fort intéressantes ont été pratiquées à Cherbourg, vendredi dernier, 4 juin, avec un succès complet, par M. le docteur Loysel, assisté de M. le docteur Fleury, aide-major au 62e régiment de ligne, qui lui a prêté le concours obligeant de ses talents et de son expérience. Trois personnes, un homme et deux femmes, mises dans l'état de sommeil magnétique en quelques minutes, par M. L. Durand et M. Loysel, en présence d'un grand nombre de témoins, ont démontré de nouveau, de la manière la plus évidente, qu'on peut, à l'aide de ce moyen, anéantir toute sensibilité dans les organes et éteindre entièrement la douleur. Cet étrange phénomène a produit sur l'assemblée une impression difficile à décrire. Le calme remarquable et l'étonnement des patients, qui, à leur réveil, aussi subit que l'avait été l'invasion du sommeil, sont tout surpris de voir terminée une opération si douloureuse; qui n'ont rien senti, rien perçu, et sont restés inertes et immobiles pendant que l'opérateur enfonçait vivement le bistouri dans les chairs, en disséquait les énormes lambeaux et pratiquait la ligature des artères : voilà, certes, un fait bien extraordinaire et qui mérite de fixer de plus en plus l'attention des physiologistes !

» De ces trois opérations, qui, du reste, présentaient le même caractère, la dernière était la plus imposante par la profondeur et l'étendue de la plaie, et avait pour objet l'extirpation d'une masse très volumineuse des glandes et des ganglions situés dans la partie latérale et postérieure du cou. Elle a été pratiquée sur mademoiselle Caroline Lemire, âgée de vingt-six ans, née au Vrétôt, arrondissement de Valognes.

» Ces nouvelles opérations chirurgicales sont la dixième, la onzième et la douzième qui ont été faites à Cherbourg, à l'aide du magnétisme, depuis le mois d'octobre 1845.

» La plupart des phénomènes magnétiques ne se produisent pas toujours avec une constante régularité. Ce qu'il y a d'avantageux dans ce phénomène de l'insensibilité, que tant de personnes ont vu et constaté tout à leur aise, c'est que, lorsqu'on l'a une fois développée, ce qui arrive souvent dès les premiers essais, nulle influence étrangère n'est plus capable alors de la détruire ni même de la diminuer, et qu'on peut la faire durer autant que l'exigent les opérations les plus longues. Il y a quelque chose de bien intéressant à observer dans ce passage instantané de la sensibilité la plus délicate à la torpeur la plus profonde et la plus absolue; mais il y a aussi dans cette invasion soudaine de l'insensibilité autre chose qu'un objet de vaine curiosité. En effet, donner aux chirurgiens, quand il s'agit d'opérations longues et douloureuses, des moyens plus certains de succès, en leur livrant un corps inerte, et pour ainsi dire un cadavre, au lieu d'un sujet toujours très vivement impressionné par la vue des préparatifs et les terreurs de l'opération; ranimer, à l'aide d'un sommeil paisible et prolongé à volonté, les forces vitales épuisées par une pareille secousse, et prévenir les accidents nerveux de toute nature qui surviennent quelquefois à la suite d'une opération grave et redoutée, c'est, selon nous, réaliser un véritable progrès.

» Étaient présents : MM. Noël Agnès, sous-préfet de l'arrondissement et ancien maire de Cherbourg; Le Maistre, receveur des finances et ancien sous-préfet de Cherbourg; d'Alphonse, colonel du 62e régiment de ligne; Obel, D.-M.-P., membre correspondant de l'Académie de médecine; Henry, négociant, commandant de la garde nationale, membre du conseil municipal; Labbey, D.-M.-P.; Le Seigneurial, juge d'instruction au tribunal civil, membre du conseil d'arrondissement; des Rives, sous-intendant militaire, à Cherbourg; vicomte de Tocqueville; Chevrel, avoué, membre du conseil d'arrondissement et du conseil municipal; Hériard, major du 62e de ligne; de Montcla, chef de bataillon au 62e; de Rancourt, *id.*; l'abbé Fafin, aumônier du collége; de Viaris, capitaine d'artillerie; Rossignol, avocat, membre du conseil d'arrondissement et du conseil municipal; Fleury, D.-M., aide-major au 62e; Gehen de Vérusmor, rédacteur en chef du *Phare de la Manche;* Mangin, ingénieur des constructions navales; Hérouville, D.-M.-P.; Numa Marie, propriétaire, membre du conseil municipal; Bresson, ingénieur des travaux hydrauliques; Coutance, directeur des subsistances militaires; Chevrel, receveur de l'enregistrement; Drouet, avocat; Leroy, directeur des postes; Boissière, propriétaire, membre du conseil municipal; P. Marie, sous-principal du collége; Jules Duprey, professeur de rhétorique; Cénoff, professeur de mathématiques spéciales à l'École de marine; Henri Duchevreuil, capitaine de cavalerie; Édouard Duchevreuil, propriétaire; Le Goupil, commis de première classe de la marine; Corrard, ingénieur des constructions navales; Boissière, greffier du tribunal civil; Hélain, propriétaire; de La Tribonnière, receveur-entreposeur des tabacs; Gregory Cook, esquire; de Roussel, ingénieur de la marine; Delente, directeur des lits militaires; Hippolyte de Riencourt, propriétaire; Turpain, percepteur des contributions directes; Dumont-Moulin, avocat; Charles Chevrel, clerc d'avoué; Raynal, professeur de mathématiques; Lecoq, négociant; Rodriguez, colonel espagnol; Henri Jouan, lieutenant de vaisseau; A. Durand, écrivain du contrôle de la marine; Adolphe Lambert, propriétaire; Charles Loysel, notaire; Martin, professeur; Laloë, négociant; Hippolyte Loysel, avocat, docteur en droit; Gustave Lemagnen, négociant; Le Rendu, ancien notaire; Le Houguais, directeur de l'École primaire supérieure; Feuardent, libraire; Digard, propriétaire; Le Charpentier, régisseur général de M. le comte de Moncel; L'Éveillé, écrivain de la marine; Caillet fils, entrepreneur de travaux publics; de Riencourt fils; Charles Lemagnan; Leroy; Poittevin.

» *P.-S.* Aujourd'hui, 10 juin, les plaies résultant des trois opérations sont entièrement cicatrisées, et les opérés se portent très bien. »

Hôpital mesmérique de Calcutta. Premier rapport du docteur Esdaile sur des opérations pratiquées dans le sommeil magnétique.

Le gouvernement ayant approuvé la publication de rapports mensuels sur mon hôpital, comme le meilleur moyen de répandre dans le public des notions exactes sur un sujet qui l'intéresse tant, je fournirai désormais, chaque mois, un résumé de ma clinique, afin que le monde sache ce qui se passe à l'hôpital mesmérique, et que mes relations puissent être corroborées ou contredites sur les lieux, tandis que les faits sont récents dans la mémoire des témoins.

Je ne puis nommer les personnes qui ont assisté aux opérations que je relate, par la raison que la plupart me sont inconnues, mais j'espère qu'elles rectifieront sans scrupule et de bonne foi celles de mes assertions qui seraient contraires à leurs propres observations sur des points essentiels.

Je regrette de n'avoir ce mois-ci rien de nouveau à consigner : la raison en est que le succès obtenu dans l'ablation anesthésique des tumeurs scrotales, si communes en ce pays, attire tous ceux qui en ont, dans un rayon assez étendu, et que le bruit court même dans le public que mon *charme* n'est applicable qu'à ces cas. Ajoutez à cela que les Indiens ignorent totalement l'efficacité thérapeutique du mesmérisme, et vous comprendrez pourquoi je n'ai rien fait de nouveau depuis mon arrivée à Calcutta. L'horizon bientôt s'agrandira ; à mesure que le public se familiarisera avec le sujet, l'application s'en étendra aux maladies internes aussi bien qu'aux externes, je pourrai alors communiquer des observations plus intéressantes et plus variées.

Dans ce rapport, je vais d'abord exposer les faits du mois dernier, puis je les commenterai.

Doahmony, paysanne, de cinquante ans, est venue de

Bénarès, le 7 décembre, pour se faire enlever un squirrhe énorme du sein droit. La tumeur apparut il y a deux ans; elle est mobile, dure, élastique; il n'y a point d'engorgement des glandes axillaires; la santé ne paraît pas trop mauvaise.

Endormie à la 7e mesmérisation, elle fut insensible et un peu cataleptique le même jour. Le lendemain, elle fut endormie de nouveau et la tumeur enlevée aux deux tiers, sans qu'elle remuât ou parût sentir; mais alors elle s'éveilla et sembla recouvrer ses sens avant la fin de l'opération. Nulle contrainte manuelle ne fut nécessaire pendant l'opération, mais immédiatement après elle entra dans une violente agitation qui obligea de la contenir pour faire la ligature artérielle.

Cette malade est sortie le 29 décembre, sa plaie étant presque cicatrisée.

Ramlochun Doss, tisserand, de Serampore, âgé de soixante ans, porte une tumeur depuis trente ans. Endormi cinq jours de suite avant l'opération, il fut opéré le 1er décembre.

Il ne fit pas le moindre mouvement du corps ou des membres. Un gémissement indistinct s'échappa durant la section du cordon, mais le patient demeura totalement passif et immobile pendant et après la ligature des artères. Son pouls étant très faible par suite du sang perdu, je crus utile de lui administrer un cordial et de l'éveiller.

Il fut très difficile à éveiller; il ne voulait pas être dérangé; enfin il ouvrit les yeux, et sa première demande fut pourquoi tant de monde l'entourait.

Il se trouvait bien et dit qu'il sentait une légère chaleur au siége de son mal, ce qui y fit porter la main et savoir que l'opération était terminée.

Sa tumeur pesait 40 livres; il s'est rétabli sans accident; la plaie sera bientôt cicatrisée.

Katick Doss, laveur, est entré le 6 décembre; il a une tumeur depuis seize ans. Endormi le cinquième jour, il fut opéré le septième. M'étant blessé à la main, je ne pus l'opérer; M. R. O'Shaughnessy eut l'obligeance de me remplacer. La dissection fut longue et difficile ; le patient resta tranquille jusque vers le milieu de l'opération, mais alors il commença à s'éveiller et l'était tout à fait avant qu'elle fût terminée. Il se plaignit néanmoins longtemps de *ne pas voir*. — Ce fait singulier se représentera bientôt.

Cet homme a été dans un état très alarmant. Il est survenu de la salivation, de la diarrhée et de la fièvre, mais je pense qu'il est maintenant hors de danger.

J'espère que le lecteur apportera la plus grande attention au récit de l'étrange événement qui suit, dans lequel la nature soulève elle-même un coin de son voile et nous admet à un léger aperçu des mystères de la vie intérieure de l'homme.

Sheik Manick, laboureur, vint de Burwan, le 21 novembre, pour se faire amputer une tumeur énorme. Il est sujet à un accès de fièvre tous les quinze jours, dont sa santé ne paraît pas beaucoup souffrir. Nous le *comatisâmes* dès le troisième jour et nous le fîmes encore les quatre suivants, au bout desquels la fièvre survint et fut suivie de diarrhée, ce qui nous obligea d'interrompre le traitement préventif de la douleur.

La mesmérisation fut reprise le 4 décembre, mais dans cet intervalle son organisme avait réagi contre l'influence magnétique, et nous fûmes obligés de recommencer tout notre ouvrage. Le retour périodique de la fièvre me décida à profiter de la première occasion favorable à l'opération.

Le 12, ses bras, croisés sur sa poitrine, étaient rigidement fixés dans cette attitude et ne pouvaient être allongés; il était insensible aux piqûres que je lui fis en différents endroits : le moment me parut favorable, et je me mis en devoir de l'opérer.

Je dois noter qu'après avoir éprouvé sa sensibilité, je l'éveillais chaque fois pour m'assurer s'il avait conscience des piqûres que je lui avais faites en sommeil.

La tumeur était si volumineuse, que je dus renoncer à l'espoir de conserver les organes profonds ; j'opérai comme le docteur Stewart dans un cas analogue (celui de Hurromundoo-Laha, au *Native hospital :* voyez t. IV, p. 199).

Vers le milieu de l'opération il cria et donna divers signes de souffrance; mais ses exclamations étaient ou inintelligibles ou *sans rapport avec son état actuel.* Peu de temps après le pansement, il vomit son dernier repas et le pouls devint imperceptible. Il répondait avec rudesse et distraction; tout ce que nous en pûmes obtenir c'est qu'il *ne voyait pas*, quoiqu'il eût les yeux grands ouverts. Lorsque je voulus lui donner un cordial, je trouvai ses dents fortement serrées et ses bras d'une rigidité considérable. Il continua de se plaindre confusément durant une heure environ que je le gardai. — La tumeur pesait 100 livres.

L'opération eut lieu à midi; je retournai le voir à quatre heures. Il dormait profondément : je l'éveillai. Il me dit qu'il était en pleine jouissance de tous ses sens, qu'il voyait très bien; il parlait haut et ferme comme à son ordinaire. Il avait dormi profondément, disait-il, depuis dix heures du matin (moment de sa mesmérisation) jusqu'à l'instant même. Je lui demandai quand il m'avait vu en dernier lieu : « *Hier*, répondit-il, *lorsque vous m'avez réveillé comme de coutume.* » Il ne se rappelait pas avoir été dérangé, et dit que certainement il n'avait point vomi aujourd'hui. Pressé de se rappeler si rien n'avait troublé son sommeil, il dit : « Ah ! oui, je me rappelle maintenant; j'ai été éveillé un instant par des cousins qui me piquaient, mais je me suis rendormi jusqu'au moment où vous m'avez éveillé. »

S'apercevant bientôt que le poids de son fardeau lui manquait, il se mit sur son séant pour le chercher, et, en voyant l'état des choses, il exprima la plus grande surprise, disant: « Pourquoi ne m'avez-vous pas prévenu que vous vouliez le faire aujourd'hui? »

Je le priai de se remémorer tous les événements de la journée jusqu'à ce moment. Il le fit minutieusement jusqu'à dix heures, passé lesquelles il ne se souvenait que des piqûres des cousins et de son réveil effectué par moi. Il répéta qu'il ne m'avait point vu depuis hier. — Il était magnétisé quand j'arrivai à l'hôpital, voilà pourquoi je ne me trouvais pas dans ses souvenirs de l'état de veille. De dix à quatre heures son existence était en blanc. Je pense qu'il ne s'est point éveillé, mais seulement qu'il a passé de la *trance* mesmérique (extase) la plus intense au somnambulisme (caractérisé par l'absence de souvenir au réveil), dans lequel il y a eu réveil des facultés instinctives, causé par l'abondance et la soudaineté de l'hémorrhagie, sans que celles de la vie de relation cessent d'être torporeuses et comme enchaînées jusqu'au moment où je l'éveillai.

La plaie fut cousue le 13 décembre. Ses exclamations durant cette opération ne manquaient plus de sens, mais elles étaient emphatiques et appropriées : il injuriait tout le monde dans les termes les plus expressifs du Bengale. Le rétablissement se fit sans accidents consécutifs, et le 28 il se promenait.

Sheck Nemoo, âgé de trente ans, a une petite tumeur. Venu le 4 décembre, il a été *entrancé* au bout de huit jours et opéré le surlendemain.

L'opération a été des plus graves et difficile, à cause de la dureté presque cartilagineuse de la peau et de son étroite adhérence avec les parties sous-jacentes. Le patient, vers la fin, offrit les signes ordinaires de la douleur : il demanda de l'eau et un *punkah;* mais quand il fut complétement remis environ dix minutes après, il demanda quand et par qui il avait été opéré. — 31 décembre, il va bien.

Il résulte de ce qui précède, que deux, sinon trois des patients, revinrent à eux avant la fin de l'opération ; je regarde le cas extraordinaire de Sheik Manick tout aussi satisfaisant que s'il eût joué le rôle d'un cadavre. Car quand ces mouvements convulsifs, qu'on observe souvent, ne laissent aucune trace dans la mémoire et que nulle partie du corps ne reste douloureuse lorsque la personne s'éveille, de tels cas sont assurément pour tous les chirurgiens des *opérations sans douleur*. Si un homme n'a nulle conscience d'une opération, et qu'éveillé il ignore son effectuation, comment peut-on la qualifier, si ce n'est *indouloureuse ?*

Comme praticien, je suis entièrement satisfait si les malades m'assurent qu'ils n'ont rien senti, surtout si chaque parole, regard, action, s'accordent avec leur dire. Pour l'observateur soigneux, ces mouvements vagues, convulsifs, sont tout aussi bien les signes spécifiques et caractéristiques d'un état extraordinaire de l'organisme que la soumission comme cadavérique aux plus cruelles tortures.

Quand la trance (sommeil) n'est pas troublée, les mouvements qui se manifestent sont aussi peu dignes d'attention que ceux d'un cadavre galvanisé ou les sauts d'une volaille dont on vient de couper le cou.

Les nerfs spinaux semblent être seuls irrités, sans que le cerveau ou le système nerveux volontaire participe à cet état : car il n'y a point acte de volonté sans sensation : *and as long as there is no volition, there is no sensation*. Il n'y a de la part des patients nul essai de soustraire la partie à l'instrument, ni de repousser celui-ci avec leurs mains ; il est donc tout à fait évident qu'ils n'ont nulle idée de la *source* de leur malaise. Si la volonté dictait ces mouvements, il en resterait quelque souvenir ; mais ordinairement il n'y en a pas. Il est, à mon avis, très probable que cette irritabilité musculaire pourrait être généralement amortie par la prolongation du traitement mesmérique : mais ça n'en vaut pas la peine, car le corps ne souffre pas plus que quand il n'y a pas un frisson. Bien convaincu que ce qui précède est vrai, j'ai toujours agi en conséquence. J'arrive maintenant à un fait également pratique, dont la découverte m'a coûté la plus grande partie du mois dernier.

Ce n'est certes pas un faible triomphe pour la science, ni pour l'humanité un don de mince valeur, que de rendre des hommes insensibles, ne fût-ce qu'à la *moitié* des horreurs de terribles opérations ; mais, habitué depuis longtemps à épargner à mes patients *toute* notion des tortures que je leur infligeais, je fus très vexé des demi-succès obtenus le mois dernier. Un seul mois ayant offert autant de résultats imparfaits que les dix-huit précédents, je soupçonnai l'existence de quelque influence perturbatrice, qui m'aurait échappé ou inconnue, et je résolus de ne pas avancer que je n'eusse découvert la cause de ce trouble. Durant l'été, les malades sont mesmérisés tout nus et opérés de même ; mais le mois dernier on les magnétisa sous un drap et deux couvertures, le visage étant seul découvert. Après s'être assuré de leur insensibilité dans la chambre à magnétiser, on les portait sur leurs lits dans celle à opérer, traversée du nord au sud par un courant d'air froid, dans laquelle on les exposait tout nus, afin que les assistants vissent tous leurs mouvements. J'ai remarqué en plusieurs occasions que cette exposition du corps à l'air froid était immédiatement suivie d'une inspiration profonde et de mouvements involontaires, quoique ces personnes eussent été, l'instant d'avant, absolument indifférentes aux plus grands bruits, aux piqûres et pincements. L'action démagnétisante du froid artificiellement appliqué m'étant familière, comme on peut le voir dans mon *Mesmerisme in India*, il paraîtra surprenant que je ne me sois pas mieux tenu en garde contre lui comme agent naturel. Ma seule excuse est la stupéfiante influence d'une routine heureuse; l'échec reconnu instruit souvent plus que le succès.

Je suspectai le froid d'être l'ennemi secret de l'œuvre, et je me mis immédiatement en devoir de m'en assurer par des expériences directes. Deux hommes préparés à être opérés furent soumis à la série d'épreuves qui suit :

Mothoor, portefaix à Cuttack, est affecté d'une tumeur ordinaire. Il m'a été envoyé par son frère Bogobun Doss, que j'ai délivré d'une tumeur de 50 livres, il y a un an, à Hooghly, et qui m'a aussi envoyé Murali Doss, que j'ai opéré devant la commission mesmérique, dans *Native hospital.*

Mothoor, endormi le 27 décembre, fut soumis à l'action de la machine électro-magnétique à aimant central intérieur; ses mains et son corps tremblèrent synchroniquement avec les chocs, mais son attitude resta parfaitement calme; au bout de dix minutes, sa tête se tourna convulsivement de côté, mais ses traits n'en furent point altérés et il continua de dormir.

En lui prenant les bras, je vis une cloche à l'un d'eux; j'y fis une incision cruciale sans qu'il frémît le moins du monde. On le transporta alors avec ses couvertures, et son lit fut placé à la porte nord de la salle à opérer; les couvertures et le drap furent subitement enlevés, ce qui l'exposa nu à l'air froid: au bout de deux minutes environ il frissonna de tout le corps, la respiration se troubla, et il chercha à droite et à gauche ses couvertures, mais dormant toujours; on les lui approcha, et il s'en couvrit, ou plutôt s'en empaqueta avec la plus grande satisfaction, quoique toujours dormant. On rapporta le lit dans la chambre à magnétiser, où on l'éveilla par le procédé ordinaire. Il dit qu'il avait dormi profondément, sans rêver, et venait de s'éveiller en sentant le froid. Quand on lui montra la plaie du bras, il en fut grandement étonné, et dit qu'en dormant il avait sans doute heurté l'ampoule contre quelque chose qui l'avait crevée.

Le lendemain, une nouvelle application de la machine électro-magnétique l'éveilla.

Le 29, magnétisé davantage, il resta immobile plusieurs minutes à l'air libre, puis il frissonna partout ; sa respiration devint irrégulière, et il s'éveilla immédiatement avec la pleine jouissance de ses sens. Le froid, disait-il, l'avait éveillé.

Le 30, je couvris d'acide nitrique sa plaie du bras ; la chair blanchit aussitôt, mais il ne tressaillit pas le moindrement ; une épingle fut aussi enfoncée et laissée dans la chair entre les doigts, sans qu'il s'en aperçût. Il fut alors porté à l'entrée de la porte nord, où il s'éveilla au bout d'une minute d'exposition à l'air. Il dit encore que le froid l'avait éveillé.

L'épingle fichée entre ses doigts l'intrigua beaucoup ; il l'arracha en manifestant autant de douleur que le feraient la plupart des gens en pareille occurrence. On lui montra ensuite sa plaie blanchie ; il parut à l'instant en souffrir grandement, comme tous ceux dont une plaie vive est mise en contact avec des acides minéraux : la douleur était si aiguë, que j'ordonnai de lui fomenter le bras avec de l'eau chaude.

Un poêle fut commandé pour la salle des opérations.

Le 31, la salle étant agréablement chauffée, je l'opérai devant une nombreuse assistance, en ne découvrant que les parties malades. L'opération fut grave et longue, à cause de la dureté excessive de la masse informe et de sa forte adhérence aux organes délicats qu'elle couvrait. Aucun souffle, pas le moindre tressaillement sous l'instrument ; les seuls mouvements observés furent, m'a-t-on dit, quelques légères contractions du front et des orteils.

Environ dix minutes après la ligature des artères, il s'éveilla comme naturellement, se détira, se plaignit d'avoir les cuisses et les bras roides ; et en voyant son frère, Bogobun Doss, il le pria de les lui masser. Il dit qu'il avait très bien dormi, que rien ne l'avait troublé et qu'il n'éprouvait nulle douleur. La plaie lui fut alors montrée ; il en exprima la plus grande horreur et crainte, s'écriant qu'elle le faisait souffrir terriblement. Un instant après, je lui demandai si Bogobun Doss lui avait dit vrai : « Oh ! oui, répondit-il, ça s'est fait exactement comme il me l'a décrit. »

Chaud-Khan, âgé de trente-cinq ans, a la même affection. Nous commençâmes à le magnétiser le 8 décembre ; le 25, il était insensible aux piqûres. Le 27, on porta son lit à la porte du nord. Je l'appelai très haut et arrachai une pincée de sa moustache sans qu'il s'émût. Alors j'enlevai les couvertures ; en moins d'une minute il frissonna, soupira profondément, comme une personne qui sort d'une douche froide ; chercha avidement à se couvrir et souleva ses paupières avec effort, mais en vain. Il s'éveilla bientôt et dit que c'était par le froid.

Le 28, il fut de nouveau exposé à l'air froid. Après les frissons, la recherche des couvertures, qu'il ne trouva pas, comme la vieille, il se pelotonna comme un hérisson, fit des efforts pour se reconforter, puis s'éveilla bientôt, disant que c'était le froid.

Le 30, il se comporta absolument de même.

Le 31, je lui enfonçai une épingle dans le nez et l'y laissai un moment avant de le découvrir. Il s'éveilla comme les jours précédents. En se levant il se frotta le nez, et l'épingle en sortit, à sa grande surprise. Lorsqu'il fut levé, je lui piquai de nouveau le nez, il le sentit aussi vivement que qui que ce fût.

Le lendemain, il fut opéré sans s'en apercevoir, et quoique l'opération fût moins formidable qu'on ne s'y attendait, elle fut très curieuse.

Des faits qui précèdent je me crois autorisé à dire qu'il

a été démontré que les malades en *trance* magnétique peuvent être insensibles :

1° Aux grands bruits,

2° Aux piqûres et pincements douloureux,

3° A la dissection des tissus enflammés,

4° A l'application d'acide nitrique sur les chairs vives,

5° A la torture d'une machine électro-magnétique,

6° Aux plus douloureuses opérations chirurgicales,

et cependant être rappelés à leur entière connaissance par l'exposition du corps à l'air froid durant quelques minutes.

Toutes les personnes admises le mois dernier pour être opérées ont été amenées à l'état mesmérique voulu, hors une.

JAMES ESDAILE, M. D.

Hôpital magnétique de Calcutta. — Second rapport de la commission nommée par le gouvernement pour examiner les opérations chirurgicales faites par le docteur J. Esdaile sur des malades soumis à l'influence d'un agent supposé, dit mesmérique.

Voici l'histoire de ce rapport qui nous parvient *imprimé par ordre du gouverneur du Bengale.* En janvier 1846, M. Esdaile adressa à l'*École de médecine* la relation de soixante-quinze opérations pratiquées sans douleur, offrant en même temps de donner toute facilité aux personnes qui voudraient observer ce phénomène. *On ne lui accusa pas même réception de sa lettre.* Ce procédé dédaigneux, si semblable à ceux des Académies envers Mesmer, ne le découragea pas; il publia dans l'*Englisman* le résumé de sa pratique, puis il partit pour l'armée, où ses devoirs de chirurgien l'appelaient. Lorsqu'il eut réuni cent deux cas d'insensibilité à la douleur, il en adressa le rapport direct au gouvernement, lui offrant de convaincre de la réalité de ces faits un certain nombre de personnes dans lesquelles on aurait confiance. Le gouverneur, vu ce mémoire, nomma une commission, « *to observe and report upon surgical operations to be performed by docteur Esdaile in their presence.* » dans la composition de laquelle il fit entrer trois personnes bien connues par leur hostilité au mesmérisme, d'après ce principe que la conversion d'un pécheur est plus convaincante que le salut de mille saints.

Ces commissaires étaient : J. ATKINSON, esq., inspecteur général des hôpitaux, *président de la commission ;* E.-M. GARDON, esq.; J. JACKSON, esq., chirurgien de *Native Hospital;* D. STEWART, esq., docteur-médecin, chirurgien de la présidence; W.-B. O'SHAUGHNESSY, esq., *secrétaire-rapporteur;* James HUME, esq.; A. ROGERS, esq.

Ces messieurs se mirent immédiatement à l'œuvre, et, le 9 octobre dernier, ils adressèrent au gouvernement leur rapport, dont nous allons traduire les passages essentiels, les conclusions étant déjà connues de la plupart de nos lecteurs par les extraits que nous avons donnés de divers journaux anglo-indiens. Nous espérons qu'on ne nous saura pas mauvais gré du développement que nous donnons à cette partie de notre publication : les magnétiseurs de tous les pays sont frères, et leurs travaux doivent être partout connus. D'ailleurs, l'érection de *Mesmeric Hospital* a été pour le magnétisme le signal d'un immense progrès, le point de départ d'une ère féconde dont nous devons suivre toutes les phases; c'est pourquoi nous renvoyons simplement à notre épigraphe les esprits étroits qui nous accusent d'*anglophilie.* Ce petit avis donné, commençons.

« Le docteur Esdaile, dit le rapport, stipula, avant de commencer, qu'il voulait avoir : 1° la direction médicale de l'hôpital, quel qu'il fût, où se feraient les expériences proposées; 2° les infirmiers qu'il employait comme magnétiseurs à Hooghly ; 3° une séance de la commission chaque jour. Il répéta, en outre, son intention formelle de borner strictement ses expériences aux indigènes de la classe habituellement reçue dans les hôpitaux, et refusa d'exécuter lui-même les manipulations mesmériques, se basant sur le double motif que c'était inutile et contraire à sa santé.

» La commission s'est réunie quatorze fois, une par jour, comme il était convenu, et a observé dix cas de chirurgie pris par M. Esdaile sur la totalité de salles du *Native Hospital* et nécessitant tous des opérations plus ou moins graves.

» Tous ces patients étaient des indigènes, indous et mahométans, de dix-huit à quarante ans, présentant tous les degrés de santé, depuis l'émaciation extrême jusqu'à la force ordinaire. Leurs maladies sont spécifiées dans le tableau ci-annexé.

Liste des patients soumis aux expériences mesmériques du docteur Esdaile.

NOMS DES MALADES.	AGE.	DATE D'ADMISSION.	NOMS DES MALADIES.	DURÉE DES MALADIES.
Cheedam. . .	40	7 septem.	Hydrocèle double.	Plusieurs mois.
Bissonath. . .	20	7 »	Tumeur du scrotum.	»
Nilmoney. .	45	7 »	» »	»
Neelchul . . .	35	7 »	Phimosis.	»
Deelob.	40	7 »	Hydrocèle double.	Trois ans.
Jahiroodeen.	33	7 »	Hypertrophie *of colis*.	Deux ans.
Dohmun. . .	40	10 »	» du scrotum.	Plusieurs mois.
Ramchund. .	18	13 »	» »	Deux ans.
Hyder-Khan.	30	16 »	Gangrène à la jambe.	Quinze jours.
Murali-Doss.	30	14 »	Hypertrophie du scrotum.	Six ans.

» Les magnétiseurs employés par M. Esdaile étaient des jeunes gens de quatorze à trente ans, indous et mahométans, la plupart aides-chirurgiens et pharmaciens à l'hôpital de Hooghly.

» Un mesmériseur fut assigné à chaque malade. La chambre où ils opéraient était obscure; mais de temps en temps la commission pouvait examiner, par de petites ouvertures pratiquées à la porte, la manière dont l'opération était conduite. Le patient était couché sur le dos, nu jusqu'à la ceinture et les jambes découvertes; le magnétiseur, assis à la tête du lit, se penchait de manière à avoir la face presque en contact avec celle du malade, la main droite étant généralement placée au creux de l'estomac, et les passes faites avec une seule ou les deux mains devant la figure, sur les yeux principalement. Le mesmériseur soufflait doucement et fréquemment dans le nez, entre les lèvres et sur les yeux. Le silence le plus profond était observé. L'emploi de ces procédés fut continué environ deux heures chaque jour dans tous les cas, même huit heures dans l'un et six dans un autre, sans interruption.

» Sur ces dix individus, trois : *Bissonath*, *Deeloo* et *Neelchul* furent abandonnés sans avoir obtenu d'effets satisfaisants : *Bissonath*, parce qu'il souffrait d'une petite toux à laquelle M. Esdaile attribua l'inefficacité de la mesmérisation; *Deeloo*, pour avoir bu des spiritueux le cinquième jour, et *Neelchul*, comme ayant été mesmérisé onze jours de suite sans résultat concluant.

» Les sept autres éprouvèrent, dans une période de une à sept séances, un profond sommeil à la suite des pratiques ci-dessus décrites.

Ce sommeil différait de l'ordinaire en ce que : 1° le dormeur ne pouvait être éveillé par le plus grand vacarme; 2° la pupille était insensible à la lumière la plus vive; 3° la peau et d'autres organes sensitifs étaient absolument insensibles, dans quelques cas, aux brûlures, piqûres, incisions, etc. Il différait également de celui produit par les narcotiques, par : 1° la promptitude avec laquelle, dans huit cas sur dix, le malade fut éveillé à la suite de certaines passes transversales et ventileuses faites par le magnétiseur, qui soufflait aussi sur la face et les yeux ; 2° l'état normal des prunelles et de la conjonctive, dans tous les cas, après le réveil ; 3° l'absence de respiration stertoreuse, de délire subséquent ou hallucination, et divers autres symptômes familiers à l'observation médicale, lesquels sont produits par les alcooliques, l'opium, le chanvre et autres drogues. Il est juste pourtant d'ajouter que deux des patients montrèrent beaucoup de confusions et de répugnance à répondre, se plaignant d'un engourdissement qui durait quelque temps après qu'on les avait éveillés brusquement.

» Sept opérations chirurgicales furent faites à l'état du sommeil particulier que nous venons de décrire.

» Dans le cas de *Nilmoney*, il n'y eut pas le plus léger indice de sensation. L'opération, qui consistait dans l'ablation d'un sarcocèle, dura quatre minutes. Ni ses bras ni ses jambes n'étaient maintenus. Il ne fit aucun mouvement, ne gémit ni ne changea de contenance, et quand il fut réveillé, il déclara n'avoir nul souvenir de ce qui s'était passé.

» *Hyder-Khan*, émacié, ayant la jambe gangrenée, fut amputé de la cuisse sans qu'aucun signe décelât la douleur.

» *Murali-Doss* (l'opération était très grave) remua le corps et les bras, respira par saccades et changea d'aspect, sans pourtant que ses traits exprimassent la souffrance : aussi, éveillé, déclara-t-il ignorer ce qui était advenu durant son sommeil.

» La ponction d'un côté de l'un des deux cas de l'hydrocèle double fut considérée comme insignifiante et non concluante, parce que l'autre côté ayant été ponctionné après le réveil, le malade n'en souffrit pas non plus. Cette opération, d'ailleurs, se fait journellement sans douleurs matérielles sur un grand nombre de malades, dans tous les hôpitaux.

» Dans les trois autres cas, la commission observa durant les opérations divers phénomènes qui ont besoin d'être mentionnés spécialement. Bien que les patients n'ouvrissent point les yeux, n'articulassent aucun son et n'eussent besoin d'être tenus, il y avait des mouvements vagues et convulsifs des membres supérieurs, contorsions du corps, distorsion des traits donnant à la face une hideuse expression de douleur comprimée; la respiration devint saccadée, longuement suspirieuse. Il y avait tous les signes d'une souffrance intense, et l'aspect que devrait présenter un muet soumis à une opération, excepté la résistance à l'opérateur.

» Mais dans tous les cas, sans exception, les patients n'avaient ni connaissance ni souvenir de l'opération, niant avoir rêvé et n'accusant aucune douleur, jusqu'à ce qu'on eût attiré leur attention sur l'endroit opéré.

» Il reste à savoir si les contorsions et l'altération des traits, dans les trois cas ci-dessus mentionnés, doivent être regardées comme des preuves que les opérations occasionnaient la douleur actuelle dont ces symptômes sont l'évidence habituelle, ou si c'était simplement des mouvements instinctifs, comme les considère M. Esdaile..... Mais notre mission est de rapporter des faits et non d'empiéter sur le domaine des physiologistes et des métaphysiciens.

» Le résultat général, dans la question de l'insensibilité durant les opérations dont nous avons été témoins, est que dans trois cas il n'y a eu aucune preuve apparente de souffrance, et que, dans les trois autres, ces manifestations de douleur pendant l'opération sont annulées par l'affirmation positive des patients qu'ils n'ont rien ressenti.

» Le tableau suivant montre le fait curieux que dans les trois cas où l'on ne vit nul indice de douleur, le pouls s'éleva notablement durant l'opération, tandis qu'il ne varia nullement dans les autres.

Etat du pouls.

PATIENTS.	MALADIES.	AVANT.	PENDANT.	IMMÉDIATEMENT APRÈS.	OPÉRATIONS.
Nilmoney...	Sarcocèle........	84	124	Normal.	Sans doul. ap.
»	En pansant le 12 sept.	80	108	»	»
Dohmun...	Sarcocèle.........	72	72	»	Douteux.
Jahiroodeen.	Phimosis.........	60	60	»	»
Ramchund..	Sarcocèle.........	68	68	»	»
Hyder-Khan.	Amputat. de la cuisse.	108	112	100	Sans doul. ap.
Murali-Doss.	Sarcocèle.........	68	108	72	»

» La commission, étant convaincue, par les exemples ci-dessus, qu'on peut rendre le sommeil magnétique assez profond pour permettre de faire les opérations les plus graves sans douleur, *selon la déclaration des malades*, pensa que son premier devoir, en constatant l'efficacité des procédés de M. Esdaile, était de s'assurer de la *ratio susceptibilitatis* à l'influence sur un grand nombre d'individus.

» En conséquence, M. Esdaile fut invité à *prendre au hasard* cent individus de la clinique du docteur Jackson, et à les faire mesmériser devant la commission pour faire voir combien sur ce nombre pourraient être insensibilisés : M. Esdaile s'y refusa.

» Quant à l'hémorrhagie, que M. Esdaile dit être beaucoup moindre dans les cas magnétiques que par la méthode ordinaire, trois des quatre médecins, membres de la commission, ont été d'avis qu'il n'y avait aucune différence matérielle appréciable.

» Tous les dits commissaires, médecins, croient aussi que l'arrière-traitement des personnes ainsi opérées n'est nullement amélioré ou la cure accélérée, quand les opérations ont été faites durant le sommeil puységurique.

» A l'égard de la possibilité de faire les pansements pendant le même sommeil, sans troubler le patient, M. Esdaile y attacha beaucoup d'importance, en ce que l'absence de douleur accélérait la guérison. La commission assista au pansement de quatre larges plaies de patients endormis, qui eut lieu sans douleur; mais la douceur et le soin avec lesquels cette opération fut exécutée laissèrent supposer que les patients y avaient mis quelque complaisance.

» Dans un cas cependant, celui de *Ramchund*, un examen de la plaie qui consistait en deux incisions séparées, de nature essentiellement douloureuse, ayant été nécessaire, juste comme on finissait la première (ce qui avait duré un quart de minute environ et causé des contorsions du corps et distorsions des traits), il s'éveilla, et en procédant à la seconde il jeta des cris de douleur et de terreur, et s'agita si fort que l'opérateur ne put continuer.

» L'incertitude du temps nécessaire pour produire l'état intense de sommeil puységurique, dans la majorité des cas, paraît très défavorable à l'introduction générale du mesmérisme dans la pratique chirurgicale, spécialement dans les hôpitaux. Mais M. Esdaile dit positivement qu'en changeant fréquemment de magnétiseur et agissant constamment, on pourrait aisément obtenir en un jour le résultat qui, par les moyens suivis devant la commission, en a nécessité plusieurs. Dans les cas de *Hyder-Khan* et *Murali-Doss*, plusieurs mesmériseurs furent successivement employés, et le résultat nous a paru corroborer l'assertion du docteur Esdaile.

» La commission croit encore qu'un obstacle sérieux à l'application générale du procédé mesmérien existe dans la résistance au sommeil, résistance que M. Esdaile reconnaît venir de la toux, de la souffrance, de l'excitation cérébrale, de la fièvre et de l'affaiblissement causé par une longue et douloureuse maladie.

» Tel est le cas de *Bissonath*, qui fut renvoyé du traitement le cinquième jour, sur la demande de M. Esdaile, parce qu'il avait une petite toux habituelle que M. Esdaile déclara contrarier sa magnétisation et troubler celle des autres patients qui étaient dans la même pièce.

» Il y avait encore d'autres considérations, non moins sérieuses, auxquelles la commission crut de son devoir de faire attention. Admettant l'existence d'un moyen naturel de produire le sommeil, il y a de fortes raisons, même dans les faits présentés à la commission, de supposer que les personnes ainsi traitées deviennent successivement de plus en plus accessibles à cette influence; il paraît que leur système nerveux est amené à un état d'impressionnabilité morbide. Les commissaires-médecins croient que ce point mérite une sérieuse attention. Si cette augmentation de sensibilité expose les patients à de nombreuses maladies nerveuses, trop de prudence ne peut être mise à en étendre la pratique aux maladies chirurgicales sans importance. Cependant ce n'est que par de longues expériences habilement pratiquées et fidèlement rapportées que l'on peut acquérir des données positives sur cette importante question.

» La commission croit devoir respectueusement exposer au gouvernement que, fortement convaincue de l'importance d'observer le plus scrupuleusement possible les faits qui lui seraient présentés, elle a cru nécessaire de s'assembler chaque matin de sept heures et demie à dix heures, durant quatorze jours consécutifs que dura l'observation des dix cas, dont trois furent sans résultat. Elle soumet aussi avec respect que les fonctions publiques dont la plupart des membres sont investis durent subir une sérieuse interruption, parce que l'enquête à laquelle ils se livraient devait être suivie de près, avec une rigueur égale à l'extension requise pour juger les points douteux qu'ils avaient indiqués. En même temps la commission pense que le sujet exige un examen plus rigoureux et plus authentique de chaque expérience mentionnée. C'est pourquoi elle sollicite les instructions du gouvernement, afin de savoir si l'enquête sera arrêtée à ce point, c'est-à-dire strictement limitée aux épreuves telles que les entend M. Esdaile, ou si le gouvernement désire que la commission pousse ses investigations jusqu'où elle croira devoir le faire.

» En résumé, la commission est unanimement d'avis qu'une grande gloire revient à M. Esdaile pour son zèle, son habileté et la hardiesse avec laquelle il a entrepris et poursuivi ses recherches. Sa sphère pourtant a été jusqu'ici limitée ; mais la commission espère que désormais ses investigations s'étendront aussi bien à la pathologie interne qu'à l'externe, aux Européens qu'aux Indiens, et à l'élucidation de diverses questions qui ont été soulevées dans le cours de ce rapport. »

Hôpital magnétique de Calcutta. A MM. J. Atkinson, président, et W.-B. O'Shaughnessy, secrétaire de la commission d'examen des expériences mesmériques du docteur Esdaile.

MESSIEURS,

Je suis chargé de vous accuser réception de votre lettre du 9 du mois dernier, parvenue avec le rapport, les minutes, procès-verbaux et divers autres documents y relatifs, que M. le gouverneur a tous lus avec beaucoup d'intérêt et d'attention.

. . . .

Sa Seigneurie partage entièrement l'avis de la commission que, quoique les investigations sur lesquelles est basé le rapport soient trop restreintes pour en tirer une conclusion définitive, relativement à l'existence de l'agent mesmérien et son applicabilité chirurgicale, cependant les résultats observés sont d'une importance suffisante pour autoriser la poursuite de l'examen. Mais Sa Seigneurie sait que les moments des commissaires sont précieux, et que, comme ils l'ont fait observer, leurs devoirs publics les empêchent de suivre toutes les expériences avec une égale rigueur et l'extension requise pour décider les points douteux qu'ils ont indiqués.

C'est pourquoi Sa Seigneurie, ne voulant pas, sans nécessité, mettre à contribution le temps et la commodité de MM. les commissaires, les dispense de continuer, et me charge de leur témoigner sa reconnaissance. M. le président du Conseil leur exprime aussi sa satisfaction pour la manière dont ils se sont acquittés de leur mission dans cette importante question.

La publication du rapport a été ordonnée, et le gouverneur, s'associant pleinement aux remarques du président du Conseil, qu'il suffit que les faits soient reconnus pour que le mesmérisme se répande de lui-même dans le public et parmi les gens de l'art, croit qu'actuellement un encouragement plus direct de la part du gouvernement à l'introduction de la pratique magnétique serait prématuré. Mais la possibilité d'abolir la douleur des opérations a fait une telle impression sur l'esprit de Sa Seigneurie, qu'elle croit nécessaire que le gouvernement prête à l'officier méritant et zélé par qui cet objet est venu à sa connaissance une assistance telle qu'il puisse continuer ses intéressantes recherches et expériences dans les conditions les plus favorables.

En conséquence, Sa Seigeurie a déterminé, avec la sanction du gouvernement suprême, de mettre le docteur Esdaile à la tête d'un petit hôpital expérimental, dans une situation favorable de Calcutta, avec ordre qu'il peut, comme le recommande la commission, étendre ses investigations touchant l'applicabilité de cet allégeant à toutes les affections, médicales ou chirurgicales, et aux individus de toutes classes, européens comme indigènes. M. Esdaile sera chargé d'encourager la fréquentation de son hôpital par toutes personnes respectables désirant se convaincre de la nature et de l'effet de ses expériences, et spécialement les médecins et savants au service de la Compagnie ou non. Sa Seigneurie nommera *visiteurs* des médecins de la Présidence, qui devront visiter l'hôpital de temps en temps, inspecter les procédés du docteur Esdaile, sans intervention, et à l'occasion, ou quand ils en seront chargés, en faire le rapport à l'École de médecine pour l'information du gouvernement. De ces rapports dépendront principalement l'attitude ultérieure de l'administration et les pas qu'elle croira opportun de faire dans cette voie.

J'ai l'honneur d'être, Messieurs, votre très humble serviteur.

Fréd.-Jas. Halliday.

LA MAGIE DANS L'INDE.

Je devrais terminer ici mon enseignement; assez de faits, assez de vérités y ont été répandus pour satisfaire les esprits les plus rebelles. L'existence d'un principe nouveau dans la science est mise hors de toute contestation. Mais la matière est inépuisable, et il faut encore que vous sachiez que tout ce que je vous ai enseigné conduit à la *magie*, à cette science qui fut jadis le patrimoine exclusif des chefs d'empire et des pontifes, et qui plus tard, il est vrai, fut en abomination; mais déjà les temps n'étaient plus les mêmes, la lumière avait baissé d'un degré.

Si l'on nous demande à quoi bon cette science, nous répondrons: Elle nous donne la clef de toutes les allégories religieuses, qui sont pour nous des énigmes inexplicables, et elle nous apprend à connaître les rapports qui existent entre la nature et le Créateur, entre l'esprit et la matière, et entre les différentes classes des choses créées. Si ces motifs ne sont pas assez intéressants pour engager les savants modernes à s'en saisir, alors il sera égal à l'homme d'être stupide ou ingénieux, ignorant ou érudit, d'être emprisonné dans les bornes étroites d'une intelligence lourde et matérielle, ou d'être élevé par le génie jusqu'au pied du trône de l'intelligence suprême.

Le magnétisme réhabilitera un jour la magie, mais c'est toujours avec crainte que de notre temps on doit en parler; moi-même je redoute les divulgations sur ce sujet, et je laisse à la pénétration de mes auditeurs le soin de faire des rapprochements entre les faits anciens et les faits nouveaux, et de s'initier eux-mêmes à l'art occulte.

Voici un curieux fragment sur la magie, extrait d'une brochure intitulée: *Mesmerism in India*, by James Esdaile, M.-D. London, 1846, 1 vol.

M. le docteur Esdaile, chirurgien civil au service de la Compagnie des Indes orientales, nous apprend, en commençant son livre, qu'il s'est fait l'apôtre du magnétisme animal dans ce pays par *ennui* de la vie qu'on y mène. Magnétisant donc pour se distraire et sans grande connaissance du sujet, il papillonna quelque temps sur les secrets que le mesmérisme dévoile, sans intention de les approfondir; mais une fois sur la pente, son spleen s'est changé en prosélytisme, et en moins de deux ans il est parvenu à faire décréter l'établissement d'un hôpital magnétique, celui de Calcutta. Qui pouvait, d'un motif aussi futile, attendre un résultat pareil? Celui qui prend la voie de la nature ne sait jamais où il s'arrêtera.

Après avoir reconnu que la propriété magnétique est commune à tous les hommes et constaté la grande accessibilité des Bengalais à cette influence, M. Esdaile vint à penser que les magiciens et autres charmeurs dont l'Inde regorge n'étaient que des magnétiseurs, ignorant ou déguisant la cause de leur action. L'occasion d'éclaircir cette question se présenta bientôt, et nous allons voir par l'extrait suivant que cette opinion n'est point une vaine spéculation, mais que le mesmérisme est actuellement pratiqué dans l'Inde, où probablement il est connu de temps immémorial.

« Le 9 juin 1845, j'eus l'honneur d'être présenté à un des plus fameux magiciens du Bengale, très renommé pour guérir l'hystérie. Il avait été appelé auprès d'une de mes malades atteinte de cette affection, mais il arriva trop tard : le magnétisme, mon charme à moi, avait opéré un plein succès. A ma requête, Baboo Essauchunder Ghosaul, magistrat suppléant de Hooghly, me présenta à lui comme un confrère distingué, ayant étudié la magie en différents lieux de l'univers, mais surtout en Égypte oú j'avais appris des mollahs, fakirs, etc., les secrets du grand Sooleyman, et que je désirais vivement m'assurer si son charme était identique avec le mien, parce que les hakims de l'Enrope, sachant que toutes les sciences sont venues de l'Orient, ont la plus haute estime pour les sages de cette partie du monde.

» Je lui proposai alors d'échanger nos secrets ; mais ce ne fut qu'après beaucoup de sollicitations qu'il consentit à me montrer son procédé pour calmer les douleurs. Il fit apporter une potée d'eau, un rameau qui conservait deux ou trois feuilles, et commença à marmotter, éloigné du patient d'environ deux pieds. Bientôt il plongea l'index dans l'eau, dont il lança, à l'aide du pouce, quelques gouttes sur la face de la malade ; puis il prit les feuilles et les promena lentement, de la tête aux pieds de la personne, ses doigts effleurant le corps. Il me dit de continuer cette pratique durant une heure, ou plus, s'il était nécessaire ; ce qui me prouva que si ces charmeurs font jamais du bien par de tels moyens, c'est qu'ils magnétisent sans le savoir.

» Je me déclarai convaincu de la grande efficacité de son charme, et lui dis que j'étais prêt à lui communiquer le mien, mais qu'il le comprendrait mieux si je l'exécutais sur sa propre personne. Après quelques difficultés, nous le décidâmes à se coucher, et pour donner une solennité convenable à mon opération, j'entonnai, sous forme d'invocation, le chœur du *Roi des îles cannibales!* Ensuite je le priai de fermer les yeux, ce qu'il fit en serrant fortement les paupières pour que je ne trouvasse pas entrée au cerveau par cette ouverture. Au bout d'un quart d'heure il sauta brusquement, disant qu'il sentait quelque chose de désagréable qui venait sur lui et qu'il désirait s'en aller; cependant on l'engagea tellement à se recoucher, qu'il se laissa persuader, et je vis bientôt les muscles d'autour de l'œil graduellement se relâcher, ses traits devenir calmes et tout son être tranquille. J'étais sûr d'avoir pris à l'improviste mon frère magicien. Mais cette sieste obligée dura peu; au bout de quelques minutes il s'éveilla en sursaut, se leva brusquement, prit sa tête entre ses mains, disant qu'il se sentait ivre, et je ne pus venir à bout de le faire recoucher : *abiit, excessit, evasit, erupit!*

» Le lendemain je le revis et lui dis : « Eh bien! vous » avez été trop fort pour mon charme, hier soir; je n'ai pu » vous endormir. — Oh! si, Sahib, répondit-il, vous m'avez » endormi, je l'avoue; il m'est acquis que vous le pou» vez. »

» Un gentilhomme présent à cette opération reconnut immédiatement l'identité des deux procédés, et m'avoua qu'il avait été ainsi magnétisé sans le savoir par l'un des magiciens des environs qui l'avait grandement soulagé d'une douleur à la jambe. Mais son charmeur, outre la traîne des feuilles, soufflait avec soin sur la partie douloureuse. On voit donc que les bienfaits du mesmérisme sont connus dans ces contrées, et le secret s'en est probablement transmis depuis la plus haute antiquité dans certaines familles ou certaines castes. On verra même, par la curieuse histoire que je donnerai en parlant du somnambulisme, que le mal, comme le bien du magnétisme, est connu, et que des gens le pratiquent dans un but répréhensible. »

Ici l'auteur passe en revue les objections favorites de nos adversaires, qu'il réfute avec des arguments puisés dans l'ordre physique et dans l'ordre moral, offrant ainsi une double solution, scientifique et religieuse, qui satisfait à toutes les exigences. C'est la pratique philosophique de l'œuvre; la nature, les avantages et les dangers du magnétisme y sont appréciés dans un sens équitable. « Ce pouvoir, dit-il, émane pur du Créateur et n'est perverti que par la créature. Or, l'objet de la vie humaine étant de séparer le bien du mal, d'éprouver toutes choses pour s'approprier celles qui sont bonnes, pourquoi ne ferait-on pas de même à l'égard du mesmérisme, puisque la tendance de tout agent dépend de la direction qu'on lui donne, et que c'est l'abus et non l'usage qui en est à craindre?

Le parallèle des phénomènes spontanés et provoqués est la méthode de l'auteur ou la base de l'œuvre. Toujours M. Esdaile fait précéder la description d'un état magnétique par celle de son analogue, produit constant d'agents physiques ou chimiques, ou bien résultat accidentel de causes morales ou morbides. Puisant presque toutes ses preuves dans l'observation médicale, à des sources connues et incontestables, il fait, par ce rapprochement de semblables, cette comparaison d'effets naturels et artificiels, l'éducation physiologique des magnétiseurs et la conquête magnétique des médecins. C'est assurément le meilleur plan qu'on puisse suivre, puisqu'on bat ses ennemis avec leurs propres armes, et nous devons le dire, il n'en a jamais été fait aussi bon usage que dans *Mesmerism in India*. Citons un exemple qui mette en relief cette manière d'exposer les faits.

A l'article *Somnambulisme*, après avoir donné les diverses définitions de cet état observé par les auteurs classiques, M. Esdaile narre les faits suivants :

« Dans les premiers jours de juin 1845, je vis, en traversant le bazar de Hooghly, un rassemblement considérable devant le bureau de police. J'en demandai la cause ; il me fut répondu qu'on venait d'arrêter un homme qui volait un enfant, et que les parties étaient dans le corps de garde. Ce qu'entendant, j'entrai aussi, et je vis un garçon de dix à douze ans assis sur les genoux d'un homme qu'on disait son libérateur. Il avait l'air hébété, à moitié stupide et un œil gonflé ; c'est pourquoi j'ordonnai de le conduire à l'hôpital. Alors on me montra l'accusé : il me dit qu'il était barbier, et, à l'appui de son assertion, me présenta un paquet qui contenait ses outils. J'examinai très soigneusement ce paquet, mais je n'y trouvai rien autre chose que les instruments ordinaires d'un barbier.

» Le garçon reprit bientôt connaissance, et me raconta, avec l'apparence de la plus grande bonne foi et sans hésiter nullement, le fait suivant, récit que je lui ai entendu répéter devant le magistrat et sans aucune variation. Il déclara qu'étant allé le matin dans un champ voisin de la maison, un étranger quitta le chemin pour venir à lui, et l'aborda en marmottant des charmes, lui prit la main, et presque aussitôt lui passa l'autre transversalement devant les yeux. Là-dessus il perdit connaissance, et se souvient seulement que cet étranger l'emmena, mais sans contrainte ; il se *sentait* obligé de le suivre. Quand il revint à lui, il était à la porte de Chandernagor, à deux milles du lieu où cet homme l'avait accosté. Il n'en savait pas davantage.

» Il n'avait ni bu, ni mangé, ni fumé avec cet homme ; et son maître, ses amis, disaient tous que c'était un garçon adroit et d'une conduite régulière, n'ayant jamais eu d'attaques de nerfs ni de promenade nocturne.

» J'ai examiné ensuite l'homme qui disait l'avoir délivré, et son témoignage fut que le matin en question, ayant rencontré ce garçon, qu'il connaissait très bien, suivant un étranger, il l'arrêta et lui demanda ce qu'il faisait là. Mais celui-ci, qui avait l'air d'un idiot, ne lui répondit point. Alarmé de le voir en cet état, il lui jeta de l'eau à la face, et chercha par divers autres moyens à lui rendre l'usage de ses sens, ce à quoi il parvint à la fin. Alors le garçon, interrogé de nouveau, répondit qu'il ignorait pourquoi il était là ; qu'il était obligé de suivre cet homme qu'il ne connaissait pas ; et qu'après avoir dit cela, il était tombé et s'était meurtri l'œil. Dans cet intervalle l'homme s'enfuit, mais il fut arrêté et conduit à Hooghly.

» J'appelai enfin le barbier, qui, à son tour, déclara avoir rencontré sur la route cet enfant, qui avait l'air stupide et pleurait, disant qu'il avait perdu son chemin ; sur quoi il l'avait engagé de le suivre jusqu'au bureau de police, où il trouverait quelqu'un pour le reconduire à son domicile.

» La divergence des récits et la nature étrange du fait arrêtèrent fortement mon attention ; je désirais vivement savoir de quel côté était la vérité. Le métier de cet homme d'abord éveilla mes soupçons ; j'avais ouï dire que les barbiers de ce pays pouvaient endormir en exerçant leurs fonctions ennuyeuses, et le bruit court dans toute la contrée que diverses personnes, des femmes surtout, ont été obligées de suivre des gens qui les avaient charmées. Les barbiers, me disais-je, sont dans tous les pays des gens observateurs et artificieux ; leur occupation les met en contact avec les surfaces les plus accessibles à l'influence magnétique ; il est possible qu'ils aient le secret de cette influence depuis les temps les plus reculés, et peut-être leur a-t-elle été révélée comme un mystère de leur art. Mais n'importe comment je m'y prisse, je ne voyais que deux voies pour sortir de ce dilemme : c'était du somnambulisme ou naturel ou artificiel ; et si c'était le dernier, quelle pouvait être la cause autre que le magnétisme? »

La nature, toujours une, s'offre constamment la même, soit qu'on l'observe sur les rives embaumées du Gange ou dans les brumes de la Tamise, sous le ciel enflammé de la torride ou dans les plaines glacées du Nord : partout l'intelligence retrouve *tout dans tout*. M. Esdaile dit que la clameur publique accuse dans toute l'Inde des rapts pareils à celui qu'il rapporte. Voyons nous-même si ce fait est isolé, si nulle part on n'en trouve la trace.

On lit dans le *Glaneur indou-chinois*, journal de Malacca, du 2 juillet 1820 :

« La curiosité publique a été vivement excitée depuis quelques jours par la découverte d'une bande de *voleurs d'enfants* des deux sexes. Cette découverte a été faite par le zèle d'un tisserand en soie, qui, en se promenant dans les rues de Canton, reconnut l'enfant de son maître, qui avait disparu depuis quelques jours. L'enfant tourna sur lui un regard stupide et refusa de le reconnaître.

» Le tisserand l'emmena de force chez son père. Il restait toujours comme sous le charme de la stupidité ; mais on n'eut pas plutôt appelé les prêtres de Buddha, et pratiqué les cérémonies efficaces célébrées en pareille occasion, que le charme disparut, et l'enfant, versant des larmes abondantes, reconnut son maître et son père. L'affaire et le miracle furent immédiatement communiqués au gouvernement, qui fit cerner le rendez-vous des voleurs d'enfants. On trouva six hommes et trois femmes, qui faisaient ce métier depuis plus de vingt ans ; ils avaient enlevé, pendant cette époque, plusieurs milliers d'enfants. Il n'en restait plus que dix dans la maison, tous sous l'influence du même charme stupéfiant, qui disparut, comme celui jeté sur l'enfant du tisserand, par les prières et cérémonies des prêtres de Buddha. »

Comparez cette narration avec celle qui précède, et vous verrez que ce sont les mêmes faits qui, jusqu'aux expressions pour le rendre, sont identiques. Et les prêtres de Buddha ne remplissent-ils pas ici l'office des exorcistes juifs et des fakirs persans? Charme, sort, torpeur et possession sont enfants du même père; mais quel est-il? C'est ce que nous allons voir.

Il appert du témoignage des voyageurs qui ont le mieux exploré l'Inde, que des voleurs, appelés *thugs* ou *bheels*, se servent de manipulations réfléchies, magnétiques, qui facilitent leurs larcins. On lit à cet égard, dans les *Lettres* de Victor Jacquemont :

« Ils tourmentent le sommeil par des bruits, des *attouchements*, et font prendre aux corps, à tous les membres, la position qui convient à leur dessein. »

M. le comte de Warren est plus explicite encore :

« Ils vont, dit-il, jusqu'à vous dépouiller, sans interrompre votre sommeil, du drap même dont vous dormez enveloppé; ceci n'est point une plaisanterie, mais un fait. Les mouvements du *bheel* sont ceux du serpent. Dormez vous dans votre tente avec un domestique couché en travers de chaque porte, le *bheel* viendra s'accroupir en dehors, à l'ombre et dans un coin, où il pourra entendre la respiration de chacun. Dès que l'Européen s'endort, il est sûr de son fait : l'Asiatique ne résistera pas longtemps à l'attrait du sommeil. Le moment venu, il fait à l'endroit même où il se trouve, une coupure verticale dans la toile de la tente; elle lui suffit pour s'introduire. Il passe comme un fantôme sans faire crier le moindre grain de sable. Il est parfaitement nu et tout son corps est huilé. Un couteau-poignard est suspendu à son cou : il se blottira près de votre couche ; et avec un sang-froid et une dextérité admirables, il pliera le drap en très petits plis tout près du corps, de manière à occuper la moindre surface possible. Cela fait, il passe de l'autre côté et *chatouille légèrement* le dormeur, qu'il semble *magnétiser;* de manière qu'il se retire instinctivement et finit par se retourner en laissant le drap plié derrière lui. S'il se réveille et qu'il veuille saisir le voleur, il trouve un corps glissant qui lui échappe comme une anguille. Si pourtant il parvient à le saisir, malheur à lui ! le poignard le frappe au cœur; il tombe baigné dans son sang, et l'assassin disparaît. »

Outre ces maraudeurs qui tuent pour le butin qu'ils espèrent réaliser, il en est d'autre qui le font par pitié?... C'est la secte des *phanségars*, ou étrangleurs, qui adorent *Bohwanie*, déesse ennemie de l'humanité.

Les Anglais donnant aux pratiques occultes des uns et des autres le même nom de *charme*, il est difficile de décider à quel ordre de ces brigands appartient le barbier dont parle M. Esdaile; cependant tout porte à voir dans ces vols d'êtres humains l'aliment de sacrifices à la sombre divinité. Quant au moyen dont ils se servent pour consommer ces crimes, notre auteur prouve, tout le monde l'a deviné déjà, que c'est le magnétisme! Cruel abus, étrange perversion : l'élément du bien devenir l'instrument du mal! Rien n'est sacré pour l'homme dont on a laissé prédominer les instincts mauvais.

Ces digressions nous ont éloignés de la scène primitive. Il y aurait encore bien des choses à dire, des faits à citer; mais il est temps de revenir, nous n'avons qu'à faire une analyse; laissez donc M. Esdaile continuer son curieux récit :

« Ayant été, dit-il, accidentellement témoin de cette affaire, je présumai qu'on m'interrogerait sur la possibilité d'un tel mode d'enlèvement, et comme j'ignorais entièrement le sujet, je résolus de faire des expériences pour m'éclairer. Je pensais que si c'était un effet magnétique, je pourrais peut-être l'imiter, parce que le plus grand pouvoir renferme le moindre; je n'avais pour cela qu'à magnétiser moins que pour produire l'insensibilité.

» Je me rendis donc à l'hôpital de la prison et j'y magnétisai un homme que j'avais endormi plusieurs fois déjà; mais je ne l'amenai qu'aux portes du sommeil, lui laissant la faculté de marcher et d'ouïr d'une manière très imparfaite. En cet état je m'en fis suivre quelque temps, puis l'abandonnant, il alla en ligne droite jusqu'au bout de l'enclos, où il se heurta contre le mur ; je le retournai, il marcha de nouveau jusqu'à un autre obstacle où il resta comme cloué. En l'y laissant tranquille quelques minutes, le sommeil augmenta ; il devenait insensible aux sons. Je le ramenai au degré primitif en soufflant sur les yeux et lui parlant sans cesse ; alors il répéta avec la plus grande exactitude ce que je lui disais en anglais et en indostan. Au réveil, il n'avait nulle connaissance de ce qui s'était passé, et disait n'avoir pas bougé de place, quoiqu'il se trouvât à l'extrémité de l'enceinte opposée à celle où nous avions commencé.

» Ainsi que je l'avais prévu, on m'assigna comme témoin devant le tribunal de police. Le magistrat me demanda si je croyais possible un enlèvement pareil ; je répondis que oui, parce que j'avais fait quelque chose d'analogue en me faisant suivre d'un prisonnier de l'hôpital sans qu'il le sût. L'affaire fut renvoyée au juge ; mais quand elle fut soumise au *moulavis* (conseillers indigènes), il me fut impossible de leur faire comprendre ma pensée ; c'est pourquoi le juge me demanda si je voulais leur montrer qu'une personne peut se faire suivre d'une autre qui n'y consent pas, ainsi que je l'avançais. Ma réponse fut que je tenterais volontiers l'expérience, mais que je ne voulais pas en garantir le succès ; que s'il voulait ordonner l'appel de trois hommes que je nommai, j'essaierais d'obtenir ce résultat devant la Cour.

» Les patients furent tenus dans une ignorance absolue de nos intentions ; et, un ou deux jours après, je fus mandé à la Cour du juge, qui était remplie d'Européens et d'indigènes. Nizir Mahomed fut amené le premier à la barre ; je le magnétisai en peu d'instants, l'emmenai hors de l'audience et le fis marcher assez loin sur la route, en lui maintenant les bras cataleptisés aussi longtemps que je le voulus ; ensuite je le ramenai à la barre, où le juge et les moulavis lui adressèrent la parole très haut sans qu'il y prêtât la moindre attention : ils furent obligés de me prier de l'éveiller. J'accédai ; alors on lui demanda s'il n'avait pas quitté la salle depuis qu'il y était entré ; il répondit : Non, sans hésiter. Pendant qu'on l'interrogeait, je m'approchai de lui par derrière, sans qu'il s'en aperçût, et je le transis au moment de répondre. Les paroles expirèrent sur ses lèvres, et il devint sourd à toutes les voix ; puis je l'éveillai de nouveau.

» Ensuite on introduisit Màdub, qui ne me vit point en entrant. Le juge et les moulavis l'interrogèrent, et il répondit avec intelligence ; mais au moment le plus animé de sa défense, je le cataleptisai si bien, qu'il demeura dans l'attitude suppliante des prisonniers à la barre. L'action fut si prompte, qu'il cessa soudain de parler et d'entendre ; mais les personnes placées en face m'ont assuré qu'après avoir cessé de l'entendre, on voyait ses lèvres s'agiter comme s'il parlait encore. Il était si profondément influencé, que les mouvements volontaires lui étaient presque interdits, et je fus obligé de le pousser avec la main par derrière pour le faire avancer. Après quelques pas mal assurés, il devint soudainement roide de la tête aux pieds, et tomba la face contre terre d'une manière effrayante. Cette rigidité tétanique l'avait si promptement envahi, que, ne m'en apercevant pas, la moindre impulsion de ma main causa sa chute. Il ne revint qu'avec difficulté; il ne s'était heureusement point blessé.

» Enfin on amena Sooroop-Chund. Comme je ne l'avais pas vu depuis un mois, je m'informai de sa santé, tout en le magnétisant d'intention. Au bout de quelques minutes, il cessa de me répondre; je le fis sortir de la salle et tourner comme un toton, ayant les bras étendus et inflexibles; puis je le ramenai à sa place dans un état d'insensibilité totale, n'entendant personne et ne donnant aucun signe de vie. Quand je lui eus soufflé sur les yeux, il recouvra instantanément ses sens et déclara n'avoir jamais quitté sa place.

» Je ne veux pas conclure de cette expérience que le barbier s'est servi du mesmérime pour emmener le garçon, mais ça m'a fourni l'occasion de montrer à tous que la chose est possible. Personne n'a été tenté de nier publiquement que j'aie enlevé ces hommes; avec les facilités que possèdent les barbiers du pays, je pourrais presque sûrement m'engager de voler en plein jour un homme, une femme ou un enfant. Dès que je vis ces effets extrêmes du mesmérisme, je fus convaincu de l'égalité de sa puissance pour le bien et pour le mal, et je n'en ai poussé si loin la démonstration que dans l'espoir d'attirer l'attention publique sur ses avantages et ses dangers. J'espère que le jour n'est pas loin où l'opinion publique flétrira tous ceux qui l'exerceront dans un but autre que l'utilité médicale ou l'investigation philosophique.

» L'évidence du rapt était telle, que le barbier, n'importe comment il l'ait effectué, fut condamné à neuf ans de travaux forcés, et son jugement confirmé par la Cour supréme. Mais le gouvernement, craignant que mes expériences n'eussent trop vivement impressionné les juges, gracia l'individu. »

CONCLUSION GÉNÉRALE.

Dans ce grand mouvement qui porte le monde vers un nouvel ordre social, et qu'il est impossible encore de définir, le magnétisme est appelé à jouer le plus grand rôle. Il sera la base de toutes sciences médicales, car il est l'agent que la nature emploie pour la conservation des êtres. Il sera la base de la philosophie, le soutien des plus purs principes de l'Évangile. Par lui les hommes se connaîtront, et connaîtront Dieu, car il est le lien invisible, mais réel, qui soude l'esprit à la matière, et l'anneau de la chaîne qui lie l'âme aux invisibles.

Après tant d'erreurs, tant de déceptions, les sciences vont trouver leur base et leur point d'appui. Des principes fixes, immuables, vont être leur flambeau. Et Mesmer, l'homme flétri, dédaigné, sera reconnu comme le plus grand des mortels. A-t-il assez souffert? Mais qu'importe, ses découvertes survivent et ses ennemis oubliés sont descendus dans la tombe. Ce qui est vrai doit toujours survivre. C'est une image de l'immortalité ! Ainsi, plus l'homme avance, plus il voit clairement les lois par qui tout se gouverne; pénétrant aujourd'hui dans le monde moral il y fera bientôt des découvertes aussi importantes que celle qu'il a faite dans l'ordre physique. Les hommes auront leur code divin, et au milieu de toutes ces théories qui se disputent le gouvernement du monde, ils reconnaîtront ce qui s'en rapproche ou ce qui s'en éloigne. Ce sera donc le règne de la justice (1)! Et si longtemps les hommes ont dit : *La société doit vivre avec les lois que nous avons faites*, la nature dira désormais : *Vous*

(1) La justice est l'électricité statique du monde moral : quand son équilibre est rompu, il tend sans cesse à se rétablir, même avec éclats, et ces éclats, qui s'appellent en physique *foudre* et *tonnerre*, s'appellent en politique *émeutes* et *révolutions*. (JOBARD.)

avez pris vos intérêts et vos passions pour guide, et de là est né le malheur de l'humanité. Voici ce qu'il faut changer. Voici ce qu'il faut croire.

Sur quoi basons-nous donc nos espérances? Sur des faits encore inconnus du plus grand nombre, mais aussi certains que la lumière. Sur le pouvoir de l'homme sur son semblable, sur les révélations du sommeil, sur l'illumination soudaine de l'esprit, lorsqu'un surcroît de vie vient le toucher, et en faire jaillir des étincelles. Sur ces principes de sagesse et de vertu qui frappent les yeux les moins clairvoyants, et qui ressortent de la spiritualité même de l'agent des phénomènes. Les hommes cherchaient le bonheur sans pouvoir le trouver ; ils cherchaient la santé sans rencontrer ses ministres. Ils sauront désormais que le bonheur s'acquiert sans la richesse, que la santé est donnée à qui sait établir autour de soi un rayonnement sympathique : DONNER et RECEVOIR.

Réjouissez-vous, novateurs, car des hommes qui ne se mêlent point au tumulte des discussions politiques travaillent dans le silence et vous apporteront un jour leur tribut, afin que vos idées, quoique justes, ne soient point stériles, afin que la vie souffle sur vos créations.

Courage donc, avancez sans trembler. Dieu est avec ceux qui veulent la justice et la vérité.

FIN.

TABLE DES MATIÈRES

CONTENUES DANS CE VOLUME.

PREMIÈRE LEÇON.

DEUXIÈME LEÇON.

TROISIÈME LEÇON.

QUATRIÈME LEÇON.

CINQUIÈME LEÇON.

SIXIÈME LEÇON.

SEPTIÈME LEÇON.

HUITIÈME LEÇON.

NEUVIÈME LEÇON.

40

DIXIÈME LEÇON.

ONZIÈME LEÇON.

DOUZIÈME LEÇON.

FIN DE LA TABLE DES MATIÈRES.

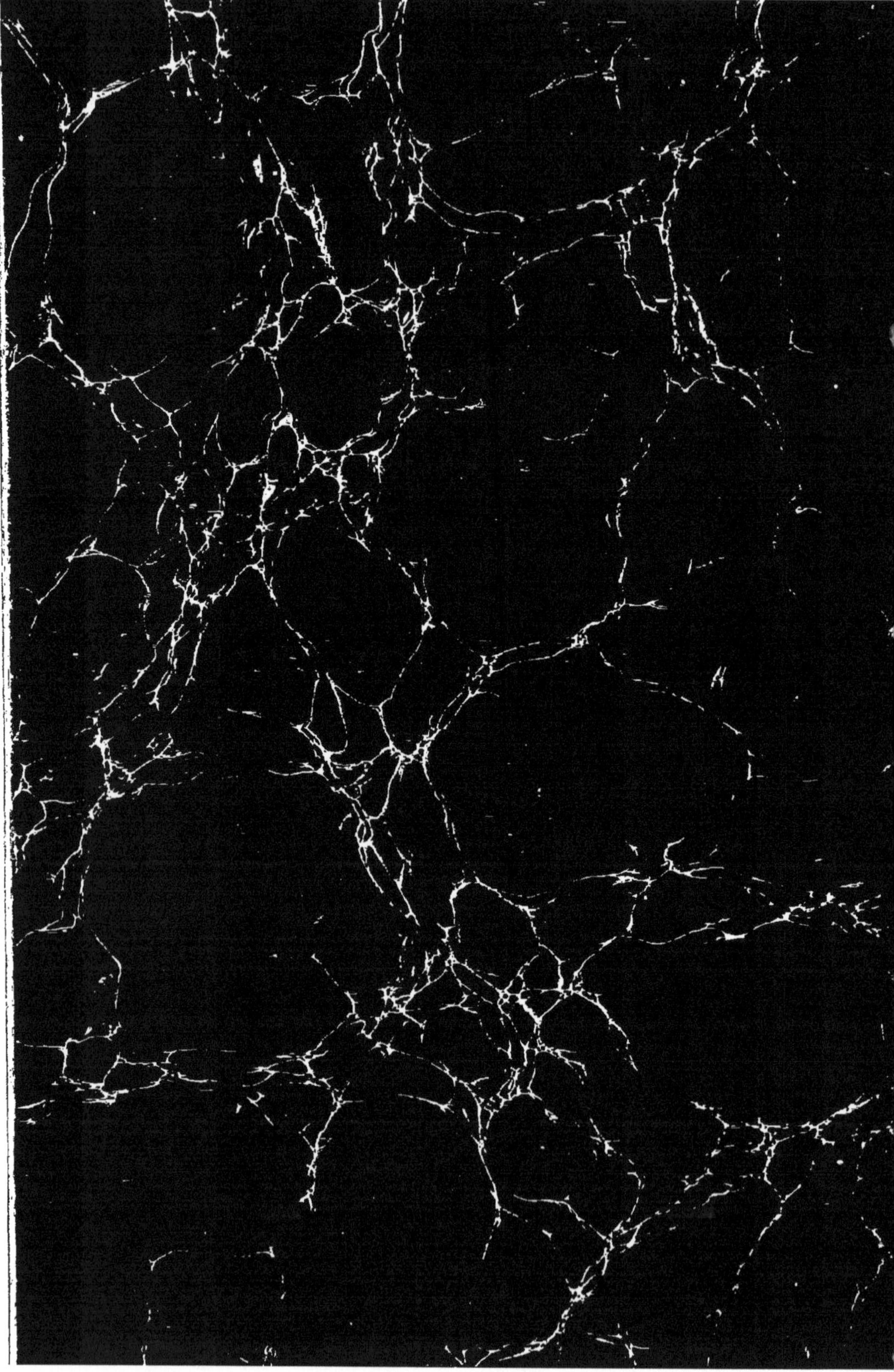

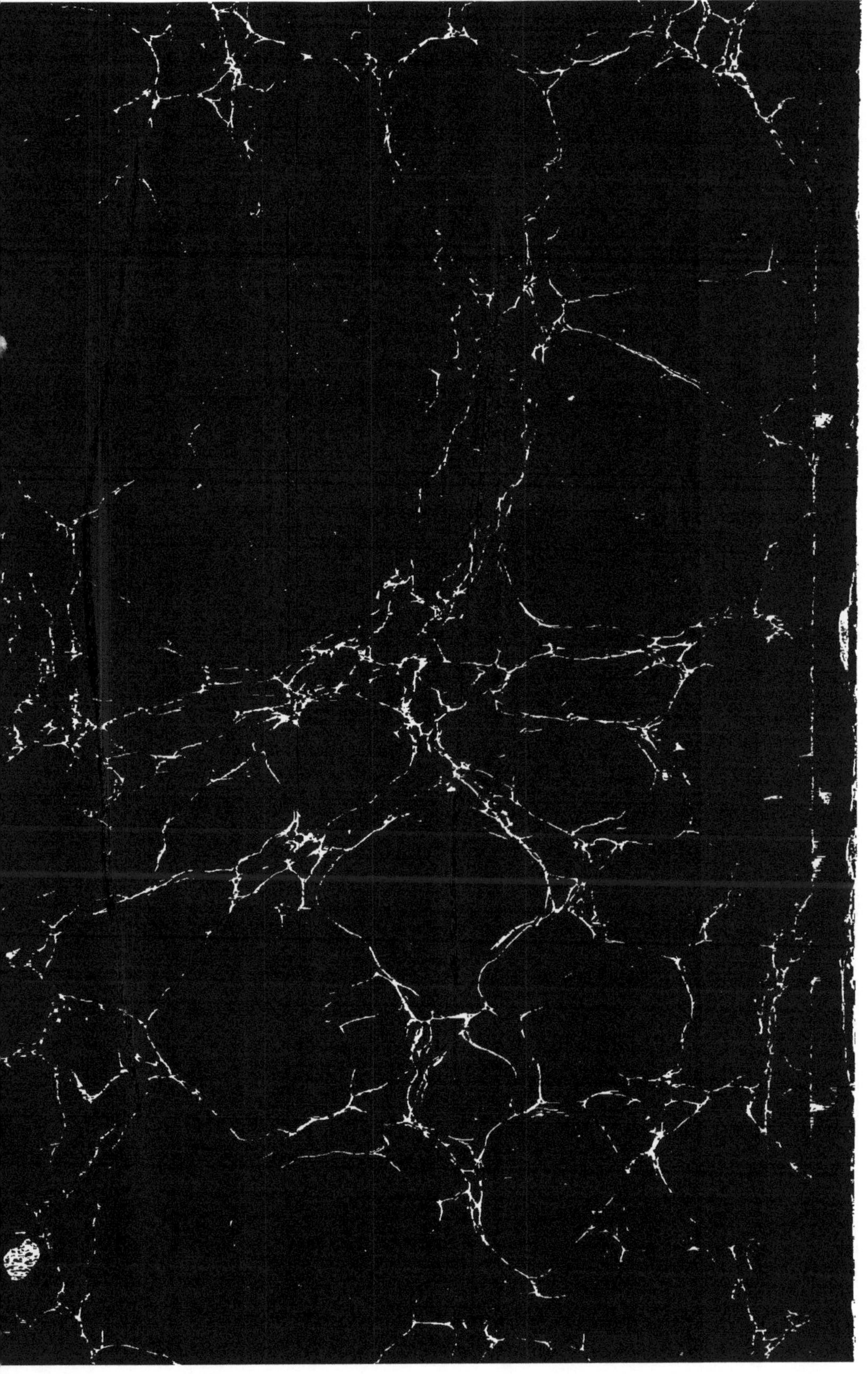

BIBLIOTHEQUE NATIONALE DE FRANCE
3 7511 00175859 1

www.ingramcontent.com/pod-product-compliance
Ingram Content Group UK Ltd.
Pitfield, Milton Keynes, MK11 3LW, UK
UKHW021838190726
13855UKWH00001B/35